KNAUR.LEBEN

Über den Autor:
Ted J. Kaptchuk erhielt seinen Doktortitel 1975 am Macao Institut für chinesische Medizin. Heute ist er als Associate Director im Center for Alternative Medicine Research and Education in Boston tätig sowie als Assistant Professor an der Harvard Medical School.

Ted J. Kaptchuk

Das große Buch der chinesischen Medizin

Die Medizin von Yin und Yang in Theorie und Praxis

Aus dem Amerikanischen
von Ingeborg Biller

KNAUR.LEBEN

Die amerikanische Originalausgabe erschien 1983 unter dem Titel
«The Web That Has No Weaver» bei Congdon & Weed, New York.

Besuchen Sie uns im Internet:
www.knaur-leben.de

MIX
Papier | Fördert gute Waldnutzung
FSC® C083411

Vollständige Taschenbuchausgabe März 2022

Knaur.Leben Taschenbuch
Ein Imprint der Verlagsgruppe
Droemer Knaur GmbH & Co. KG
Landsberger Straße 346, 80687 München

Covergestaltung: ZERO Werbeagentur, München
Coverabbildung: Sami Sarkis
Druck und Bindung: CPI Books GmbH, Leck
ISBN 978-3-426-87928-3

Kontaktadresse nach EU-Produktsicherheitsverordnung:
produktsicherheit@droemer-knaur.de

4 6 7 5 3

Inhalt

Zur deutschen Ausgabe

Gewisse Begriffe, die der Autor in diesem Buch verwendet, haben in der chinesischen Medizin eine Bedeutung, die sich von der Bedeutung des Begriffs im Deutschen unterscheidet. Die Auffassung von der Milz zum Beispiel ist in der chinesischen Medizin eine andere als in der westlichen Medizin und Anatomie. Einige wenige Begriffe, für die es im Deutschen kein geeignetes Äquivalent gibt, werden mit der phonetischen Umschrift des chinesischen Wortes bezeichnet. Die Transkription folgt im allgemeinen dem Pinyin-System, das inzwischen weltweit als das «offizielle» Transkriptionssystem anerkannt ist. Ausnahmen bilden einige wenige Namen und Begriffe, die in der älteren Wade-Giles-Umschrift allgemein bekannt sind.

Aus Rücksicht auf jene Leser, die mit der chinesischen Sprache nicht vertraut sind, wurden in den Anmerkungen, der historischen Bibliographie und dem Literaturverzeichnis die chinesischen Werktitel in deutscher Übersetzung (bzw. deren Kurzform) angegeben. Der Fachmann findet die chinesischen Titel ebenfalls in der Bibliographie und im Literaturverzeichnis. Die in eckigen Klammern stehenden Zahlen im Text und in den Anmerkungen verweisen auf die Numerierung der Titel im Literaturverzeichnis.

Da die ausführlichen Anmerkungen wissenswerte Zusatzinformationen und wesentliche Ergänzungen enthalten, wird der Leser ermutigt, die an jedes Kapitel anschließenden Anmerkungen nicht zu übergehen.

Einführung

Vor fünfzehn Jahren, als ich ein Student der traditionellen chinesischen Medizin in Macau war, wurde mir zum erstenmal bewußt, wie sehr die Vorstellungen der chinesischen und der westlichen Medizin sich voneinander unterscheiden. Ich besuchte eine Dermatologievorlesung. Einer meiner chinesischen Lehrer diskutierte die Krankheit, die im Westen als «Herpes Zoster» oder «Gürtelrose» bekannt ist, eine schmerzhafte akute Virusinfektion, charakterisiert durch bläschenförmigen Hautausschlag entlang der Nervenbahnen des Körpers oder des Kopfes. Dr. Yu begann zu beschreiben, daß Ausschlag im Gesicht auf einen anderen Krankheitsprozeß hinweist als Ausschlag am Körper. Ich hob meine Hand und fragte ungläubig, wie zwei identische Ausschläge (identisch vom westlichen Standpunkt und deshalb meinem eigenen) einfach aufgrund ihrer Lokalisierung verschiedene Krankheitsprozesse bedeuten könnten. Mein Lehrer, ob meiner Verwirrung amüsiert, lächelte und erklärte, daß ein Ausschlag im Gesicht mit einem am Rumpf nicht gleichgesetzt werden kann, weil seine Beziehung zum ganzen Körper eine andere ist. Von meinem westlichen Gesichtspunkt aus bestand zwischen den beiden Manifestationen des Herpes Zoster an und für sich kein Unterschied; die chinesische Sicht verlangt jedoch eine andere Perspektive – nämlich die Beziehung des Symptoms zum ganzen Körper zu sehen. Diese Erfahrung warf ein grundsätzliches Dilemma für mich auf: Wie konnten beide medizinischen Systeme klinisch effektiv sein, einen Anspruch auf vernünftige Begründbarkeit stellen und doch so verschieden sein?

Als ich in die Vereinigten Staaten zurückkehrte, dachte ich zuerst, das medizinische System, das ich in China gelernt hatte, sei so fremd und so unerklärbar, daß es besser für mich sei, es aufzugeben und an einer amerikanischen Fakultät zu studieren. Aber bald entdeckte ich, daß hier ein großes Bedürfnis bestand nach der Information, die ich mitgebracht hatte, eine Nachfrage nach umfassenderem Wissen über das chinesische medizinische System. Trotz seiner Fremdartigkeit – oder vielleicht gerade wegen seiner mysteriösen Aura – waren die Leute gewillt, es auszuprobieren, häufig als letzte Zuflucht, manchmal jedoch sogar als eine erste Alternative. Außerdem wußte ich, daß meine Ausbildung selbst sehr wertvoll war – das System funktionierte, ich konnte auch westlichen Menschen damit helfen. So begann ich zu unterrichten und eine private Praxis zu unterhalten. Später stieß ich auf Interesse an der chinesischen Heilkunst seitens der konventionellen Medizin und wurde eingeladen, in verschiedenen Krankenhäusern zu praktizieren. Heute besetze ich die Position des Direktors einer Schmerzklinik im größten Krankenhaus für chronische Erkrankungen in der Bostoner Umgebung.

Ich hatte eine Serie von Übersetzungen traditioneller chinesischer Medizintexte für Fachleute geplant, aber aufgrund meiner Lehrerfahrungen gab ich dieses Vorhaben nach und nach auf. Es schien nicht genug, die chinesischen Wörter ins Englische zu übersetzen. Ich mußte versuchen, das ganze chinesische medizinische System in seinem kulturellen Kontext zu präsentieren, um es dem Westen verständlich zu machen – nicht nur einzelne Begriffe übersetzen, sondern die dahinterliegenden Ideen, so daß die Begriffe auf angemessene Weise interpretiert werden konnten. Mir wurde klar, daß das Material, das ich ursprünglich für den ersten Band der geplanten Serie übersetzen wollte, mehr als lediglich die Grundlage für ein medizinisches Werk darstellte. Der ganze Bezugsrahmen unterschied sich grundsätzlich von unserem eigenen und beinhaltete eine dem Westen absolut fremde Einstellung zu Gesundheit und Krankheit, zur Realität und zur Veränderung der Realität. Das Material selbst warf weitergehende Fragen auch für ein nichtspezialisiertes Publikum auf, und so entschied ich mich, ein Buch zu schreiben, das auch an dieses Publikum gerichtet ist – an alle Leser, die die alten Traditionen des Ostens verstehen und davon lernen möchten.

Auch wenn das chinesische Heilsystem im Westen nur wenig bekannt ist, stellt es doch einen sehr wichtigen medizinischen Ansatz dar. Es ist kaum anzunehmen, daß es von der westlichen Medizin überrollt werden wird, und es hat gute Chancen, sich in der Medizin der Zukunft zu behaupten. Da jedoch chinesische und westliche Medizin gleichzeitig existieren und ihre Philosophien und Methoden derart verschieden sind, impliziert die eine Methode eine Kritik der anderen.

Ich selbst empfand die Tatsache der Existenz zweier so verschiedener und unvergleichbarer Paradigmen in der Welt der Medizin als gleichzeitig aufregend und beunruhigend. Diese Spannung ließ mich zu dem Schluß kommen, daß ein Einführungswerk in die chinesische Medizin sich jenen Fragen stellen muß, die vermutlich vom westlichen Standpunkt aus entstehen, wenn man auf die chinesische medizinische Weltanschauung stößt. Eine simple Übersetzung der chinesischen Texte wäre diesem Dialog ausgewichen – ich habe mich entschlossen, ihn aktiv zu führen. Deshalb ist dieses Buch eine Darstellung der chinesischen Medizin, aber auch ein Kommentar dazu – von einem Abendländer, der in der westlichen Sicht verwurzelt ist, der jedoch ebenso China kennt und chinesische Medizin praktiziert.

Ich möchte vorausschicken, daß es zeitweise ein sehr großes Problem war, chinesische Konzepte mit einem westlichen Vokabular zu erklären. Ich habe mein Bestes getan, aber es bleiben dennoch einige schwierige Passagen. Wenn der Leser auf solche Schwierigkeiten trifft, sollte er einfach weiterlesen; stärkere Vertrautheit mit dem Material und folglich mit der dahinterliegenden Denkungsart wird schließlich mit größerer Klarheit belohnt werden.

Dieses Buch, als die erste englischsprachige systematische Abhandlung über die Prinzipien der chinesischen Medizin, sollte für alle an Medizin und Heilkunst Interessierten von Wert sein. Da es aber das medizinische und wissenschaftliche Gedankengut einer anderen Kultur im allgemeinen untersucht, hoffe ich, auch bei anderen Lesern ein Interesse am chinesischen Weg des Heilens zu wecken.

Zum Schluß noch eine persönliche Bemerkung. Ein Grund dafür, daß ich die Vereinigten Staaten gegen Ende der sechziger Jahre verließ, war der Wunsch, das Altbekannte zurückzuweisen und nach dem Wunderbaren zu suchen. Ich war einer jener «Morgenlandfahrer» des 20. Jahrhunderts. Eine der wichtigsten Lektionen, die ich lernte, bestand in der Erkenntnis, daß vieles von dem, was wir als außergewöhnlich empfinden, an einem anderen Ort nur das von uns nicht verstandene oder nicht erfahrene Gewöhnliche ist. Ich hoffe, daß dieses Buch nicht nur einen Zugang zur chinesischen Medizin eröffnet, sondern auch zu einem tieferen Verständnis und einer Würdigung der westlichen Ausgangsbasis beiträgt und uns hilft, Respekt und Ehrfurcht für unsere eigenen «Außergewöhnlichkeiten» wiederzuerwecken. Meine persönliche Reise in den Osten hat mich in verschiedener Hinsicht wieder zurück in den Westen gebracht.

1. Östliche und westliche Medizin: Zwei Arten zu sehen, zwei Arten zu denken

In China erzählt man sich die Geschichte eines Bauern, der als Hausmeister in einem neu errichteten westlichen Missionshospital gearbeitet hatte. Als er sich zum Lebensabend in sein abgelegenes Heimatdorf zurückzog, nahm er einige Spritzen und eine Menge Antibiotika mit. Er hängte ein Reklameschild vor seine Tür, und wann immer jemand mit Fieber zu ihm kam, injizierte er dem Patienten die Wunderdroge. Ein bemerkenswerter Prozentsatz seiner «Patienten» wurde gesund, obwohl dieser Bauer praktisch nicht wußte, was er tat.

Was heute im Westen als «chinesische Medizin» verkauft wird, ist oft nichts anderes als die westliche Medizin, die jener chinesische Bauer praktizierte. Herausgelöst aus einem komplexen System, haben nur die rudimentären Grundbegriffe der Akupunktur den Westen erreicht. Die Patienten erfahren häufig eine Besserung durch die Behandlung, da Akupunktur eben «starke Medizin» ist – genauso wie westliche Antibiotika. Der theoretische Hintergrund und das volle klinische Potential der chinesischen Medizin bleiben jedoch praktisch unbekannt.

Folglich bestehen im Westen viele seltsame Vorstellungen über die chinesische Medizin. Oft wird sie schlichtweg als Hokuspokus bezeichnet, das Produkt primitiven oder magischen Denkens. Wird ein Patient durch Kräuter- oder Akupunkturbehandlung geheilt, so gibt es aus dieser Sicht nur zwei mögliche Erklärungen: Entweder war die Krankheit psychosomatischen Ursprungs oder die Heilung ein Zufall – das glückliche Ergebnis eines willkürlichen Nadelstechens, das der Arzt selbst nicht versteht. Mit dieser Vorstellung geht die Annahme einher, daß die derzeitige westliche Wissenschaft und

Medizin die Wahrheit für sich gepachtet hat – alles andere wird als Aberglaube abgetan.

Die Vertreter des anderen Extrems haben zwar eine positivere Einstellung zur chinesischen Medizin – deren eigentlicher Natur werden sie aber genauso wenig gerecht. Über verschiedene Auswirkungen westlicher Wissenschaft und Kultur zutiefst – und oft zu Recht – beunruhigt, empfinden sie das chinesische System seines Alters, seines spirituellen und holistischen Charakters wegen als «wahrer». Mit dieser Einstellung läuft man jedoch Gefahr, aus einem rationalen Wissenskomplex ein religiöses Glaubenssystem zu machen. Beide genannten Einschätzungen mystifizieren die chinesische Medizin: die eine unterschätzt sie auf arrogante Weise, die andere hebt sie auf ein Podest; beide stehen einem wirklichen Verständnis im Wege.

Tatsächlich ist die chinesische Medizin ein zusammenhängendes und unabhängiges System des Denkens und der Praxis, das über zwei Jahrtausende hinweg entwickelt wurde. Auf alten Texten gründend, ist sie das Ergebnis eines kontinuierlichen Prozesses kritischen Denkens sowie ausgiebiger klinischer Beobachtungen und Untersuchungen. Sie repräsentiert eine gewissenhafte Formulierung und Aktualisierung des von respektierten Klinikern und Theoretikern gesammelten Materials. Sie ist jedoch auch in der Philosophie und Logik, im Empfindungsvermögen und den Sitten einer Zivilisation verankert, die der unseren gänzlich fremd ist; daher hat sie eine ihr eigene Auffassung von Körper, Gesundheit und Krankheit entwickelt.

Die chinesische Medizin zieht verschiedene wichtige Aspekte des menschlichen Körpers in Betracht, die für die westliche Medizin ohne Bedeutung sind. Andererseits beobachtet und beschreibt die westliche Medizin Aspekte des menschlichen Körpers, die für die chinesische Medizin unbedeutend oder nicht wahrnehmbar sind. So besitzt zum Beispiel die chinesische Medizin keine Konzeption vom Nervensystem; nichtsdestoweniger hat sie bewiesen, daß sie zur Behandlung neurologischer Krankheiten[1] in der Lage ist. Ebenso existiert keine Definition des endokrinen Systems, und trotzdem werden die im Westen so genannten endokrinen Krankheiten[2] behandelt. Als Ursache der Lungenentzündung werden nicht Pneumokokken erkannt; trotzdem wird die Krankheit aber oft geheilt.[3]

Die in der chinesischen Medizin benutzte Terminologie mag für das westliche Ohr seltsam klingen. So beschreiben die Chinesen Krankheiten, die durch «Feuchtigkeit», «Hitze» oder «Wind» hervorgerufen werden. Die moderne westliche Medizin kennt den Begriff der «Feuchtigkeit» nicht, kann aber trotzdem das, was die chinesische Medizin als «Feuchtigkeit der Milz» beschreibt, behandeln. Moderne westliche Medizin spricht nicht vom «Feuer», ist jedoch – aus einer chinesischen Perspektive – in der Lage, das «Feuer der Nieren» zu schüren oder «übermäßiges Feuer, das unkontrolliert in der Lunge wütet», zu löschen. Der «Wind» wird im Westen nicht als Krankheitsfaktor betrachtet; nichtsdestoweniger kann die westliche Medizin «Leberwind» davon abhalten, «in den Kopf zu steigen», oder «tobenden Wind in der Haut» zum Schweigen bringen. Die Wahrnehmungsweisen der beiden Kulturen reflektieren zwei verschiedene Welten, aber beide können denselben Körper heilen.

Was die beiden Systeme unterscheidet, ist jedoch mehr als eine unterschiedliche Terminologie. Die tatsächliche logische Struktur, die der Methodologie unterliegt, die gewohnheitsmäßigen Gedankenverläufe, die die klinische Einsicht und das kritische Urteil des Arztes leiten, unterscheiden sich ganz erheblich. Was Michel Foucault über die medizinische Wahrnehmung in verschiedenen historischen Perioden sagt, trifft genauso auf diese verschiedenen Kulturen zu: «Nicht nur die Namen der Krankheiten, nicht nur die Einteilung in Kategorien waren nicht dieselben, sondern die fundamentalen Wahrnehmungsmuster, die auf den Körper des Patienten angewandt wurden, das Feld der Objekte, die in Betracht gezogen wurden, die Oberflächen und Tiefen, auf die sich die Aufmerksamkeit des Arztes richtete, der ganze Orientierungsrahmen seiner Sichtweise waren verschieden.»[4]

Die verschiedenen logischen Strukturen haben der jeweiligen Medizin verschiedene Richtungen gewiesen. Die westliche Medizin ist hauptsächlich mit isolierbaren Krankheitskategorien oder -ursachen beschäftigt, die sie herausgreift und zu ändern, zu kontrollieren oder auszuschalten versucht. Der westliche Arzt fängt mit einem Symptom an und sucht dann nach dem zugrunde liegenden Mechanismus – einer präzisen *Ursache* für eine spezielle *Krankheit*.[5] Die Krankheit mag verschiedene Teile des Körpers in Mitleidenschaft ziehen, stellt jedoch ein ziemlich klar definiertes, in sich geschlossenes Phänomen dar. Durch präzise Diagnose wird eine exakte, quantifizierbare Beschreibung eines möglichst abgegrenzten Bereiches gegeben. Die Logik des Arztes ist analytisch – wie das Skalpell eines Chirurgen durchschneidet sie eine Vielfalt körperlicher Phänomene, um zu einer einzigen Ursache vorzudringen.

Der chinesische Arzt hingegen richtet seine Aufmerksamkeit auf das gesamte physiologische und psychologische Individuum. Alle relevanten Informationen, einschließlich der Symptome und generellen Charakteristika des Patienten, werden gesammelt und zusammengewoben, bis das, was die Chinesen ein «Muster der Disharmonie» nennen, erkennbar wird. Dieses Disharmoniemuster beschreibt eine Situation des «Ungleichgewichts» im Körper des Patienten. Die östliche Diagnostik führt nicht hin zu einer speziellen, isolierten Krankheit oder zu präzisen Ursachen, sondern gibt eine fast poetische, jedoch therapeutisch brauchbare Beschreibung der ganzen Person. Die Frage nach der Ursache und Wirkung steht zweitrangig neben der Wahrnehmung des Gesamtmusters. Man fragt nicht «Welches X verursacht Y?», sondern «Was ist die Beziehung von X zu Y?» Was die Chinesen interessiert, ist das Erkennen von Beziehungen zwischen den einzelnen Geschehnissen im Körper zu einer gegebenen Zeit. Ihre Logik ist organismisch oder synthetisch; sie versucht, Symptome und Zeichen zu verständlichen Konfigurationen zu arrangieren. Die Gesamtkonfiguration – das jeweilige Disharmoniemuster – stellt den Rahmen der Behandlung dar. Die Therapie versucht, die Konfiguration ins Gleichgewicht zu bringen, die Harmonie im Individuum wiederherzustellen.

Auszüge aus klinischen Studien[6], die in den letzten Jahren in chinesischen Krankenhäusern durchgeführt wurden, veranschaulichen die unterschiedliche Wahrnehmungsweise westlicher und östlicher Medizin. In einer typischen Studie untersucht zuerst ein westlicher Arzt die Patienten mit westlichen Methoden. Nehmen wir folgenden Fall: Bei sechs Personen mit Magenschmerzen werden Röntgenaufnahmen des Magen-Darm-Trakts gemacht beziehungsweise eine Endoskopie durchgeführt; die Diagnose lautet für alle sechs Patienten: Magengeschwür. Vom westlichen Standpunkt aus, mit seiner analytischen Annäherungsweise, die die Diagnose auf *ein* zugrunde liegendes Phänomen zu reduzieren sucht, leiden alle Patienten an der gleichen Krankheit. Im Anschluß an die westliche Diagnose werden die Patienten einem chinesischen Arzt vorgeführt, der folgende Untersuchungsergebnisse festhält:

Durch Untersuchung und Befragung des ersten Patienten stellt der chinesische Arzt fest, daß er Schmerzen hat, die sich durch Berührung verschlimmern, aber bei Anwendung einer kalten Kompresse abnehmen. Der Patient hat eine robuste Konstitution, einen rötlichen Teint und eine volle, tiefe Stimme; sein Auftreten ist bestimmt, ja sogar aggressiv; er leidet unter Verstopfung, und die Farbe seines Urins ist dunkelgelb; seine Zunge weist einen fetten, gelben Belag auf; sein Puls ist «voll» und «drahtig». Der chinesische Arzt bezeichnet das Disharmoniemuster dieses Patienten als «Feuchte Hitze, die die Milz befällt».

Bei der Untersuchung des zweiten Patienten findet der Arzt eine ganz andere Konstellation von Zeichen, die auf ein anderes Disharmoniemuster schließen läßt. Die Patientin ist dünn, ihr Teint aschgrau, ihre Wangen jedoch rot; sie hat fortwährend Durst, schweißige Handflächen und eine Tendenz zu Verstopfung, Schlaflosigkeit und Nachtschweiß; sie erscheint nervös, unruhig und mit sich selbst unzufrieden; ihre Zunge ist trocken, leicht rot und ohne Belag, ihr Puls «fein» und ein wenig «schnell». Das Disharmoniemuster dieser Patientin wird als «Mangelndes Yin, das den Magen beeinträchtigt» beschrieben – eine Disharmonie, sehr verschieden von der des ersten Patienten. Konsequenterweise würde eine andere Therapie angewandt werden.

Der dritte Patient berichtet, daß Massage und Wärme seine Schmerzen lindern, die er als geringes, aber ständiges Unbehagen empfindet. Nahrungsaufnahme führt kurzzeitig zu Schmerzbefreiung. Der Patient hat eine Abneigung gegen Kälte, ein blasses Gesicht, untertags spontane Schweißausbrüche und ein großes Schlafbedürfnis; die Farbe seines Urins ist klar, und er uriniert häufig; manchmal muß er nachts aufstehen, um seine Blase zu leeren; er erscheint schüchtern, fast ängstlich und unfähig, sich durchzusetzen; seine Zunge ist feucht und blaß, sein Puls «leer». Der Zustand dieses Patienten wird als «Erschöpftes Feuer des Mittleren Erwärmers» bezeichnet, ein Disharmoniemuster, das manchmal auch «Yang-Leere, die die Milz beeinträchtigt» genannt wird.

Der vierte Patient leidet an ernsthaften krampfartigen Schmerzen. Seine Art, sich zu bewegen, wie auch sein Gemütszustand können als plump und schwerfällig bezeichnet werden; heiße Wärmflaschen lindern die Schmerzen, Massieren des Bauches verschlimmert sie; der Patient hat ein leuchtendweißes Gesicht und eine Tendenz zu ungeformtem Stuhl; seine Zunge hat einen ganz besonders dikken, weißen und nassen Belag; sein Puls ist «straff» und «schlüpfrig». Diese Zeichen führen zur Diagnose des Disharmoniemusters «Übermäßige Kalte Feuchtigkeit, die Milz und Magen angreift».

Die fünfte Patientin beklagt sich über viel saures Aufstoßen und Kopfweh. Ihre Schmerzen haben eine stechende Qualität; Wärme und Kälte haben keinen, das Massieren des Bauches hat jedoch einen lindernden Einfluß. Sie ist sehr launisch; emotionale Bedrängnis, besonders Ärger oder Niedergeschlagenheit, scheinen Schmerzattacken hervorzurufen; die Schmerzen nehmen während der Menstruation zu; seltsamerweise sieht die Zunge der Patientin normal aus, ihr Puls ist aber besonders «drahtig». Die Diagnose lautet: «Disharmonie der Leber, die in die Milz vordringt».

Der sechste Patient hat besonders heftige schneidende Schmerzen im Magen, die sich manchmal zum Rücken hin ausdehnen. Die Schmerzen sind wesentlich schlimmer nach dem Essen und werden durch leiseste Berührung ausgelöst; der Patient hat zeitweise Blut erbrochen und schwärzlichen Stuhl beobachtet; er ist dünn, mit ziemlich dunklem Teint, seine Zunge dunkelviolett mit ausgeprägten roten Flecken entlang den Seiten, sein Puls «rauh». Der chinesische Arzt bezeichnet das Disharmoniemuster des Patienten als «Gestautes Blut im Magen».

Wie wir an dieser kurzen Studie sehen, sucht und erfaßt der chinesische Arzt Zeichen und Symptome, die in der westlichen Medizin unter Umständen gar nicht beachtet würden, und unterscheidet in diesem Fall sechs Disharmoniemuster, während unser westlicher Arzt nur eine einzige Krankheitskategorie feststellt. Die Disharmoniemuster ähneln dem, was der Westen als Krankheiten bezeichnet insofern, als ihre Feststellung dem Arzt anzeigt, welche Behandlung angeraten ist. Aber sie unterscheiden sich von «Krankheiten» in der Hinsicht, daß sie nicht vom Patienten, in dem sie auftreten, getrennt werden können. Das Verstehen einer Krankheit bedeutet für die westliche Medizin die Aufdeckung einer bestimmten Wesenheit, die unabhängig vom Patienten existiert; für die chinesische Medizin hingegen umfaßt das Verständnis die Wahrnehmung der Beziehungen von allen Zeichen und Symptomen im jeweiligen Patienten. Wird ein westlicher Arzt mit den Magenschmerzen eines Patienten konfrontiert, muß er den Schleier der Symptome heben und nach einem zugrunde liegenden pathologischen Mechanismus suchen – in diesem Fall einem Magengeschwür; es hätte genausogut eine Infektion, ein Tumor oder ein nervöses Leiden sein können. Der chinesische Arzt, der denselben Patienten untersucht, muß ein Disharmoniemuster erkennen, das aus sämtlichen Zeichen und Symptomen zusammengesetzt ist.*

Die chinesische Methode ist deshalb eine holistische (ganzheitliche) Methode – begründet auf die Idee, daß jedes einzelne Element nur in seiner Relation zum Ganzen verstanden werden kann. Ein Symptom wird daher nicht auf seine Ursache zurückverfolgt, sondern als Teil einer Gesamtheit betrachtet. Die chinesische Medizin will wissen, wie sich dieses Symptom in das gesamte körperliche Muster des Patienten einfügt. Die gesunde oder «harmonische» Person weist keine Symptome von Unwohlsein auf und drückt geistiges, physisches und spirituelles Gleichgewicht aus. Ist die Person unwohl, so weisen die Krankheitszeichen lediglich auf ein körperliches Ungleichgewicht hin, das auch in anderen Aspekten des Lebens und Verhaltens zum Ausdruck kommt. Das Verständnis des übergreifenden Musters, zu dem die Symptome gehören, stellt die Herausforderung in der chinesischen Medizin dar. Diese Medizin ist nicht weniger *logisch* als die westliche, sondern weniger *analytisch*.[7]

* Aus westlicher Sicht erfaßt der chinesische Arzt die spezifischen und allgemeinen physiologischen und psychischen Reaktionen des Patienten auf eine spezifische «Krankheit».

Die Theorie von Yin und Yang

Die Logik, die der chinesischen Theorie zugrunde liegt (ein Teil kann nur in seiner Relation zum Ganzen verstanden werden), wird synthetisch oder dialektisch genannt. Das naturalistische und taoistische Gedankengut des alten China bezeichnet diese dialektische Logik, die Beziehungen, Muster und Veränderungen erklärt, als Yin-Yang-Theorie.*

Die Yin-Yang-Theorie beruht auf dem philosophischen Konzept von zwei polaren Gegensätzen: Yin und Yang genannt. Diese komplementären Gegensätze stellen weder Kräfte noch materielle Wesenheiten und auch kein mythisches Konzept dar, welches die Rationalität transzendiert. Vielmehr müssen sie als nützliche Bezeichnungen betrachtet werden, die der Beschreibung der Beziehung der Dinge zueinander und zum Universum dienen. Sie werden benutzt, um den immerwährenden Prozeß natürlicher Veränderung zu erklären. Die Begriffe Yin und Yang drücken aber nicht nur universale Zusammenhänge aus. Sie repräsentieren ebenso eine Weise des Denkens. Innerhalb dieses Gedankensystems werden alle Dinge als Teile des Ganzen gesehen. Das einzelne Phänomen kann niemals von seiner Beziehung zu anderen Phänomenen getrennt werden. Kein Ding kann an und für sich selbst existieren. Es gibt nichts

* Obgleich die Chinesen Beziehungen zwischen Phänomenen hauptsächlich durch die Muster von Yin und Yang identifizieren, wurde im alten China auch ein anderes Kategoriensystem – bekannt als die «Fünf Wandlungsphasen» – benutzt. In diesem System wurden Holz, Feuer, Erde, Metall und Wasser als eine Reihe von Symbolen gesehen, mittels derer alle Dinge und Vorgänge im Universum eingeordnet werden können. Obwohl die Theorie der Fünf Wandlungsphasen praktisch jeden Aspekt traditionellen chinesischen Denkens durchdringt und so auch deutliche Spuren in der medizinischen Theorie hinterließ, ist ihr Einfluß meist formaler oder linguistischer Natur. Die Theorie der Fünf Wandlungsphasen erwies sich als zu mechanisch, während die Yin-Yang-Theorie aufgrund ihrer größeren Flexibilität einen wesentlich praktischeren Wert für den chinesischen Arzt besitzt. Sie stellte einen Rahmen für praktische Erkenntnisse und theoretische Entwicklungen, was für das Wachstum der Tradition unentbehrlich war. (Zu einer detaillierten Diskussion der Fünf Wandlungsphasen in der chinesischen Medizin siehe Anhang H.)

Absolutes. Yin und Yang beinhalten notwendigerweise in sich selbst die Möglichkeit des Gegensatzes und der Veränderung.

Das Schriftzeichen *Yin* bedeutete ursprünglich die schattige Seite eines Hügels, womit solche Qualitäten wie Kälte, Ruhe, Empfänglichkeit, Passivität, Dunkelheit, Abnahme, das Innere und als Richtung das nach unten und einwärts Gehende verbunden werden.

Die ursprüngliche Bedeutung des Zeichens *Yang* war die sonnige Seite des Hügels. Der Begriff impliziert Helligkeit und bildet den Teil eines gebräuchlichen chinesischen Wortes für die Sonne. Yang wird mit folgenden Qualitäten assoziiert: Hitze, Anregung, Bewegung, Aktivität, Erregung, Vitalität, Licht, Zunahme, das Äußere und als Richtung das nach oben und auswärts Gehende.

Auf der Grundlage dieser Ideen entwickelten das chinesische Denken und die chinesische medizinische Tradition im Laufe der Zeit fünf Prinzipien von Yin und Yang:[8]

1. Alle Dinge haben zwei Aspekte: einen Yin-Aspekt und einen Yang-Aspekt

Weil dem so ist, kann die Zeit in Nacht und Tag unterteilt werden, der Raum in Erde und Himmel, die Jahreszeiten in inaktive (Herbst und Winter) und aktive (Frühling und Sommer) Perioden, Lebewesen in weibliche und männliche, Temperatur in kalt und warm, Gewicht in leicht und schwer. Innen und außen, ab und auf, passiv und aktiv, leer und voll – das sind alles Beispiele der Yin-Yang-Kategorie. Diese Eigenschaften bilden Gegensätze, doch beschreiben sie tatsächlich relative Aspekte des gleichen Phänomens: Yin- und Yang-Eigenschaften existieren nur in Relation zueinander.

Auch der Körper läßt sich in Yin- und Yang-Zonen unterteilen: Die Vorderseite ist Yin, die Rückseite Yang, die obere Hälfte mehr Yang als die untere; die äußeren Teile (Haut, Haare etc.) sind stärker Yang als die inneren Organe. Yin und Yang des Körpers werden oft auf metaphorische Weise als sein Wasser und sein Feuer beschrieben. Krankheiten, die sich durch Schwäche, Langsamkeit, Kälte und Zurückhaltung auszeichnen, sind Yin; Krankheiten, die sich in Stärke, Aktivität, Hitze und Übertreibung manifestieren, sind Yang.

Der Philosoph Zou Yen (ca. 305–240 v. Chr.) beschreibt dieses Prinzip folgendermaßen: «Der Himmel ist hoch, die Erde ist tief, und damit sind beide festgelegt. Nun, da Höhe und Tiefe bestimmt sind, hat auch das Erhabene und das Bescheidene seinen Platz. Da Aktivität und Stille ihre Beständigkeit haben, werden das Starke und das Schwache unterschieden ... Kalte und warme Jahreszeiten wechseln einander ab ... [Der Himmel] weiß um den großen Anfang und [die Erde] bringt die Dinge zur Vollendung ... [Himmel] ist Yang, und [Erde] ist Yin.»[9]

2. Jeder Yin- und jeder Yang-Aspekt kann wiederum in Yin und Yang unterteilt werden

Dies bedeutet, daß innerhalb einer jeden Yin- und Yang-Kategorie wiederum eine Yin- und Yang-Kategorie unterschieden werden kann. Hier finden wir die Fortsetzung der Logik, die alle Phänomene in Yin- und Yang-Aspekte teilt und deshalb Differenzierung *ad infinitum* erlaubt. So kann Temperatur in kalt (Yin) und heiß (Yang) unterteilt werden und kalt wieder in eiskalt (Yin) und mäßig kalt (Yang). Die Vorderseite des Körpers ist, verglichen mit seiner Rückseite, Yin; die Vorderseite kann aber zudem so aufgegliedert werden, daß die Brust in Relation zum Bauch Yang ist. Mit einer Yin-Krankheit (charakterisiert durch Kälte) können Yang-Aspekte wie kräftige Kontraktionen mit stechender Qualität auftreten; eine Yang-Erkrankung mit Hitze und Hyperaktivität kann mit Schwäche und Gewichtsverlust (Yin) gekoppelt sein.

Chuang-tzu (Zhuang Zi), der taoistische Philosoph (wirkte vermutlich zwischen 400 und 300 v. Chr.), beschreibt die Entfaltung von Yin und Yang und die Einheit der Gegensätze auf eine paradoxe Art: «Es gibt nichts Größeres auf der Welt als die Spitze eines Haares, das im Herbst wächst, während der Berg Tai klein ist. Keiner lebt ein längeres Leben als ein Kind, das im Kindesalter stirbt, aber Pen Zu [der viele hundert Jahre alt wurde] schied frühzeitig dahin.»[10]

3. Yin und Yang schaffen einander

Obgleich Yin und Yang unterscheidbar sind – getrennt werden können sie nicht. Sie definieren sich gegenseitig, und die Dinge, in denen Yin und Yang unterschieden werden, könnten ohne die Existenz dieser Eigenschaften nicht definiert werden. So kann man nicht von Temperatur sprechen, ohne ihre Yin- und Yang-Aspekte (kalt und heiß) mit einzubeziehen. Genausowenig könnte man von Höhe sprechen, gäbe es keine Tiefe. Solche gegensätzlichen Aspekte hängen voneinander ab und definieren sich gegenseitig.

Als weiteres Beispiel möge die Beziehung eines Paares dienen, in der ein Partner nur (relativ) passiv sein kann, wenn der andere (relativ) aktiv ist, und umgekehrt. Passivität und Aktivität können nur im Vergleich zueinander gemessen werden. Die Aktivität (das Yang) des Körpers wird von seiner physischen Form (dem Yin) genährt, und die physische Form des Körpers wird durch seine Aktivität geschaffen und erhalten. Die Hyperaktivität eines Patienten kann nur in Relation zu einem Zustand der Unteraktivität beschrieben werden.

Lao-tzu (Lao Zi), der als der Begründer des Taoismus gilt, erklärt im *Tao-te-ching* (*Dao-de Jing*), dem heiligen Buch vom Weg und von der Tugend:

> Denn Sein und Nichtsein erzeugen einander.
> Schwer und Leicht vollenden einander.
> Lang und Kurz gestalten einander.
> Hoch und Tief verkehren einander.
> Stimme und Ton sich vermählen einander.
> Vorher und Nachher folgen einander.[11]

4. Yin und Yang kontrollieren sich gegenseitig

Wenn das Yin im Übermaß vorhanden ist, wird das Yang zu schwach sein. Ist die Temperatur weder zu kalt noch zu heiß, halten sich Yin- und Yang-Aspekte gegenseitig unter Kontrolle. Ist es zu kalt, ist nicht genügend Wärme vorhanden, ist es zu heiß, ist nicht genügend Kälte vorhanden. Yin und Yang gleichen sich gegenseitig aus.

In unserem obigen Beispiel von der Beziehung eines Paares, hängt das Ausmaß der Aktivität des einen vom Ausmaß der Passivität des anderen ab – und umgekehrt. Jeder der Partner übt Kontrolle über den anderen aus. Eine Feuerdisharmonie mag auf einem Wasserdefizit im Körper beruhen; eine Wasserdisharmonie mag auf einem Feuerdefizit im Körper beruhen.

Lao-tzu spielt im folgenden auf dieses Konzept an:

Wer auf den Zehen steht,
steht nicht fest.
Wer mit gespreizten Beinen geht,
kommt nicht voran.
Wer selber scheinen will,
wird nicht erleuchtet.
Wer selber etwas sein will,
wird nicht herrlich.
Wer selber sich rühmt,
vollbringt nicht Werke.
Wer selber sich hervortut,
wird nicht erhoben.[12]

5. Yin und Yang verwandeln sich ineinander

Dieses Prinzip stellt eine Formel dar, welche die Natur organischer Prozesse beschreibt. Es legt zwei Arten der Transformation nahe: Veränderungen, die im natürlichen Verlauf der Ereignisse harmonisch vonstatten gehen, und die plötzlichen Brüche und drastischen Verwandlungen, die für extrem disharmonische Situationen charakteristisch sind.

Da sich Yin und Yang sogar in den stabilsten Beziehungen gegenseitig hervorbringen, findet dauernd eine subtile Verwandlung von einem ins andere statt. Diese ständige Transformation ist die Quelle aller Veränderung, ein Geben und Nehmen, welches das Leben an sich darstellt. Das Beispiel der Körperdynamik veranschaulicht die Natur der Transformation: Einatmung folgt auf Ausatmung, Zeiten der Aktivität und Verausgabung wechseln sich mit Perioden des Aufbaus und der Ruhe ab. Im normalen Leben laufen solche regelmäßigen Transformationen auf sanfte Art und Weise ab und erhalten so die gesunde Balance von Yin und Yang im Körper.

Sind Yin und Yang für längere Zeit oder auf extreme Weise aus dem Gleichgewicht geraten, können die daraus resultierenden Transformationen ziemlich drastisch sein. Harmonie bedeutet, daß die Anteile von Yin und Yang relativ ausgeglichen sind; Disharmonie bedeutet, daß die Anteile ungleich sind und eine unausgeglichene Situation besteht. Der Mangel des einen Aspektes impliziert das Übermaß des anderen. Besteht extreme Disharmonie, kann der Mangelaspekt dem Übermaßaspekt nicht länger standhalten; die daraus resultierende Transformation schafft entweder einen Wiederausgleich oder, wenn dies nicht möglich ist, Verwandlung ins Gegenteil beziehungsweise Existenzstillstand.

Kehren wir zu unserem Paar zurück und setzen eine disharmonische Beziehung voraus, in der ein Partner übermäßig aktiv und der andere übermäßig passiv ist. Diese Situation kann drei mögliche Folgen haben: Entweder setzen sie sich zusammen, sprechen sich aus und einigen sich auf eine Neuordnung ihrer jeweiligen Einstellung (d. h., sie gleichen ihre Beziehung wieder aus); oder der passive Partner hat es eines Tages satt und lauert dem anderen mit einer Axt auf (radikale Transformation von Yin und Yang); oder sie trennen sich, setzen der Beziehung ein Ende.

In der klinischen Praxis besteht immer die Möglichkeit einer dieser drei Transformationsarten. Hat ein Patient zum Beispiel hohes Fieber und schwitzt viel (was als Übermaß von Feuer oder Yang gilt), besteht die Gefahr, daß er plötzlich in einen Schock verfällt (einen extremen Yin- oder Kältezustand), und zwar weil Yang in solch einer extremen Relation zu Yin nicht existieren kann, ohne daß eine Transformation stattfindet. Entweder muß sich eine graduelle Veränderung ereignen, ein Wiederausgleich (medizinische Behandlung und Heilung), oder eine radikale Veränderung wird eintreten (Schock) – oder Yin und Yang trennen sich voneinander und die Existenz gelangt zum Stillstand: Tod.

Lao-tzu beschreibt den Transformationsprozeß auf poetische Weise:

Was du zusammendrücken willst,
das mußt du erst richtig sich ausdehnen lassen.
Was du schwächen willst,
das mußt du erst richtig stark werden lassen.
Was du vernichten willst,
das mußt du erst richtig aufblühen lassen.
Wem du nehmen willst,
dem mußt du erst richtig geben.[13]

Und an anderer Stelle:

Was die Menschen hassen,
ist Verlassenheit, Einsamkeit, Wenigkeit.
Und doch wählen Fürsten und Könige
sie zu ihrer Selbstbezeichnung.
Denn die Dinge werden
entweder durch Verringerung vermehrt
oder durch Vermehrung verringert.[14]

Das traditionelle taoistische Symbol (Abb. 1) veranschaulicht die Theorie von Yin und Yang auf ausgezeichnete Weise. Der Kreis, der das Ganze repräsentiert, ist in Yin (schwarz) und Yang (weiß) unterteilt.

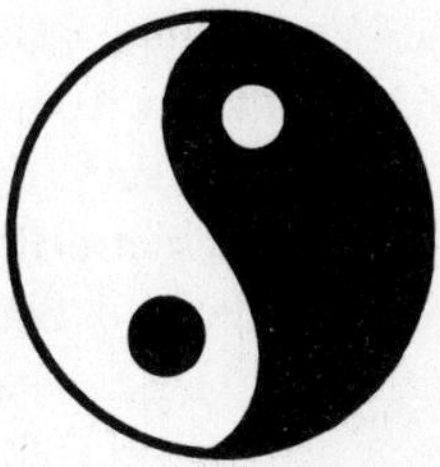

Abb. 1: Das traditionelle Yin-Yang-Symbol

Die kleinen Kreise in gegensätzlicher Farbe zeigen, daß innerhalb von Yin auch Yang enthalten ist, und umgekehrt. Die geschwungene Teilungslinie verdeutlich das dynamische und fortwährende Ineinanderfließen von Yin und Yang – sie schaffen einander, kontrollieren einander und verwandeln sich ineinander.

Da die Yin-Yang-Theorie Gedankengut und Kultur der Chinesen völlig durchdrungen hat, verstehen und erklären sie die Ereignisse auf andere Art und Weise als wir im Westen. Die Vorstellung von der Ursache – Mittelpunkt des westlichen Denkens – ist im chinesischen Gedankengut kaum ausgeprägt. Aristoteles (384–322 v. Chr.) formulierte die Grundlage westlichen Denkens in seinem Werk *Physik*: «Die Menschen glauben nicht, daß sie ein Ding kennen, bevor sie sein ‹Warum› begriffen haben [was bedeutet, die ursprüngliche Ursache zu erfassen].»[15] Für die Chinesen entstehen die Phänomene jedoch unabhängig von einem äußeren Schöpfungsakt, und es besteht keine Notwendigkeit, nach einer Ursache zu suchen.

> Der *Weg* [Tao] schuf die Einheit.
> Einheit schuf Zweiheit.
> Zweiheit schuf Dreiheit.
> Dreiheit schuf die zehntausend Wesen.
> Die zehntausend Wesen
> tragen das dunkle Yin auf dem Rücken,
> das lichte Yang in den Armen.
> Der Atem [Qi]* des Leeren macht ihren Einklang.[16]

Entsprechend chinesischer Vorstellung entfalten sich Ereignisse und Phänomene durch eine Art spontaner Kooperation, eine innere Dynamik, die in der Natur der Dinge liegt. Wang Cong (ca. 27–100), ein großer taoistischer Wissenschaftler, Philosoph und Skeptiker, beschreibt den inneren Zusammenhang des Universums folgendermaßen:

> Nicht zu handeln, ist der Weg des Himmels. Im Frühling wird nichts getan, das Leben zu entfachen, im Sommer nichts, dem Wachstum nachzuhelfen; im Herbst wird nichts getan, die Reife

* Qi, oft auch *Ch'i* (oder japanisch: *Ki*) geschrieben, wird im 2. Kapitel besprochen.

herbeizuführen, im Winter nichts zur Speicherung. Wenn ... Yang von selbst zum Zuge kommt, erwachen die Dinge zum Leben und wachsen. Wenn das ... Yin von selbst zum Zuge kommt, reifen die Dinge und werden gespeichert ... Von Anfang wird kein Ergebnis gesucht, und doch werden Ergebnisse erzielt ...
Da der Himmel nicht handelt, spricht er nicht. Wenn die Zeit reif ist für Schwierigkeiten und seltsame Transformationen, schafft das [Qi] sie auf spontane Weise ... Sitzt [Kälte] im Magen, dann schmerzt er. Es ist nicht der Mensch, der das verursacht. Vielmehr: Das [Qi] bringt es spontan hervor.[17]

Joseph Needham, der große Historiker chinesischer Wissenschaft, faßt die chinesische Sicht der Verursachung wie folgt zusammen: «Vorstellungen werden nicht untereinander subsumiert, sondern in einem *Muster* nebeneinandergestellt, und die Dinge beeinflussen einander nicht durch das Gesetz einer mechanischen Verursachung, sondern durch eine Art ‹Induktivität› ... Das Schlüsselwort im chinesischen Denken ist *Ordnung* und vor allem *Muster* ... Die Dinge verhalten sich auf bestimmte Weise nicht aufgrund vorangegangener Aktionen oder Impulse anderer Dinge, sondern weil ihre Stellung in dem ständig in Bewegung befindlichen zyklischen Universum sie mit einer eingeborenen Natur ausgestattet hat, die dieses bestimmte Verhalten unvermeidbar macht ... Jedes einzelne Teil steht also in existenzieller Abhängigkeit vom gesamten Weltorganismus.»[18]

Die Chinesen nehmen an, daß sich das Universum ständig verändert. Seine Bewegung ist das Resultat einer inneren Dynamik zyklischer Muster und ist nicht von einer ersten Ursache oder einem Schöpfer abhängig. Ebenso wie das Kreisen der Erde um die Sonne vier verschiedene Jahreszeiten entstehen läßt, gehen alle biologischen Organismen in ihrem Leben durch vier Jahreszeiten: Geburt, Reife, Verfall und Tod. Das Dauerhafte im Kosmos sind diese regelmäßigen Muster der Veränderung. Der Kosmos selbst ist ein vollständiges Ganzes, ein Gewebe aufeinander bezogener Dinge und Ereignisse. Innerhalb dieses Beziehungsgewebes kann ein Ding nur durch seine Funktion definiert werden und lediglich als Teil des Ganzen von Bedeutung sein.

Diese Art der Metaphysik, die die Wahrnehmung von Mustern in den Vordergrund stellt, ist die Grundlage des chinesischen Denkens. Sie rührt zum Teil vom Taoismus her, der keinerlei Vorstellung eines Schöpfers kennt und dessen Anliegen die Einsicht in das Gewebe der Phänomene ist, nicht die Erkenntnis des Webers. Für die Chinesen hat das Gewebe keinen Weber, keinen Schöpfer. Im Westen geht es letztlich immer um den Schöpfer oder die Ursache, und das Phänomen ist nur deren Reflexion. Der westliche Geist sucht, was *jenseits* oder *hinter* den Phänomenen ist, oder deren Ursache. Aus chinesischer Sicht ist die Wahrheit den Dingen immanent; aus westlicher Sicht ist die Wahrheit transzendent. Wissen bedeutet für den Chinesen die exakte Wahrnehmung der inneren Bewegung der Phänomene. Das Verlangen nach Wissen ist der Wunsch nach Verständnis der Wechselbeziehungen oder Muster innerhalb jenes Gewebes sowie das Bestreben, sich auf diese unsichtbare Dynamik einzustimmen.

Von chinesischen Malern und Ärzten

Die chinesische Kunst wurde vom selben naturalistischen und taoistischen Denken geprägt wie die chinesische Philosophie und Medizin. Sie versucht, die Ideen der Balance, Harmonie und Veränderung auszudrücken, die der Yin-Yang-Theorie entspringen. In der Landschaftsmalerei wird der harmonische Geist der Natur durch die Darstellung einer Szene beschworen, deren Schönheit von Maßstab und Proportion abhängt.

Nehmen wir als Beispiel Wang Yuns *Berglandschaft* (Abb. 2). Der Künstler hat die Essenz der Natur, wie er sie sieht, in Gleichgewicht und ständigem Wandel eingefangen. Das Gemälde entspricht dem taoistischen Symbol (Abb. 1): Es beinhaltet Yin und Yang in angemessenen Proportionen und ständiger Interaktion und Verwandlung.

Die Szene konfrontiert uns mit einer Anzahl verschiedener Elemente: vom aufragenden Berg bis zum plätschernden Bach. Die Natur wird dargestellt als ein Gleichgewicht von nachgiebigem Yin (Blattwerk, Wasser) und unnachgiebigem Yang (Felsen, Bäume), des Dynamischen (Wasser, Menschen) und des Stillen (Berge, Häu-

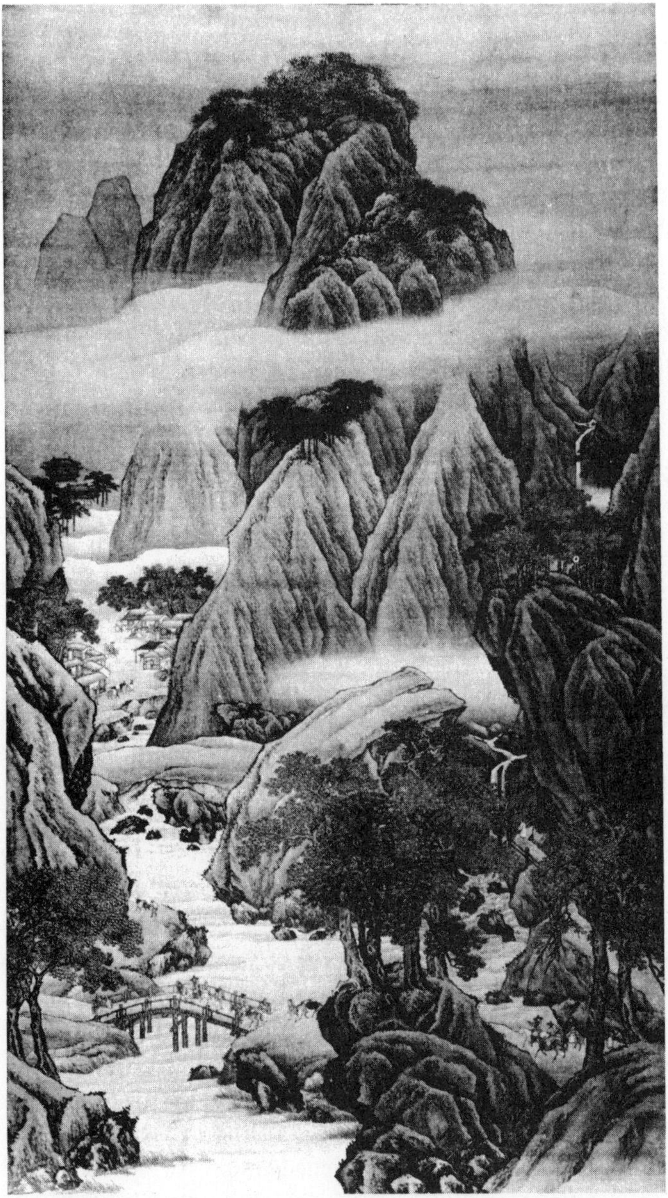

Abb. 2: Berglandschaft von Wang Yun (Qing-Dynastie)
Museum of Fine Arts, Boston

ser), des Langsamen (Bäume) und des Schnellen (Nebel), von Dunkel und Licht, fest und flüssig. Alle Dinge enthalten Yin und Yang: das Wasser zum Beispiel ist nachgiebig (Yin) und dynamisch (Yang).

Das Bild ist eine Ganzheit, und jedes Detail erlangt Bedeutung nur durch seine Teilhabe am Ganzen. Der Berg wirkt riesig, weil das Vorgebirge so niedrig ist, die Menschen wirken klein, weil die Natur so groß und weit ist. Alle Dinge werden in der angemessenen Relation zu ihrer Umgebung gezeigt.

Durch die poetische Logik der Chinesen wird ein Landschaftsgemälde zu einem Mikrokosmos, in dem alle Naturelemente enthalten sind und der als Modell des kosmischen Prozesses dient. Der Maler sieht in einer bestimmten Szene ein einzigartiges Zusammentreffen der natürlichen Elemente. Seine Komposition schließt diese Elemente ein, drückt zugleich aber auch die umfassende Realität aus. Die Elemente des Mikrokosmos entsprechen den Elementen des Makrokosmos. Winter bedeutet Tod, ein knospender Baum den Frühling, ein See verkörpert das Wasser, eine Person die Menschheit. Das Gemälde schildert eine Zeit und einen Ort – ist jedoch gemäß seiner Übereinstimmung mit dem Universum zeit- und raumlos.

Auf ähnliche Weise stellen sich die Chinesen jeden Menschen als ein Miniaturuniversum vor. Das Dynamische und Verändernde wird durch die Yang- oder Feueraspekte des Körpers ausgedrückt, das Nachgiebige und Nährende durch die Yin- oder Wasseraspekte. Die eine Person verkörpert die Hitze und Schnelligkeit des Sommerfeuers, eine andere gleicht der Stille und Kühle der Winterkälte; eine dritte entspricht der Schwere und Nässe der Feuchtigkeit, eine vierte wirkt ausgedörrt wie ein trockener chinesischer Herbst; und viele Menschen zeigen gleichzeitig Aspekte aller Jahreszeiten. Harmonie und Gesundheit sind gleichbedeutend mit der ausgeglichenen Wechselwirkung dieser Tendenzen.

In jeder Person wie in jeder Landschaft gibt es Zeichen, die, wenn sie ausgeglichen sind, Gesundheit oder Schönheit definieren. Wenn die Zeichen aus dem Gleichgewicht geraten, ist die Person krank oder das Gemälde häßlich. Der chinesische Arzt betrachtet einen Patienten so, wie ein Maler seine Landschaft betrachtet – als ein besonderes Arrangement von Merkmalen, in dem sich die Essenz des Ganzen spiegelt. Die Merkmale des Körpers – dazu gehören Gesichtsfarbe, emotionaler Ausdruck, Wohlbefinden oder Schmerz, Pulsqualität usw. – unterscheiden sich natürlich von den Merkmalen der Natur, aber sie bringen doch die Essenz der «körperlichen Landschaft» zum Ausdruck.

Ist die chinesische Medizin eine Kunst? Ist sie eine Wissenschaft? Falls wir mit Wissenschaft die relativ neue intellektuelle und technologische Entwicklung im Westen meinen, ist die chinesische Medizin sicherlich keine Wissenschaft. Vielmehr stellt sie eine prä-wissenschaftliche Tradition dar, die bis ins moderne Zeitalter überlebt hat und eine ganz andere Weise darstellt, mit den Dingen umzugehen. Jedoch gleicht sie der Wissenschaft insofern, als sie auf sorgfältiger Beobachtung der Phänomene – geleitet von rationalem, logischem, stimmigem und mitteilbarem Denken – gründet. Die genormten Maßstäbe des Wissensgutes versetzen den Arzt in die Lage, systematisch zu diagnostizieren, Krankheit zu beschreiben und zu behandeln. Das Maßsystem setzt sich allerdings nicht aus linearen Einheiten (Gewichte, Zahlen, Zeit, Volumen) zusammen, wie sie von unserer modernen Wissenschaft benutzt werden, sondern aus den Bildern des Makrokosmos. Gleichzeitig wird hier aber auch die künstlerische Feinfühligkeit synthetischer Logik gefordert, das ständige Gewahrsein, daß das Ganze die Teile definiert und das Gesamtmuster die Bedeutung jeder einzelnen Messung verändern kann: Was in einer Person Yin ist, mag in der nächsten Yang sein. Da sich die chinesische Medizin mit Bildern beschäftigt, erlaubt und verlangt sie Wahrnehmung sowie Einschätzung auch der Qualität.

Diese künstlerische Sensibilität befähigt den Arzt, die feineren Schattierungen in der körperlichen Landschaft zu erkennen, und – viel wichtiger noch – läßt ihn des Prozesses gewahr sein, der zwischen den linearen Meßwerten existiert. Chinesische Medizin ist nicht in erster Linie quantitativ ausgerichtet. Sie erkennt, daß die Struktur einer jeden Person eine einzigartige Beschaffenheit hat – jedes Bild hat eine essentielle Qualität.

Die Bemühung des chinesischen Arztes, innerhalb der charakteristischen Merkmale eines Individuums ein bestimmtes Muster zu erkennen, darf kreativ genannt werden. Und genau hier scheiden sich das Interesse des Arztes und das des Künstlers. Der Künstler gebraucht seine Vorstellungskraft und sein Talent, um ein Ideal von Balance und Harmonie auf einer Papierrolle festzuhalten. Der Arzt hingegen benutzt seine Wahrnehmungsfähigkeit, um *Dis*harmonie zu erkennen, und muß dann seine spezialisierten Fähigkeiten anwenden, um Gesundheit wiederherzustellen – Balance und Harmonie in einem lebenden Organismus wiederherzustellen.

Heilige Tradition und moderne Forschung

Traditionelle Medizin mag als Kunst bezeichnet werden, und sie kann auch in Anspruch nehmen, Wissenschaft zu sein. Aber die wichtigste Frage bezüglich einer medizinischen Praxis ist: Funktioniert sie? Ist die chinesische Medizin nur eine interessante philosophische Rarität oder tatsächlich ein wertvolles Heilverfahren? Kann sie wirkliche Krankheiten heilen? Und kann die westliche Wissenschaft die Resultate messen und ihren Wert einschätzen?

Aufgrund der besonderen historischen Situation des modernen China wurde die traditionelle Medizin dort in den letzten 30 Jahren einer umfassenden Überprüfung unterzogen.

1949, nach dem Sieg der Chinesischen Revolution, beschlossen die Chinesen, sich ihr traditionelles medizinisches System genauer anzusehen. Viele der neuen Führer Chinas waren in Versuchung, das prä-wissenschaftliche medizinische Erbe ihres Landes gemeinsam mit anderen altmodischen Gebräuchen aufzugeben. Sie wollten den entwickelten Ländern nacheifern – wollten industrialisieren, elektrifizieren, modernisieren. Eine andere Fraktion der Führungselite war jedoch der Meinung, daß China zwar die moderne Medizin akzeptieren müsse, sah aber auch praktischen und theoretischen Nutzen in der traditionellen Medizin. Die Frage war, ob sich letztere auch aus moderner Sicht als wirksam zeigte.[19] Um dies zu klären, führten die Chinesen in den fünfziger Jahren Tausende von Experimenten und klinischen Studien durch.[20] 1955 entschied das Zentralkomitee der Partei schließlich, der traditionellen und der modernen Medizin gleiche Anerkennung und gleichen Rang zuzusprechen.

Die damals initiierten medizinischen Forschungen werden immer noch fortgeführt und veröffentlicht – als Beispiel einige Titel:

- Klinische Analyse von 290 Fällen chronischer Glomerulonephritis, behandelt mit traditionellen Kräutern.[21]
- Beobachtungen über die Wirksamkeit subkutaner Akupunktur in der Behandlung von 121 Fällen von bronchialem Asthma.[22]
- Studie über die Behandlung von Zervix-Karzinomen im Frühstadium mit traditionellen chinesischen Kräutern: Analyse des Behandlungseffektes in 24 Fällen und vorläufige Untersuchung des Behandlungsmechanismus.[23]
- Traditionelle chinesische Behandlung von Angina pectoris – Report von 112 Fällen.[24]

Solche und ähnliche Studien füllen Bibliotheken, doch ist nicht ihre Zahl von Bedeutung, sondern die daraus gezogenen Schlußfolgerungen: Die traditionelle chinesische Medizin kann sich behaupten, sie ist klinisch wirksam.[25] Manchmal kann sie Krankheiten behandeln, bei denen die moderne Medizin nichts ausrichten kann; manchmal ist das Gegenteil der Fall – vor allem in jenen Situationen, die chirurgische Eingriffe oder hochtechnologische Geräte verlangen.[26]

Die Wirksamkeit der traditionellen chinesischen Medizin kann am Beispiel der vorher erwähnten Studie der Magengeschwür-Patienten veranschaulicht werden. An dieser Studie nahmen tatsächlich 65 Patienten teil, die alle von im Westen ausgebildeten Ärzten beobachtet, jedoch mit traditionellen chinesischen Methoden behandelt wurden.[27] Jeder Patient unterzog sich einer kompletten westlich-medizinischen Untersuchung, und für alle wurde die Diagnose Magengeschwür erstellt. Die daraufhin folgende Untersuchung durch chinesische Ärzte ergab eine Streuung verschiedener Disharmoniemuster, die ungefähr den sechs oben genannten entsprachen.

Auf der Basis der jeweiligen Diagnose erhielt jeder Patient eine spezielle Heilkräuterbehandlung. Es wurden weder eine westliche Therapie vorgenommen noch irgendwelche Diätvorschriften gemacht. Die durchschnittliche Länge der Behandlung belief sich auf zwei Monate, und im folgenden wurden moderne westliche Techniken angewandt, um den Nutzen der Behandlung einzuschätzen. Die Ergebnisse zeigten komplette Wiedergesundung bei 53 Patienten

(81,5%), deutliche Verbesserung bei 7 Patienten (10,8%), wenig Verbesserung bei 2 Patienten (3,1%), keine Veränderung bei 2 Patienten und eine Verschlechterung bei 1 Patienten, die auf Komplikationen, welche nicht im Zusammenhang mit der Behandlung standen, zurückzuführen war.

Als weiteres Beispiel möge die oben genannte Angina-pectoris-Studie dienen. In dieser Studie wurden 112 Patienten mit Angina pectoris über einen Zeitraum von 6 Monaten bis zu 2½ Jahren behandelt und beobachtet. Alle Patienten wurden zuerst einer westlichen und dann einer traditionell-chinesischen Untersuchung unterzogen. Im allgemeinen wurden fünf verschiedene Disharmoniemuster vorgefunden und dementsprechend verschiedene Heilkräuter zur Behandlung verordnet. Nachstehende Beschreibung des Therapieerfolges beruht auf dem subjektiven Empfinden der Patienten: 34,8% deutliche Besserung, 56,2% Besserung des Allgemeinbefindens und 9% keine Veränderung. Der Prozentsatz subjektiver Besserung lag bei 91%. Vor der Behandlung zeigten 91 Patienten ein abnormales EKG; nach der Behandlung zeigte sich bei 15,4% eine deutliche Verbesserung, bei 23,1% eine mäßige Verbesserung, bei 50,6% keine Veränderung und bei 10,9% eine Zunahme der abnormalen Meßwerte. Die interessantesten Resultate zeigten sich jedoch bei der Blutuntersuchung: Der Cholesterin- und Triglyceridspiegel war bei allen Patienten nach der Behandlung erheblich gesunken. In der westlichen Medizin wird ein niedriger Wert dieser Substanzen als notwendig erachtet, um der Gefahr der Koronarsklerose vorzubeugen. Diese Veränderungen der Werte erfolgten ohne irgendwelche Diätvorschriften oder den Gebrauch moderner Pharmaka, die den Blutspiegel der Lipide senken.[28]

Ein zweites Anliegen der wissenschaftlichen Forschung war die Isolation der wirksamen Komponenten chinesischer Heilmethoden. So wurden zum Beispiel die aktiven Substanzen von Heilkräutern bestimmt und Analgesie durch Akupunktur angestrebt. In vielen Studien wurde der Versuch unternommen, aus der chinesischen Medizin neue Heilmethoden westlichen Stils für Malaria, Bluthochdruck, Virusinfektionen, Krebs und andere Krankheiten abzuleiten. Titel typischer Studien lauten: «Der Gebrauch des traditionellen Heilkrauts *Desmodium Rubrum* (Lour) D.C. zur Behandlung von

Encephalitis epidemica»; oder «Bluthochdruckbehandlung mit dem traditionellen Heilkraut *Siegesbeckia Orientalis*»; oder «Die antibiotischen Eigenschaften von 14 Heilkräutern und ihre Wirkung auf Diphtheriebazillus und Diphtherietoxin».

Solche Studien zielen auf die Isolation der wirksamen Komponenten chinesischer Heilmittel und deren Einbeziehung in die moderne westliche Medizin. In der Tat konnten viele wertvolle Erkenntnisse in die heutzutage in China praktizierte westliche Medizin eingebaut werden. Eines Tages mögen diese Komponenten sehr wohl auch in der westlichen Medizin des Abendlandes auftauchen. Aber auch wenn dieses Wissen – mit seinem Gebrauch traditioneller Heilkräuter und der Akupunktur – den äußeren Anstrich der chinesischen Medizin trägt, die tatsächliche Anwendung und Methode bleiben in ihrer Orientierung eindeutig westlich. Die Yin-Yang-Theorie sowie andere traditionelle Konzepte werden aufgegeben und mit der Abtrennung der Praxis von der Theorie die Notwendigkeit des theoretischen Rahmens in Frage gestellt.

Allerdings demonstrieren die Ergebnisse der Studien, daß die chinesische Medizin am besten funktioniert, wenn sie im Kontext ihrer eigenen Logik angewendet wird.[29] In den meisten Fällen erzielte das Arbeiten mit Disharmoniemustern, gegründet auf der Yin-Yang-Theorie, bessere klinische Resultate als die mechanische Anwendung chinesischer Heilmittel innerhalb eines westlichen Rahmens.[30] Die traditionelle Medizin funktioniert nicht nur, weil sie eine Palette effektiver Therapiemöglichkeiten bietet, sondern auch, weil sie selbst diese am besten zu gebrauchen weiß. Vor allem wurde ihre Wirksamkeit in der klinischen Praxis bestätigt. Diese Wirksamkeit beruht auf der Tatsache, daß die Behandlung optimal auf jeden einzelnen Patienten zugeschnitten wird, da ja der chinesische Gesundheits- beziehungsweise Krankheitsbegriff vom jeweiligen Individuum nicht zu trennen ist. Solch ein persönlicher Zuschnitt scheint die Therapiewirksamkeit zu maximieren.

Die westlichen Studien haben der chinesischen Medizin durch den Beweis ihres praktischen Wertes geholfen, die Schlacht ums Überleben im 20. Jahrhundert zu gewinnen, und versprechen ihr einen Platz in der medizinischen Zukunft.

Alt, doch sehr lebendig

Die chinesische Medizin ist mehr als 2000 Jahre alt. Trotzdem hat sie, über all diese Zeit hinweg, eine ästhetische und pragmatische Bedeutung für die heutige Menschheit behalten. Natürlich bleibt jede Tradition nur insofern lebendig, als sie sich nicht dagegen sperrt, zu wachsen und sich weiterzuentwickeln. Die chinesische Tradition macht hier keine Ausnahme. Auf alte und ehrwürdige Texte gegründet, hat sie sich selbst immer wieder von neuem entdeckt.

Das *Huang-di Nei-jing* oder der «Innere Klassiker des Gelben Kaisers» (im folgenden *Nei Jing* genannt) stellt den Ursprung der chinesischen medizinischen Theorie dar; es ist das chinesische Äquivalent zum *Corpus hippocraticum*. Das *Nei Jing*, zwischen 300 und 100 v. Chr. von unbekannten Autoren zusammengetragen, ist der älteste Text der chinesischen Medizin. Darin enthaltenes Wissen und theoretische Formulierungen lieferten die medizinischen Grundideen, die von späteren Denkern entwickelt und ausgearbeitet wurden.

Das *Nei Jing* wird die Bibel der chinesischen Medizin genannt; der Rest der chinesischen Medizin kann mit der Bibelauslegung durch die Schriftgelehrten und Theologen verglichen werden. Ebenso wie in der jüdischen Tradition spätere Autoritäten durch die Thora aufgeworfene theoretische Streitfragen klären mußten, wurden dem *Nei Jing* Kommentare hinzugefügt, die seine Grundideen erläuterten oder sogar berichtigten. So vereinigte die chinesische Medizintheorie Volksheilkunde mit der Heilkunde der Gelehrten, die am kaiserlichen Hof dienten.[31] Die Theorie stellte die Verbindung zwischen der Medizin einer Dynastie und der nächsten her, und jede Dynastie brachte Praktiker vom Format eines Galen, Avicenna oder Paracelsus hervor, welche der Tradition wichtige Bausteine hinzufügten beziehungsweise notwendige Revisionen ausführten.[32]

Heute werden in China zur Ausbildung traditioneller Ärzte Interpretationen und Erläuterungen des *Nei Jing* aus der Qing-Dynastie (1644–1911) verwendet. Diese Lehrbücher sind Überarbeitungen von Texten aus der Ming-Dynastie (1368–1644) und diese wiederum Überarbeitungen früheren Materials. Dieser Prozeß geht bis zur Han-Dynastie (202 v. Chr.–220 n. Chr.) zurück. Eine solche Übertragung auf dem Wege von Dynastie zu Dynastie hat die ursprünglichen Quellen nicht nur erhalten und konserviert, sondern auch erläutert und reformiert. (Siehe Anhang I: Historische Bibliographie.)

Aus diesem Grunde ist das *Nei Jing* – obgleich es die Quelle der Tradition darstellt – gewöhnlich einer der letzten Texte, die heute beim Studium der Medizin behandelt werden. Das *Nei Jing* ist mit seiner archaischen Sprache oft unklar und widersprüchlich und kann nur nach gründlicher Vorbereitung verstanden werden.[33] Ohne die Kommentare und Modifikationen späterer Zeitalter würde das *Nei Jing* heute fast unverständlich sein.[34]

Innerhalb der chinesischen Medizin – wie in allen traditionellen Systemen – besteht eine Spannung zwischen dem, was stillschweigend als nicht länger nützlich, und dem, was weiterhin als akzeptabel und tiefgründig empfunden wird. Das vorliegende Buch versucht, die chinesische Medizin einem westlichen Publikum nahezubringen, und da dies innerhalb der alten Tradition geschieht, ist es letztlich ein weiterer Kommentar der Kommentare.

Anmerkungen zum 1. Kapitel*

1 Siehe z. B. «Die Behandlung von fünf verschiedenen Erkrankungen des Nervensystems mit traditionellen chinesischen Heilmethoden», Shanghaier Zeitschrift für traditionelle chinesische Medizin (SZTCM), Januar 1980, S. 14–16.

2 Siehe Anmerkungen zum Gebrauch traditioneller Heilmethoden zur Behandlung endokriner Krankheiten, in Shanghais Zweite Medizinische Klinik: Handbuch der inneren Medizin [88], S. 579–650.

3 Siehe z. B. drei Artikel über die Behandlung von durch *Streptococcus pneumoniae* verursachte Lobärpneumonie mit traditionellen Heilkräutern, in Zeitschrift für traditionelle chinesische Medizin (ZICM), Februar 1959, S. 31–41. Eine interessante, nicht-technische Diskussion in englischer Sprache über die Behandlung von Lungenentzündung bei Kindern mittels tradi-

* Die in eckigen Klammern stehenden Zahlen in den Anmerkungen und im Text verweisen auf die Numerierung der Titel in der Bibliographie.

tionellen Kräutern liefert der Artikel «Combining Chinese and Western Medicine to Treat Pneumonia in Children», *China Reconstructs*, November 1972, S. 19–21.

4 Michel Foucault, *The Birth of the Clinic*, New York (Vintage) 1973, S. 54. (Dt. *Die Geburt der Klinik*, München [Hanser], 1973.)

5 Die offensichtliche Vereinfachung, die diese Feststellung darstellt, beruht auf der Notwendigkeit, die Unterschiede von östlichen und westlichen Tendenzen klar herauszuarbeiten. Zu diesem Zweck ist sie eine brauchbare Methode, die vor allem auf die biochemischen Aspekte anwendbar ist, jedoch nicht notwendigerweise auf alle Disziplinen oder alle Belange westlicher Medizin. Z. B.:

> In der traditionellen medizinischen Wissenschaft besteht das Ziel einer gründlichen klinischen Analyse in der genauen Diagnose, d. h. dem Nachweisen einer «Krankheit», die den offensichtlichen klinischen Symptomen zugrunde liegt. Dieses diagnostische Modell wird den Problemen der Psychopathologie – mit wenigen Ausnahmen – nicht gerecht, da geistige Krankheiten selten einer einzigen oder klar abgrenzbaren Ursache zugeordnet werden können. Natürlich mögen bestimmte Ereignisse eine zentrale Rolle in der Entwicklung eines Leidens gespielt haben, aber diese anfänglichen Einflüsse vermischen sich mit neuen Einflüssen und Reaktionen, die dann alle Teil der Krankheit werden. Es entsteht ein Netzwerk zweitrangiger Faktoren, die den ursprünglichen Einflüssen neuen Antrieb geben und sie auf eine Weise verstärken, die weit über die Originalumstände hinausreicht. Die hiermit gegebene Komplexität scheint jeden Versuch, *die* Krankheit oder *die* Ursache diagnostizieren zu wollen, zum Scheitern zu verurteilen. (Theodore Millon: *Modern Psychopathology: A Biosocial Approach to Maladaptive Learning and Functioning*, Philadelphia [W. B. Saunders] 1969, S. 74–75.)

Manche der die westliche Medizin betreffenden, vereinfachten Feststellungen im vorliegenden Buch mögen polemisch erscheinen. Um der Dramatisierung willen wurde die in den letzten Jahrzehnten einsetzende Entwicklung einer interdisziplinären und integrativen Medizin und auch die jüngere Bewegung hin zu einer «Ganzheitlichen Medizin» ignoriert. Heutzutage bedient sich das Team eines modernen Krankenhauses bereits einer ganzen Reihe verschiedener Verfahren, die weit über die biochemischen Modelle des 19. Jahrhunderts hinausgehen. Eine Behandlung kann von einem Team durchgeführt werden, das sich aus jeweils einem Psychiater, Sozialarbeiter, Krankengymnasten, Beschäftigungs-, Musik-, Kunst-, Bewegungs- oder Entspannungstherapeuten sowie einem Pathologen, Internisten, Radiologen, Anästhesisten und Chirurgen zusammensetzt. Die neueren Bemühungen um eine holistische (ganzheitliche) Medizin sind eine Weiterung der Tendenzen, das reduktionistische

Modell der Medizin zu überschreiten. In der Tat kann das vorliegende Buch als Teil der wachsenden holistischen Bewegung bezeichnet werden.

6 «Klinische Beobachtung traditioneller chinesischer Behandlungsmethoden bei 65 Patienten mit Magengeschwüren», ZTCM, Juni 1959, S. 30–33; siehe auch «Die Einordnung von Magengeschwürerkrankungen in das traditionelle chinesische Medizinsystem und die vorläufige Untersuchung ihrer pathologischen Grundlage», ZTCM, Februar 1980, S. 17–21. Der Forschungsbericht «Analyse der Wirksamkeit traditioneller chinesischer Methoden zur Behandlung von 126 Patienten mit Magen-Darm-Geschwüren» (ZTCM, Februar 1960) unterscheidet in der Probegruppe zwölf Disharmoniemuster.

7 Zu diesem Gedanken sagt Manfred Porkert in seinem Buch *Die theoretischen Grundlagen der chinesischen Medizin*, daß die westliche Wissenschaft «nicht rationaler, sondern lediglich analytischer» ist als die chinesische.

8 Ich habe die Darstellung dieser fünf Prinzipien aus dem von der Shanghaier Akademie herausgegebenen chinesischen Werk ‹Grundlagen der traditionellen chinesischen Medizin› [53], S. 22–25, übernommen und übersetzt. An dieser Stelle möchte ich betonen, daß die Wiedergabe des Materials im vorliegenden Buch der Gliederung und dem generellen Inhalt in oben genanntem Standardwerk folgt.

9 Zitiert in Chan: *A Source Book in Chinese Philosophy*, S. 248.

10 *Ebenda*, S. 186. Dieses Zitat enthält geringfügige Veränderungen in der Transkription der chinesischen Zeichen.

11 *Tao-te-ching*, 2. Kapitel (dieses wie die meisten folgenden Zitate aus dem *Tao-te-ching* in der Übersetzung von Richard Wilhelm, Düsseldorf/Köln [Diederichs] 1978). Die Gelehrten führen eine heftige Debatte, wem der Titel oder Spitzname Lao-tzu zugesprochen werden soll. Einige Gelehrte plazieren Lao-tzu in das siebte Jahrhundert vor Christus, einige in das sechste (als einen älteren Zeitgenossen von Konfuzius) und wieder andere in das vierte, als den Lehrer von Chuang-tzu. Ein Teil der Gelehrten ist der Meinung, Lao-tzu sei lediglich eine legendäre Figur. Auch wenn er tatsächlich eine historische Persönlichkeit war, ist es möglich, daß das *Tao-te-ching* in seiner heutigen Form nach Lao-tzus Zeit von verschiedenen Autoren zusammengetragen wurde. Wie dem auch sei, das *Tao-te-ching* beinhaltet die klassische Formulierung der taoistischen Philosophie.

12 *Tao-te-ching*, 24. Kapitel (Wilhelm, 1978).

13 *Tao-te-ching*, 36. Kapitel (Wilhelm, 1978).

14 *Tao-te-ching*, 42. Kapitel (Wilhelm, 1978). Während der Zeit der Streitenden Reiche (475–221 v. Chr.) bezeichneten sich die chinesischen Könige als einsam und verlassen.

15. Aristoteles: *Physik*, nach der Übersetzung von R. McKeon, in: *The Basic Works of Aristotle.*

16 *Tao-te-ching*, 42. Kapitel (Übersetzung von Günther Debon, Stuttgart [Reclam] 1979).

17 Aus Wang Cong (Wang Ch'ung): «Balanced Inquiries», in Chan: *A Source Book in Chinese Philosophy*, S. 298–299.

18 Joseph Needham: *Science and Civilization in China*, Vol. 2, S. 280–281. Ich möchte hier nochmals darauf hinweisen, daß die Betonung dieses Kapitels auf dem Kontrast zwischen Ost und West liegt und zur besseren Unterscheidung einige Vereinfachungen notwendig erscheinen. Die Neigung zur Synthese stellt sicherlich die Haupttendenz im chinesischen Denken dar, ist aber nicht die einzige verwendete Methode. Needham schreibt:

> Die chinesische Wissenschaft sieht verwandte Phänomene eher als synchron oder sinnbildlich gepaart denn als verursacht oder verursachend ... Jedoch wäre es meiner Meinung nach eine unglückliche Schlußfolgerung, daß überhaupt keine Elemente zeitlicher und ursächlicher Aufeinanderfolge vorhanden seien ... Die simultane Erscheinung weit voneinander getrennter Ereignisse war für die alten Chinesen sicherlich die Manifestation eines zugrunde liegenden kosmischen Musters ... Aber wir haben niemals behauptet, daß dies die einzige chinesische Art und Weise der Naturbetrachtung ist; man findet durchaus Passagen und Beschreibungen von natürlichen Ereignissen, die die Vorstellung von Ursache und Wirkung in der Zeit beinhalten. (*Annals of Science*, 32 [1975]: 491.)

19 Zur Diskussion von politischen, ökonomischen und sozialen Einflüssen (d. h. außer-medizinischen) während der Etablierung der traditionellen chinesischen neben der modernen Medizin siehe «The Ideology of Medical Revivalism in Modern China» von Ralph C. Croizier, in *Asian Medical Systems*, hrsg. von Charles Leslie (Berkeley [University of California Press] 1976). Siehe auch David Lampton: *The Politics of Medicine in China*, Folkestone (Dawson) 1977.

20 Klinische Experimente in China entsprechen meistens nicht den wissenschaftlichen Kriterien, die in den modernen Industrienationen angewendet werden. Die Doppelblind-Studie (wo weder der Arzt noch der Patient wissen, wer eine tatsächliche Behandlung und wer ein Placebo erhält) wird in den wenigsten Experimenten angewandt, da es den ethischen Werten der Chinesen widerspricht, Menschen in Not eine echte Behandlung vorzuenthalten. Viele Studien lassen jegliche Art der Kontrolle vermissen.
Die meisten Studien repräsentieren eine Zufallsauswahl aus einer großen Anzahl von Patienten mit einer nach westlichen Maßstäben definierten Krankheit, die dann mit traditionellen Methoden behandelt werden; die Bewertung der Behandlung wird durch Messungen und Untersuchungen im westlichen Stil bestimmt. Die so in diesen Studien dokumentierten Erfolge werden auf die traditionelle medizinische Intervention zurückgeführt. (Tierversuche, die normalerweise genaueren Kontrollmaßnahmen unterliegen, liefern ebenso umfangreiche Unterlagen, die auf physiologische Veränderungen aufgrund traditioneller Behandlung hinweisen.)

All diese Versuche und Experimente werden den absoluten Kriterien unseres modernen wissenschaftlichen Standards nicht gerecht. Viele Studien sind unzureichend ausgearbeitet und benutzen ungenaue Auswertungsverfahren; eigentlich müßten sie «klinische Beobachtungen» genannt werden. Sie unterstreichen jedoch, daß weitergehende Forschung im Westen hier wünschenswert ist. Die chinesischen Wissenschaftler halten diese Studien für nützlich, weil sie trotz allem die Wirksamkeit der Behandlung bis zu einem gewissen Grad bestimmen können. Siehe 4. Kapitel, Anm. 12.

21 Chinesische Zeitschrift für innere Medizin (CZIM), Januar 1965.

22 CZIM, Oktober 1963.

23 ZTCM, Juni 1965.

24 *Chinese Medical Journal* (englische Ausgabe), Beijing, Mai 1977.

25 Es lohnt sich, einen Blick auf die Literaturzusammenstellung in *A Bibliography of Chinese Sources on Medicine and Public Health in the People's Republic of China: 1960–1970* (Washington, D.C.: U.S. Dept. of HEW, NIH, 1973) vom «John E. Fogarty International Center for Advanced Study in the Health Sciences» zu werfen, um eine Vorstellung von der Reichweite dieser Titel zu bekommen. Viele der aufgeführten Studien befassen sich mit der Wirksamkeit traditioneller chinesischer Medizin.

26 Trotz der umfangreichen Forschungsarbeit über traditionelle chinesische Medizin, die westlich orientierte Wissenschaftler vorgenommen haben, findet man in der gesamten Literatur wenig oder gar keine allgemeinen Hinweise, welche Krankheiten besser mit der einen oder der anderen Methode zu behandeln sind. Das Anliegen der Studien ist die Prüfung der Wirksamkeit der traditionellen Medizin und nicht ihr Vergleich mit der westlichen. Meine praktischen Beobachtungen sowie mein Studium der chinesischen Literatur lassen mich eine starke Tendenz erkennen, die westliche Medizin in akuten und Notfällen zu gebrauchen und die chinesische in chronischen Fällen. Oft wird die Wahl jedoch dem Patienten überlassen, und häufig wird mit beiden Systemen gleichzeitig gearbeitet. Nach meiner persönlichen Erfahrung ist die westliche Medizin meistens dann wirksamer, wenn eine definitive und klare Vorstellung von der Krankheitsursache (z. B. bakterielle Infektion) vorliegt. Wenn sich die präzise Krankheitsursache der westlichen Diagnose jedoch entzieht (z. B. im Fall chronischer Rückenschmerzen), scheint die Behandlung mit traditionellen chinesischen Methoden effektiver zu sein. Außerdem scheint die chinesische Medizin bei funktionellen Störungen bevorzugt zu werden, während die westliche Medizin mehr bei Erkrankungen der Organe eingesetzt wird. In Diskussionen mit Ärzten in China kann man gelegentlich Verallgemeinerungen hören, z. B., daß die chinesische Medizin bei chronischem bronchialem Asthma oder Arthritis erfolgreicher sei, die westliche aber zur Behandlung bakterieller Infektionen oder bei Fällen, die chirurgische Eingriffe erfordern, vorzuziehen wäre. Mit einem sturen Beharren auf solchen Verallgemeinerungen wird man jedoch der

speziellen Reaktion eines Patienten auf eine Behandlung nicht gerecht. Ich habe oft erlebt, daß die Behandlung von Arthritisfällen mit westlichen Methoden besser funktionierte oder die chinesische Medizin eine Operation überflüssig machte bzw. eine hartnäckige Infektion beseitigen konnte. Westliche Mediziner tendieren zu der Annahme, daß die Wirksamkeit der chinesischen Medizin auf die Kraft der Suggestion zurückzuführen ist. Wenn dies auch bis zu einem gewissen Grad wahr sein mag (wie bei *jeder* Arzt-Patienten-Situation), sollte man nicht vergessen, daß der Fall in China umgekehrt liegt, denn für einen chinesischen Patienten besitzt die westliche Medizin das Prestige und die Aura des Mysteriösen und Exotischen, während die Medizin des eigenen Landes als gewöhnlich und alltäglich gilt.

27 «Klinische Beobachtung traditioneller chinesischer Behandlungsmethoden bei 65 Patienten mit Magengeschwüren», ZTCM, Juni 1959, S. 30–33.

28 Es wurde festgestellt, daß viele chinesische Kräuter den Cholesterinspiegel drastisch senken, obwohl die Substanz Cholesterin im traditionellen System nicht bekannt ist. Eine interessante Diskussion der Kombination westlicher und chinesischer Methodologien liefert der Artikel «Acht Methoden der Senkung von Lipiden durch traditionelle chinesische Medizin», SZTCM, November 1979.

29 Siehe hierzu Qin Bo-weis Diskussion im Kapitel «Die Eignung traditioneller chinesischer Medizintheorie und Methoden zur Behandlung westlich klassifizierter Krankheiten» in seinem berühmten Werk ‹Medizinische Kollegaufzeichnungen von Qian Zhai› [64], S. 168–192.

30 Im modernen China ist die Meinung weit verbreitet, daß Akupunktur – im Gegensatz zur Heilkräuterbehandlung – in den meisten Fällen ebenso wirksam ist, wenn sie isoliert vom traditionellen chinesischen Gedankengut angewandt wird. Deshalb konnte sie ohne große Schwierigkeiten in die moderne Medizin Chinas integriert und auch einfacher in den Westen übertragen werden. Daß Akupunktur von der traditionellen Theorie relativ unabhängig zu funktionieren vermag, ist vermutlich darauf zurückzuführen, daß Akupunktur den Körper oft dazu veranlaßt, einen Zustand der Homöostase herzustellen, und so eine (aus traditioneller Sicht) unkorrekte Wahl der Reizpunkte wenig Schaden anrichtet bzw. die positive Wirkung der Behandlung nur in geringem Maße reduziert. Die Heilkräuter haben eine wesentlich schädlichere Wirkung, wenn sie nicht richtig eingesetzt werden (wahrscheinlich wegen ihrer komplexen biochemischen Wirkung), d. h., daß die traditionelle Theorie einen falschen Gebrauch eigentlich nicht zuläßt. Abgesehen davon scheint die korrekte Anwendung der Heilkräuter die positive Wirkung der Behandlung wesentlich stärker zu beeinflussen als die richtige Wahl der Reizpunkte. Wei Jia stellt in seinem theoretischen Aufsatz «Über die Anwendung der Moxibustion bei Hitzemustern» (ZTCM, November 1980, S. 48) die einwegige Wirkung der Heilkräuter der homöostatischen Wirkung der Akupunktur gegenüber. Eine entgegengesetzte Meinung ver-

tritt Yang Ming-yuan in seinem Buch ‹Einfache Akupunktur› (*Jian-ming Zhen-jiu Xue*, Harbin [Heilongjianger Volksverlag] 1981), in dem er die Notwendigkeit unterstreicht, den traditionellen Rahmen für die Akupunktur beizubehalten.

31 Die traditionelle chinesische Medizin – die das Thema dieses Buches darstellt – muß man von der chinesischen Volksmedizin unterscheiden. Die Volksmedizin ist hauptsächlich empirisch begründet und arbeitet mit relativ simplen Mitteln, die von nicht formell ausgebildeten Laien zu handhaben sind. Die traditionelle Medizin stellt jedoch «ein theoretisch artikuliertes Gedankengebäude über Krankheitsursachen und Behandlung dar, das in Texten überliefert und von Männern praktiziert wird, deren Wissen um die Tradition die Gesellschaft veranlaßt, sie als medizinische Spezialisten anzuerkennen» (Ralph Croizier: «Traditional Medicine as a Basis for Chinese Medical Practices», in *Medicine and Public Health in the People's Republic of China*, hrsg. von J. R. Quinn, Washington, D.C.: John E. Fogarty International Center, U.S. Dept. of HEW, NIH, 1973, S. 5).

Auf alle Fälle sollte man sich darüber im klaren sein, daß in China neben der schriftlich überlieferten Medizintheorie auch andere ausgearbeitete Systeme der Gesundheitsfürsorge verfügbar waren. Huard und Wong stellten in *Chinese Medicine* die folgende unvollständige Liste von Heilern in alten und modernen chinesischen Gesellschaften auf: Schamanen, Wahrsager, Propheten, Ohr- und Augenspezialisten, Zahnärzte, Kräuterhändler, Masseure, Wanderdoktoren, buddhistische Mönche, taoistische Priester, Apotheker, herumwandernde Drogenhändler. Stephan Pálos erweitert diese Liste um Gebiete wie Astrologie, Physiognomie, Handlesekunst, Pedoskopie, Weissagung, Zauberformeln, Gebete, rituelle Gesänge, Exorzismus, magische Diagramme, Talismane, verschiedene lokale und regionale Volksriten und religiöse Zeremonien (*Chinesische Heilkunst*, Bern u. a. [O. W. Barth] 1984). Obwohl sich alle diese Heilmethoden untereinander und auch mit der schriftlich überlieferten Medizinphilosophie (die das Thema des vorliegenden Buches darstellt) überschneiden können, ist normalerweise eine klare Trennung möglich.

Seit der Revolution im Jahre 1949 sind die Praktiker «übernatürlicher» Medizin geächtet. Andere Aspekte der Gesundheitsfürsorge werden nur als legitim anerkannt, wenn sie in die sogenannte und seit 1954 wieder anerkannte «traditionelle chinesische Medizin» eingegliedert sind. So erreichten z. B. die meditativen Praktiken und Atemübungen des Qi Gong (Ch'i-kung) ab Mitte der siebziger Jahre eine außerordentliche Popularität in China, nachdem sie zugelassen wurden, da sie unter der Schirmherrschaft der philosophischen Medizintradition ausgeübt werden können – im Gegensatz zu mehr esoterischen Praktiken aus früheren Zeiten der chinesischen Gesundheitsfürsorge.

32 Wenn hier auch das qualitative Fortschreiten der chinesischen Medizin zur

Diskussion steht, sollte trotzdem bemerkt werden, daß ein quantitativer Aspekt ebenfalls vorhanden ist. Joseph Needham betont dies, vielleicht zu nachdrücklich, in *The Grand Titration: Science and Society in East and West*: «Es wäre sicherlich ein großer Fehler anzunehmen, daß die chinesische Kultur diese Konzeption [einer fortschreitenden Wissensentwicklung] nie hervorbrachte, da man – trotz der Verehrung für die Weisen des Landes – in jedem Bereich der Literatur Beispiele für den Glauben entdecken kann, daß Fortschritt über das Wissen der fernen Ahnen hinaus stattgefunden hat.» Im folgenden präsentiert Needham eine Graphik, die die ungeheure Zunahme der Einträge in den Arzneimittelbüchern über die Jahrhunderte hinweg demonstriert. Siehe auch 4. Kap., Anm. 6 zur zunehmenden Anzahl der Reizpunkte, die in verschiedenen historischen Perioden notiert wurden.

33 Viele Übersetzer ziehen es vor, sich mit diesem Problem nicht abzugeben. Die Übersetzung alter wissenschaftlicher Texte in eine heute verständliche Sprache ist eine außerordentlich schwierige Aufgabe. Zuerst einmal ist es eine mühselige Aufgabe für den Gelehrten festzustellen, ob der ihm heute vorliegende Text tatsächlich dem ursprünglichen Text entspricht. Über die Jahrtausende hinweg wurden die Originaltexte wiederholt berichtigt und verändert; was uns heute vorliegt, muß gründlich mit anderen Ausgaben verglichen und in den literarischen Dokumenten, die jede Dynastie hinterließ, aufgespürt werden.

Im Anschluß daran ist das noch schwierigere Problem zu lösen, eine korrekte Terminologie für die Übersetzung technischer Begriffe zu schaffen. Chinesisch ist eine piktographische Sprache; nachdem die Phase der Bildung von Schriftzeichen abgeschlossen war, wurden nicht etwa neue Zeichen entwickelt, um ein spezielles technisches Konzept auszudrücken (wie in einer alphabetischen Sprache, wenn ein neues Wort gebraucht wird). Statt dessen wurde alten Zeichen einfach eine neue Bedeutung zugeordnet, die der Übersetzer nun über die Kluft zeitlicher und örtlicher Trennung hinweg aus vielen möglichen Bedeutungen herausfiltern muß. Gebrauchte man bei der Übersetzung eines medizinischen Textes die alltäglichen Bedeutungen der Schriftzeichen, käme ein unglaubliches Kauderwelsch heraus. Das andere Extrem wäre die willkürliche Einführung westlicher technischer Begriffe, die den chinesischen Text in der Übersetzung zu einer Projektion des westlichen Geistes machen würde. Unglücklicherweise zollen die meisten Übersetzungen des *Nei Jing* – als Ganze oder in Teilen – diesen Überlegungen wenig Achtung und sollten mit beträchtlicher Vorsicht gelesen werden.

34 Die Zusammenstellung «aus verschiedenen Quellen stammender Texte im *Nei Jing* hat Wiederholungen, Ungewißheiten und sogar Widersprüche mit sich gebracht, die ein Kommentar nicht immer klären oder aufheben kann» (Huard und Wong: *Chinese Medicine*, S. 39).

2. Die Grundsubstanzen: Qi, Blut, Jing, Shen und die Säfte

Die hochentwickelte Chemie, Biochemie, Anatomie und Physiologie, welche die Basis der modernen westlichen Medizin bilden, sind für die Chinesen von geringer Bedeutung. Was sie interessiert, ist Diagnostik, das Zusammenfügen von Zeichen und Symptomen, um sich ein genaues Bild dessen zu verschaffen, «was gerade vor sich geht». Aus diesem Grunde besitzt die chinesische Medizin nur eine rudimentäre Theorie vom menschlichen Organismus an sich. Die westliche Medizin muß hinter einem Schleier von Symptomen nach einem pathologischen Mechanismus suchen und benötigt deshalb eine Theorie, die über die Arzt-Patient-Situation hinausgeht und auf ein zusätzliches Wissen zurückgreift.[1] Der chinesische Arzt hingegen schaut selten weiter als bis zum Patienten selbst; die Theorie ist lediglich zur Führung der Wahrnehmung notwendig.

Die grundlegenden Ideen der chinesischen Medizin sind nicht besonders sorgfältig ausgearbeitet; sie sind, genaugenommen, nicht einmal die Domäne des Arztes. Meistens stellen sie generelle Ansichten über Gesundheit und Krankheit dar, die Gemeingut der chinesischen Gesellschaft sind. Diese Ideen schließen Axiome und Formeln, Wahrnehmungsweisen und Funktionsdefinitionen mit ein. Den klinischen Nutzen gewinnen sie erst in ihrer Anwendung durch den Arzt.

Die Ideen stellen kulturelle und spekulative Konstrukte dar, die in der praktischen Arzt-Patient-Situation Orientierung und Richtung geben. Hier liegen nur wenige Geheimnisse orientalischer Weisheit vergraben. Werden diese Ideen außerhalb des Rahmens der chinesischen Zivilisation oder praktischer Diagnose und Behandlung präsentiert, wirken sie fragmentarisch und bedeutungsarm. Ihre «Wahrheit» liegt in der Art und Weise, wie sie der Arzt gebraucht, um «wirkliche Menschen» mit konkreten Beschwerden zu behandeln. Ihr Wert liegt darin, daß sie in ihrer Gesamtheit ein medizinisches Paradigma darstellen, welches es ermöglicht, in angemessener Weise zu diskutieren, «was vor sich geht», und dem Arzt gleichzeitig erlaubt, ein Disharmoniemuster zu erkennen. Durch Diagnose und Behandlung werden die Ideen pragmatisch geprüft und auf Validität, Folgerichtigkeit und Wahrheit hin untersucht.

Da dieses Buch grundsätzliche Prinzipien darstellt, handelt es hauptsächlich von Diagnostik. (Sein Gegenstück im Westen würde von Chemie und Biologie oder Anatomie und Physiologie handeln.) Dieses Kapitel beginnt mit der Beschreibung der grundlegenden Yin- und Yang-Substanzen im Körper und ihrer Beziehung. Hier werden Ideen und Begriffe vorgestellt, die uns später in einer tiefergehenden Abhandlung darüber begegnen, aus welchem «Stoff» die «körperliche Landschaft» gemacht ist und was in ihr vorgeht.

Wir müssen im Auge behalten, daß sich die chinesische Medizin nicht linear von Aussage zu Aussage bewegt. Lernen in der chinesischen Medizin gleicht vielmehr der Entwicklung vom einfachen Zeichnen zum kunstvollen Malen. Das Ganze ist immer gegenwärtig; das Grundkonzept von Yin und Yang kann verfeinert, aber niemals aufgegeben werden.

Qi

Qi ist ein fundamentaler Begriff in der chinesischen Philosophie, aber kein englisches (oder deutsches) Wort kann seine Bedeutung auf angemessene Weise ausdrücken. Wir können sagen, daß alles im Universum – sei es organisch oder anorganisch – aus Qi zusammengesetzt und durch sein Qi definiert ist. Aber Qi ist weder ein unveränderlicher Urstoff noch einfach die Lebensenergie, obwohl das Wort gelegentlich so übersetzt wird. Das chinesische Denken unterscheidet nicht zwischen Materie und Energie; aber vielleicht können wir uns Qi als Materie an der Grenzlinie zur Energie oder als Energie am Punkt der Materialisierung vorstellen.[2] Eine solche Diskussion über die Bedeutung eines Konzeptes an sich – die im Westen in jeder systematischen Abhandlung erwartet wird – ist den Chinesen jedoch absolut fremd. Weder klassische noch moderne chinesische Texte spekulieren über die Natur des Qi, noch versuchen sie, diese begreiflich zu machen. Qi wird vielmehr funktional verstanden: durch sein Wirken.

Ursprung des Qi

Das gesamte Qi des Körpers wird grundsätzlich als «Normales» oder «Rechtes Qi» (*zheng-qi*) oder «Wahres Qi» (*zhen-qi*) bezeichnet. Normales Qi ist Qi vor seiner Differenzierung in spezielle Formen oder bevor es mit bestimmten Funktionen in Verbindung gebracht wird.

Die Chinesen wissen um drei Quellen des Normalen Qi. Die erste ist das «Ursprungs-Qi» (*yuan-qi*) – auch «Vorgeburtliches Qi» genannt –, das bei der Empfängnis von den Eltern auf das Kind übertragen wird. Dieses Qi ist zum Teil für die ererbte Konstitution eines Individuums verantwortlich. Es wird in den Nieren gespeichert. Die zweite Quelle ist das «Nahrungs-Qi» (*gu-qi*), das der verdauten Nahrung entzogen wird. Die dritte Quelle ist das «Natürliche Luft-Qi» (*kong-qi*), das die Lunge aus der eingeatmeten Luft gewinnt.

Diese drei Formen von Qi vermischen sich und produzieren das Normale Qi, das den ganzen Körper erfüllt. Es gibt «keinen Ort, an dem es nicht existiert, und keinen Ort, zu dem es nicht vordringt».[3]

Funktionen des Qi

Wenn es einmal gebildet ist, kann das Normale Qi in viele verschiedene Qi-Arten unterteilt werden, die spezifische Funktionen haben. Ein Sinologe hat in der Literatur der letzten 2500 Jahre 32 unterschiedliche Kategorien gefunden und eine brauchbare Analogie zwischen Qi und elektrischer Energie hergestellt: So wie die Elektrizität im Westen als allgemeines Phänomen gilt, das sich in spezifischen Formen (hoher und niedriger Spannung, hoher und niedriger Stromstärke) darstellt, betrachten die Chinesen Qi als ein allgemeines Phänomen mit vielen verschiedenen Aspekten und Funktionen.[4]

Das Normale Qi (gewöhnlich einfach Qi genannt) hat fünf Hauptfunktionen im Körper.[5] Durch diese Aktivitäten ist es für die physische Unversehrtheit des Körpers und die in ihm stattfindenden Veränderungen verantwortlich.

Qi ist die Quelle aller Bewegung im Körper und begleitet jede Bewegung

Diese Funktion beinhaltet Bewegung im weitesten Sinn: physische Aktivitäten (Gehen, Tanzen), automatische Bewegungen (Atmen, Herzschlag), willentliche Aktionen (Essen, Sprechen), geistige Tätigkeiten (Denken, Motivation, Sich-Freuen, Träumen) sowie Entwicklung, Wachstum und Lebensprozesse im allgemeinen Sinn (Geburt, Reife, Altern) – das sind alles «Bewegungen», die vom Qi abhängen.

Qi ist *nicht* die Ursache der Bewegung, denn Qi ist nicht von der Bewegung trennbar. So ist Qi zum Beispiel die Quelle des Wachstums im Körper, wächst aber genauso mit dem Körper. Für die Chinesen ist Qi keine Metapher, sondern ein wirkliches Phänomen, das eine Beschreibung körperlicher Veränderungen ermöglicht. Es gibt diagnostische Methoden zur Feststellung von Stärke und Fluß des Qi, und es gibt spezielle Behandlungen zur Behebung von Funktionsstörungen des Qi: mangelndes Qi wird «aufgefüllt», übermäßiges Qi «abgeleitet» oder «zerstreut», der Qi-Fluß «reguliert».

Die fortwährende Bewegung des Qi innerhalb des Körpers hat vier Hauptrichtungen: Aufsteigen, Absteigen, Kommen und Gehen. Das *Nei Jing* stellt fest: «Ohne Kommen und Gehen gibt es keine Entwicklung, ohne Auf- und Absteigen keine Transformation, Absorption und Speicherung.»[6] Normales körperliches Funktionieren bedeutet, daß das Qi harmonisch in diese vier Richtungen fließt. Besteht Qi-Mangel, ist das Qi blockiert, bewegt es sich «rebellisch» oder «gegenläufig» oder ist die «Steuerung» des Qi in die verschiedenen Richtungen außer Kontrolle geraten, dann kommt es zu Disharmonie.

Qi schützt den Körper

Das Qi verwehrt pathologischen Umwelteinflüssen, den «Äußeren Bösartigen Einflüssen» (siehe 5. Kapitel), Einlaß in den Körper und bekämpft sie, falls sie doch einzudringen vermögen. Das *Nei Jing* sagt: «Wenn sich Bösartige Einflüsse festsetzen, muß es an Qi mangeln.»[7]

Qi ist die Quelle harmonischer Transformation im Körper
Aufgenommene Nahrung wird in andere Substanzen umgewandelt, zum Beispiel in Blut, Qi, Tränen, Schweiß und Urin. Diese Verwandlungen hängen von der umwandelnden Funktion des Qi ab.

Qi regelt die Bewahrung von Körpersubstanzen und Organen
Mit anderen Worten, Qi «hält alles in Ordnung»: Es hält die Organe auf ihrem rechten Platz, das Blut in den Blutbahnen; es verhindert übermäßigen Verlust der verschiedenen Körperflüssigkeiten (Schweiß, Speichel usw.).

Qi wärmt den Körper
Die Erhaltung der normalen Temperatur im gesamten Körper oder einem Körperteil (z. B. den Extremitäten) hängt von der wärmenden Funktion des Qi ab.

Arten des Qi

Alle speziellen Arten des Qi (deren es viele gibt) haben wiederum alle fünf genannten Funktionen. Fünf spezielle Arten des Qi, die mit bestimmten Aktivitäten oder Körperteilen in Verbindung gebracht werden, sind besonders wichtig. In den chinesischen medizinischen Texten haben wir es fast immer mit einer dieser fünf Hauptarten des Qi zu tun.

Organ-Qi (*zang-fu-zhi-qi*)
Die Hauptfunktionen eines jeden Organs werden durch sein Qi definiert. Man nimmt an, daß jedes Organ sein eigenes Qi hat; die Aktivität dieses Qi ist durch das ihm zugeordnete Organ geprägt. Wenn die Chinesen von Herz-Qi oder Lungen-Qi sprechen, ist zwar die Qi-Substanz die gleiche, aber ihre Aktivität ist jeweils eine andere, je nachdem, ob diese sich aufs Herz oder auf die Lunge bezieht – und Herz und Lunge funktionieren auf verschiedene Weise

in Abhängigkeit von der Natur ihres Qi. (Näheres über das Qi der einzelnen Organe im 3. Kapitel.)

Leitbahnen-Qi (*jing-luo-zhi-qi*)
Die Leitbahnen sind ein einzigartiger und zentraler Aspekt der chinesischen Medizin. Sie sind die Kanäle oder Wege, auf denen das Qi zwischen den verschiedenen Organen und Körperteilen fließt, deren Aktivität reguliert und harmonisiert. Normales Qi, welches in diesem verzweigten Netzwerk fließt, wird Leitbahnen-Qi genannt.

Nahrungs-Qi (*ying-qi*)
Diese Art des Qi ist am stärksten mit dem Blut verbunden. Es manifestiert sich im Blut und bewegt sich mit dem Blut in seinen Bahnen. Mit seiner Hilfe werden die reinsten aus der Nahrung gewonnenen Nährstoffe in Blut umgewandelt. Nahrungs-Qi spielt eine wesentliche Rolle in der Ernährung.

Abwehr-Qi (*wei-qi*)
Abwehr-Qi bekämpft und wehrt «Äußere Bösartige Einflüsse» ab, wenn diese den Körper angreifen. Es wird als die Manifestation des Qi im Körper mit dem stärksten Yang-Charakter betrachtet. Es ist «wild und kühn»[8]. Es fließt im Brustkorb und der Bauchhöhle, zwischen der Haut und den Muskeln; es reguliert Schweißdrüsen- und Porenfunktion, befeuchtet und schützt Haut und Haare.

Atmungs-Qi oder Ahnen-Qi (*zong-qi*)
Dieses Qi sammelt sich im Brustkorb und bildet ein «Meer von Qi»[9]. Das *Nei Jing* behauptet, daß es sich «im Brustkorb sammelt, durch die Kehle nach außen geht, mit dem Herzen und den Gefäßen Kontakt aufnimmt und die Atmung in Gang hält».[10] Seine Hauptfunktion ist die Steuerung der rhythmischen Bewegung von Atmung und Herzschlag, und deshalb ist es vor allem mit der Lunge und dem Herzen verbunden. Die relative Kraft und Gleichmäßigkeit der Atmung, der Stimme, des Herzschlags und der Bewegung des Blutes sind vom Atmungs-Qi abhängig.[11]

Qi-Disharmonien

Funktionsstörungen des Qi werden allgemein als Qi-Disharmonien bezeichnet. Es gibt zwei grundsätzliche Disharmoniemuster, die mit dem Qi zu tun haben. (Einzelheiten und Feinheiten von Disharmoniemustern werden in späteren Kapiteln besprochen.)

Qi-Mangel (*qi-xu*)
Mit Qi-Mangel werden generell die Disharmoniemuster bezeichnet, in denen Qi in nicht ausreichendem Maße vorhanden ist, um der einen oder anderen seiner fünf Funktionen gerecht werden zu können. Zieht der Qi-Mangel den ganzen Körper in Mitleidenschaft, können solche Symptome wie Lethargie oder Bewegungsunlust auftreten. Qi-Mangel kann sich aber auch auf ein spezielles Organ beziehen, das nicht mehr richtig funktioniert. Beim Muster «Mangelndes Nieren-Qi» zum Beispiel wären die Nieren möglicherweise nicht mehr in der Lage, den Wasserhaushalt im Körper richtig zu steuern, und Symptome wie Inkontinenz (unwillkürlicher Harnfluß) oder Ödeme können auftreten. Qi-Mangel kann außerdem auf eine der verschiedenen Qi-Arten bezogen sein; so führt zum Beispiel ein Mangel an Abwehr-Qi zu wiederholten Erkältungen und spontanen Schweißausbrüchen.

Zusammengebrochenes Qi (*qi-xian*)
Dies ist eine Unterkategorie des Qi-Mangels. Ein extremes Qi-Defizit beeinträchtigt die bewahrende Funktion des Qi: Organe und Substanzen können nicht mehr auf ihrem Platz beziehungsweise in ihren Bahnen gehalten werden, was auf der physischen Ebene einen Gebärmuttervorfall oder Hämorrhoiden und auf einer nicht-materiellen Ebene tiefe Trauer, Motivationsarmut oder Mangel an Tatendrang erzeugen kann.

Stagnierendes Qi (*qi-zhi*)
Hiermit kommen wir zu einer weiteren breiten Kategorie der Qi-Disharmonie. Die normale Bewegung des Qi ist beeinträchtigt, es fließt nicht mehr auf sanfte und geordnete Weise durch den Körper. Stagnierendes Qi in den Gliedern und Meridianen kann der Ur-

sprung von Schmerzen im Körper sein; es kann auch zur Schwächung eines Organs führen. Stagnierendes Qi in der Lunge bedeutet, daß es nicht richtig «eintritt und austritt»; Husten und Atembeschwerden sind mögliche Folgen. Schwellungen im Brustkorb und Bauchraum treten bei stagnierendem Qi in der Leber auf.

Gegenläufiges Qi (*qi-ni*)
Dies ist eine besondere Form des stagnierenden Qi; es bedeutet, daß das Qi in die falsche Richtung fließt. In der chinesischen Medizin heißt es, daß das Magen-Qi nach unten fließen sollte; «rebelliert» es aber und fließt aufwärts, dann stellen sich Erbrechen und Übelkeit ein.

Alle Substanzen können als entweder stärker Yin- oder stärker Yang-geprägt definiert werden. Sie verkörpern die fünf Prinzipien von Yin und Yang und enthalten demnach Yin- und Yang-Aspekte; ein Aspekt herrscht jedoch vor. Alle Disharmoniemuster können entweder als Yin- oder als Yang-Zustände angesehen werden.

Innerhalb der Gruppe der Substanzen stellt das Qi eine Yang-Substanz dar. Qi-Mangel ist ein Yin-Zustand, ein Zustand der Entleerung, in dem der Patient die für Yin charakteristische Aktivitätsschwäche erkennen läßt. In Beziehung zum Qi-Mangel gilt das stagnierende Qi als Yang-Zustand, ein Zustand der Übersättigung, der mit dem Yang-Charakteristikum von exzessiver und unangemessener Bewegung assoziiert wird.

Blut (*xue*)

Der chinesische Terminus «Blut» entspricht nicht genau dem westlichen. Obwohl er manchmal die rote Flüssigkeit meint, die wir als Blut bezeichnen, sind seine Merkmale und Funktionen nicht genauso definiert wie in der westlichen Medizin.[12]

Die Hauptaufgabe des Blutes besteht in der fortwährenden Zirkulation im Körper, der Nährung, Erhaltung und in gewissem Ausmaß auch Benetzung seiner verschiedenen Teile. Das Blut bewegt sich vornehmlich in den Blutgefäßen, aber auch in den Leitbahnen (siehe Anhang F). In der chinesischen Medizin wird keine strenge Unterscheidung zwischen Blutgefäßen und Leitbahnen getroffen, und man hält sich selten mit detaillierten physischen Lokalisierungen auf: Das Magen-Qi «fließt aufwärts», das Blut «zirkuliert» – aber meist ist nicht genau klar, wohin oder auf welchen inneren Bahnen sich die Substanzen nun eigentlich bewegen. Die Funktion ist wichtiger als physische Lokalisierung. Diese Tendenz, keinen genauen Lageplan für die Dinge zu erstellen, läuft der westlichen Methode entgegen, ist aber für die Art des chinesischen Theoretisierens durchaus notwendig.

Das Blut – eine Flüssigkeit – gehört zu den Yin-Substanzen.

Ursprung des Blutes

Das Blut entsteht durch die Umwandlung von Nahrung. Nachdem die Nahrung im Magen «gereift» ist, destilliert die Milz eine sehr feine und geläuterte Essenz aus der Nahrung heraus. Das Milz-Qi transportiert diese Essenz aufwärts, zur Lunge. Während der Aufwärtsbewegung beginnt das Nahrungs-Qi diese Essenz in Blut zu verwandeln. Die Transformation ist vollendet, wenn die Essenz die Lunge erreicht, wo sich die nun umgewandelte Nahrung mit dem Teil der Luft vereint, der als «klar» beschrieben wird. Diese Kombination bildet schließlich das Blut, das dann vom Herz-Qi in Zusammenarbeit mit dem Atem-Qi durch den Körper getrieben wird.

Beziehungen des Blutes

Herz, Leber und Milz haben eine besondere Beziehung zum Blut. Das Herz hält den harmonischen, sanften und gleichmäßigen Kreislauf des Blutes in Gang: «Das Herz regiert das Blut.» Der Körper braucht im inaktiven Zustand weniger Blut; in diesem Fall kontrolliert die Leber das «ruhende Blut»: «Die Leber speichert das Blut.» Schließlich hängt das Blut noch von der bewahrenden Eigenschaft des Milz-Qi ab, das es in den Blutbahnen hält: «Die Milz leitet das Blut.» Blut und Qi – obwohl generell voneinander verschieden – stehen in wechselseitiger Abhängigkeit und unlösbarer Beziehung zueinander. Das Qi schafft und bewegt das Blut und hält es in seinen

Bahnen. Das Blut seinerseits nährt die Qi-produzierenden und -regulierenden Organe. Diese Beziehung veranschaulicht das Prinzip von Yin (Blut) und Yang (Qi), das in einem traditionellen Sprichwort folgendermaßen zusammengefaßt ist: «Qi ist der Befehlshaber des Blutes – das Blut ist die Mutter des Qi.»[13]

Blut-Disharmonien

Diese werden wieder in zwei Hauptkategorien unterteilt: Blutmangel (*xue-xu*) und Gestautes Blut (*xue-yu*). Blutmangel herrscht z. B., wenn der ganze Körper oder ein bestimmtes Organ oder Körperteil in nicht ausreichendem Maß vom Blut genährt wird. Erfaßt dieser Zustand den ganzen Körper, finden wir solche Anzeichen wie ein blasses, glanzloses Gesicht, Benommenheit oder trockene Haut; Mangel an Selbstbewußtsein, Selbstwertgefühl oder Leistungssinn können mit diesem Zustand verknüpft sein. Ist ein bestimmtes Organ in Mitleidenschaft gezogen, kann sich eine ganze Reihe verschiedener Zeichen bemerkbar machen; z. B. ist Blutmangel des Herzens mit Herzklopfen verbunden.

Gestautes Blut bedeutet eine Behinderung oder Blockade, die den sanften Blutfluß hemmt. Scharfe, stechende Schmerzen, oft in Begleitung von Tumoren, Zysten und geschwollenen Organen (meistens die Leber) charakterisieren diesen Zustand.

Jing

Jing, am besten mit «Essenz» übersetzt, ist die Substanz, die allem organischen Leben zugrunde liegt. Es ist die Quelle organischer Veränderung. Generell stellt man es sich als eine flüssigkeitsähnliche Substanz vor; es hat eine unterstützende und nährende Funktion und bildet die Basis für Reproduktion und Entwicklung.

Ursprung des Jing

Das Jing hat zwei Quellen, die zugleich als seine charakteristischen Aspekte aufzufassen sind. Das Vorgeburtliche Jing (*xian-tian-zhi-*

jing), auch «angeborene Essenz» genannt, wird von den Eltern geerbt. Tatsächlich stellt die Verschmelzung des elterlichen Jing die Empfängnis dar. Das Vorgeburtliche Jing einer jeden Person ist einzigartig und bestimmt ihr spezielles Wachstumsmuster. Die Quantität und Qualität des Vorgeburtlichen Jing ist bei der Geburt festgelegt; es bestimmt – zusammen mit dem Ursprungs-(Vorgeburtlichen-)Qi – den grundsätzlichen Aufbau und die Konstitution des Individuums.

Das Nachgeburtliche Jing (*hou-tian-zhi-jing*) ist die zweite Quelle und der zweite Aspekt des Jing. Es wird aus den geläuterten Anteilen der aufgenommenen Nahrung gewonnen. Das Nachgeburtliche Jing fügt dem Vorgeburtlichen Jing ständig Lebenskraft hinzu.

Funktionen des Jing

Die Entwicklung eines Individuums wird von den entsprechenden Veränderungen des Jing begleitet. Das *Nei Jing* spricht von der Entwicklung der Frau in einem Siebenjahresrhythmus:

> Mit 7 Jahren ist das Nieren[-Jing][14] im Aufsteigen begriffen: Der Zahnwechsel tritt ein, die Haare wachsen. Mit 14 Jahren trifft der «Tau des Himmels» ein: Das Diener- oder Konzeptions-Gefäß (*ren-mai*) öffnet sich, das Gefäß des kräftigen Aufsteigens (*chong-mai*) ist gefüllt, die Menstruation kommt regelmäßig, und die Frau kann empfangen. Mit 21 Jahren erreicht das Nieren[-Jing] sein Plateau: Die Weisheitszähne brechen durch, das Wachstum erreicht seinen Höhepunkt. Mit 28 Jahren sind Sehnen und Knochen gefestigt, der Körper ist kräftig, das Haar am Wachstumshöhepunkt. Mit 35 Jahren wird die Leitbahn des strahlenden Yang (*yang-ming*) schwach, das Gesicht beginnt zu welken, das Haar auszufallen. Mit 42 Jahren sind die drei Yang-Leitbahnen oben [im Gesicht] schwach geworden, das Gesicht ist verwelkt, das Haar beginnt zu ergrauen. Mit 49 Jahren vermindert sich der Fluß im Dienergefäß, das Gefäß des kräftigen Aufsteigens ist erschöpft, der Tau des Himmels ausgetrocknet; der Erdenweg [die Menstruation] ist nicht mehr offen, Schwäche und Unfruchtbarkeit setzen ein.[15]

Ein ähnlicher Prozeß im Achtjahresrhythmus wird für den Mann beschrieben:

> Mit 8 Jahren ist das Nieren[-Jing] aufgefüllt: Das Haar ist voll entwickelt, und der Zahnwechsel setzt ein. Mit 16 Jahren festigt sich das Nieren[-Jing]: Das «Wasser des Himmels» trifft ein, das Jing-Qi ist nun fähig zu fließen, Yin und Yang befinden sich in Harmonie, der Mann ist zeugungsfähig. Mit 24 Jahren erreicht das Nieren[-Jing] sein Plateau: Sehnen und Knochen sind erstarkt, die Weisheitszähne brechen durch, und das Wachstum erreicht seinen Höhepunkt. Mit 32 Jahren sind Sehnen und Knochen am stärksten, das Fleisch ist voll und kräftig. Mit 40 Jahren ist das Nieren[-Jing] geschwächt, das Haar fällt aus, und die Zähne wackeln. Mit 48 Jahren ist das obere Yang-Qi erschöpft, das Gesicht verwelkt, das Haar ergraut. Mit 56 Jahren ist das Leber [-Jing] schwach, die Sehnen sind unbeweglich, und das Wasser des Himmels versiegt; nur wenig Samen ist übrig, die Nieren sind geschwächt, Aussehen und Körper sind zu einem Ende gekommen. Mit 64 Jahren sind Haare und Zähne geschwunden.[16]

Jing ist also die Substanz, die einen Organismus mit der Möglichkeit der Entwicklung – von der Empfängnis bis zum Tode – erfüllt.

Jing-Disharmonien können sich in unzureichender Reifung, sexueller Disfunktion, Fortpflanzungsunfähigkeit und vorzeitigem Altern äußern. Was der Westen angeborene Defekte nennt, das legt die chinesische Medizin oft als Funktionsstörung des Jing aus.

Qi ist die Energie, die mit Bewegung verbunden wird – mit jeglicher Bewegung: Man könnte auch sagen, daß eine Welle im Meer Qi besitzt. Jing ist die Substanz, die mit der langsamen Bewegung organischen Wandels zusammenhängt. Qi fließt mit den äußeren Aspekten der Bewegung. Jing – dunkel, ruhig, feucht und warm – stellt die innere Essenz von Wachstum und Verfall dar. Qi und Jing eines Individuums hängen voneinander ab. Qi tritt aus dem Jing hervor, da das Vorgeburtliche Jing die Wurzel des Lebens ist. Aber Qi hilft, Nahrung in Nachgeburtliches Jing umzuwandeln und dadurch dieses Leben zu erhalten und zu verlängern. In Relation zueinander ist Jing Yin und Qi Yang.

Verglichen mit dem Blut stellt Jing jedoch das aktivere, das Yang-Phänomen dar. Das Blut ist verbunden mit den zyklischen täglichen Prozessen der Erhaltung, Nährung und Wiederherstellung – es verhält sich also eher statisch in der Zeit. Das Jing bewegt sich vorwärts durch Zeit und Geschichte; es kontrolliert langzeitliche Entwicklung: Fortpflanzung, Wachstum, Reifung und Verfall. Deshalb ist Jing in Relation zum Blut Yang und Blut in Relation zu Jing Yin.

Shen

Der Begriff *Shen* – am besten mit Geist übersetzt – ist ein schwer zu fassendes Konzept, vielleicht weil Shen in der medizinischen Tradition die Substanz darstellt, die einzig und allein dem Menschen angehört. Stellt man sich Jing als die Quelle des Lebens vor und Qi als das Potential, zu aktivieren und zu bewegen, dann ist Shen die Vitalität im menschlichen Körper, die hinter Jing und Qi steht. Belebte wie unbelebte Bewegung sind eine Manifestation von Qi, instinktive organische Prozesse reflektieren Jing, das menschliche Bewußtsein verweist auf die Gegenwart von Shen.

Shen ist mit der Kraft der menschlichen Persönlichkeit verbunden, mit der Fähigkeit zu denken, zu unterscheiden, eine Auswahl zu treffen, oder, wie üblicherweise gesagt wird, «Shen ist die Bewußtheit, die aus unseren Augen scheint, wenn wir wahrhaft wach sind».

Shen kommt auf die gleiche Weise wie Jing zustande: Jeder Elternteil trägt zur Schaffung des Shen des Sprößlings bei; es wird aber auch nach der Geburt kontinuierlich aufgebaut. Auch wenn der Begriff *Shen* mit *Geist* übersetzt werden kann, weist Shen dennoch einen materiellen Aspekt auf. Es stellt eine fundamentale Substanz des Körpers dar und ist in der Medizin nur im Zusammenhang mit dem Körper von Bedeutung.[17] Es ist in gleicher Weise ein Teil des Körpers wie zum Beispiel die Gedärme. Unsere westliche Geist-Körper-Zweiteilung nach Descartes ist dem chinesischen Denken fremd.

In einer gesunden Person ist Shen die Fähigkeit, Ideen zu formen, und der Wunsch, das Leben zu lernen. Gerät das Shen aus dem

Gleichgewicht, verlieren die Augen ihren Glanz, und das Denken wird unklar. Eine Person mit Shen-Disharmonie ist langsam und vergeßlich oder leidet an Schlaflosigkeit. Gewisse Shen-Disharmonien zeichnen sich durch inadäquate Reaktionen auf die Umwelt aus, zum Beispiel durch unzusammenhängende Rede. Extreme Shen-Disharmonie führt zu Bewußtlosigkeit oder gewalttätigem Irresein. Aufgrund ihrer Kraft zu aktivieren, gehört Shen zu den Yang-Substanzen. Die chinesische Medizin bezeichnet Qi, Jing und Shen als die «drei Schätze».

Säfte (*jin-ye*)

Säfte sind alle flüssigen Substanzen im Körper außer dem Blut – also zum Beispiel Schweiß, Speichel, Verdauungssäfte und Urin. Der Ausdruck *jin* bezieht sich auf leichte und klare Säfte, *ye* auf schwerere und dickflüssigere.

Die Funktion der Säfte besteht im Benetzen und zum Teil auch Nähren von Haut, Haaren, Schleimhäuten, Körperöffnungen, Fleisch, Muskeln, inneren Organen, Gelenken, Knochen, Mark und Gehirn. Obwohl die Säfte zu den fundamentalen Substanzen im Körper zählen, werden sie als weniger edel, unwesentlicher oder weniger «tief» als Qi, Blut, Jing und Shen angesehen.

Die Säfte werden aus der aufgenommenen Nahrung gewonnen und vom Qi verschiedener Organe – vor allem der Nieren – absorbiert und reguliert. Deshalb sind die Säfte auf das Qi angewiesen und das Qi, in gewissem Maße, auf die Säfte, weil diese ja die Organe, von denen das Qi reguliert wird, benetzen und nähren.

Blut und Säfte stellen ein Kontinuum dar; in ihrer grundsätzlichen Natur sind sie ähnlich, jedoch unterscheiden sie sich durch den Grad ihrer Nährfähigkeit. Das Blut ist kräftiger, «tiefer» und einflußreicher. Entsprechend der chinesischen Theorie verbinden sich nur die saubersten oder klarsten Anteile der Säfte mit den geläuterten Anteilen der Nahrung im Blutbildungsprozeß. Die Beziehung zwischen Säften und Blut ist dann klinisch bedeutsam, wenn aufgrund einer ernsthaften Blutung ein Säftemangel besteht oder wenn eine Beeinträchtigung der Säfte Blutmangel hervorruft.

Als Flüssigkeiten gehören die Säfte zu den Yin-Substanzen. Eine Säftedisharmonie ist normalerweise von Trockenheit begleitet: Trokkenheit der Lippen, Haut, Augen und so weiter. Die meisten Säftedisharmonien fallen jedoch in die grundsätzlichere Kategorie der Yin- oder Wasserdisharmonien, die in einem späteren Kapitel diskutiert werden.

Die fünf besprochenen Grundsubstanzen des Körpers bilden die Grundlagen der chinesischen Medizin. Jedoch ist jeder einzelne Aspekt des chinesischen medizinischen Wissens nur im Zusammenhang mit den speziellen Zeichen, Symptomen und Mustern des Individuums von Bedeutung. Die konkrete Natur von Qi, Blut, Jing, Shen und Säften wird erst durch die Vielzahl ihrer Disharmoniemuster deutlich.

Anmerkungen zum 2. Kapitel

1 Es gab auch innerhalb der westlichen Medizin Strömungen, die die klinische Beobachtung in den Vordergrund stellten. Diese Tendenzen finden sich vor allem außerhalb des nach definitiven Ursachen suchenden aristotelisch-galenisch-modernen Systems, z. B. bei einigen Autoren der hippokratischen Schriften, frühgeschichtlichen Medizinern wie Herophilos von Chalkedon (wirkte ca. 265 v. Chr.) und Philinos von Kos (wirkte ca. 250 v. Chr.) und in der späteren Geschichte bei Thomas Sydenham (1624–1689), Georg Ernst Stahl (1660–1734), Samuel Hahnemann (1755–1843), René Laennec (1781–1826) und Armand Trousseau (1801–1867), deren vorrangiges Streben war, das Gesamtbild der Symptome und dessen korrekte klinische Handhabung zu erkennen. Obwohl ich diese Tradition des Westens sicherlich nicht ausklammern möchte, umschreibe ich im vorliegenden Buch mit dem Begriff «westliche Medizin» die orthodoxe Medizin des 19. und 20. Jahrhunderts, die im allgemeinen die kausale und analytische These von Rudolf Virchow (siehe sein Monumentalwerk *Zellularpathologie*, 1858) und Claude Bernard (*Experimentelle Medizin*, 1865) akzeptiert, daß Krankheit auf die Störung zellularer Funktionen zurückzuführen ist und Medizin auf dem Verständnis physischer und chemischer Gesetze begründet sein muß. Eine ausgezeichnete Diskussion der verschiedenen Tendenzen innerhalb der westlichen Medizin und der Natur «kausalen» medizinischen Denkens findet sich in Harris Coulter: *Divided Legacy: A History of the Schism in Medical Thought*, Band 1–3.
Vor allem im psychiatrischen Bereich der modernen Medizin treffen wir auf

Überreste der Strömungen, die die Symptomatologie in den Vordergrund stellen und der Ursächlichkeit den zweiten Rang einräumen. Beispielsweise meidet das *Diagnostic and Statistical Manual of Mental Disorders* (DSM-III, 3. Aufl. 1980) der American Psychiatric Association im allgemeinen den Bereich der Ätiologie und baut auf den Mustern der Symptome auf. Siehe auch 1. Kap., Anm. 5.

2 Eine ausgezeichnete Diskussion zum traditionellen chinesischen Begriff des Qi liefern Nathan Sivin: «Chinese Alchemy and the Manipulation of Time», *Isis*, 67, Nr. 239 (1976), S. 513–525, und S. Bennett: «Chinese Science: Theory and Practice», *Philosophy East and West*, 28, Nr. 4 (1978), S. 439–453.

3 Shanghaier Akademie: Grundlagen [53], S. 38.

4 Siehe Porkert: *Theoretische Grundlagen.*

5 Diskussionsgrundlagen zu den Funktionen: Shanghaier Akademie: Grundlagen [53], S. 23–24.

6 Der Innere Klassiker des Gelben Kaisers: Elementare Fragen [1], 19. Abschn., 68. Kap., S. 399–400. Zitiert als *Nei Jing* oder *Su Wen.* Das *Su Wen*, die «Elementaren Fragen», bildet die erste Hälfte des *Nei Jing*.

7 *Su Wen*, 9. Abschn., 33. Kap. S. 197.

8 *Su Wen*, 12. Abschn., 43. Kap., S. 245.

9 Das klassische Werk der geistigen Achse mit volkstümlichen Erklärungen [2], 11. Abschn., 75. Kap., S. 519. Zitiert als *Ling Shu*. Dieser Text bildet die zweite Hälfte des *Nei Jing.*

10. *Ling Shu*, 10. Abschn., 71. Kap., S. 468.

11 Das Brust-Qi setzt sich im Gegensatz zu den anderen Qi-Arten aus nur zwei der drei Bestandteile des Normalen Qi zusammen: ihm fehlt das Ursprungs-Qi.

12 Das *Ling Shu* macht hierzu eine klare Aussage: «Der Mittlere Erwärmer empfängt Qi [hiermit sind an dieser Stelle die reinen Essenzen aus der Nahrung gemeint], indem er einen Saft erhält, der in eine Flüssigkeit von roter Farbe verwandelt und Blut genannt wird» (6. Abschn., 30. Kap., S. 267). Blut ist eine Flüssigkeit, besitzt aber ebenso Qi-Aspekte und hat vor allem mit der Aktivierung der Sinnesorgane zu tun. «Blut und Qi haben verschiedene Namen, gehören aber zur gleichen Klasse» (4. Abschn., 18. Kap., S. 198).

13 Shanghaier Akademie: Grundlagen [53], S. 42. Das Zitat stammt aus Tang Zong-hais Diskussion der Blutmuster (1885 [20], S. 17). Tang benutzte jedoch das Wort *Beschützer* (*shou*) anstelle von *Mutter* und ruft damit die Erinnerung an Gong Ting-xians Diskussion der Qi- und Blutfunktionen zur Erhaltung der Vitalität (*Shou-shi Bao-yuan*) wach. In der Tat wurde die erste Hälfte des Sprichwortes («Qi ist der Befehlshaber des Blutes») Gongs Buch (Taipei: Whirlwind Press, 1974, 1. Abschn., 20. Kap., S. 24) entnommen, das ursprünglich 1615 n. Chr. erschien.

14 An dieser Stelle wird im *Nei Jing* häufig das Wort *Qi* in der Bedeutung von *Jing* gebraucht.

15 *Su Wen*, 1. Abschn., 1. Kap., S. 4–5.

16 *Su Wen*, 1. Abschn., 1. Kap., S. 5–6.

17 Es muß betont werden, daß diese Erörterung des Shen aus der Medizintheorie stammt und damit nicht notwendigerweise mit allen taoistischen oder anderen esoterischen Theorien Chinas übereinstimmt.
Joseph Needham stellt diesbezüglich fest: «Entsprechend dem Charakter, der dem gesamten chinesischen Denken eigen ist, wurde der menschliche Organismus immer als Organismus gesehen, der in seiner Natur weder rein geistig noch rein materiell ist, und nie als eine *machina* mit einem einzelnen *deus*, der sich davonmachen und anderswo überleben könnte. Irgendeine erkennbare Fortdauer der Identität ist nur möglich, wenn die einzelnen Teile nicht getrennt werden. ... Das taoistische Verständnis von der Unsterblichkeit schließt notwendigerweise materielle Elemente mit ein; sie muß eine Fortdauer innerhalb dieser Welt sein, ... da keine andere, rein ‹spirituelle› denkbar ist ... Die Trennungslinie zwischen Geist und Materie ist in jeglichem typisch chinesischen Denken äußerst undeutlich» (*Science and Civilization in China*, 5. Band, 2. Teil, Cambridge [Cambridge University Press] 1974, S. 92). Dieses Zitat ist Teil einer interessanten Diskussion über die *Hun-* und *Po-*Aspekte des Shen, die in der chinesischen Medizintheorie eine Rolle spielen.

3. Die Organe des Körpers: Eine harmonische Landschaft

Die chinesische Medizin beschreibt eine Anzahl wichtiger «Organe», die in Einklang miteinander und mit den fundamentalen Substanzen arbeiten. Dieses Netzwerk von «Organen» und Substanzen erhält die Körperaktivitäten aufrecht: Speichern und Verbreiten, Bewahren und Umwandeln, Absorbieren und Ausscheiden, Aufsteigen und Absteigen, Aktivieren und Beruhigen. Wenn all diese Aktivitäten harmonisch ablaufen, ist der Körper gesund und ausgeglichen.

Dieses Konzept der Gesundheit ist sehr einfach. Die Chinesen können Gesundheit nicht messen, wie wir das normalerweise im Westen tun – als Summe quantifizierbarer Werte (wie Blutspiegel oder Urinwerte). Im Westen ist der Gesundheitszustand unabhängig von der Krankheit analysierbar. Für die Chinesen ist Gesundheit jedoch ein theoretischer Zustand, in dem keines der körperlichen Merkmale und Zeichen abnormal ist – das Bild ist ausgewogen. Eine grundlegende taoistische Idee durchdringt auch die Medizin, nämlich daß das Tao (oder Dao, der ausgeglichene und harmonische Weg), das ausgesagt oder beschrieben werden kann, nicht das wahre Tao ist. Harmonie muß einfach und ohne Anstrengung zum Ausdruck kommen. Es genügt zum Beispiel zu sagen: «Die Lunge in harmonischem Zustand spendet Atmung.» Keine weitere Ausführung ist notwendig.*

* Der weitergefaßte kulturelle Gesundheitsbegriff – ein Gefühl des Wohlseins und der Übereinstimmung mit dem Tao der Natur, Gesellschaft, Familie und dem inneren Selbst – geht über die engen Grenzen der Medizin hinaus. Um ihn zu definieren, müßten wir den komplexen Bereich religiö-

Detail und Präzision der chinesischen Medizin liegen eher in der Wahrnehmung der *Disharmonie*, in der Fähigkeit, in Zeichen und Symptomen ein Muster zu erkennen, das zur Grundlage der Behandlung wird. Die Theorie der Gesundheit erwächst hier aus der Praxis der Behandlung. Beispielsweise formulierten die Chinesen ihre Theorie der harmonischen Bewegung der Körpersäfte durch das Suchen und Finden einer Behandlung für Ödeme (übermäßige Ansammlung von Flüssigkeiten im Gewebe). Sie studieren nicht zuerst das gesunde Individuum – sie bewegen sich von der Wahrnehmung und Behandlung einer Disharmonie zum Verständnis der Harmonie.

Die wesentliche Tendenz im chinesischen Denken besteht im Herausstellen dynamischer und funktioneller Aktivitäten; man sucht nicht nach festen körperlichen Strukturen, die diese Aktivitäten ausführen. Aus diesem Grunde besitzen die Chinesen kein mit dem westlichen vergleichbares System der Anatomie. So bezeichnen sie zum Beispiel mit dem als «Leber» bekannten Organ nicht unbedingt das gleiche wie wir. Die Leber ist bei den Chinesen zuallererst durch die mit ihr assoziierten Funktionen definiert, im Westen dagegen durch ihre physische Struktur. Dieser Unterschied in der konzeptionellen Annäherung gibt der chinesischen Medizin die Möglichkeit, «Organe» zu identifizieren, die von der westlichen Medizin gar nicht wahrgenommen werden – zum Beispiel den Dreifachen Erwärmer –, oder erlaubt ihr, von Organen und Drüsen, die in der westlichen Medizin klar definiert sind – zum Beispiel der Bauchspeicheldrüse oder den Nebennieren – keine Notiz zu nehmen.

Es erweist sich als unmöglich, die Klassifizierungen des Westens auf das chinesische System zu übertragen. Eine westliche Autorität auf dem Gebiet der chinesischen Medizin bemerkte fälschlicherweise: «Die endokrinen Drüsen waren den alten Chinesen nicht bekannt und wurden deshalb nicht in Betracht gezogen ... Ich würde die Schilddrüse innerhalb des Zwölf-Organe-Modells an die Seite des Herzens stellen (und ... die Nebennieren an die Seite der Nie-

ser Werte, philosophischer Sinnfragen, mitmenschliche Beziehungen sowie Fragen der Ökonomie und des sozialen Status diskutieren.

ren).»[1] Dieser Versuch, Parallelen zwischen den beiden Systemen zu erzwingen, ist unangebracht und führt zu Mißverständnissen. Man muß das chinesische System innerhalb seiner eigenen Begriffe angehen und handhaben.

Die chinesische Medizin stellt ein zusammenhängendes Gedankengebäude dar, das als intellektuelles Gefüge keiner Bestätigung durch den Westen bedarf. Das intellektuelle Erfassen dieser chinesischen Konzepte muß über die Prüfung ihrer internen Logik und Folgerichtigkeit geschehen. Sie als westliche Konzepte verkleiden zu wollen oder einfach abzutun, weil sie unseren westlichen Anschauungen nicht entsprechen, würde bedeuten, an der Sache vorbeizugehen. Das chinesische System *ist* in sich logisch: Alle beobachtbaren Manifestationen des Körpers sind zu einem in sich geschlossenen System von Funktionen und Beziehungen zusammengefaßt. Das Verstehen dieser Funktionen und Beziehungen befähigt den Praktiker, eine Disharmonie zu identifizieren und zu behandeln.

Die chinesischen Konzepte können wahrscheinlich einfacher auf der klinischen Ebene bewertet werden, wenn man westliche Techniken dazu benützt, um herauszufinden, ob die aus der Theorie abgeleitete Praxis tatsächlich funktioniert. Die chinesische Medizin wurde dieser Prüfung unterzogen, und die Ergebnisse haben bewiesen, daß sie durchaus effektiv ist (siehe 1. Kapitel). Die Behandlung wurde jedoch innerhalb eines nicht-westlichen theoretischen Rahmens ausgeführt. Die chinesische Medizin kann zum Beispiel diejenigen Disharmonien behandeln, die in der westlichen Medizin mit einer Schilddrüsenerkrankung in Verbindung gebracht werden. Der westliche Arzt würde die Schilddrüse selbst – in den meisten Fällen entweder chirurgisch oder biochemisch – behandeln. Der chinesische Arzt würde vielleicht eine Heilung durch die Behandlung des Herzens oder, abhängig vom individuellen Muster der Zeichen und Symptome, der Leber, Milz, Nieren beziehungsweise einer Kombination dieser «Organe» erzielen.[2] Es ist die Wahrnehmungsweise, die die beiden Systeme grundsätzlich unterscheidet – die Gleichsetzung oder der Austausch eines chinesischen Begriffes mit einem westlichen ist einfach nicht möglich.

Der Mangel an anatomischer Theorie bedeutet nicht, daß das chinesische System im Vergleich zum westlichen unwissenschaftlich ist. Es heißt lediglich, daß alternative Denkungsarten existieren: eine östliche und eine westliche. Auf der Grundlage der Sezierung von Menschen und Affen brachten schon die alten Griechen hochentwickelte anatomische Lehren hervor.[3] Oft waren diese inkorrekt; jedoch entwuchsen sie demselben Bedürfnis nach einer Analyse der Ursachen von Krankheiten, das auch die moderne Medizin motiviert. Die nun folgende Beschreibung der Organe ist aber «keine chinesische Version der Anatomie, sondern geradezu deren Antithese».[4]

In der chinesischen Medizintheorie existiert keine scharfe Trennung zwischen Körper und Geist. Materielle und geistige, physische und existenzielle Eigenschaften und Funktionen werden als Aktivitätsqualitäten diskutiert, deren Potential letztlich in den organbeheimateten Ursubstanzen liegt. Die physische, geistige, emotionale, handelnde, soziale und existentielle Lebensdimension dringen ineinander ein und schließen sich nicht gegenseitig aus – die chinesischen Organe beschreiben dementsprechend eine fast archetypische Qualität des Seins und Verhaltens, die durch Funktionen und Beziehungen verstanden wird. In der Tat läßt sich die Erscheinung eines Organs *nur* durch diese Funktionen und Beziehungen definieren. Die hier besprochenen Beziehungen sind jene, die die chinesische Medizin als die wichtigsten zur Wahrnehmung von Disharmoniemustern erachtet. (Quelle der folgenden Diskussion stellt das *Nei Jing* dar, aus dem die meisten Zitate stammen.)

Die chinesische Medizin unterscheidet fünf Yin-Organe (*wuzang*) und sechs Yang-Organe (*liu-fu*). Die Yin-Organe sind Herz, Lunge, Milz, Leber und Nieren; der Herzbeutel zählt manchmal als sechstes Yin-Organ.[5] Die Funktion der Yin-Organe besteht im Produzieren, Umwandeln, Regulieren und Speichern der Grundsubstanzen (Qi, Blut, Jing, Shen und Säfte).

Gallenblase, Magen, Dünn- und Dickdarm, Blase und Dreifacher Erwärmer bilden die sechs Yang-Organe. Ihre Aufgabe ist, den Teil der Nahrung, der in Grundsubstanzen umgewandelt werden soll, zu empfangen, aufzuspalten und zu absorbieren, die unbrauchbaren Anteile zu transportieren und auszuscheiden.

Die Yin-Organe liegen «tiefer» im Körper, im Innern, sind also Yin im Vergleich zu den Yang-Organen, die als äußerlicher, weniger «tief», betrachtet werden. In der medizinischen Theorie und Praxis haben die Yin-Organe normalerweise größere Bedeutung.

Ferner werden in der klassischen Literatur sechs verschiedenartige oder «Außergewöhnliche Organe» (*qi-heng-zhi-fu*) erwähnt: Gehirn, Mark, Knochen, Blutbahnen, Uterus (Gebärmutter) und Gallenblase.[6] Letztere wird als Yang-Organ *und* Außergewöhnliches Organ eingestuft: Yang, weil sie am Aufspaltungsprozeß der Nahrung teilhat, außergewöhnlich, weil sie als einziges Yang-Organ eine reine Substanz enthält: die Galle. (Die Außergewöhnlichen Organe werden in Anhang F erläutert.)

Yin-Organe (*wu-zang*)

Das Herz (*xin*)

«Das Herz regiert das Blut und die Blutbahnen.»[7] Das Herz reguliert den Fluß des Blutes: Wenn das Herz richtig funktioniert, fließt das Blut ruhig. So sind Herz, Blut und Blutbahnen durch ihre gemeinsame Tätigkeit vereint. Wenn Herzblut und Herz-Qi (die voneinander abhängen) reichlich vorhanden sind, schlägt der Puls gleich- und regelmäßig.

«Das Herz speichert das Shen.»[8] Außerdem heißt es, daß das Herz das Shen regiert. Sind Blut und Qi des Herzens im Gleichgewicht, wird das Shen genährt und das Individuum reagiert angemessen auf seine Umgebung. Ist die Shen-Speicherfunktion des Herzens beeinträchtigt, kann der Patient mit Shen assoziierte Symptome aufweisen: Schlaflosigkeit, exzessives Träumen, Unfähigkeit zur klaren Kommunikation mit anderen oder Vergeßlichkeit. Ernstlichere Störungen dieser Art äußern sich in Hysterie, irrationalem Verhalten, Geisteskrankheit und Delirium.

«Das Herz öffnet sich in die Zunge.»[9] «Der Glanz des Herzens manifestiert sich im Gesicht.»[10] Die Tradition sagt ferner: «Die Zunge ist der Sproß des Herzens.»[11] Die Zunge ist eng mit dem Herz-Qi und dem Herzblut verbunden; Disharmonien des Herzens machen sich also an der Zunge bemerkbar. Eine blasse Zunge kann Herzblutmangel anzeigen, eine violette Gestautes Herzblut. Diese

Verbindung zwischen Herz und Zunge bedeutet ebenfalls, daß pathologische Veränderungen der Zunge (z. B. Entzündungen oder Geschwüre) durch aufs Herz gerichtete Akupunktur oder Heilkräutertherapie behandelt werden können.

Ist das Herzblut in reichlichem Maße vorhanden, zeigt das Gesicht einen normalen rötlichen Teint, genügend Feuchtigkeit und Glanz. Herrscht Herzblutmangel, wird das Gesicht blaß und glanzlos. Bei Gestautem Herzblut kann das Gesicht eine violette Farbe annehmen.

Der Herzbeutel (*xin-bao*)

Der Herzbeutel ist der äußere, schützende Schild des Herzens. Er wird für klinische Zwecke als das sechste Yin-Organ bezeichnet. In der generellen Theorie wird er jedoch nicht vom Herzen unterschieden; nur seine Eigenschaft, die erste Verteidigungslinie gegen Äußere Bösartige Einflüsse zu bilden, die das Herz angreifen, wird eigens erwähnt. In der Akupunktur wird ihm eine eigene Leitbahn zugeordnet. Die Rolle des Herzbeutels ist in Anhang A ausführlich beschrieben.

Klinisches Beispiel:* Ein Mann leidet unter Schlaflosigkeit. Er geht zu einem westlichen Arzt, der keine Krankheit feststellen kann und ihm Schlaftabletten anbietet. Später entschließt sich der Patient, einen traditionellen chinesischen Arzt aufzusuchen. Die Untersuchung bestätigt den Verdacht des Arztes, daß das Herz des Patienten das Shen nicht angemessen speichert. Er wird wahrscheinlich Akupunktur von Reizpunkt Herz 7 (*shen-men*, das «Tor des Geistes») und die Frucht des Drachenauges (*Euphorbia longan*) benutzen, um die Speicherfunktion des Herzens zu stärken und die Beschwerden aufzuheben. Diese Behandlung hat keinen sedierenden Nebeneffekt und scheint – aus westlicher Sicht – das Nervensystem zu kräftigen.[12]

* Dieses Beispiel und alle folgenden sind lediglich als Beispiele zur Erklärung der Vorgehensweise in der chinesischen Medizin gedacht, nicht zur Belegung oder Erklärung theoretischer Details.

Die Lunge (*fei*)

Das *Nei Jing* nennt die Lunge «den Schutzschirm der Yin-Organe»[13], da sie eine Art Deckel auf der Brusthöhle bildet. Traditionell wird die Lunge auch «das zarte Organ»[14] genannt, denn sie stellt das Yin-Organ dar, das am leichtesten von Äußeren Bösartigen Einflüssen angegriffen wird.[15] Die Lunge kann Bewegung in zwei Richtungen dirigieren: «abwärts bewegend und verflüssigend» (*su-jiang*) und «ausstreuend» (*xuan*) beziehungsweise in Zirkulation versetzend.

«Die Lunge regiert das Qi.»[16] Das heißt, daß die Lunge für die Atmung zuständig ist und in gewissem Sinne das Qi des ganzen Körpers reguliert. Die Lunge stellt den Bereich dar, in dem das Äußere Qi mit dem Inneren Qi zusammentrifft. Die Lunge nimmt das natürliche Qi der Luft auf und treibt es durch ihre abwärtsbefördernde Eigenschaft nach unten: Dies ist Einatmung. Die ausstreuende Eigenschaft, die «die Dinge zirkulieren läßt», erlaubt die Ausatmung, das Ausstoßen «unreiner» Luft. Sind die Lungen gesund, tritt Qi gleichmäßig ein und aus und die Atmung ist ruhig und regelmäßig. Eine Unausgeglichenheit oder Behinderung der absteigenden oder der ausstreuenden Funktion ruft Symptome wie Husten, Atembeschwerden, Asthma oder Schwellung des Brustkorbs hervor.

Die ausstreuende Funktion der Lunge ist ganz eng mit dem Qi der Brust verbunden. Da letzteres am Kreislauf des gesamten Qi und des gesamten Blutes im Körper teilhat, kann eine Lungendisharmonie Qi-Mangel oder Stagnierendes Qi überall im Körper verursachen.

«Die Lunge bewegt und regelt die Wasserwege.»[17] Sie spielt eine Rolle in der Fortbewegung und Transformation des Wassers im Körper, das sie in den beiden gleichen Richtungen bewegt wie das Qi. Die abwärts bewegende Funktion der Lunge verflüssigt Wasserdampf und schickt ihn zu den Nieren hinunter; die ausstreuende Funktion verbreitet den Wasserdampf im ganzen Körper, besonders in Haut und Poren. Die chinesische Medizin setzt voraus, daß Wasser in flüssiger Form absteigt, während Wasserdampf zirkuliert oder aufsteigt. Die Fortbewegung des Wassers durch die Lunge wird folgendermaßen zusammengefaßt: «Die Lunge ist der obere Quell des Wassers.»[18]

Disharmonien der Wasser abwärts bewegenden Funktion der Lunge werden mit Schwierigkeiten beim Wasserlassen oder Ödembildungen (besonders im oberen Teil des Körpers) einhergehen; Störungen der ausstreuenden Funktion können Atmungsprobleme hervorrufen.

«Die Lunge regiert das Äußere des Körpers.»[19] «Der Glanz der Lunge manifestiert sich in der Körperbehaarung.»[20] Das «Äußere» bezieht sich hier auf Haut, Schweißdrüsen und Körperbehaarung.[21] Mit anderen Worten, die Lunge reguliert die Absonderung der Schweißdrüsen, den Feuchtigkeitsgehalt der Haut und die Widerstandskraft gegenüber Äußeren Bösartigen Einflüssen. Diese Funktionen hängen auch von dem Abwehr-Qi ab, das wiederum von der ausstreuenden Funktion der Lunge abhängt. Diese besondere Beziehung wird als ein weiteres Beispiel dafür angesehen, daß die Lunge das Qi regiert. Ist das Lungen-Qi schwach, kann zu viel oder zu wenig Schweiß abgesondert werden und die Kraft des Abwehr-Qi wird gering sein.

«Der Glanz der Lunge manifestiert sich in der Körperbehaarung» heißt, daß sich von der Beschaffenheit der letzteren auf den Zustand des Lungen-Qi schließen läßt.

Klinisches Beispiel: Eine Person, deren Lunge oder Lungen-Qi nicht richtig funktioniert, kann sich häufig erkälten. Jedesmal, wenn eine Grippe umgeht, steckt sie sich an. Ein chinesischer Arzt mag nun feststellen, daß das Abwehr-Qi dieser Person schwach ist. Eine wiederholte Behandlung mit einer Kräutermedizin wie «Jade-Schutz», die *Astragalus* beinhaltet, und Akupunktur von Punkten wie Lunge 9 (*tai-yuan*, der Große Abgrund) und Blase 38 (*gao-huang-shu*, der Vitale Körperpunkt) würden in diesem Fall die Situation wesentlich verbessern, da sie Lunge und das Abwehr-Qi stärken.[22]

«Die Lunge öffnet sich in die Nase.»[23] Die Nase stellt den «Hauptweg des Atems» dar und ist so eng mit der Lunge verbunden. Vom Hals heißt es, er sei die «Tür» zur Lunge und die «Heimstatt» der

Stimmbänder; folglich stehen auch der Hals und die Stimmbänder mit der Lunge in Verbindung. Viele Nasen- und Halskrankheiten werden deshalb über die Lunge behandelt.

Die Milz (*pi*)

«Die Milz regiert Umwandlung und Transport.»[24] Sie stellt das entscheidende Glied in dem Prozeß dar, der Nahrung in Qi und Blut umwandelt. Für die Chinesen ist die Milz das primäre Verdauungsorgan. Die Milz entzieht den aufgenommenen Nahrungsmitteln und Getränken die reinen Nähressenzen und verwandelt diese in das, was dann zu Qi und Blut wird. Da die Milz die Quelle für genügend Blut und Qi im Körper ist, wird sie traditionsgemäß als die «Grundlage der nachgeburtlichen Existenz» (*hou-tian-zhi-ben*)[25] bezeichnet.

Die Milz oder das Milz-Qi ist auch verantwortlich dafür, das Nahrungs-Qi, welches aus der Nahrung und den «Reinen Essenzen», die zu Blut werden, stammt, zur Lunge aufwärts zu befördern, wo schließlich die Synthese von Blut und Qi stattfindet. Die Milz regelt die «Aufwärts-Bewegung» und ist beteiligt am Transport und der Umwandlung von Wasser im Körper. Ein moderner Text faßt diese Aspekte der Milz in dem Satz zusammen: «Die Milz regiert die Aufwärtsbeförderung des Reinen (Klaren).»[26]

Arbeiten Umwandlungs- und Transportfunktionen der Milz auf harmonische Weise, sind Qi und Blut reichlich vorhanden und die Verdauungskräfte stark. Unterliegt die Milz einer Disharmonie, kann es im ganzen Körper beziehungsweise einem Teil davon zu Mangelndem Qi oder Mangelndem Blut kommen. Wird die Verdauung in Mitleidenschaft gezogen, treten solche Symptome wie Spannung oder Schmerzen im Bauch, Durchfall oder Appetitlosigkeit (Anorexie) auf.

«Die Milz leitet das Blut.»[27] Sie ist nicht nur daran beteiligt, das Blut zu erzeugen, sie leitet es auch, indem sie es in den ihm gemäßen Bahnen hält. Anders gesagt, das Qi «befehligt» das Blut, und der spezielle Qi-Aspekt, der das Blut in seinen Bahnen hält, ist das Milz-Qi. Ist das Milz-Qi schwach, verliert die leitende Funktion der Milz ihre Harmonie und das Blut kann seinen Bahnen entkommen und sich «ungezügelt» bewegen. Dies führt zu Symptomen wie Blutspucken, Blut im Stuhl, Blut unter der Haut, Menorrhagie (exzessive Monatsblutung) oder Gebärmutterblutung. Viele chronische Blutungen werden deshalb über die Milz behandelt.

> **Klinisches Beispiel:** Eine Frau leidet unter dem, was der Westen als chronisch-funktionelle Gebärmutterblutung bezeichnet. Der westliche Arzt möchte eine Hormontherapie anwenden, kann dies aber nicht, da bei der Patientin ernsthafte Nebenwirkungen auftreten. Die Patientin konsultiert einen chinesischen Arzt; seine Diagnose lautet: Mangelndes Milz-Qi, welches das Blut nicht leiten kann. Eine wiederholte Behandlung zur Stärkung der Milz mit Heilkräutern wie *Atractylodes* und Akupunktur von Punkten wie Milz 1 (*yin-bai*, die Versteckte Weiße) bewirkt eine definitive Besserung des Zustandes der Patientin. Offensichtlich beeinflußt eine derartige Behandlung die Geschlechtshormone; laut chinesischer Medizin stärkt sie jedoch die Fähigkeit der Milz, das Blut zu leiten.[28]

«Die Milz beherrscht die Muskeln[29] und die vier Extremitäten.»[30] Die Milz ist also nicht nur die Quelle von Qi und Blut, sondern transportiert diese Substanzen auch in die Muskeln. Die Bewegung der Muskeln und damit auch der Extremitäten hängt von der Kraft der Milz ab. Der Muskeltonus oder die Beschaffenheit der Extremitäten weist oft auf die relative Stärke oder Schwäche der Milz hin.

«Die Milz öffnet sich in den Mund.»[31] «Der Glanz der Milz manifestiert sich in den Lippen.»[32] Mund und Lippen stehen in enger Beziehung zur Milz. Mit einer harmonischen Milz kann der Mund die fünf Geschmacksqualitäten unterscheiden[33], und die Lippen sind rot und feucht. Ist die Milz aber schwach, wird der Mund unempfindlich gegen Geschmack und die Lippen werden blaß.

Die Leber (*gan*)

«Die Leber beherrscht das Fließen und Ausbreiten (*shu-xie*).»[34] Die Leber oder das Leber-Qi ist für die gleichmäßig fließende Bewegung der körperlichen Substanzen und die Regelmäßigkeit körperlicher Aktivitäten verantwortlich. Sie bewegt Qi und Blut in alle

Richtungen, schickt sie in jeden einzelnen Teil des Körpers. Das *Nei Jing* nennt die Leber metaphorisch «den General einer Armee»[35], da sie die Gleichmäßigkeit und Harmonie der Bewegung im ganzen Körper aufrechterhält.

Eigenschaften wie *weich*, *fein*, *leicht* und *sanft* charakterisieren einen wünschenswerten Zustand der Leber. Ein moderner chinesischer Text gebraucht das Wort «zerstäubend» zur Beschreibung ihrer Aktivität.[36] Eine klassische Kräutermixtur, die die Harmonie der Leber wiederherstellt, wird «der frei und unbeschwert Wandernde» genannt. Das Hervorrufen dieser spezifischen Atmosphäre mag als die Funktion der Leber verstanden werden, aber sie ist auch ein grundlegendes Bedürfnis der Leber selbst. Eine Leberdisharmonie wird sich folglich als das Gegenteil von Sanftheit manifestieren. Die Leber ist das empfindlichste Organ in bezug auf Stagnation oder «Steckenbleiben».

Die «in Fluß bringende und ausbreitende» Aktivität der Leber hat drei funktionale Aspekte. Der erste ist, daß sie «in Ordnung bringt und gleichmäßig macht». Die sanfte Bewegung des Qi durch den ganzen Körper ist von der in Fluß bringenden und verbreitenden Tätigkeit der Leber abhängig. So sind auch die Aktivitäten, die ihrerseits vom Qi abhängen – die Bewegung des Qi selbst, die des Blutes, des Leitbahnen-Qi und die Tätigkeit aller Organe –, von der Leber abhängig. Jede Beeinträchtigung der Leberfunktionen kann die Qi- und Blutzirkulation beeinflussen und zu Stagnierendem Qi oder Gestautem Blut führen. Das Leber-Qi kann sogar in seinen eigenen Bahnen stagnieren, was dann Symptome wie Spannungen oder Schmerzen in den Flanken, Brüsten und Genitalien oder der unteren Bauchgegend hervorruft.

Die ausgleichende Tätigkeit der Leber ist für die Verdauung besonders wichtig. Verliert die Leber ihre harmonische Bewegung, dann kann diese Bewegung in die falsche Richtung gehen und den Magen und die Milz «angreifen». Dann entstehen Verdauungsstörungen, Bauchschmerzen, Übelkeit, Aufstoßen, Darmkollern oder Durchfall.

Der zweite Aspekt der Leberfunktion: Sie kontrolliert die Gallensekretion. Galle ist zur Verdauung von Nahrung und Flüssigkeit notwendig. Ist die Leber nicht imstande, die in Fluß bringende und verbreitende Tätigkeit auszuüben, dann kann die Gallenproduktion unterbrochen werden. Es folgen Symptome wie Gelbsucht, bitterer Mundgeschmack, Erbrechen gelber Flüssigkeit, Spannung in den Flanken oder Appetitverlust.

Der dritte Aspekt der Leberfunktion ist, daß sie die Emotionen harmonisiert. Ihre sanfte, «zerstäubende» Bewegung ist verantwortlich für die Schaffung eines entspannten, ungezwungenen inneren Milieus – einer ruhigen Stimmung.[37] Jede plötzliche Änderung der normalen Emotionsmuster kann die in Fluß bringende und verbreitende Funktion der Leber stören und umgekehrt: Eine Disharmonie der Leber betrifft unmittelbar den Gemütszustand des Individuums. Ärger und Enttäuschung wirken sich besonders auf die Leber aus. Ein chinesischer Arzt würde wiederholte unkontrollierte Gefühlsausbrüche unter Umständen als Leberdisharmonie diagnostizieren.

Die drei Aspekte der Lebertätigkeit wurden hier nur zum Zweck der Diskussion getrennt; im Körper sind sie eng miteinander verbunden. Eine Disharmonie im «Fließen» der Leber kann die Galle oder die Emotionen beeinträchtigen – oder umgekehrt. In dieser Verbundenheit zeigt sich eines der grundlegenden Prinzipien der chinesischen Medizin: Die medizinische Theorie trennt sich niemals vom Körper, schließt in ihre Definition des Körpers jedoch das ein, was man im Westen als «Psychologie» bezeichnen würde.

«Die Leber speichert das Blut.»[38] Diese Feststellung bezieht sich auf die Speicherung sowie die Regulation des Blutes. Nach der Tradition wird angenommen, daß «sich das Blut auf die Leitbahnen verteilt, wenn eine Person sich bewegt», und «zur Leber zurückkehrt, wenn eine Person ruht».[39] Die Leber erlaubt dem Blut, sich ungehindert auszubreiten, wenn der Körper während physischer Aktivität mit viel Blut gespeist werden muß. Ist der Körper nicht mehr aktiv, kehrt das Blut zur Leber zurück und wird dort gespeichert. Man unterscheidet zwei Arten der Speicherdisharmonie: Bei der ersten genügt die Blutmenge nicht zum Speichern. Eine allgemeine Beschwerde dieser Disharmonie ist die mangelhafte Blutversorgung der Augen – sie werden trocken und wie sandig. Die zweite Art der Disharmonie besteht im Verlust der Fähigkeit, das Blut richtig zu speichern; letztere Disharmonie äußert sich dann in einer ungewöhnlich starken Menstruation.

Klinisches Beispiel: Leidet ein Patient an trockenen Augen, wird eine Untersuchung oft «Mangelndes Leberblut» ergeben. Wiederholte Behandlungen mit Heilkräutern wie *Lycium*, welches das Blut der Leber nährt, und Akupunktur von Punkten wie Leber 3 (*tai-chong*, das Große Strömen) und Gallenblase 37 (*guangming*, das Helle Licht) werden die Beschwerden lindern.[40]

«Die Leber beherrscht die Sehnen und manifestiert sich in den Nägeln.»[41] Die richtige Bewegung aller Sehnen im Körper hat eine enge Beziehung zur Leber. In der chinesischen Medizin ist der Begriff «Sehne» eine breitere Kategorie als in der westlichen Anatomie; der Terminus schließt Bänder und in gewissem Maße auch Muskeln mit ein.[42] Ist das Leberblut ungenügend und kann daher die Sehnen nicht nähren, resultieren daraus Symptome wie Spasmen, Taubheit der Extremitäten oder Schwierigkeiten beim Beugen und Strecken. Ebenso können durch eine Leberdisharmonie dünne, brüchige und blasse Nägel entstehen. Reichliches Leberblut dagegen führt zu elastischen Sehnen und biegsamen, rosafarbenen Nägeln.

«Die Leber öffnet sich in die Augen.»[43] Alle Organe – Yin wie Yang – führen den reinsten Teil ihrer Energie zu den Augen und schaffen so den Glanz und die Aufmerksamkeit, die einen harmonischen Geist charakterisieren. Die Leber hat jedoch eine ganz besondere Beziehung zu den Augenfunktionen. Das *Nei Jing* sagt: «Befindet sich die Leber in einem harmonischen Zustand, können die Augen die Fünf Farben unterscheiden.» Außerdem heißt es: «Wenn die Leber Blut empfängt, können die Augen sehen.»[45] Folglich werden viele Augen- und Sehstörungen mit der Leber in Verbindung gebracht.

Die Nieren (*shen*)

«Die Nieren speichern das Jing»[46] und regieren Geburt, Entwicklung und Reifung. Jing stellt die Substanz dar, die am engsten mit dem Leben selbst verbunden ist; sie ist die Quelle des Lebens und der individuellen Entwicklung. Obgleich es selbst ein undifferenzierter Stoff ist, stellt es doch die Substanz dar, die dem organischen

Leben seinen spezifischen Charakter gibt. Jing trägt die Möglichkeit der Geburt, Reifung, des Verfalls und Todes in sich. Jing ist die Kraft zur Differenzierung in Yin und Yang – das heißt, es schafft Leben, denn Leben ist gleichbedeutend mit dem Prozeß der kontinuierlichen Differenzierung in Yin und Yang. Der gesamte Körper und alle seine Organe benötigen Jing, um zu gedeihen. Da die Nieren Jing speichern, bewahren sie das Potential der Lebensaktivität. Weil sie den zugrunde liegenden Existenzstoff und die Basis für Yin und Yang eines jeden Organs in sich tragen, haben sie auch eine spezielle Beziehung zu allen anderen Organen. Mit anderen Worten: Yin und Yang – oder die Lebensaktivität – eines jeden Organs hängen letztendlich vom Yin und Yang der Nieren ab. Sie sind die «Wurzel des Lebens». Die Tradition drückt dies folgendermaßen aus: «Die Nieren sind das Haus von Feuer und Wasser, die Residenz von Yin und Yang... der Kanal für Tod und Leben.»[47]

Alle Organe können entweder als Yin oder als Yang klassifiziert werden. Aber jedes Organ hat zudem einen unterstützenden, nährenden Yin-Aspekt und einen aktiven Yang-Aspekt. So stellt zum Beispiel die Shen-Speicherung des Herzens eine Yin-Funktion dar, die Beherrschung des Blutes eine Yang-Funktion, die Blutspeicherung der Leber ihre Yin-Funktion, die Verbreitung des Qi ihre Yang-Funktion. Als die primäre organische Materie kommt Jing «vor» Yin und Yang; wegen seines undifferenzierten, ursprünglichen Charakters ist Jing aber auch Yin. Dieser dialektische Gedankengang – daß Jing «vor» Yin und Yang, aber gleichzeitig Yin sein kann und daß innerhalb des Yin eine erneute Yin-Yang-Differenzierung besteht – ist typisch für das klassische chinesische Denken.

Wie alle Organe besitzen auch die Nieren einen Yin- und einen Yang-Aspekt. Ihre Speicheraktivität ist Yin. Das Yin der Nieren wird, je nach Kontext, Jing oder Wasser (wenn Jing «vor» Yin und Yang kommt) genannt. Das Yang der Nieren hat einen besonderen Namen: *ming-men huo* oder «Feuer der Lebenspforte».[48]

Jing ist die Quelle der Reproduktion, Entwicklung und Reifung, und die Nieren sind deshalb die «Wurzel des Lebens». Die Kraft des Jing macht die Empfängnis möglich. Wachstum und Reife sind die Entfaltung des Jing, und der Verfall im Alter reflektiert seine Schwächung. Im Laufe der Zeit nimmt Jing an Vitalität und Ausmaß ab. Alle diese Prozesse werden von den Nieren gesteuert, da sie das Jing speichern. Deshalb werden Probleme der Reproduktionsfähigkeit – Sterilität oder Impotenz – sowie Entwicklungsstörungen wie gehemmtes Wachstum oder mangelhafte sexuelle Reifung als Fehlfunktionen der Nieren (nämlich ihrer Speicherfähigkeit) interpretiert. Das Altern gilt als normaler Prozeß, solange es einen angemessenen Verlauf nimmt; vorzeitiges Altern oder ein Altern, dem der Aspekt der durch Lebenserfahrung zunehmenden Reife und Würde abgeht, kann das Resultat von Jing-Disharmonien der Nieren sein.

«Die Nieren beherrschen das Wasser.»[49] Während die Lunge «die Wasserkanäle bewegt und reguliert» und «Dampf verflüssigt» und die Milz für die «Emporführung des Reinen» (einschließlich der reinen Flüssigkeiten) verantwortlich ist, stellen die Nieren das Fundament dar, auf das dieser gesamte Prozeß der Bewegung und Transformation des Wassers aufbaut.

Die Termini *Wasser* und *Säfte* (Flüssigkeiten) sind oft miteinander austauschbar; manchmal wird jedoch der eine oder andere vorgezogen. Der Begriff *Wasser* hat eine mehr generelle Bedeutung, während sich der Begriff *Säfte* auf Wasser in seiner speziellen Form bezieht (z. B. Schweiß oder Urin). *Wasser* beschreibt jegliche Feuchtigkeit im Körper; außerdem verkörpert es das dem Feuer (Yang) entgegengesetzte Prinzip (Yin). Da Wasser und Feuer die beiden grundsätzlichen Kräfte im Körper sowie im Universum darstellen, deckt der Begriff Wasser einen breiteren, mehr metaphorischen Bereich.

Die Nieren beherrschen das Waser durch ihren Yang-Aspekt, das «Feuer der Lebenspforte». Dieses Feuer verwandelt das Wasser in einen Nebel oder Dunst – der erste notwendige Schritt, damit Flüssigkeiten aufsteigen oder zirkulieren können. Die gesamte Zirkulation des Wassers im Körper hängt von der Verdunstungskraft der Nieren ab. Die Verdunstungskraft der Milz (ihr Feuer), die zur Aufwärtsbeförderung der reinen Essenzen aus fester und flüssiger Nahrung auch Flüssigkeiten verdunstet, ist letztlich durch das Nierenfeuer bedingt, das eine Steuerfunktion für das Milzfeuer hat.

Die Wasserzirkulation im Körper wird folgendermaßen zusammengefaßt: Die Flüssigkeiten werden vom Magen empfangen, wo der Trennungsprozeß beginnt. Das reine Wasser wird extrahiert, und die unbrauchbaren Teile der Nahrung werden als Abfall zum Darm gesandt. Die Extraktion wird von der Milz fortgeführt, die die reinsten Teile der Flüssigkeit (reine Essenzen) in verdunsteter Form nach oben, in die Lunge, sendet. Die Lunge läßt den klaren Teil der Flüssigkeit im ganzen Körper zirkulieren und verflüssigt wiederum den Teil, der durch Gebrauch verunreinigt wurde, und sendet diesen nach unten, zu den Nieren. Die Nieren scheiden die relativ «reinen» von den relativ «trüben» Bestandteilen, verwandeln die reinen in Dunst, den sie nach oben, in die Lunge senden, damit sie wieder am Kreislauf teilnehmen können. Die trüben Teile werden zur Blase gesandt, die sie speichert und dann ausscheidet.

Klinisches Beispiel: Ein westlicher Arzt stellt bei einem Patienten eine rechtsseitige Herzschwäche fest mit ernsthafter Hautwassersucht (Anasarka). Die Diagnose des chinesischen Arztes lautet: Ungenügendes Nierenfeuer kann das Wasser nicht mehr beherrschen. Er verordnet stark wärmende Kräuter, wie zum Beispiel *Aconitum*, sowie Moxibustion (bestimmte Reizpunkte werden mit brennenden Substanzen wie Beifuß stimuliert) auf Punkten wie Niere 7 (*fu-liu*, der Wiederkehrende Strom) und Dienergefäß 4 (*guan-yuan*, der Angelpunkt). Nach wiederholter Behandlung stellt sich eine erhebliche Linderung der Symptome ein. Die Untersuchung durch den westlichen Arzt bestätigt ebenfalls eine definitive Verbesserung der Herzschwäche. Aus westlicher Sicht kann dieses Resultat vielleicht darauf zurückgeführt werden, daß *Aconitum fischeri* (Eisenhut) – wie moderne pharmakologische Studien erwiesen haben – ein starkes Herzmittel ist. In der chinesischen Medizin jedoch gilt es als ein Wärmer der Nieren.[50]

«Die Nieren beherrschen die Knochen.»[51] «Die Nieren produzieren das Mark.»[52] Diese beiden Funktionen stellen einen Aspekt der Kontrolle von Geburt, Entwicklung und Reifung durch das Nieren-Jing dar. Die Nieren speichern das Jing, und es heißt, daß das Jing das Mark produziert. Das Mark wiederum ist für das Erzeugen und Erhalten der Knochen verantwortlich. Folglich ist die Entwicklung und Wiederherstellung von Knochen auf die nährende Kraft des

Nieren-Jing angewiesen. Bei einem Kind wirkt sich ungenügendes Nieren-Jing zum Beispiel in weichen Knochen oder unvollständiger Schließung der Schädeldecke aus. Bei einem Erwachsenen kann es zu schwachen Beinen und Knien, spröden Knochen oder Steifheit des Rückgrats führen.

Die Zähne werden als Fortsetzung der Knochen betrachtet; auch sie werden also von den Nieren beherrscht. Entwickeln sich die Zähne eines Kindes nicht angemessen oder fallen aus oder bereiten die Zähne eines Erwachsenen ständig Probleme, wird ein chinesischer Arzt ungenügendes Nieren-Jing vermuten.

«Die Nieren öffnen sich in die Ohren.»[53] «Die Nieren manifestieren sich im Kopfhaar.»[54] Das *Nei Jing* beschreibt die enge Beziehung der Ohren zu den Nieren: «Das Nieren-Qi fließt durch das Ohr; ein harmonischer Zustand der Nieren läßt das Ohr die Fünf Töne hören.»[55] Folglich werden eine ganze Reihe von Ohrerkrankungen über die Nieren behandelt. Die übliche Hörschwäche älterer Menschen kann auf die Schwächung des Nieren-Jing im Alter zurückgeführt werden.

Da die relative Elastizität und Vitalität des Kopfhaares auf die Kraft des Nieren-Jing angewiesen ist, demonstriert der Haarverlust, der das Altern begleitet, ebenfalls dessen Schwächung. Das Kopfhaar bedarf aber zusätzlich der Nährung durch das Blut; deshalb bezeichnet die Tradition das Kopfhaar auch als «den Überschuß des Blutes».[56]

«Die Nieren regieren das Ergreifen des Qi.»[57] Obwohl die Lunge die Atmung vollzieht, erfordert das normale Atmen zudem die Hilfe der Nieren. Sie erlauben es dem natürlichen Qi der Luft, tief einzudringen, und vervollständigen den Einatmungsprozeß durch das, was das «Ergreifen des Qi» genannt wird. Daher sind die Nieren die «Wurzel des Qi», die Lunge aber das «Fundament des Qi». Richtiges Atmen hängt also von den Nieren ab; Disharmonie kann in diesem Fall zu Atmungsproblemen – vor allem chronischem Asthma – führen.

Yang-Organe (*liu-fu*)

Die Hauptfunktion der Yang-Organe ist das Empfangen der Nahrung, die Absorption der brauchbaren Teile und die Umwandlung und Ausscheidung der Abfälle. Die Yang-Organe stehen in weniger direktem Kontakt zu den Grundsubstanzen als die Yin-Organe. Zudem werden sie als «äußerlicher» angesehen als die Yin-Organe. Der Begriff des «Äußerlichen» hat mehr mit der Bedeutung für das Leben zu tun als mit der physischen Lokalisierung. Deshalb werden die wichtigeren Yin-Organe als innerlicher und die weniger wichtigen Yang-Organe als äußerlicher erachtet.

Jedes Yang-Organ paart sich mit einem Yin-Organ zur sogenannten Innen-Außen-Beziehung (siehe Tabelle 1). Dies bedeutet, daß

Tabelle 1: Gepaarte Yin- und Yang-Organe

Yin-Organ	Yang-Organ
Herz	Dünndarm
Lunge	Dickdarm
Milz	Magen
Leber	Gallenblase
Nieren	Blase
(Herzbeutel)	Dreifacher Erwärmer

die Leitbahnen (sie werden im 4. Kapitel besprochen) gepaarter Organe miteinander verbunden sind. Diese Paarung hat manchmal klinische Bedeutung, manchmal vervollständigt sie auch nur die hypothetische Symmetrie (siehe Anhang B).

Die Gallenblase (*dan*)

Die Gallenblase speichert Galle und sondert sie ab. Die Galle ist eine bittere gelbe Flüssigkeit, die fortwährend vom überschüssigen Qi der Leber produziert wird. Die Gallenblase sendet die Galle nach unten, wo sie sich in den Darm ergießt und den Verdauungsprozeß unterstützt.

Die Leber, die die Galle produziert, und die Gallenblase, die sie absondert, sind aufeinander angewiesen. Jede Störung der in Fluß bringenden und verbreitenden Funktion der Leber wird die Gallensekretion der Gallenblase beeinflussen. Disharmonie der Gallenblase beeinträchtigt die Leber. Mögliche Symptome sind Erbrechen bitterer Flüssigkeit oder Gelbsucht, ausgelöst durch das «Überlaufen» der Galle.

Das *Nei Jing* behauptet, daß die Gallenblase die Entscheidungsfähigkeit beherrscht.[58] Verhalten, das durch Ärger und vorschnelle Entscheidungen charakterisiert ist, kann auf einem Übermaß an Gallenblasen-Qi beruhen; Unentschiedenheit und Schüchternheit kann ein Zeichen von Gallenblasendisharmonie oder -schwäche sein.

Der Magen (*wei*)

Der Magen ist für das «Empfangen» und «Reifen» der aufgenommenen Nahrung verantwortlich. Deshalb wird er als das «Meer der festen und flüssigen Nahrung»[59] bezeichnet. Die Aufspaltung der Nahrung beginnt im Magen. Die reinen Anteile werden zur Milz gesandt, die diese in das Rohmaterial für Qi und Blut verwandelt. Die trüben Anteile werden zur weiteren Verdauung in den Dünndarm geschickt. Die Aktivität des Magens und die der Milz sind eng miteinander verbunden. Die Milz beherrscht das Aufsteigende, der Magen das Absteigende (d. h., er läßt die Dinge nach unten wandern). So ergänzen sich die Richtungen des Magen-Qi und des Milz-Qi. Eine Störung der empfangenden und abwärts bewegenden Magenfunktion resultiert in Übelkeit, Magenschmerzen, Blähung, Aufstoßen und Erbrechen.

Der Dünndarm (*xiao-chang*)

Die Trennung von «Reinem» und «Trübem» wird im Dünndarm fortgesetzt. Er empfängt, was im Magen noch nicht aufgespalten wurde, extrahiert die reinen Anteile und sendet sie zur Milz; die trüben Anteile bewegen sich weiter zum Dickdarm; ein Teil der trüben Flüssigkeiten wird direkt zu den Nieren und zur Blase gesandt. Dünndarmdisharmonien zeigen sich in Bauchschmerzen, Darmgluckern, Durchfall oder Verstopfung.

Der Dickdarm (*da-chang*)

Der Dickdarm befördert die trüben Teile weiter nach unten, während er ihnen das Wasser entzieht. Am Ende des Prozesses entstehen die Fäkalien; sie werden unter Kontrolle des Dickdarms ausgeschieden. Die Symptome der Dickdarmdisharmonie sind die gleichen wie bei Dünndarmdisharmonie.

Die Blase (*pang-guang*)

Die Funktion der Blase ist das Empfangen und Ausscheiden des Urins, der in den Nieren aus den von Lunge, Dünndarm und Dickdarm übermittelten trübsten Bestandteilen gebildet wird. Disharmonien der Blase äußern sich in Schwierigkeiten beim Wasserlassen, Brennen und Inkontinenz (Unfähigkeit zum Wasserhalten). Die Paarung von Blase und Nieren in der Innen-Außen-Beziehung reflektiert ihre komplementären Funktionen.

Der Dreifache Erwärmer (*san-jiao*)

Das chinesische Wort für dieses Organ kann als Dreifacher Brenner, Dreifacher Erwärmer oder Dreifacher Erhitzer übersetzt werden. Wörtlich heißt es «drei, die brennen» oder «drei, die versengen». Der Dreifache Erwärmer bildet das sechste Yang-Organ, obgleich seine exakte Organnatur nicht klar aus den klassischen Texten ersichtlich ist. Über dieses Organ gibt es immer wieder Meinungsverschiedenheiten.[60]

Die Mehrheit der chinesischen Ärzte ist sich einig, daß der Dreifache Erwärmer «einen Namen, aber keine Form»[61] hat. Am besten wird er als die funktionelle Relation zwischen verschiedenen Organen verstanden, die das Wasser regulieren. Dies bezieht sich vor allem auf Lunge, Milz und Nieren, aber auch auf den Dünndarm und die Blase. Der Dreifache Erwärmer existiert außerhalb dieser Organe nicht als selbständige Einheit, sondern stellt vielmehr die

Verbindung dar, die diese Organe zu einem vollständigen System vereint.

In der chinesischen Philosophie ist das Feuer notwendig zur Kontrolle des Wassers. Der Name Dreifacher Erwärmer impliziert die Anwesenheit von Feuer, und das *Nei Jing* betont die Kontrolle des Dreifachen Erwärmers über das Wasser im Körper. Es nennt ihn den «Beamten des brechenden Wasserdamms» oder bezieht sich auf ihn als den Ort, «wo die Wasserwege entstehen».[62] Das *Nei Jing* impliziert, daß alle jene Aspekte von Milz, Nieren, Blase, Magen, Dickdarm und Dünndarm, die mit der Bewegung des Wassers zu tun haben, vom Qi des Dreifachen Erwärmers reguliert werden.

Das *Nei Jing* stellt weiterhin fest: «Der Obere Erwärmer ist ein Dunst.»[63] Dunst vermag den Körper zu durchdringen, und natürlicherweise würde dies dem in der Lunge verdunsteten Wasser entsprechen, das im ganzen Körper verbreitet wird. «Der Mittlere Erwärmer ist ein Schaum.»[64] Traditionellerweise wird dies als ein Bezug auf das verdauende Aufwallen der Magen- und Milzfunktionen interpretiert. «Der Untere Erwärmer ist ein Sumpf.»[65] Er ist für die Ausscheidung der trüben Bestandteile verantwortlich, was sich vorwiegend auf Nieren, Blase, Dünn- und Dickdarm bezieht.

Eine andere Definition, die ebenfalls allgemein anerkannt ist, interpretiert den Dreifachen Erwärmer als die Abgrenzung von drei Bereichen des Körpers: Der Obere Erwärmer ist der Kopf und die Brust und schließt Herz und Lunge mit ein; der Mittlere Erwärmer stellt die Gegend unterhalb der Brust, aber oberhalb des Nabels dar, was Magen und Darm mit einbezieht; der Untere Erwärmer entspricht dem Bauchraum unterhalb des Nabels und enthält vor allem die Leber (die Lage der Leber bezieht sich auf die ihrer Leitbahn in der Leistengegend) und Nieren.[66]

Definiert durch ihre Funktionen und Beziehungen untereinander, bilden die Organe in der chinesischen Medizin einen weiteren Teil des körperlichen Gewebes und können nicht außerhalb dieses Kontextes diskutiert werden. In der chinesischen Vorstellung existieren die Organe (oder irgend etwas anderes) nicht als harte Fakten einer Theorie, die bewiesen oder widerlegt werden können, sondern als Teile eines Systems, das benutzt wird, wenn es zweckdienlich ist.

Die Chinesen haben kein Interesse an unserer Art wissenschaftlicher Beweisführung. Wie die Einleitung zur Ausgabe der Song-Dynastie (960–1279 n. Chr.) des *Systematischen Klassikers der Akupunktur* (282 n. Chr.) beweist, war den kaiserlichen medizinischen Gelehrten durchaus bewußt, daß die Leitbahnen und die meisten anderen Bestandteile ihres medizinischen Systems bei einer Sezierung und Untersuchung des Körpers nicht zum Vorschein kommen. Das störte sie nicht im geringsten, da es für sie nicht wichtig war. Die Bestätigung liegt in den Klassikern, der Weisheit der Alten und der Tatsache, daß das System funktioniert.[67]

Seit der wissenschaftlichen Revolution muß im Westen eine Theorie auf einer nachweisbaren physischen Grundlage wiederholbarer Ereignisse und meßbarer Fakten ruhen. Jedes Faktum stützt die nächste Ebene. William Harvey half, diese wissenschaftliche Revolution einzuleiten, als er am 17. April 1616 in einer öffentlichen Vorlesung die Anschauung der klassischen Griechen bezüglich der Bewegung des Blutes über den Haufen warf und durch das moderne Konzept des Blutkreislaufes ersetzte; das medizinische Gedankengebäude der Griechen fiel in sich zusammen. Frühere Spekulationen und phantasievolle Konstrukte erwiesen sich als unzureichend. Harte und substanzielle Fakten sollten die Basis des neuen Wissens bilden. Quantitäten mußten an die Stelle von Qualitäten treten, Bilder mußten zu Linien reduziert, und anstelle von Spekulationen mußten Experimente durchgeführt werden. Die chinesischen Theorien gleichen jedoch denen des griechischen Altertums, die Art ihrer Fakten einer spekulativen Interpretation. Sie ergeben ein sinnliches Bild, eine poetische Erkundung dessen, was vor sich geht. Der Wert der chinesischen Theorie liegt in ihrer Organisation der Beobachtung, dem Herausarbeiten von Mustern, dem Aufdecken von Beziehungen und Qualitäten des Seins. Kann man eine poetische Vorstellung beweisen? Man kann sie teilen, sie benutzen. Man kann entscheiden, ob man sich damit beschäftigen will...

Anmerkungen zum 3. Kapitel

1 F. Mann: *The Meridians of Acupuncture*, London (Heinemann Medical Books) 1964, S. 57.

2 Siehe «Schilddrüsenprobleme und ihre Beziehungen zu traditionellen chinesischen Disharmoniemustern», in Chengduer Akademie: Innere Medizin und Pädiatrie [40], S. 538–544. Siehe auch «Einführung in die Praxis des Gebrauchs chinesischer Heilkräuter bei Schilddrüsenüberfunktion», ZTCM, März 1960, S. 22–30.

3 Wenn auch Hippokrates von Kos (460–377 v. Chr.) höchstwahrscheinlich keine Sezierungen durchführte, taten andere Schulen das sehr wohl. Erasistratos von Julis (ca. 304–240 v. Chr.) war für seine anatomischen Studien und sein striktes Suchen nach kausalen Krankheitserklärungen bekannt. Er beschrieb die Herzklappen, unterschied sensorische von motorischen Nerven und schilderte aufs genaueste die Bewegung der Nahrung im Körper. Ein anderer frühgeschichtlicher Anatom, Herophilos von Chalkedon, der möglicherweise Sezierungen an Gefangenen durchführte, hatte kein Interesse an kausalen Erklärungen. Aristoteles' Anatomie war ziemlich fortgeschritten, und Galen (ca. 129–200 n. Chr.) machte eine recht hochentwickelte Anatomie und Physiologie zum Eckpfeiler seiner Medizin. Zur griechischen Anatomie siehe «The History of Anatomy in Antiquity», in Temkin und Temkin (Hrsg.): *Ancient Medicine: Selected Papers of Ludwig Edelstein*, S. 247–303, und Charles Singer: *A Short History of Anatomy and Physiology from the Greeks to Harvey*, New York (Dover) 1957, S. 9–62.
In China hat die interne Anatomie generell keine Bedeutung für die klinische Praxis. Das *Nei Jing* erwähnt Sezierungen im *Ling Shu* (3. Abschn., 12. Kap., S. 156) und beinhaltet einige Aufzeichnungen von anatomischen Untersuchungen (z. B. *Ling Shu*, 6. Abschn., 31. Kap., S. 270), aber diese Beschreibungen sind genauso zufällig wie grob. Das konfuzianische religiös und ethisch begründete Verbot der Sezierung wurde 653 n. Chr. zum erstenmal in geschriebener Gesetzesform festgehalten. Trotz des allgemeinen Mangels an Interesse und der religiösen Barrieren finden sich in der chinesischen Geschichte einige wenige Umstände, unter denen Sezierungen durchgeführt wurden, z. B. die berühmte Sezierung von 46 Rebellen in der Song-Zeit (1045 n. Chr.). Solche gelegentlichen Episoden waren für die medizinische Praxis jedoch ohne Konsequenz. Zum Nichtvorhandensein einer chinesischen Anatomie siehe Jia De-dao: Kurze Geschichte der chinesischen Medizin [95], S. 220–222.

4 Manfred Porkert: «Chinese Medicine: A Traditional Healing Science», in David S. Sobel (Hrsg.): *Ways of Health*, New York (Haracourt Brace Jovanovich) 1979, S. 158. Siehe auch Porkert: *Theoretische Grundlagen.*

5 Das *Nei Jing* spricht meistens von fünf Yin- und sechs Yang-Organen. Es gibt

einige Hinweise, die die Definition des Herzbeutels als sechstes Yin-Organ implizieren; die erste ausdrückliche Feststellung taucht jedoch in «Schwierigkeit 25» im *Nan Jing* (Klassiker der Schwierigkeiten [3], S. 66) im 2. Jh. n. Chr. auf. (Das *Nan Jing* beinhaltet 81 Fragen und Antworten, die sich mit schwierigen Passagen im *Nei Jing* befassen.)

6 *Su Wen*, 3. Abschn., 11. Kap., S. 77.

7 *Su Wen*, 20. Abschn., 44. Kap., S. 246, und 3. Abschn., 10. Kap., S. 72.

8 *Ling Shu*, 10. Abschn., 71. Kap., S. 475.

9 *Su Wen*, 3. Abschn., 9. Kap., S. 67.

10 *Ling Shu*, 4. Abschn., 17. Kap., S. 189.

11 Shanghaier Akademie: Grundlagen [53], S. 80.

12 Zum Vergleich der Effektivität westlicher und chinesischer Methoden zur Behandlung von Schlaflosigkeit, siehe Tianjiner Akademie: Praktisches klinisches Handbuch der traditionellen chinesischen Medizin [56], S. 149.

13 *Su Wen*, 13. Abschn., 46. Kap., S. 256.

14 Ma Ruo-shui: Theoretische Grundlagen der traditionellen chinesischen Medizin [62], S. 35.

15 Im allgemeinen sind die Yang-Organe für Äußere Bösartige Einflüsse empfänglicher. Die Lunge stellt eine Ausnahme dar. Siehe Anhang B.

16 *Su Wen*, 3. Abschn., 10. Kap., S. 72.

17 *Su Wen*, 7. Abschn., 21. Kap., S. 140.

18 Shanghaier Akademie: Grundlagen [53], S. 83.

19 *Su Wen*, 3. Abschn., 10. Kap., S. 70.

20 Ebenda.

21 Im Chinesischen gibt es zwei Begriffe für «Haar»: *fa* oder «Kopfhaar» und *mao*, was soviel wie «Körperbehaarung» oder «Oberflächenhaar» heißt.

22 Die Wirksamkeit der chinesischen Behandlung kann aus einer westlichen Perspektive zum Teil darauf zurückgeführt werden, daß *Astragalus* das Zentralnervensystem anregt und die menschlichen Sexualhormone stimuliert (Zhongshaner Akademie: Die klinische Verwendung chinesischer Arzneimittel [92], S. 330). Die moderne Forschung hat außerdem die Wirksamkeit von *Astragalus* bei Erkältungen bewiesen, vor allem in der «Jade-Schutz»-Kombination, aber auch als einzig gegebenes Heilkraut (siehe z. B. «Die Wirksamkeit von *Radix astragali* bei Parainfluenza I – [Sendai] – Virusinfektion bei Mäusen und seine epidemologische Wirkungskraft in der Prophylaxe von Erkältungen», ZTCM, Januar 1980).

23 *Ling Shu*, 4. Abschn., 17. Kap., S. 189.

24 Dieses Sprichwort entspringt der Tradition und vereinigt verschiedene Hinweise des *Nei Jing*, z. B. *Su Wen*, 7. Abschn., 21. Kap., S. 139, und *Ling Shu*, 4. Abschn., 18. Kap., S. 139.

25 Li Zhong-zi: Elementare Medizin, Taipei (Wenguang) 1977, S. 6 (das Werk erschien ursprünglich 1637 n. Chr.). Im gleichen Satz werden die Nieren die «Grundlage der vorgeburtlichen Existenz» (*xian-tian-zhi-ben*) genannt.

26 Beijinger Akademie: Grundlagen [38], S. 12.

27 Dieser Aspekt der Milz wird nicht direkt im *Nei Jing* erwähnt, sondern in «Schwierigkeit 42» im *Nan Jing* [3] besprochen: «Die Milz bindet das Blut [oder wickelt es ein]» (S. 99). Das Wort «leiten» hinsichtlich der Beziehung zwischen Milz und Blut scheint zum erstenmal von Tang Zong-hai in seinem klassischen Werk ‹Diskussion der Blutmuster› [20] (Originalausgabe 1885) verwendet worden zu sein, um die Funktionen, die im *Nei Jing* für die Beziehung zwischen den verschiedenen Organen und dem Blut erwähnt werden, zu unterscheiden. (Siehe S. 10 der Ausgabe von 1977.)

28 Die Zeitschriften für traditionelle chinesische Medizin in der Volksrepublik China publizieren immer wieder Artikel, die sich mit der traditionellen Behandlung chronisch-funktioneller Gebärmutterblutungen befassen und ausgezeichnete Ergebnisse berichten. Siehe z. B. Bericht über die Behandlung von 70 Fällen von Gebärmutterblutungen, ZTCM, Januar 1959, oder Diskussion einiger Probleme bezüglich Gebärmutterblutungen, ZTCM, August 1978.

29 *Su Wen*, 12. Abschn., 44. Kap., S. 246.

30 Freie Wiedergabe nach *Su Wen*, 8. Abschn., 29. Kap., S. 180.

31 *Ling Shu*, 4. Abschn., 17. Kap., S. 189.

32 *Su Wen*, 3. Abschn., 10. Kap., S. 70.

33 *Ling Shu*, 4. Abschn., 17. Kap., S. 189. Die fünf Geschmacksqualitäten sind bitter, sauer, süß, salzig und scharf.

34 Im *Nei Jing* und anderen frühgeschichtlichen Schriften werden verschiedene Aspekte der Leberaktivität erwähnt. Tang Zong-hai war vermutlich der erste, der den Ausdruck «In Fluß bringen und verbreiten» benutzte, um diese Funktionen zusammenzufassen (siehe Tang: Diskussion der Blutmuster [20], S. 8). Inzwischen wurde «In Fluß bringen und verbreiten» zum Standardausdruck in allen modernen Texten.

Der Kernsatz im *Nei Jing*, in dem diese Leberfunktionen zusammengefaßt werden, lautet: «Die Leber ist die Grundlage der Zügelung des Extremen» (*gan-zhe ba-ji-zhi-ben*; *Su Wen*, 3. Abschn., 9. Kap., S. 68).

35 *Su Wen*, 3. Abschn., 8. Kap., S. 58.

36 Beijinger Akademie: Grundlagen [38], S. 13.

37 Die besondere Beziehung der Leber zu den Emotionen wird u. a. auf den Teilaspekt des Shen zurückgeführt, der als *Hun* oder «Seele» bezeichnet und in der Leber gespeichert wird (*Ling Shu*, 2. Abschn., 8. Kap., S. 86).

38 Ebenda.

39 Die zweite Hälfte dieser Feststellung ist im *Su Wen* (3. Abschn., 10. Kap., S. 73) zu finden; die erste Hälfte des Zitates stammt von Wang Bing-ci, dem Kommentator und Kompilator des *Nei-jing Su-wen* [1] (diese Ausgabe ist heutzutage die Standardausgabe; sie wurde 762 n. Chr. dem Kaiser übergeben).

40 Die chinesische Medizin eignet sich zur Behandlung einer ganzen Reihe

verschiedener Augenkrankheiten. Siehe z. B. verschiedene Artikel in der Zhejianger Zeitschrift für traditionelle chinesische Medizin, Februar 1980, oder Guangdonger Provinzkrankenhaus für traditionelle chinesische Medizin: Traditionelle chinesische Augenheilkunde [74].
Eine offensichtliche Wirkung des Heilkrauts *Lycium* auf die Augen konnte aus westlicher Sicht nie festgestellt werden; in der Kombination mit verschiedenen anderen Heilkräutern zeigt es jedoch einen bemerkenswerten Effekt bei Krankheiten, die sich durch trockene Augen auszeichnen. Siehe Shanghaier Akademie: Chinesische Rezeptur [87], S. 236.

41 *Su Wen*, 3. Abschn., 10. Kap., S. 70.

42 Das chinesische Wort *jin*, hier mit «Sehne» übersetzt, hat in seiner traditionellen klinischen Verwendung keine präzise physische Entsprechung und kann sich (im Sinne einer westlichen Definition) auf alle Sehnen, Bänder oder Muskeln beziehen, die von einer Leberdisharmonie betroffen sind. Sprechen wir von der Verbindung zwischen Milz und Muskeln, sind alle Sehnen und Bänder gemeint, die von einer Milzdisharmonie betroffen sein können. An diesem Beispiel sehen wir deutlich, wie viel wichtiger in der chinesischen Medizin Funktionen und Beziehungen sind als präzise physische Substrate.

43 *Ling Shu*, 4. Abschn., 17. Kap., S. 189.

44 Ebenda. Die fünf Farben sind weiß, gelb, rot, blau-grün, schwarz.

45 *Su Wen*, 3. Abschn., 10. Kap., S. 73.

46 *Su Wen*, 1. Abschn., 1. Kap., S. 6.

47 Zhang Jie-bing: Übersichtliches Schema zum *Lei Jing* [30]. Das Zitat stammt aus den Ergänzungen zum Schema (*Lei-jing Tu-yi*), 3. Abschn., 17. Kap., S. 439, und stellt eigentlich eine Aussage über das Feuer der Lebenspforte dar, das Zhang Jie-bing hier aber als einen generellen Begriff für die Nieren verwendet. (Siehe auch Anm. 48.) Außerdem stellt das *Nan Jing* fest: «Der Nierenbereich ist der Ursprung der fünf Yin- und fünf Yang-Organe, die Wurzel der zwölf Leitbahnen ... und die Quelle der Drei Erwärmer» («Schwierigkeit 8», S. 17).

48 Das *Nei Jing* benutzt den Begriff *ming-men*, um den Glanz der Augen zu beschreiben. Im *Nan Jing*, «Schwierigkeit 36», bezeichnet *ming-men* das Nieren-Yang; es wird mit der rechten Niere gleichgesetzt. Spätere Autoritäten sind sich jedoch uneinig darüber, ob das Feuer der Lebenspforte nur die rechte Niere, das Yang beider Nieren oder lediglich eine allgemeine Bezeichnung für die Nieren darstellt. Li Tiao-hua: Disharmoniemuster und Behandlung von Nieren und Nierenerkrankungen [60], S. 2–4, beinhaltet eine interessante Zusammenfassung dieser historischen Debatte.

49 *Su Wen*, 1. Abschn., 1. Kap., S. 6.

50 Zhongshaner Akademie: Die klinische Verwendung chinesischer Arzneimittel [92], S. 192.

51 *Su Wen*, 7. Abschn., 23. Kap., S. 154.

52 *Su Wen*, 2. Abschn., 5. Kap., S. 41.
53 *Ling Shu*, 4. Abschn., 17. Kap., S. 189.
54 *Su Wen*, 3. Abschn., 9. Kap., S. 68.
55 *Ling Shu*, 4. Abschn., 17. Kap., S. 189. Die fünf Töne bzw. Musiknoten werden *jiao*, *zhi*, *guan*, *shang* und *yu* genannt.
56 Forschungsinstitut für traditionelle chinesische Medizin und Guangzhouer Akademie: Komprimiertes Wörterbuch der traditionellen chinesischen Medizin [34], S. 280.
57 Dies ist ein Standardsatz in den meisten modernen Pathologie- oder Einführungstexten zur traditionellen Medizin. Die erste Aussage dieser Art taucht im *Nan Jing* auf: «Der Nierenbereich stellt... die Tür zur Atmung dar» («Schwierigkeit 8», S. 17). Das *Nei Jing* erwähnt Asthma als ein mögliches Nieren- oder Nierenleitbahn-Symptom (*Su Wen*, 7. Abschn., 22. Kap., S. 148; *Ling Shu*, 3. Abschn., 10. Kap., S. 125). Ca. 380 n. Chr. stellte Wang Shu-he in seinem ‹Pulsklassiker› [22] (S. 19) die Verbindung zwischen Asthma und einer möglichen Nieren- oder Nierenleitbahn-Disharmonie her. Chao Yuan-fang führte diese Tradition 610 n. Chr. in ‹Über den Ursprung von Krankheitssymptomen› [13] (15. Abschn., 6. Kap., S. 89) weiter. Zur Zeit der Ming-Dynastie (1368–1644 n. Chr.) war das Verhältnis zwischen Nieren und Atmen ausdrücklich und formal von verschiedenen Gelehrten benannt worden. Heutzutage wird der Ausdruck «Die Nieren ergreifen das Qi» üblicherweise von traditionellen Ärzten benutzt. Das Zitat stammt aus Lin Pei-qin: Das Ordnen von Mustern und die Wahl der Behandlung, 2. Abschn., S. 113 (Taipei [Whirlwind Press] 1978). Die Originalausgabe des Bandes erschien 1839.
58 *Su Wen*, 13. Abschn., 47. Kap., S. 262.
59 *Su Wen*, 3. Abschn., 11. Kap., S. 78.
60 Zur Würze einiger dieser Debatten siehe die Artikel «Ein Versuch zur Diskussion des Dreifachen Erwärmers», SZTCM, Oktober 1958; «Bezüglich der Kontroverse über den Dreifachen Erwärmer», ZTCM, Januar 1959; «Klärung ungelöster Probleme, die den Dreifachen Erwärmer betreffen», ZTCM, Juli 1980.
61 Diese Aussage wurde zum erstenmal in «Schwierigkeit 38» im *Nan Jing* gemacht. Sun Si-miao, der große Mediziner der Tang-Dynastie, wiederholte die Feststellung und betonte diese Erklärung des Dreifachen Erwärmers in ‹Tausend-Dukaten-Rezepte› [19], Abschn. 20, 4. Kap., S. 362 (Originalausgabe 652 n. Chr.). In der medizinischen Literatur bestehen jedoch eine ganze Reihe verschiedener Interpretationen und Uneinigkeiten hinsichtlich dieser Idee.
62 *Su Wen*, 3. Abschn., 8. Kap., S. 59.
63 *Ling Shu*, 4. Abschn., 18. Kap., S. 199.
64 Ebenda.
65 Ebenda.

66 In der Medizintheorie wird die Verdauungs- und Qi-Funktion des Dreifachen Erwärmers nur an zweiter Stelle erwähnt. Das *Nan Jing* («Schwierigkeit 31») nennt den Dreifachen Erwärmer die «Straße der Nährkraft» und bezieht sich auf ihn als «den Anfang und das Ende des Qi». Zhang Jie-bing sagt in seinem Ming-Kommentar zum *Nei Jing*, der das *Lei Jing* oder «Das klassische Werk der Kategorien» [10] genannt wird, daß der Dreifache Erwärmer der «Befehlshaber des gesamten Qi aller Organe, des Abwehr-Qi, des Nahrungs-Qi und des Leitbahnen-Qi im Inneren und Äußeren, den linken und rechten, oberen und unteren Regionen» ist und daß er «die Kommunikation zwischen den verschiedenen Teilen des Körpers verantwortet» (übersichtliches Schema zum *Lei Jing* [30], 3. Abschn., 23. Kap., S. 121). Das *Nan Jing* nennt den Dreifachen Erwärmer in «Schwierigkeit 66» auch «das sechste Yang-Organ, das die verschiedenen Arten des Qi im Körper aufrechterhält». Im allgemeinen werden die Verdauungs- und Qi-Funktionen des Dreifachen Erwärmers denen des Wasser-Stoffwechsels untergeordnet. Die späteren Aussagen über die Qi-Funktionen gründen auf einer nicht erklärten und am unrechten Ort stehenden Aussage des *Nei Jing* (*Ling Shu*, 3. Abschn., 10. Kap., S. 131); eine umfassendere Untersuchung der Symptomatologie des Dreifachen-Erwärmer-Organs (im Gegensatz zur Leitbahn) zeigt jedoch seine vorrangige Beziehung zum Wassertransport (*Ling Shu*, 1. Abschn., 2. Kap., S. 20) und bestätigt, daß dies die zentrale Funktion ist.

67 Dieses klassische Einführungswerk wurde von Lin Yi, Gao Bao-heng und Sun Qi-guang geschrieben – alle kaiserliche medizinische Gelehrte und Bibliothekare in der «Halle der Aufzeichnungen» zur Song-Zeit. Die Diskussion erscheint in Huang-fu Mi: Systematischer Klassiker der Akupunktur [15], S. 11. Dieser Text stellt das älteste noch existierende Akupunktur-Handbuch dar.

4. Das Leitbahnensystem: Kette und Schuß des Gewebes

Der chinesische Begriff *jing-luo* wird im vorliegenden Buch mit «Leitbahnen» übersetzt. *Jing** heißt «durchgehen» oder «der Faden eines Stoffes»; *luo* heißt «etwas, das verbindet oder anknüpft» beziehungsweise «ein Netz». Die Leitbahnen stellen die Kanäle oder Wege dar, auf denen Qi und Blut im Körper befördert werden. Sie sind nicht mit den Blutgefäßen identisch. Vielmehr bilden sie ein unsichtbares Netzwerk, das alle Grundsubstanzen und Organe miteinander verknüpft. In der chinesischen Theorie gelten diese Bahnen als unsichtbar; nichtsdestoweniger denkt man sie sich als eine physische Realität: Die Substanzen Qi und Blut bewegen sich in ihnen und verbreiten so Nährstoffe und Kraft. Da das Leitbahnensystem alle Teile des Körpers vereint, stellt es die unentbehrliche Voraussetzung für die Erhaltung harmonischen Gleichgewichts dar. Das *Nei Jing* sagt: «Die Leitbahnen transportieren Qi und Blut, regulieren Yin und Yang, halten Sehnen und Knochen elastisch und fördern die Gelenke.»[2]

Die Leitbahnen verbinden das Innere des Körpers mit dem Äußeren (wie oben bemerkt, bezieht sich die Unterscheidung «innen – außen» mehr auf die Bedeutung als auf die Lokalisation: Das Innere ist wichtiger als das Äußere), was der Akupunkturtheorie als Grundlage dient. Eine Behandlung an der Oberfläche des Körpers gelegener Punkte wirkt sich auf das Innere des Körpers aus. Auf diese Weise kann die Aktivität der Substanzen, die sich in den Leitbahnen bewegen, beeinflußt werden. Jeder chinesische Arzt muß

* Das Schriftzeichen *jing* in *jing-luo* (Leitbahn oder Meridian) unterscheidet sich von dem, das die Grundsubstanz Jing bezeichnet.

das Leitbahnensystem vollständig beherrschen. Fast alle Reizpunkte stehen mit den Leitbahnen in Verbindung, und die meisten Kräuter, die verschrieben werden, dringen in eine Leitbahn oder mehrere ein.

Das Leitbahnensystem besteht aus zwölf Hauptleitbahnen, die den fünf Yin- und sechs Yang-Organen sowie dem Herzbeutel (der für den Zweck der Leitbahnentheorie ein unabhängiges Organ darstellt) zugeordnet sind[3] und auch als Jing-Leitbahnen bezeichnet werden. Außerdem gibt es acht Sonderleitbahnen, von denen nur zwei – das Lenkergefäß und das Dienergefäß[4] – zu den wichtigen Leitbahnen zählen, weil sie unabhängige Reizpunkte besitzen, also Punkte, die nicht auch auf einer der zwölf Hauptleitbahnen liegen. Die Wege der anderen sechs Sonderleitbahnen kreuzen sich alle mit den zwölf Hauptleitbahnen und besitzen keine unabhängigen, eigenen Punkte. Ferner kennt man viele kleine, feine, netzartige Nebenleitbahnen, Luo-Leitbahnen genannt. Die zwölf Hauptleitbahnen, das Lenkergefäß und das Dienergefäß (zusammen die vierzehn großen Leitbahnen) bilden mit den Sonder- und Nebenleitbahnen Kette und Schuß des körperlichen Gewebes.[5]

Aufgrund des westlichen Interesses an der Akupunktur ist bereits eine Anzahl englisch- oder deutschsprachiger Bücher über Leitbahnentheorie auf dem Markt. Das folgende Kapitel wird sich deshalb nur insoweit mit der Leitbahnentheorie beschäftigen, als sie die Erklärung der Disharmoniemuster und damit das medizinische Wissen als Ganzes betrifft.

Die Leitbahnentheorie setzt voraus, daß Störungen innerhalb einer Leitbahn zu einer Disharmonie entlang dieser Leitbahn führen oder daß solche Störungen das Resultat der Disharmonie des verbundenen Organs sind. Eine Störung in der Magen-Leitbahn kann zum Beispiel Schmerzen in den oberen Zähnen verursachen, da die Leitbahn durch den oberen Gaumen führt, während Schmerzen in den unteren Zähnen von einer Disharmonie in der Dickdarm-Leitbahn herrühren können. Schmerzen in der Leiste können genauso auf einer Störung in der Leber-Leitbahn beruhen wie auf einer Störung in der Leber selbst.

Organdisharmonien können sich also in der entsprechenden Leitbahn manifestieren. Beispielsweise deuten Schmerzen entlang der

Herz-Leitbahn auf Gestautes Blut oder Stagnierendes Qi im Herzen hin. Übermäßiges Feuer in der Leber kann der Leitbahn folgen und Rötung der Augen hervorrufen.

Das Verständnis der wechselseitigen Verbundenheit von Substanzen, Organen und Leitbahnen ist die Grundlage der Akupunktur- und Heilkräuterpraxis. Die Leitbahnentheorie erlaubt dem Arzt, diese beiden grundsätzlichen Behandlungsmethoden auf den einzelnen Patienten anzuwenden. Das Ziel jeder Behandlung liegt im Ausgleich der Yin- und Yang-Aspekte des Körpers, deren harmonische Proportion und Transformation aus dem Gleichgewicht gerieten. Überaktivität – zum Beispiel der unangebrachte Ärger, der typisch für übermäßiges Leber-Qi ist – muß beruhigt werden. Ungenügende Aktivität, zum Beispiel des Nieren-Yang, muß angeregt werden, um sexuellen Energiemangel zu vermeiden. Substanzen, die sich in unangemessener Weise ansammeln – zum Beispiel ein Übermaß an Säften im Unterleib –, müssen abgeleitet werden. Ist nicht genügend Qi in der Lunge vorhanden, muß es aufgefüllt werden, damit sich der Patient nicht ständig erkältet. Bewegung muß in die richtige Richtung gelenkt werden; wenn das Milz-Qi nach unten fließt und Durchfall verursacht, muß es emporgeführt werden. Wenn das Magen-Qi aufsteigt und Übelkeit verursacht, muß es hinabgeführt werden. Stagnierendes Qi muß gelöst, ungezügelte Bewegung des Blutes stabilisiert, zuviel Kälte in den Nieren gewärmt werden. Übermäßiges Feuer in der Lunge verlangt nach Kühlung. Was immer aus der Balance gerät, muß ins Gleichgewicht zurückgebracht werden, die komplementären Aspekte Yin und Yang müssen sich harmonisch ergänzen.

Die Akupunktur zählt zu den Yang-Behandlungen, da sie sich von außen nach innen bewegt. Die grundlegende Idee besteht darin, daß das Einstechen feiner Nadeln an bestimmten Punkten entlang der Leitbahnen körperliche Disharmonien ausgleichen kann. Eine andere, verwandte Technik, die Moxibustion, beruht auf der Anwendung bestimmter brennender Substanzen auf den Reizpunkten. Das meistbenutzte *Moxa* (brennende Substanz) ist Beifuß (*Artemisia vulgaris*). Die Nadelung oder die Moxibustion beeinflußt Qi und Blut in den Leitbahnen und somit auch alle Substanzen und Organe. Die Nadelung kann Übermaß reduzieren, Mangel auffüllen, das

Kalte wärmen, das Heiße kühlen, das Stagnierende in Fluß bringen, das Gestaute lösen, das Ungezügelte stabilisieren, das Fallende emporheben und das Steigende absenken.

Die klassische Theorie beschreibt etwa 365 Akupunkturpunkte auf den an der Oberfläche des Körpers liegenden Leitbahnen.[6] Schließt man verschiedene zusätzliche bekannte Punkte ein sowie die neuen Punkte der Ohrakupunktur und anderer moderner Methoden, kommt man auf eine Gesamtsumme von mindestens 2000 Punkten.[7] Das Repertoire eines durchschnittlichen Arztes beträgt in der Praxis jedoch nur etwa 150 Punkte.

Die Lokalisierung der Reizpunkte ist in der zeitgenössischen Literatur normalerweise an der modernen Anatomie orientiert. Ein Handbuch der «Akademie Traditioneller Chinesischer Medizin» aus dem Jahre 1975 beschreibt zum Beispiel den Ort eines Punktes folgendermaßen: «Lateral gelegen ... oberhalb der transversalen poplietalen Spalte, zwischen dem *Musculus vastus lateralis* und dem *Musculus biceps femoris*.»[8] Die klassischen Texte, die sich keiner anatomischen Details bedienen, beziehen sich auf den gleichen Punkt als «den Ort, wo die Spitze des Mittelfingers natürlicherweise den Schenkel berührt, wenn der Patient steht».[9] Die klassische Literatur lokalisiert die Punkte mittels einfach zu beschreibender, aber präziser körperlicher Merkmale wie Falten, Knochenvorsprünge, Haarlinien oder Bereiche, wo sich die Farbe oder Beschaffenheit der Haut ändert.

Jeder Reizpunkt hat eine definierte therapeutische Wirkung. Der Arzt wählt die Punkte aus, die zur Behandlung des individuellen Disharmoniemusters am geeignetsten sind. Selten werden die Punkte einzeln benutzt; normalerweise wird eine Kombination von Punkten ausgewählt. Eine typische Behandlung bringt etwa fünf bis fünfzehn Nadeln zum Einsatz. Ursprünglich wurden die Akupunkturnadeln aus Bronze, möglicherweise Kupfer, Zinn, Gold oder Silber hergestellt. In früheren Zeitaltern mögen sie aus Knochen, Horn, Bambusspänen, Gold oder Silber bestanden haben. Heutzutage werden sie aus Edelstahl gefertigt, sind haarfein und bereiten relativ wenig Schmerz beim Einstechen. Wie tief die Nadeln eingestochen werden, hängt vom jeweiligen Punkt ab; an den Fingern werden sie nur 1 bis 2 mm tief gesetzt, am Gesäß bis zu 10 cm.

In den frühen siebziger Jahren gab es viele sensationelle Berichte über die Akupunktur als Anästhesietechnik. Artikel über komplizierte Operationen, die ohne zusätzliche Betäubungsmittel durchgeführt und von westlichen Chirurgen bezeugt wurden, machten Schlagzeilen. Natürlich stimmt es, daß Akupunktur zur Schmerztötung benutzt werden kann. So zielte das westliche Interesse hauptsächlich auf die Anwendung der anästhesierenden Effekte der Akupunktur in der Chirurgie und auf die generelle Schmerzkontrolle. Eine ganze Anzahl von Theorien wurde zur Erklärung des Mechanismus entwickelt.

Die Gate-Control-Theorie zum Beispiel schlägt vor, daß die Stimulation durch die Nadeln die unteren Nervenbündel im zentralen Nervensystem blockiert, so daß andere Schmerzsignale – die vom chirurgischen Eingriff – das Gehirn nicht erreichen können. Was diese Theorie besagt, läßt sich mit dem Bild des Telephonsystems einer großen Stadt verdeutlichen: Wenn schon zu viele einzelne Leitungen in der Stadt in Gebrauch sind, ist es für einen Anrufer aus einer anderen Stadt äußerst schwierig, in die Hauptleitungen hineinzukommen und eine Verbindung herzustellen.[10]

Eine andere Theorie legt nahe, daß das Einsetzen der Nadeln die Abgabe der Endorphine – im Gehirn natürlich produzierte Opiate – stimuliert. Endorphine haben eine bemerkenswert schmerzstillende Wirkung und könnten für das Abtöten der Schmerzimpulse während des chirurgischen Eingriffs verantwortlich sein.[11]

Diese vorläufigen Ergebnisse und Theorien werden sicherlich weitere wichtige Forschungsarbeiten in Hinsicht auf den physiologischen Mechanismus der Akupunktur und ihre mögliche Rolle in der westlichen Medizin nach sich ziehen. Andererseits besitzen diese «provisorischen» Theorien wiederum nur einen bedingten Wert, da sie einen Aspekt der Akupunktur herausgreifen und all ihre anderen klinischen Anwendungsmöglichkeiten vernachlässigen.[12] Als Teil eines umfassenden medizinischen Systems hat die Akupunktur das Interesse der westlichen Medizin noch nicht wecken können, und so bleibt sie leider ein Mysterium des Fernen Ostens.

Immerhin hat man im Westen von der Akupunktur zumindest gehört; die chinesische Kräuterheilkunde (eine Yin-Behandlung) ist jedoch so gut wie unbekannt. Diese Tatsache hat zu dem weitverbreiteten Mißverständnis geführt, daß die Akupunktur schon den ganzen Inhalt der chinesischen Medizin darstellt. Die Wissenschaft der Heilkräuter nimmt aber tatsächlich die zentrale Stellung in der chinesischen Medizin ein. Während der letzten zwei Jahrtausende wurden in China wesentlich mehr Bücher dem Thema der Kräuterheilkunde als dem der Akupunktur gewidmet. Und obwohl die chinesischen Ärzte dazu tendieren, beide Techniken zu praktizieren, gibt es auf jeden Fall mehr Ärzte, die nur Heilkräuter anwenden, als solche, die nur akupunktieren.[13]

Das Wissensgut der chinesischen Heilkräuterkunde wurde in einer langen Reihe amtlicher Arzneimittel- und klinischer Handbücher bewahrt, die bis auf die Han-Dynastie (3. Jh. v. Chr.) zurückgehen. In den umfangreichen amtlichen Arzneimittelbüchern sind medizinische Substanzen und ihr therapeutischer Wert ausführlich katalogisiert. So enthält etwa die *Materia medica* des berühmten Arztes Li Shi-zhen (die erst 1596, nach seinem Tode, gedruckt wurde) 1892 Eintragungen. Davon waren 1173 botanische, 444 zoologische und 275 aus Mineralien gewonnene Substanzen. Das modernste Arzneimittelbuch stellt eine Sammlung von 5767 Eintragungen dar.[14] Sogar die Substanzen, die in den chinesischen Arzneimittelbüchern am häufigsten auftauchen, umfassen eine erstaunliche Bandbreite von Materialien, angefangen bei bekannten Kräutern und Mineralien wie Ephedra (*E. sinica*) und Gips (Kalziumsulfat) bis zu ungewöhnlichen tierischen Produkten wie den Gallensteinen einer Kuh oder dem Sekret der Ohrspeicheldrüse einer speziellen Kröte.[15]

In den traditionellen Arzneimittelbüchern beschrieb eine Eintragung die Wirkungsweise der verschiedenen Kräuter und ihrer Kombination auf die Disharmonien im Körper. In den Arzneimittelbüchern des 20. Jahrhunderts wird zudem eine Beschreibung der Substanzen im Sinne der modernen Pharmakologie gegeben: aktive Verbindungen und – soweit bekannt – biochemische Effekte auf Mikroorganismen, Tiere und Menschen.

Nachdem der traditionelle chinesische Arzt ein bestimmtes Disharmoniemuster diagnostiziert hat, wählt er gewöhnlich unter etwa 500 klassischen Mitteln das entsprechende aus. Diese Verordnungen schlägt er in den großen klinischen Handbüchern nach, die neben den amtlichen Arzneimittelbüchern existieren. So ist der Arzt mit Wissen ausgestattet, das über viele Jahrhunderte medizinischer Geschichte erprobt ist. Auch die Heilkräuter werden selten einzeln gebraucht, sondern normalerweise in Rezepten mit fünf bis fünfzehn Substanzen kombiniert. Die Dosierung liegt im Durchschnitt bei 3–15 g pro Heilkraut. Gewöhnlich wird durch Auskochen ein Absud aus den Kräutern bereitet, jedoch sind Pillen, Pulver, Tinkturen und Breiumschläge ebenso üblich. Da der Körper eines jeden Patienten spezifisch ist, beginnt der Arzt mit einem generellen Rezept, das sich auf die klassischen Texte stützt, und schneidet die Mixtur dann auf den jeweiligen Patienten zu, indem er verschiedene Kräuter heraus- oder dazunimmt beziehungsweise die Dosis der Substanzen verändert.

Die grundlegenden therapeutischen Maßnahmen eines chinesischen Arztes zur Wiederherstellung des Gleichgewichts im Körper eines Patienten setzen sich aus Akupunktur und Heilkräuterbehandlung zusammen. Beide Techniken finden ihren Zugang zum Körper über die Leitbahnen. Die folgenden Abbildungen 3 bis 16[16] illustrieren den Verlauf der Leitbahnen, und zwar im Inneren des Körpers sowie an der Oberfläche, wo die Reizpunkte liegen.

Schlüssel zu den Abbildungen

—	Leitbahnen an der Oberfläche des Körpers.
----	Leitbahnen im Inneren des Körpers.
●	Reizpunkte an der Oberfläche des Körpers, die der jeweiligen Leitbahn angehören.
△	Reizpunkte an der Oberfläche des Körpers, die anderen Leitbahnen angehören, aber von der Hauptleitbahn gekreuzt werden.
1	Zahlen entsprechen den Zahlen in der *Bildlegende*. Diese Zahlen dürfen nicht mit den Bezeichnungen der Akupunkturpunkte im Buchtext (z. B. «Leber 2») verwechselt werden!

Für alle Leitbahnen, außer dem Lenkergefäß und dem Dienergefäß, wird eine beidseitige Symmetrie vorausgesetzt, auch wenn nur eine Seite gezeigt ist.
Die Andeutung der Organe ist eine Hilfe für den modernen Leser. Im traditionellen System würde man sich mit dieser Art Anatomie nicht aufhalten.
Die Beschreibung des Verlaufs der Leitbahnen geht von der westlich-anatomischen Position aus: gerade stehend, Arme entlang dem Körper, Handflächen nach vorne. Die innere Seite ist die zur Mitte des Körpers liegende.

Abb. 3: Die Lungen-Leitbahn (*shou-tai-yin fei-jing*)

Die Lungen-Leitbahn entspringt im mittleren Teil der Bauchhöhle (1) und läuft im Inneren nach unten, wo sie auf den Dickdarm (2) trifft. Hier kehrt sie um, führt nach oben durch das Zwerchfell (3) und tritt in die Lunge, das ihr zugehörende Organ, ein (4). Dann läuft sie hinauf zur Kehle (5); von dort tritt sie, unter dem Schlüsselbein hindurch, an die Oberfläche des Körpers. Sie läuft an der inneren Seite des Oberarmes (6) zur Ellenbogenfalte und die vordere Seite des Unterarmes (7) entlang, geht über die große Pulsader am Handgelenk hinweg und endet auf der äußeren Seite der Daumenspitze (8). Ein anderer Ast der Lungen-Leitbahn zweigt direkt über dem Handgelenk ab und läuft gerade zur äußeren Seite des Zeigefingers (9), wo er auf die Dickdarm-Leitbahn trifft.

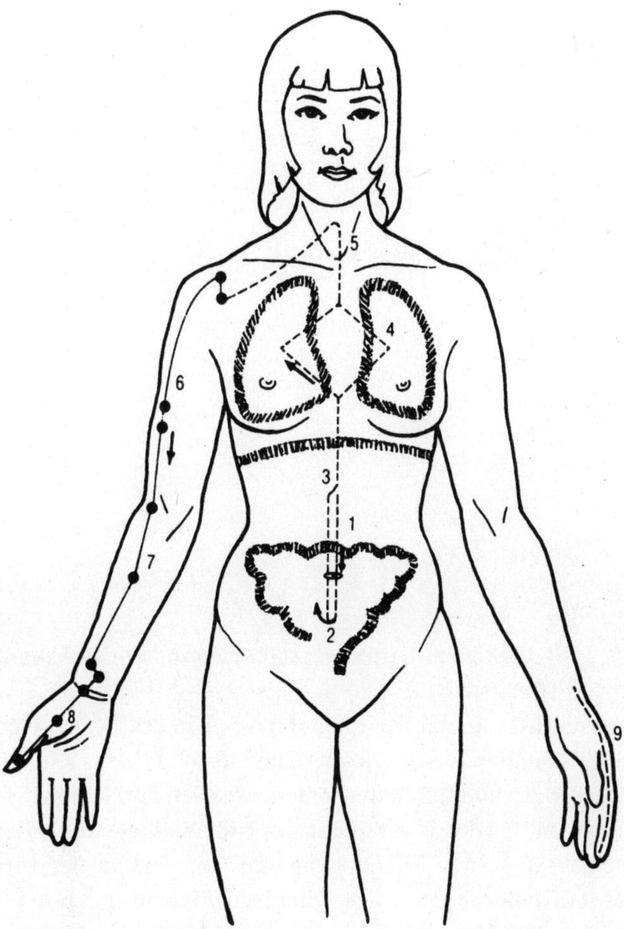

Abb. 3: Die Lungen-Leitbahn

Abb. 4: Die Dickdarm-Leitbahn (*shou-yang-ming da-chang-jing*)

Die Dickdarm-Leitbahn beginnt auf der Spitze des Zeigefingers und läuft auf der äußeren Seite des Zeigefingers (1), zwischen Daumen und Zeigefinger und durch die Mulde zwischen den Daumensehnen (2) nach oben, führt weiter entlang der äußeren Seite des Unterarms zur äußeren Seite des Ellenbogens und von dort an der vorderen Grenze der äußeren Seite des Oberarms (3) zum höchsten Punkt der Schulter (4). Hier spaltet sie sich in zwei Äste (5): Der eine tritt ins Innere des Körpers ein und geht durch die Lunge (6) und das Zwerchfell zum Dickdarm (7), dem zugehörigen Organ. Der andere Ast steigt an der Oberfläche den Hals entlang auf (8) und führt über die Wange (9) und innerlich zu den unteren Zähnen und dem Zahnfleisch (10). An der Oberfläche kurvt er um die obere Lippe und kreuzt zur gegenüberliegenden Seite der Nase.

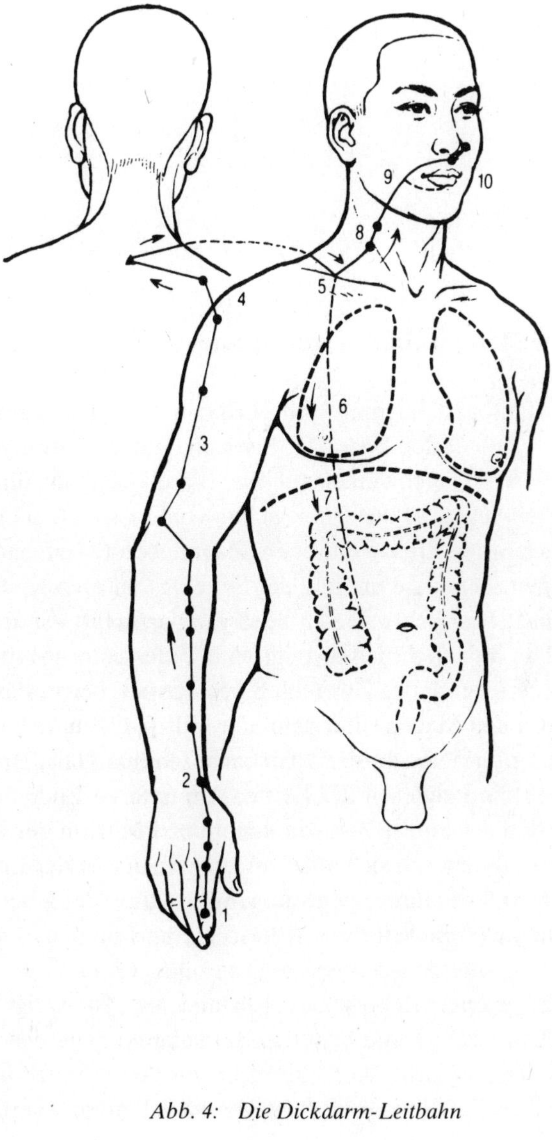

Abb. 4: Die Dickdarm-Leitbahn

Abb. 5: Die Magen-Leitbahn (*zu-yang-ming wei-jing*)

Die Magen-Leitbahn beginnt «innerlich», wo die Dickdarm-Leitbahn endet – neben der Nase (1). Sie steigt zur Nasenwurzel auf, trifft im inneren Augenwinkel auf die Blasen-Leitbahn und tritt unterhalb des Auges an die Oberfläche. Von dort läuft sie seitlich der Nase nach unten, tritt in das obere Zahnfleisch (2) ein und kurvt um die Lippen, bevor sie entlang der Seite des unteren Kieferknochens (3) führt. Hier kehrt sie sich wieder um und läuft vor dem Ohr (4) zur Schläfe hinauf. Ein Ast steigt vom Unterkiefer (5) im Inneren des Körpers durch das Zwerchfell nach unten, betritt das zugehörige Organ, den Magen, und dann die Milz (6). Ein anderer Ast verläßt den Unterkiefer an der Oberfläche, kreuzt Hals, Brust (7) und Bauch (8) und endet in der Leiste. Am unteren Ende des Magens bildet sich der innere Ast von neuem und führt in der Bauchhöhle (9) nach unten, um sich mit dem äußeren Ast in der Leiste zu verbinden. Von dort läuft er über die vordere Mitte des Oberschenkels (10) zur äußeren Seite des Knies (11) und über die vordere Mitte des Unterschenkels zur Spitze des Fußes, wo er an der äußeren Seite der zweiten Zehe endet. Ein anderer Ast zweigt direkt unter dem Knie (12) ab und endet an der äußeren Seite der mittleren Zehe. Vom Rist geht ein weiterer kurzer Ast (13) zur inneren Seite der großen Zehe, wo er sich mit der Milz-Leitbahn verbindet.

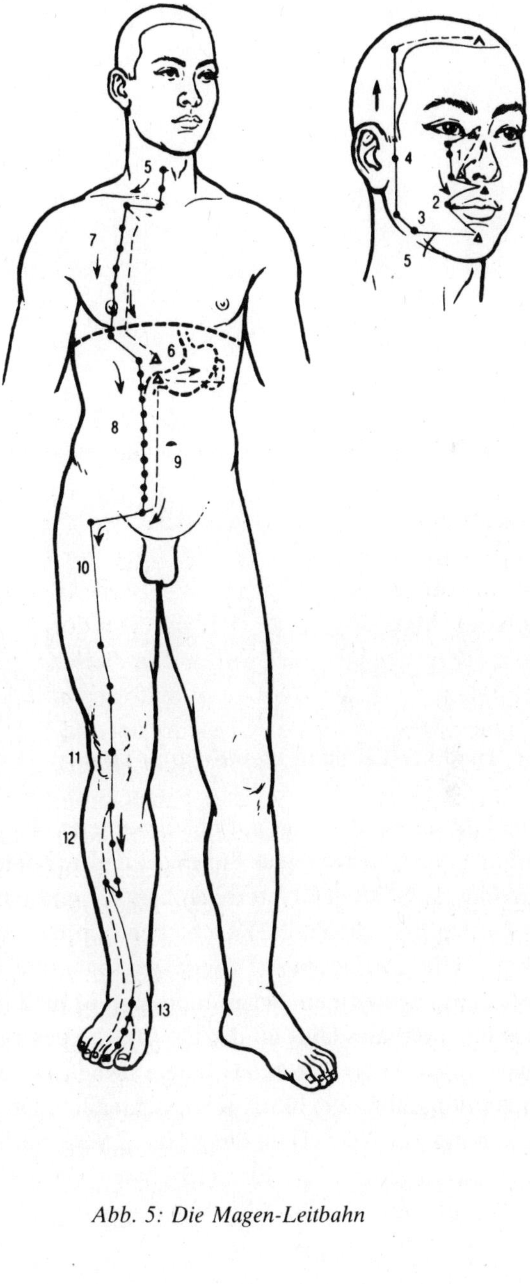

Abb. 5: Die Magen-Leitbahn

Abb. 6: Die Milz-Leitbahn (*zu-tai-yin pi-jing*)

Die Milz-Leitbahn entspringt auf der Innenseite der großen Zehe, läuft entlang der Innenseite des Fußes (1) und vor dem Fußknöchel über die hintere Seite des Unterschenkels (2) und die innere Seite von Knie und Oberschenkel (3) nach oben, um die Bauchhöhle (4) zu betreten. Hier zweigt ein Ast ab, der im Inneren des Körpers zur Milz (5), dem zugehörigen Organ, und zum Magen (6) führt. Der Hauptast der Leitbahn läuft an der Oberfläche des Bauches weiter zur Brust (7), wo er wieder in das Innere dringt, zur Kehle (8) und zur Wurzel der Zunge (9) führt, wo er schließlich Qi und Blut verbreitet. Ein innerer Ast verläßt den Magen, führt nach oben durchs Zwerchfell und betritt das Herz (10), wo er sich mit der Herz-Leitbahn verbindet.

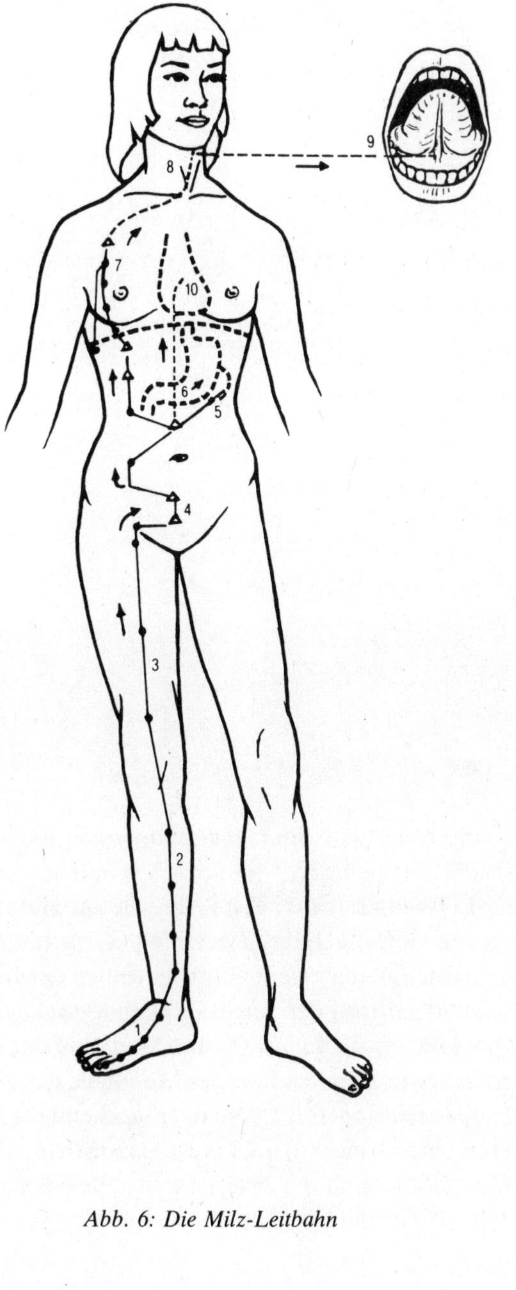

Abb. 6: Die Milz-Leitbahn

Abb. 7: Die Herz-Leitbahn (*shou-shao-yin xin-jing*)

Die Herz-Leitbahn hat drei Äste, die alle im Herzen entspringen (1). Der erste läuft durch das Zwerchfell (2) nach unten und tritt in den Dünndarm ein; der zweite führt seitlich an der Kehle (3) vorbei nach oben und trifft auf das Auge. Der dritte Ast läuft quer über die Brust, vom Herzen zur Lunge (4) und kommt in der Achselhöhe an die Oberfläche. Er steigt entlang der Mittellinie des inneren Oberarmes (5), über den inneren Ellenbogen und entlang der Mittellinie des inneren Unterarmes (6) ab, kreuzt Handgelenk und Handinnenfläche (7) und endet an der inneren Spitze des kleinen Fingers, wo er sich mit der Dünndarm-Leitbahn verbindet.

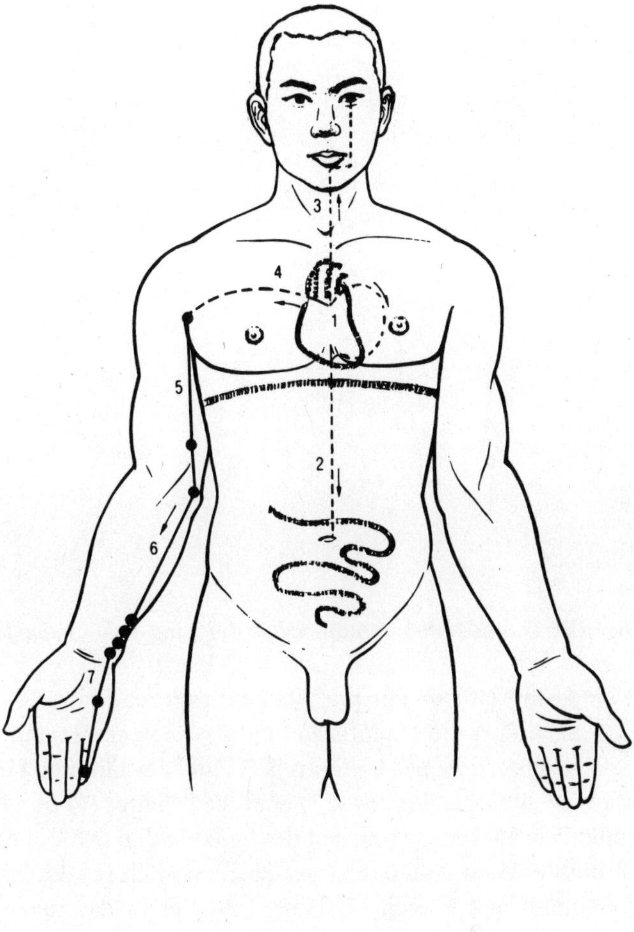

Abb. 7: Die Herz-Leitbahn

Abb. 8: Die Dünndarm-Leitbahn (*shou-tai-yang xiao-chang-jing*)

Die Dünndarm-Leitbahn entspringt an der äußeren Spitze des kleinen Fingers, kreuzt die Handfläche und das Gelenk (1) und führt entlang der Hinterseite des Unterarms (2) und der hinteren Grenze der äußeren Seite des Oberarms (3) über die Schulter (4) zum höchsten Punkt des Rückens, wo sie auf das Lenkergefäß trifft. Hier teilt sie sich in zwei Äste, von denen der eine innerlich (5) durch Herz (6), Zwerchfell und Magen (7) läuft, bevor er in das zugehörige Organ, den Dünndarm (8), eintritt. Der andere Ast steigt entlang der Seite des Halses (9) zur Wange (10) und dem äußeren Augenwinkel (11) hinauf, bevor er in das Ohr eintritt. Ein kurzer Ast zweigt auf der Wange (12) ab und läuft zum inneren Augenwinkel, wo er sich mit der Blasen-Leitbahn vereint.

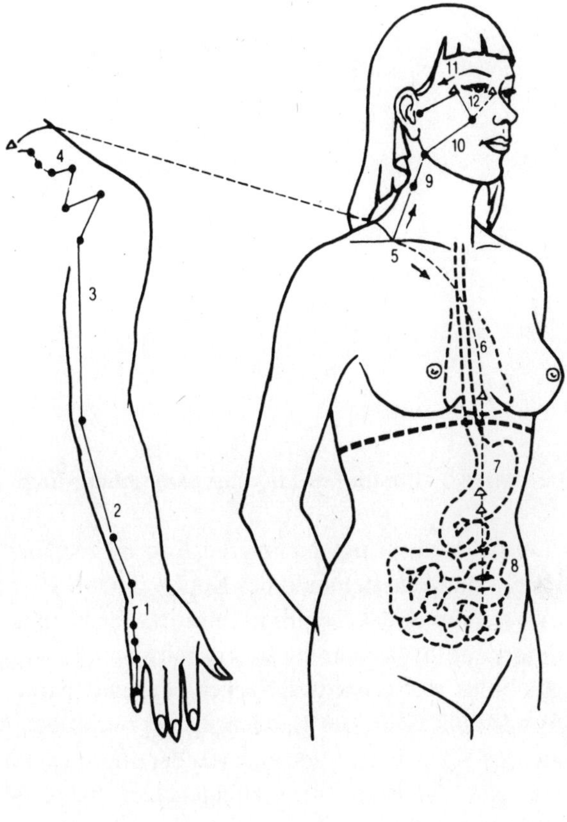

Abb. 8: Die Dünndarm-Leitbahn

Abb. 9: Die Blasen-Leitbahn (*zu-tai-yang pang-guang-jing*)

Die Blasen-Leitbahn entspringt am inneren Augenwinkel und steigt über die Stirn (1) zum Scheitelpunkt des Kopfes hinauf. Hier zweigt ein kleiner Ast ab, der in das Gehirn (2) eintritt; der Hauptast läuft über den Hinterkopf (3) nach unten und gabelt sich im Nacken (4): Der linke Ast führt zur Basis des Nackens (5) und parallel zum Rückgrat (6) nach unten. In der Lendengegend zweigt ein Ast ab, der ins Innere des Körpers tritt und sich mit der Niere (7) und dem zugehörigen Organ, der Blase (8), verbindet. Der rechte Ast läuft neben dem Schulterblatt (9) und parallel zum anderen Ast abwärts und über das Gesäß (10). Beide Äste führen über die hintere Seite des Oberschenkels (11) nach unten und vereinigen sich in der Kniekehle. Die vereinte Leitbahn läuft nun über die hintere Seite des Unterschenkels (12), hinter dem äußeren Knöchel und entlang der äußeren Seite des Fußes (13) zur äußeren Seite der kleinen Zehenspitze, wo sie sich mit der Nieren-Leitbahn verbindet.

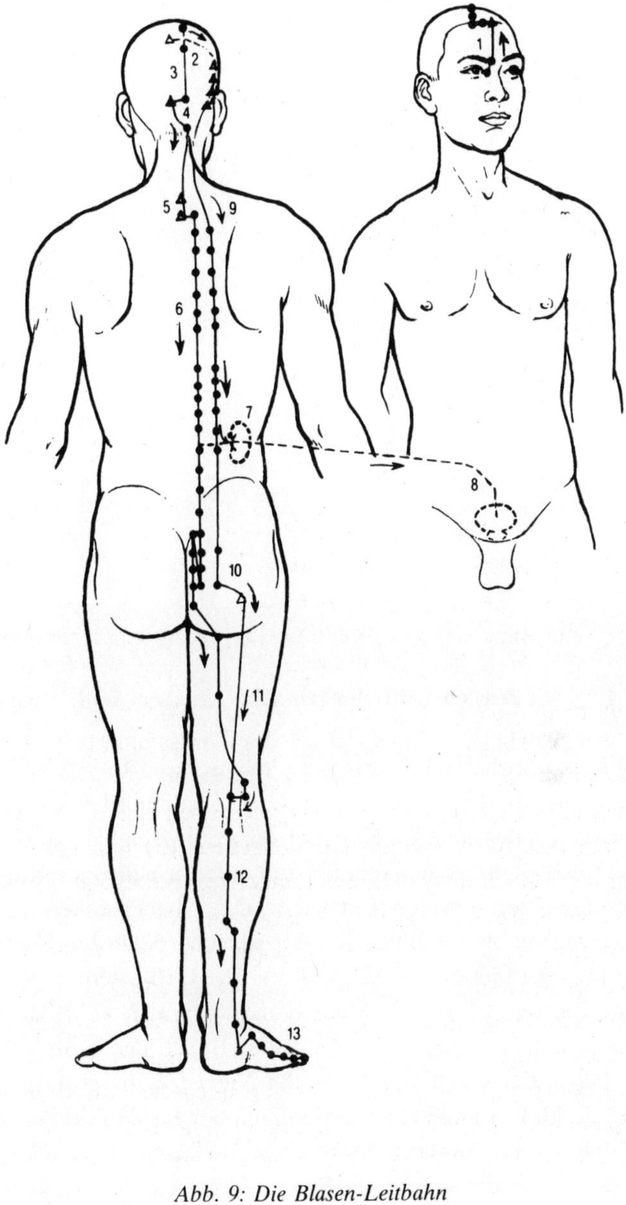

Abb. 9: Die Blasen-Leitbahn

Abb. 10: Die Nieren-Leitbahn (*zu-shao-yin shen-jing*)

Die Nieren-Leitbahn entspringt an der unteren Seite der kleinen Zehe, kreuzt die Fußsohle (1), läuft den Rist entlang (2) und kreist rückwärts um den inneren Knöchel. Von dort steigt sie an der inneren Seite des Unterschenkels (3) zur inneren Seite der Kniekehle und entlang der hinteren Innenseite des Oberschenkels (4) nach oben, dringt nahe der Basis der Wirbelsäule (5) in den Körper ein und führt im Inneren des Körpers zur Niere (6), dem zugehörigen Organ, und zur Blase (7). Über dem Schambein kehrt sie an die Bauchoberfläche zurück und läuft über Bauch und Brust (8) nach oben. Ein anderer Ast beginnt in der Niere (6), steigt durch Leber (9), Zwerchfell, Lunge (11) und entlang der Kehle (10) zur Wurzel der Zunge. Ein kleinerer Ast verläßt die Lunge (11), betritt das Herz und verbindet sich in der Brust mit der Herzbeutel-Leitbahn.

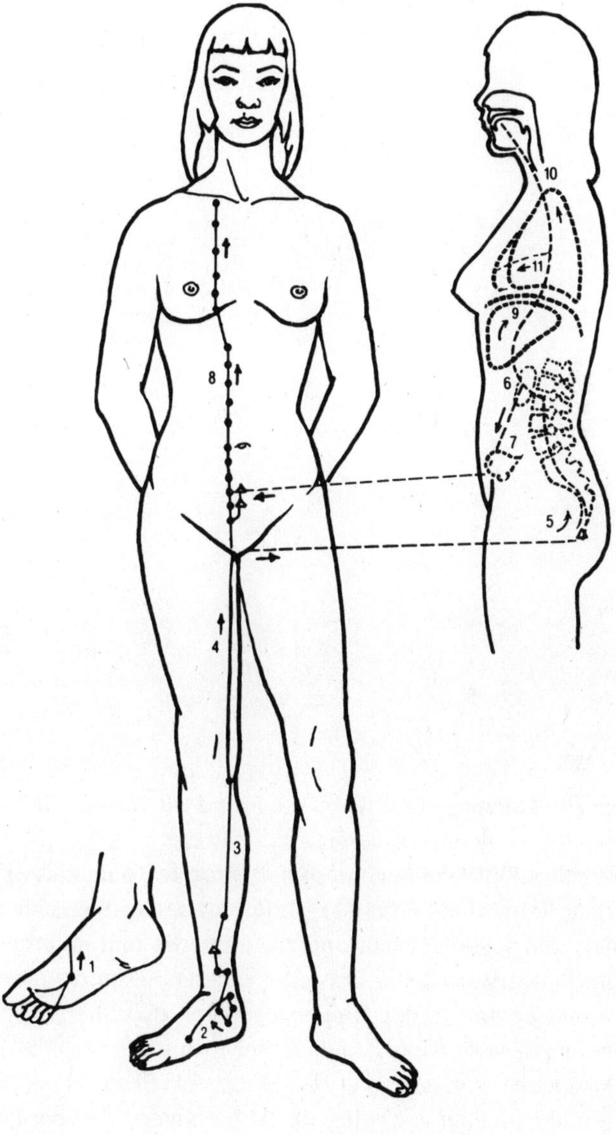

Abb. 10: Die Nieren-Leitbahn

Abb. 11: Die Herzbeutel-Leitbahn (*shou-jue-yin xin-bao-jing*)

Die Herzbeutel-Leitbahn beginnt in der Brust und dem ihr zugehörigen Organ, dem Herzbeutel (1), steigt durch das Zwerchfell (2) nach unten und verbindet den oberen, mittleren und unteren Teil des Dreifachen Erwärmers. Ein zweiter innerer Ast durchquert die Brust (3) und kommt in der Rippengegend an die Oberfläche. Er kreist um die Achselhöhle (4), läuft an der Innenseite des Oberarms (5) zur Armbeuge, von dort über den Unterarm (6) zur Handinnenfläche (7) und endet auf der Spitze des Mittelfingers. Auf der Handfläche (8) zweigt ein kurzer Ast ab, der sich auf der Spitze des Ringfingers mit der Dreifacher-Erwärmer-Leitbahn verbindet.

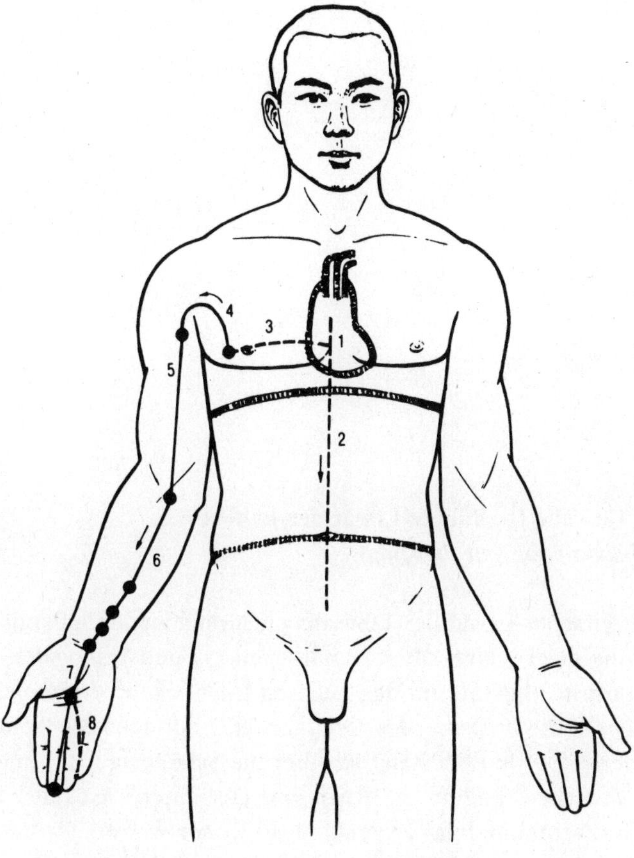

Abb. 11: Die Herzbeutel-Leitbahn

Abb. 12: Die Dreifacher-Erwärmer-Leitbahn (*shou-shao-yang san jiao-jing*)

Die Dreifacher-Erwärmer-Leitbahn entspringt an der äußeren Seite des Ringfingers, läuft über Handrücken (1) und Handgelenk den Unterarm (2) hinauf, um den äußeren Ellenbogen herum und entlang der hinteren Seite des Oberarms (3) zur hinteren Seite der Schulter (4). Von dort steigt sie über die Schulter auf (5) und tritt unter dem Brustbein in die Brust ein. Der innere Ast führt durch den Herzbeutel und das Zwerchfell (6) weiter abwärts (7) und vereint den oberen, mittleren und unteren Erwärmer. Ein äußerer Ast geht an der Seite des Halses (8) nach oben, erreicht den hinteren Rand des Ohres (9) und umkreist innerlich das Gesicht (10). Hinter dem Ohr entspringt ein kurzer Ast, der durch das Ohr führt und vor dem Ohr an die Oberfläche tritt (11), zum äußeren Ende der Augenbraue aufsteigt und sich dort mit der Gallenblasen-Leitbahn verbindet.

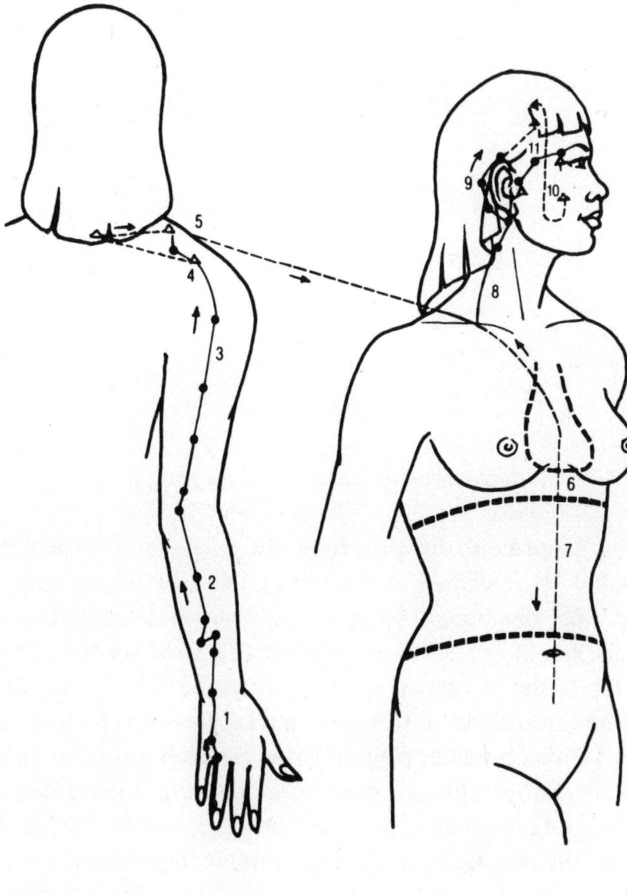

Abb. 12: Die Dreifacher-Erwärmer-Leitbahn

Abb. 13: Die Gallenblasen-Leitbahn (*zu-shao-yang dan-jing*)

Die Gallenblasen-Leitbahn entspringt mit zwei Ästen am äußeren Augenwinkel (1). Der eine Ast bleibt an der Oberfläche, geht im Zick-Zack über die Seite des Kopfes und biegt hinter dem Ohr (2) zum Scheitelpunkt der Schulter. Von dort führt er vor der Achsel (3) weiter nach unten, an den unteren Rippen entlang (4) zur Hüftgegend. Der zweite Ast durchquert im Inneren des Körpers die Wange (5), läuft über Hals (6) und Brust (7) nach unten zur Leber und dem zugehörigen Organ, der Gallenblase (8). Er tritt auf der unteren Seite des Bauches an die Oberfläche, wo er sich in der Hüftgegend (9) mit dem anderen Ast vereint. Die Leitbahn führt dann über die äußere Seite des Oberschenkels (10), Knies und Unterschenkels (11), vorne am äußeren Knöchel vorbei, über den Rist (12) und endet auf der äußeren Seite der Spitze der vierten Zehe. Auf dem Rist zweigt ein kleiner Ast ab, der quer über den Fuß (13) zur großen Zehe läuft und sich dort mit der Leber-Leitbahn verbindet.

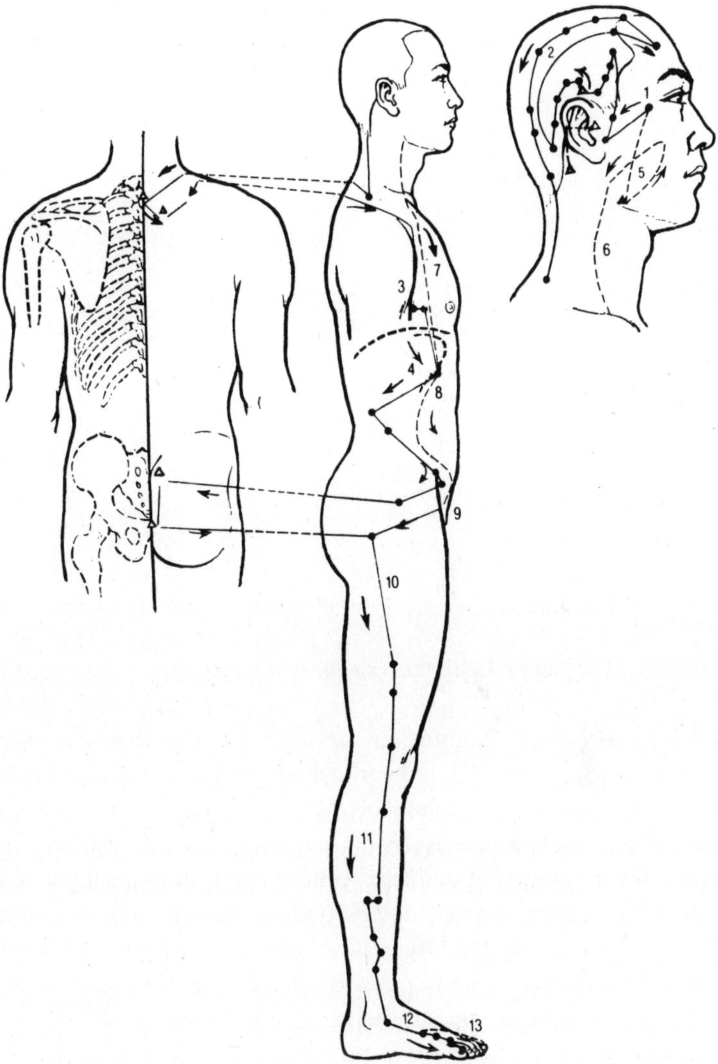

Abb. 13: Die Gallenblasen-Leitbahn

Abb. 14: Die Leber-Leitbahn (*zu-jue-yin gan-jing*)

Die Leber-Leitbahn beginnt auf der Spitze der großen Zehe; sie führt über den Fußrist (1) und vor dem inneren Knöchel entlang der inneren Seite des Unterschenkels (2) zum Knie hinauf, über die innere Seite des Oberschenkels (3) zur Schamgegend, umkreist die externen Genitalien (4) und tritt dann in den Unterbauch ein. Die Leitbahn steigt im Inneren des Körpers nach oben (5), verbindet sich mit dem zugehörigen Organ, der Leber (6), und mit der Gallenblase und zerfasert sich unter den Rippen (7), bevor sie sich in die Lunge (8) ergießt, wo sie auf die Lungen-Leitbahn (Abb. 3) trifft. (Der Zyklus des Leitbahnensystems beginnt hier von neuem.) Ein neu gebildeter Ast läuft die Luftröhre entlang hinauf zur Kehle (9) und weiter zum Auge (10). Von hier zweigt ein Ast über die Wange nach unten und umkreist das Innere der Lippen (11); der andere Ast steigt über die Stirn (12) zum Scheitel des Schädels auf.

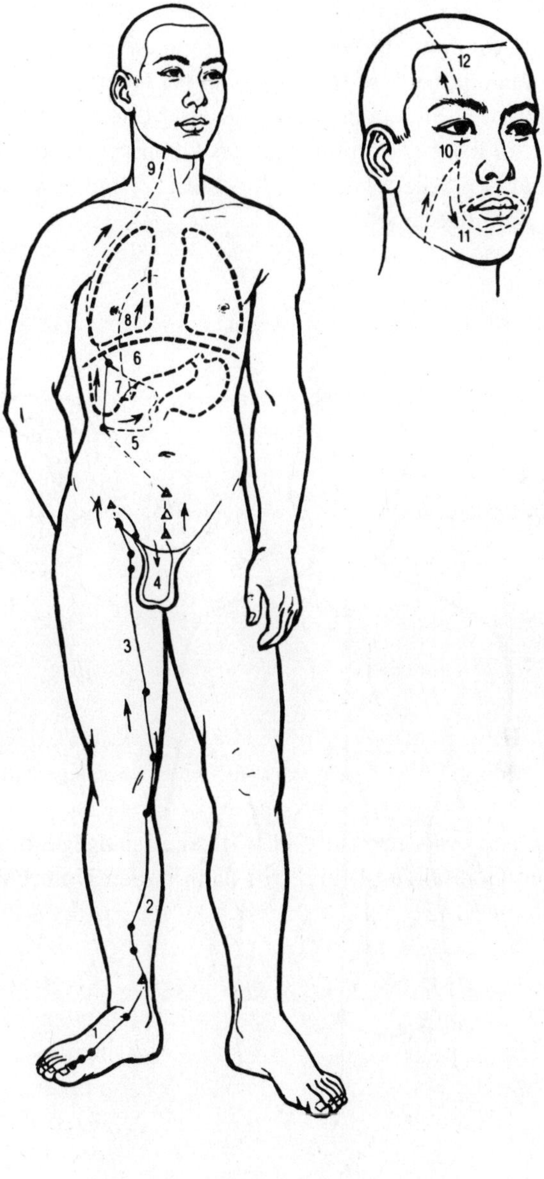

Abb. 14: Die Leber-Leitbahn

Abb. 15: Das Lenkergefäß (*du-mai*)

Das Lenkergefäß entspringt in der Beckenhöhle (1); ein innerer Ast steigt von hier zur Niere (2) auf; ein anderer innerer Ast führt nach unten und tritt am Damm (3) an die Oberfläche. Er läuft über die Spitze des Steißbeins, entlang der Mitte der Wirbelsäule (4) hinauf zum Kopf (5) und tritt in das Gehirn (6) ein. Der Hauptast führt über den Scheitel des Kopfes, Stirn (7) und Nase und endet im oberen Zahnfleisch (8).

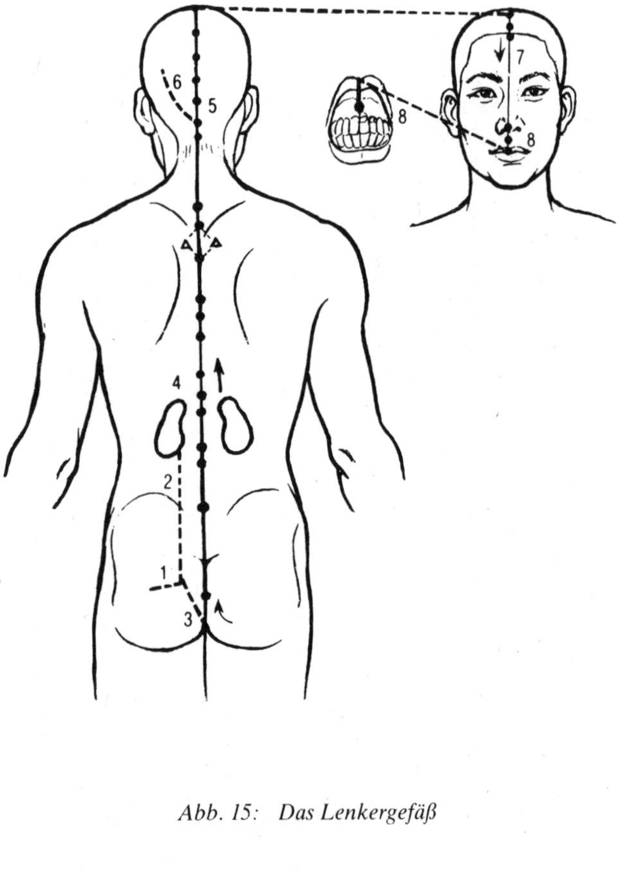

Abb. 15: Das Lenkergefäß

Abb. 16: Das Dienergefäß (*ren-mai*)

Das Dienergefäß beginnt in der Beckenhöhle, tritt am Damm zwischen Anus und äußeren Genitalien (1) an die Oberfläche und läuft über die Schamgegend nach vorne. Es steigt über die Mitte des Bauches (2) auf zu Brust und Kehle und zum Unterkiefer (3), wo es nach innen dringt und die Lippen umkreist (4) und jeweils einen Ast zu den Augen (5) sendet.

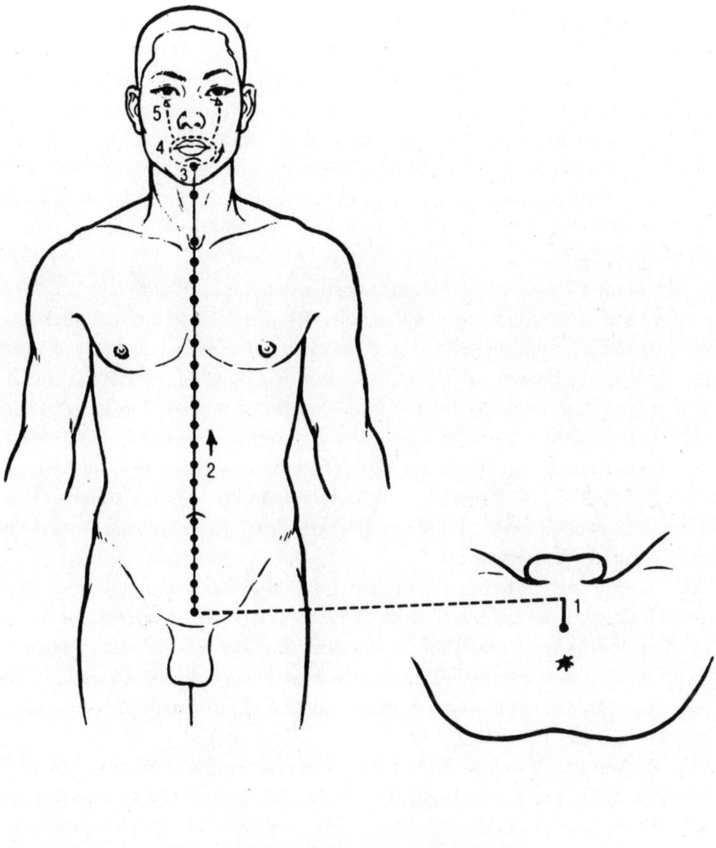

Abb. 16: Das Dienergefäß

Anmerkungen zum 4. Kapitel

1 Eine französische Übersetzung hatte das Wort «Meridian», das auch heute noch vielfach verwandt wird, in die westliche Literatur eingeführt. Tatsächlich beschreibt das Wort «Leitbahn» die Bedeutung von *jing-luo* besser als das Wort «Meridian», da ersteres das Bild einer dreidimensionalen Leitung nahelegt, die eine wirkliche Substanz enthält, während der Begriff «Meridian» lediglich eine geometrische Linie bedeutet. Manfred Porkert bezeichnet die Leitbahnen mit dem chinesisch-lateinischen Kunstwort «Sinarterien» (siehe *Die chinesische Medizin*, 1986, S. 145 und 154).

2 *Ling Shu*, 7. Abschn., 49. Kap., S. 340.

3 Bis vor kurzem nahm man im allgemeinen an, daß die Leitbahnen hypothetische Konstrukte sind, die früher entdeckte einzelne Reizpunkte miteinander verbinden. Diese Reizpunkte, so glaubte man, waren seit dem späten Steinzeitalter empirisch geprüft worden. Neue archäologische Funde in der Provinz Hunan von medizinischen Manuskripten aus der Zeit vor dem *Nei Jing* werfen jedoch ein neues Licht auf die chinesische Medizingeschichte im allgemeinen und die Entwicklung der Leitbahntheorie im speziellen. (Diese Manuskripte sind unter dem Namen «Die Seidenbücher aus dem Grabhügel Han Ma-wang» bekannt. Eine Sammlung der am besten erhaltenen Texte wurde nach dem umfangreichsten Manuskript ‹Rezepte für zweiundfünfzig Krankheiten› (*Wu-shi-er Bing-fang*) betitelt und veröffentlicht (Beijing [Wenwu Verlag] 1979).

In den beiden Texten dieser Sammlung, die sich mit Leitbahnen beschäftigen, werden nur elf Leitbahnen erwähnt, die weder im Inneren noch untereinander zu einem System verbunden sind, sondern auf der Oberfläche des Körpers zu schweben scheinen. Ihr Verlauf und ihre Richtung sind anders als bei den Leitbahnen des *Nei Jing*; sie sind weder nach den inneren Organen benannt noch in irgendeiner Weise mit letzteren verbunden. Einer der Texte bezeichnet die Leitbahnen generell mit *mai* («Gefäß» bzw. «Bahn»), im einzelnen mit «Zahngefäß», «Ohrgefäß», «Schultergefäß» etc. Dieses frühe Leitbahnensystem scheint primitiv im Vergleich zu dem einige Jahrhunderte später im *Nei Jing* beschriebenen.

Die Theorie der Beziehung zwischen Leitbahnen und Punkten wird durch diese frühen Texte auf interessante Weise auf den Kopf gestellt: In der Tat werden überhaupt keine Punkte erwähnt, nur die Leitbahnen, welche als Einflußzonen dargestellt sind, die durch Moxibustion stimuliert werden können. Diese Dokumente lassen vermuten, daß die Leitbahnen vor den Punkten bekannt waren.

4 Eine Bedeutung des chinesischen Zeichens *ren*, mit dem diese Leitbahn bezeichnet wird, ist «verantwortlich sein für» (vermutlich ist hier die Verantwortung für die Yin-Leitbahnen gemeint) oder «eine Funktion übernehmen» (deshalb «Dienergefäß» im Gegensatz zum «Lenkergefäß»). *Ren* kann aber

auch «Konzeption» (Empfängnis) bedeuten, woher die übliche englische Übersetzung (*conception vessel*) stammt.

5 Der Brauch, von vierzehn Leitbahnen zu sprechen, begann mit Hua Shous Werk ‹Ausarbeitung der vierzehn Leitbahnen› [14], das 1341 n. Chr. veröffentlicht wurde und in dem zum erstenmal das Lenkergefäß und das Dienergefäß von den acht Sonderleitbahnen getrennt und in die Gruppe der zwölf Hauptleitbahnen eingereiht wurden.

6 Das *Nei Jing* spricht, abstrakt und theoretisch, von 365 Punkten (*Su Wen*, 15. Abschn., 58. Kap., S. 291), erwähnt aber in der gesamten Diskussion nur 160 mit Namen. Die Anzahl der regulären Punkte wurde im Laufe der Zeit immer wieder revidiert und erhöht. Die folgende Tabelle (nach einem Schema in Shanghaier Akademie: Wissenschaftliche Untersuchung der Reizpunkte [86], S. 4) faßt die historische Entwicklung zusammen.

Punkte	Quellen				
	Nei Jing	‹Systematischer Klassiker der Akupunktur› (ca. 282 n. Chr.)	‹Illustriertes Werk der Reizpunkte› (1026 n. Chr.) und ‹Ausarbeitung der vierzehn Leitbahnen› (1341 n. Chr.)	‹Die Erhaltung des Lebens mit Akupunktur› (1220 n. Chr.) und ‹Das große Handbuch der Akupunktur› (1601 n. Chr.)	‹Goldener Spiegel der Medizin› (1742 n. Chr.)
Einzelne Punkte	25	49	51	51	52
Bilaterale Punkte	135	300	303	308	309
Gesamtzahl der Punkte auf den Leitbahnen	160	349	354	359	361

7 Eine relativ vollständige Präsentation der Punkte auf den an der Oberfläche liegenden Leitbahnen liefert Hao Jin-kai: Erläuternde Diagramme [76].

8 Akademie für traditionelle chinesische Medizin: *An Outline of Chinese Acupuncture*, Beijing (Foreign Languages Press) 1975, S. 181. Dieses Buch beschreibt die Punkte auch auf traditionelle Weise.

9 Der Ort dieses Punktes (Gallenblase 31, *feng-shi*, der Markt des Windes) wird zum erstenmal in Wang Shu-chuan: Die Erhaltung des Lebens mit Akupunktur und Moxibustion [21], erste Ausgabe 1220 n. Chr., S. 73, erwähnt. Die älteste Quelle der Lokalisierung eines Punktes ist normalerweise der ‹Systematische Klassiker der Akupunktur› [15], die erste systematische Präsentation der Akupunktur (Originalausgabe ca. 282 n. Chr.), die auch die Lokalisierung der Punkte enthält. Gallenblase 31 ist in diesem Werk jedoch nicht enthalten.

10 Ronald Melzack und Patrick Wall stellten die Gate-Control-Theorie im Jahre 1965 (*Science* 150 [1965], S. 971–979) auf. Obwohl sie immer noch umstritten ist, stellt sie eine einleuchtende Erklärung dar, die sehr unterschiedliche Informationen in bezug auf die Schmerzwahrnehmung zu integrieren vermag. Die Theorie postuliert, daß die Empfindung eines Schmerzes nicht das Ergebnis eines einzelnen Teils des Nervensystems ist, sondern daß jeder der spezialisierten Bereiche des gesamten Nervensystems zum Schmerzerlebnis beiträgt. Die zentrale Aussage der Gate-Control-Theorie setzt einen Schließmechanismus in den dorsalen Hinterhörnern der grauen Substanz im Rückenmark voraus, der die Menge der Informationen reguliert, welche von den peripheren Nervenfasern zu den Übertragungszellen des Rückgrats befördert werden. Diese Zellen aktivieren wiederum den Thalamus, der für den Ausdruck des Schmerzes verantwortlich ist. Der Pforten-Mechanismus überträgt mehr sensorische Schmerzinformationen, wenn der Anteil der Aktivität der Fasern mit kleinem Durchmesser (A-delta oder C) größer ist als die Aktivität von Fasern mit großem Durchmesser (A-beta). Melzack erklärt Akupunktur als einen Zustand der Schmerzlosigkeit durch Überreizung, wobei die Schmerzbefreiung auf das Phänomen der Schmerzhemmung durch die Stimulierung der Aktivität großer Fasern zurückzuführen ist. (Siehe R. Melzack und S. G. Dennis, «Neurophysiological Foundations of Pain», in *The Psychology of Pain*, hrsg. von R. A. Sternback, New York [Raven Press] 1978.)

11 Ein kontrolliertes Experiment, in dem der Blutkreislauf von zwei Ratten in Reihe verbunden wurde, brachte den ersten Beweis, daß Akupunktur neurochemische Substanzen freisetzt. Das Anbringen einer Akupunkturnadel auf Dickdarm 4 (*he-gu*) der einen Ratte hob die Schmerzschwelle in *beiden* Ratten (*American Journal of Chinese Medicine*, 2 [1974], S. 203). 1976 wurde berichtet, daß Substanzen, die von Morphinantagonisten blockiert werden, durch Akupunktur freigesetzt werden können. Im Anschluß daran wurde in der Hypophyse eine Gruppe von Substanzen gefunden, die zu den Peptiden gehören und Endorphine genannt werden (*Science*, 193 [1976], S. 1081–1086). Ein Artikel im *New England Journal of Medicine* (Vol. 296, No. 5, 1977, S. 266–271) berichtet, daß das stärkste Endorphin «5000- bis 10 000mal stärker ist als Morphin», und weiter, daß Endorphine ADH (Antidiuretisches Hormon) im Hypophysenhinterlappen freisetzen und die Frei-

setzung von FSH (Follikelstimulierendes Hormon) und ACTH (Adrenocorticotropes Hormon) im Hypophysenvorderlappen unterstützen. Der Artikel zieht den Schluß, daß diese Gruppe von Chemikalien durch die Hypothalamus-Hypophyse-Achse zu funktionieren scheinen.
Dr. Bruce Pomeranz u. a. an der Universität von Toronto untersuchten die Reaktion von Tieren auf schmerzhafte Stimuli, nachdem sie akupunktiert wurden. Das Ergebnis bestätigte zum einen die Abnahme der Signale, die von den schmerzempfänglichen Zellen im Rückgrat kommen (*Experimental Neurology*, 54 [1977], S. 172), zum zweiten die Tatsache, daß die Erhöhung der Schmerzschwelle mit Naloxone (einem Morphinantagonisten) blockiert werden kann und deshalb die Gegenwart von Endorphinen impliziert; außerdem wurde festgestellt, daß wenigstens zwei verschiedene hormonell induzierte Systeme in diesen Prozeß verwickelt sind, abhängig von der Frequenz der Stimulation (*Life Sciences*, 19 [1976], S. 1957; 25 [1979], S. 1957). Diese Beziehung zwischen Schmerzfreiheit durch Akupunktur und Endorphinen hat im Bereich der wissenschaftlichen Forschung ziemliche Aufregung verursacht. Dr. Pomeranz untermauerte die Theorie der Endorphinbeziehung im folgenden durch Experimente mit Mausstämmen, die einen Mangel an Opiatrezeptoren aufwiesen. Im Gegensatz zu ihren normalen Artgenossen entwickeln diese Mäuse keine Schmerzfreiheit durch Akupunktur (*Nature*, 273 [1978], S. 675). Zusätzliche Beweise wurden durch den Gebrauch von Dextronaloxone erbracht, ein Stereoisomer der aktiven Substanz Levonaloxone, welches nicht in die Rezeptorbindestelle paßt und den schmerzbefreienden Effekt der Akupunktur nicht blockiert (*Life Science*, 26 [1980], S. 631).
Klinische Versuche mit experimentell induzierten Schmerzen bei Menschen und Schmerzfreiheit durch Akupunktur haben bestätigt, daß eine Erhöhung der Schmerzschwelle sowie eine Abnahme des Bedürfnisses, einen Reiz als schmerzhaft zu melden, besteht (D. J. Mayer u. a., in *Brain Research*, 121 [1977], S. 368, und C. R. Chapman u. a., in *Pain*, 2 [1976], S. 265). Die Wirkung von Naloxone auf die Umkehrung der Schmerzfreiheit durch Akupunktur beim Menschen ist immer noch strittig (Chapman u. a., in *Pain*, 9 [1980], S. 183).

12 Die Erforschung des möglichen Mechanismus hinter der Akupunktur befindet sich noch in den Kinderschuhen (siehe Anm. 11). Die modernen chinesischen Untersuchungen zur Wirkung und Anwendung der Akupunktur aus einer modernen biochemischen und physiologischen Sicht sind für westliche Maßstäbe schwach in der Argumentation und mangelhaft in der Anlage. Da geeignete Kontrollmaßnahmen und grundlegende Studien fehlen, können diese Forschungsarbeiten eher als klinische Beobachtungen bezeichnet werden. Manchmal bewegen sie sich an der Grenze zur Anekdote. Nichtsdestoweniger mögen diese beobachtenden Untersuchungen einer potentiell brauchbaren wissenschaftlichen Erforschung im Westen den Weg weisen.

Eine Zusammenfassung der chinesischen Forschungsarbeiten erschien in Shanghaier Akademie: Akupunktur [85], S. 399–408. Die englische Übersetzung dieses Textes von O'Connor und Bensky (Chicago [Eastland Press] 1981) ist ausgezeichnet. Das 10. Kap. enthält eine Liste der Menschen- und Tierversuche, die im modernen China durchgeführt wurden. Die weitgestreuten Ergebnisse berichten von allen physiologischen Systemen eine Veränderung. Im folgenden einige Beispiele:

a) Das Nadeln von Magen 36 (*zu-san-li*) stärkt die Darmbewegung (Muskelkontraktionen bei Tieren, Bariumdurchgangszeit bei Menschen). Andere Punkte entspannen den Darm.
b) Das Nadeln von Dickdarm 4 (*he-gu*) und Dreifachem Erwärmer 5 (*wai-guan*) verursacht Vasodilation (Gefäßerweiterung) und senkt den Blutdruck. Das Nadeln von Herzbeutel 6 (*nei-guan*) verursacht Gefäßverengung (vorteilhaft bei niedrigem Blutdruck).
c) Der Herzschlag kann reguliert werden: ein schneller kann verlangsamt, ein langsamer erhöht werden. Die allgemeine Tendenz richtet sich auf Verminderung der Herzfrequenz und Stärkung der Herzmuskelkontraktion.
d) Das Nadeln von Magen 36 (*zu-san-li*) und Dickdarm 4 (*he-gu*) erhöht den Blutspiegel (manchmal um einen Faktor von zwei bis drei) von 17-Hydroxycorticosteroid, ein Ergebnis, das eine beträchtliche Zeitperiode gehalten werden kann.
e) Das Shenyanger Forschungsinstitut für Wissenschaft und Medizin fand mit direkten Meßmethoden, daß sich der ACTH-Gehalt im Blut weißer Ratten merklich erhöhte, nachdem sie Elektroakupunktur erhielten.
f) Das Nadeln verschiedener Punkte beeinflußt Oxytocin-, Vasopressin-, Noradrenalin-, FSH- und Prolactinwerte.
g) Das Immunsystem kann stimuliert werden: Patienten mit bakterieller Dysenterie (Ruhr) zeigen 3 Std. nach der Akupunkturbehandlung einen Anstieg der Phagozytose, der 12 Std. nach der Behandlung seinen Höhepunkt erreicht. Elektroakupunktur (eine moderne Technik, bei der die Nadeln an Strom mit niedriger Spannung angeschlossen werden) erzielte den höchsten, normale Akupunktur einen geringeren Wirkungsgrad, und Moxibustion lag an letzter Stelle.
Der Anstieg der Leukozytenzahl bei Hasen erreichte 3 Std. nach Akupunkturbehandlung seinen Höhepunkt.
h) Das Nadeln zahlreicher Punkte erhöhte (im Vergleich mit Kontrollen) die Konzentration von Acetylcholin im Gehirn von Tieren. Dies weist auf einen Zustand verminderter Erregbarkeit hin, wie bei Analgesie und Anästhesie.

Der umfassendste und neueste Bericht zur Akupunkturforschung in China findet sich in ‹Neue Entwicklungen der Akupunkturforschung› (*Zhen-jiu yan-jiu jin-zhan*), hrsg. vom Forschungsinstitut für traditionelle chinesische Medizin, Beijing (Volksverlag) 1981.

13 Von der Tang-Dynastie (618–907 n. Chr.) an entwickelte sich die Heilkräutertherapie eindeutig zum dominierenden Zweig der chinesischen Medizin. In früheren Zeitperioden scheint man sich mehr auf Akupunktur konzentriert zu haben. Das *Nei Jing* erwähnt z. B. nur zwei Kräuterrezepte.

14 Jiangsuer Akademie für Neue Medizin: Enzyklopädisches Arzneibuch der traditionellen chinesischen Medizin [32].

15 Wie seltsam diese Arzneimittel auch erscheinen mögen – es konnte doch eine wissenschaftliche Grundlage für einige ihrer Wirkungsweisen gefunden werden (das trifft für die meisten Eintragungen der *Materia medica* zu). Beide traditionellen Medikamente haben eine sehr starke Wirkung auf die Kontraktionskraft des Herzmuskels sowie auch andere, von der westlichen Wissenschaft bewiesene Verwendungszwecke. Siehe Zhongshaner Akademie für Medizin: Die klinische Verwendung chinesischer Arzneimittel [92], S. 459, 566. Der Wirkstoff Ephedrin hielt seinen Einzug in die moderne westliche Medizin durch wissenschaftliche Analysen des chinesischen Heilkrauts *Ephedra* Anfang des 20. Jahrhunderts. (C. P. Li: *Chinese Herbal Medicine*, Washington, D.C., John E. Fogarty International Center, U.S. Dept. of HEW, NIH, 1974, S. 5.)

16 Die Abb. 3 bis 16 stammen aus *An Outline of Chinese Acupuncture* von der Akademie für traditionelle chinesische Medizin, Beijing (Foreign Languages Press) 1975. Die älteste Beschreibung der Leitbahnen, jedoch ohne Reizpunkte, findet sich im *Ling Shu*, 3. Abschn., 10. Kap.

5. Die Quelle der Disharmonie: Stürmisches Wetter

Zu Beginn meines Studiums in China konnte ich mich des Eindrucks nicht erwehren, daß der chinesische Krankheitsbegriff – die Vorstellungen wie das Vokabular – nicht nur ungewöhnlich und mysteriös, sondern schlicht und einfach lächerlich ist. Es schien mir zu simpel, wie die Chinesen von Feuchtigkeit, Wind oder Hitze als krankheitsauslösenden Faktoren sprachen. Dann, eines Abends, beim Essen mit der chinesischen Familie, bei der ich wohnte, verließ eine Frau aufgrund eines «Kopf-Windes» den Tisch. Dieser Vorfall machte mir deutlich, in welchem Maße meine medizinischen Vorstellungen kulturell geprägt waren. Für meine chinesischen Freunde stellte der Begriff «Kopf-Wind» ganz und gar nichts Fremdartiges dar – er gehörte zu einem realen System wie die Grippe im Westen. Die Chinesen gehen mit ihren medizinischen Kenntnissen einfach auf andere Art und Weise um.

Sie befassen sich wenig mit Ursache und Wirkung beziehungsweise mit der Entdeckung *dieser* Ursache, die in geradlinig fortschreitender Folge *jene* Wirkung erzeugt. Sie achten vielmehr auf die Beziehungen und Muster der Phänomene und bilden deshalb ihre Ideen vom Ursprung einer Krankheit aus einer anderen Perspektive als wir im Westen.

Tatsächlich haben die Chinesen keine großartig entwickelte Theorie über die Krankheitsentstehung. Sie nehmen gewisse Faktoren wahr, die den Körper beeinflussen und die mit westlichen Begriffen als Ursachen bezeichnet werden könnten. Daher ist es für das westliche Denken verführerisch, sie als solche zu beschreiben, obwohl sie im chinesischen Sinne keine eigentlichen Ursachen darstellen. Nehmen wir die Feuchtigkeit als Beispiel. In China wie im Westen spricht man davon, daß jemand krank wurde, weil er im Regen spazierenging oder seine Füße naß wurden oder weil er in einem feuchten Kellerraum wohnt. Für die Chinesen schlägt sich die Feuchtigkeit aber in einem *Muster* der Feuchtigkeit nieder; es gibt keinen Unterschied zwischen der Erkrankung selbst und ihrer Ursache, und die Frage nach der Ursache wird in der Tat zur Nebensache. In diesem Sinne ist das Wort *Ursache* fast synonym mit *Wirkung*. Was im ersten Augenblick als Ursache erscheint, ist ein Bestandteil des Musters; es ist von der Wirkung weder zu unterscheiden noch zu trennen. Denken in Mustern (siehe 7. Kapitel) schließt die Ursache mit ein, definiert sie in den Begriffen der Wirkung, macht sie zum Teil des Ganzen. Was wir im Westen Ursache nennen, ist für die Chinesen von geringer Bedeutung – die linearen Kausalitätsvorstellungen werden zu Kreisläufen.

Nichtsdestoweniger sprechen Laien und auch Ärzte von drei Kategorien «Krankheitsauslösender Faktoren», wenn die Frage nach dem «Warum» einer Disharmonie gestellt wird: Umgebung, emotionale Einstellung und Lebensweise. Manchmal werden im täglichen Leben diese Faktoren als eine Art Ursache betrachtet. So nimmt man zum Beispiel an, daß Feuchtigkeit in bestimmten Personen zu bestimmten Zeiten Krankheit «verursachen» kann. Freunde, Verwandte und Nachbarn raten zum Gebrauch eines Regenmantels oder zum Auszug aus einer feuchten Kellerwohnung. Lehrer, Eltern und Philosophen empfehlen in Übereinstimmung mit den Ärzten eine bestimmte Lebensweise oder mißbilligen ungesunde Aktivitäten. Sie schlagen eine Veränderung der emotionalen Einstellung oder der Umgebung vor, wenn sich eine Person unwohl fühlt oder krank zu sein scheint. Die Erteilung solcher Ratschläge ist nicht nur die Angelegenheit von Ärzten, sondern auch von Lehrern, Gruppenleitern und Freunden. Hält man sich an das von der Gesellschaft vorgeschriebene Verhalten, dessen gesunder und positiver Wert vorausgesetzt wird, so kann das die Arbeit des Arztes unterstützen.

Im präziseren und spezielleren Rahmen der Medizin ist das Denken in Mustern jedoch deutlicher ausgeprägt als im gemeinen Volk. Für den Arzt stellt die Feuchtigkeit als Krankheitsursache eine weniger wichtige Perspektive dar. Er nimmt die feuchte Kellerwohnung als eine Tatsache zur Kenntnis, als ein Stück Information, ein

Zeichen, das mit anderen zusammen in Betracht zu ziehen ist. Er mag dem Patienten sogar raten, umzuziehen (d. h. er behandelt die Feuchtigkeit in diesem Fall als eine Ursache); sein Hauptanliegen besteht jedoch darin, diesem einzelnen Zeichen seinen Platz innerhalb der Gesamtheit der Zeichen zuzuweisen. Der Arzt sieht die Feuchtigkeit als *ein* Element des Disharmoniemusters, das nicht notwendigerweise als eine der Behandlung bedürftige Ursache abgesondert werden muß. Die Feuchtigkeit stellt lediglich einen Aspekt des Bildes dar; andere Menschen werden in der feuchten Kellerwohnung nicht krank. Folglich geht noch etwas anderes im Patienten vor, was ihn dafür empfänglich macht. Der Blick des Arztes sucht unweigerlich das vollständige Arrangement der Zeichen. Kann der Patient aus der feuchten Kellerwohnung nicht ausziehen, wird der Arzt versuchen, seine Empfindlichkeit gegenüber Feuchtigkeit auszuschalten und ihn dadurch wieder ins Gleichgewicht zu bringen. Und selbst wenn der Patient in der Lage ist, die Wohnung zu wechseln, muß das Ziel der Behandlung dennoch im Wiederausgleich des Disharmoniemusters liegen, das dem Patienten innewohnt und ihn empfindlich gegen Feuchtigkeit macht.

Das Ausmaß der Aufmerksamkeit, die der chinesische Arzt solchen Beziehungen schenkt, weist uns auf eine andere, wichtigere Sichtweise der Feuchtigkeit hin – als individuelles und gleichzeitig universales Muster. Die Feuchtigkeit bildet ein Muster aus Eigenschaften und Ereignissen, das eine Person mit der Umwelt verbindet. Der Mensch stellt einen Mikrokosmos dar, der dieselben Aspekte manifestiert wie der Makrokosmos. Feuchtigkeit in der Umwelt ist naß, schwer, matschig und schleichend; Feuchtigkeit im Körper macht eine Person schwer, aufgedunsen und langsam. Eine Person mit einer «sumpfigen» innerlichen Beschaffenheit kann diese körperlichen Zeichen aufweisen, ohne je mit einem Tropfen Feuchtigkeit von außen in Berührung gekommen zu sein. Sicherlich darf man nicht ausschließen, daß Feuchtigkeit außerhalb des Körpers eine Störung der Feuchtigkeit innerhalb des Körpers herbeiführen kann; Kontakt mit der Feuchtigkeit in einem ursächlichen Sinn ist dabei aber nicht Bedingung. Die Wahrscheinlichkeit, daß man sich eine feuchte Krankheit zuzieht, ist in London zwar größer, aber auch in der Sahara ist das möglich. Auf Feuchtigkeit wird aufgrund innerer Abläufe geschlossen, nicht aufgrund des Wissens um äußerlichen Kontakt. Die Störung wird nicht von der Feuchtigkeit *verursacht*, die Störung *ist* Feuchtigkeit; die Ursache ist die Wirkung, die Linie ein Kreis. Die chinesische Medizin sieht die körperliche Beschaffenheit als ein Abbild der Beschaffenheit der Natur – und deshalb beschreibt sie die Disharmoniemuster des Körpers mit Bildern natürlicher Eigenschaften und Ereignisse.

Auf die Frage «Warum werden Leute krank?» mögen die Chinesen zwar antworten, daß die Umstände der drei oben erwähnten Kategorien (Umwelt, Gefühlswelt, Lebensweise) Krankheiten «erzeugen». Aber obwohl der eine oder andere dieser Faktoren zu Beginn der Krankheit im Spiel sein mag, wird er nie getrennt von der Krankheit gesehen, sondern immer als Element des Gewebes, als nur *eines* der Zeichen und Symptome, aus denen die Diagnose gewebt wird.

Die Sechs Bösartigen Einflüsse (*liu-yin*)

Die Umweltfaktoren, die beim Krankwerden eine Rolle spielen, werden die «Sechs Bösartigen Einflüsse» oder auch die «Sechs Übel» (*liu-xie*) genannt.[1] Sie stellen zugleich sechs klimatische Phänomene dar: Wind, Kälte, Feuer oder Hitze, Feuchtigkeit, Trockenheit und Sommerhitze.[2]

Ein Netzwerk der Aktivität von komplementären Kräften, die sich gegenseitig erzeugen und begrenzen, erhält das Gleichgewicht von Yin und Yang im gesunden Körper aufrecht. Das Qi bewegt das Blut und hält es gleichzeitig im Zaum; das Herz speichert Shen und bringt ebenfalls das Blut in Bewegung; die Milz beherrscht die Aufwärts-, der Magen die Abwärtsbewegung; die Leber beherrscht das Verbreiten, die Nieren beherrschen das Speichern; die Lunge beherrscht das Zirkulieren und Absteigen des Qi; die Nieren leiten das Ergreifen des Qi. Wenn dieses Gleichgewicht gestört ist, geraten Yin und Yang aus dem Lot; dann ist der Körper für die schädigende Wirkung Bösartiger Einflüsse empfänglich. Der Bösartige Einfluß an sich ist ein natürliches Ereignis, das aber dem Körper dann gefährlich wird, wenn dieser in unangemessener Beziehung zu ihm steht.

Wenn der Körper durch eine Yin- oder Yang-Disharmonie geschwächt ist, kann ein klimatisches Phänomen eindringen und zu einem Bösartigen Einfluß werden. Ein Konflikt zwischen Qi und Bösartigem Einfluß findet statt: Letzterer trifft zuerst auf das Abwehr-Qi, und wenn dieses stark genug ist, weist es den Bösartigen Einfluß zurück und das Individuum erholt sich. Ist das Qi aber schwach oder der Einfluß sehr stark, so entwickelt sich die Erkrankung, geht tiefer und zieht nach und nach die inneren Organe in Mitleidenschaft.

Erkrankungen, die durch den Einfall eines Bösartigen Einflusses erzeugt werden, treten normalerweise plötzlich auf, ohne vorherige Warnung. Sie sind durch Abneigung gegen den jeweiligen Einfluß charakterisiert (z. B. Furcht vor Kälte, Abneigung gegen Wind) sowie durch Fieber, Frösteln, Gliederschmerzen, allgemeine Unpäßlichkeit. Diese Symptome werden als Auswirkung des Kampfes zwischen dem Abwehr-Qi und dem Bösartigen Einfluß verstanden.

Dringt ein solcher Einfluß von außen in den Körper ein, wird er als Äußerer Bösartiger Einfluß bezeichnet. Der Bösartige Einfluß kann aber auch innerlich entstehen.[3] Ähnliche Zeichen und Symptome werden sich dann zeigen; der wesentliche Unterschied liegt im nichtakuten Auftreten. Häufig fehlen auch die Fieber- und Fröstelsymptome. Ein Äußerer Bösartiger Einfluß begleitet normalerweise akute Erkrankungen, während ein Innerer Bösartiger Einfluß mit einer chronischen Krankheit einhergeht. Alle Bösartigen Einflüsse stellen jedoch in Wirklichkeit nur Modelle für körperliche Prozesse dar, die klimatische Bedingungen nachahmen und dementsprechend behandelt werden.

In der folgenden Beschreibung der Einflüsse werden sowohl die äußeren als auch die inneren Aspekte besprochen.

Wind (*feng*)

Wind im Körper gleicht dem Wind in der Natur. Beides ist Bewegung sowie das, was Bewegung in dem erzeugt, was sonst still wäre. Wind erzeugt Veränderung und treibt das voran, was sonst langsam und gleichmäßig wäre. Er läßt die Dinge plötzlich erscheinen und rasch verschwinden. So wie der Wind in die Blätter und Zweige eines Baumes fährt, wirkt er auf den Körper. Er stellt ein Yang-Phänomen dar.

Der Wind wird mit dem Frühling assoziiert; eine Winddisharmonie kann jedoch in jeder Jahreszeit auftreten. Die Assoziation eines Bösartigen Einflusses mit einer Jahreszeit ist potentieller Art: Der Körper reagiert im Frühling empfindlicher auf Windeinflüsse. Doch auch wenn diese Verbindung zwischen Körper und Umwelt im allgemeinen gilt, kann der Wind auch in einer anderen Jahreszeit schädigend auf die innere Dynamik des Körpers einwirken, ohne sie im Frühjahr zu schädigen. Die Beziehung zwischen dem Bösartigen Einfluß und der Jahreszeit ist eine poetische, aber auch eine wirkliche – sie bedeutet, daß der Mikrokosmos am Leben des Makrokosmos teilnimmt.

Wind ist ein Bösartiger Einfluß, der selten allein auftritt. Gewöhnlich wird er von einem anderen Bösartigen Einfluß (z. B. Kälte oder Feuchtigkeit) begleitet; die Anwesenheit des Windes erlaubt oder fördert sogar das Eindringen eines anderen Einflusses. Deshalb sagt das *Nei Jing*: «Durch den Wind entwickeln sich die Hundert Krankheiten.»[4] Da der Wind «leicht und luftig» ist, spricht das *Nei Jing* auch davon, daß «die oberen Körperzonen den Einfluß des Windes als erste zu spüren bekommen».[5] Er bewegt sich also vorzugsweise nach oben beziehungsweise außen und tritt vor allem in den oberen und äußeren Regionen des Körpers in Erscheinung: Gesicht, Haut, Schweißdrüsen und Lunge.

Wind bedeutet Bewegung; folglich macht er sich durch wandernde Schmerzen, Jucken beziehungsweise Hautausschläge, die die Stelle wechseln, Spasmen, Zittern der Gliedmaßen, Zuckungen, Benommenheit oder Tetanie bemerkbar. Das *Nei Jing* faßt zusammen: «Der Wind ist ein Meister der Bewegung und vieler Veränderungen.»[6]

Als Äußerer Bösartiger Einfluß wird der Wind «Äußerer Wind» genannt; wie bei allen Äußeren Bösartigen Einflüssen ist er durch die Plötzlichkeit seines Auftretens charakterisiert. Typische Symptome für den Äußeren Wind sind: Fieber (ein Zeichen für den Konflikt zwischen Qi und Äußerem Einfluß), Abneigung gegen Zug, Schweißausbrüche, plötzliche Kopfschmerzen, verstopfte Nasenwege, rauher Hals beziehungsweise Kitzeln im Hals. Da er gewöhnlich von einem anderen Bösartigen Einfluß begleitet wird, sind dessen Symptome zusätzlich vorhanden. Äußerer Wind gleicht häufig dem, was die westliche Medizin den Beginn einer infektiösen oder ansteckenden Krankheit nennt.

Der «Innere Wind» geht mit einer chronischen Disharmonie – gewöhnlich, aber nicht ausschließlich der Leber – einher. Die Leber ist für die gleichmäßige und sanfte Bewegung im Körper verantwortlich und reagiert deshalb besonders empfindlich auf außergewöhnliche Bewegung – ein Zustand, der als Wind beschrieben wurde. Innerer Wind kann sich in Benommenheit, Ohrensausen, Taubheit der Gliedmaßen, Zittern, Zuckungen und Apoplexie (Schlaganfall) manifestieren.

Klinisches Beispiel: Die westliche Diagnose lautet: Entzündung der oberen Atemwege. Der Patient fröstelt, hat eine verstopfte Nase, leichtes Fieber, Kopf- und Leibschmerzen. Der chinesische Arzt diagnostiziert das Disharmoniemuster «Äußerer Wind und Kälte, die in den Körper eindringen». Die Behandlung erfordert Ableitung des Windes durch Akupunktur von Punkten wie Gallenblase 20 (*feng-chi*, der Teich des Windes) und durch bestimmte Kräuter, wie zum Beispiel frischen Ingwer, der in die Lungen-Leitbahn eintritt und Schwitzen einleitet, was Wind und Kälte vertreibt.[7]

Kälte (*han*)

Kälte stellt im Körper wie in der Natur ein Yin-Phänomen dar. Sie wird mit dem Winter assoziiert wie der Wind mit dem Frühling, tritt aber wiederum nicht nur in der ihr zugehörigen Jahreszeit auf. Eine kühle Brise im Sommer mag sehr wohl ein Muster Äußerer Kälte hervorrufen, besonders wenn ein Individuum aufgrund schon existierender innerer Disharmonie empfindlich ist. Generell jedoch verschlimmert kaltes Wetter einen Kältezustand im Körper.

Das wichtigste Zeichen für einen Kälteeinfluß ist natürlich das Kälteempfinden des Patienten. Der ganze Körper oder nur Teile davon können sich kalt anfühlen oder eine blasse, eisige Erscheinung bieten. Der Patient hat oft eine deutliche Abneigung gegen

Kälte und sucht das Warme, zum Beispiel in Form einer Wärmflasche oder eines zusätzlichen Pullovers.

Kälte im Körper wirkt zudem wie Kälte in der Natur: Sie zieht die Dinge zusammen und behindert damit die natürliche Bewegung. Sie läßt die Dinge erstarren, führt zu verlangsamter Bewegung, Unteraktivität und einer Art Winterschlaf. Kälte in den Leitbahnen kann die Zirkulation von Qi oder Blut blockieren, was zu starken, stechenden, krampfartigen Schmerzen führt, die teilweise auf Wärmebehandlung ansprechen. Kälte in den Leitbahnen der Gliedmaßen kann Krämpfe und Steifheit zur Folge haben. Das *Nei Jing* bemerkt: «Wenn Kälte in die Leitbahnen eindringt, folgt Bewegungshemmung... das Qi kann nicht durchdringen, und schließlich stellen sich Schmerzen ein.»[8] Mit Kälte verbundene Ausscheidungen und Absonderungen sehen klar oder weißgefroren aus: klarer Schleim oder Urin, klares Sputum oder Erbrochenes, klarer beziehungsweise weißlicher Durchfall. Das *Nei Jing* sagt: «Kälte ist wäßrig, durchscheinend, klar und kühl.»[9]

Wie alle anderen Äußeren Bösartigen Einflüsse greift Äußere Kälte den Körper ohne Vorwarnung an. Typische Symptome sind: Abneigung gegen Kälte, Frösteln, leichtes Fieber, Kopf- und Leibschmerzen; gewöhnlich ist das Frösteln ausgeprägter als das Fieber, das als Anstrengung des Körpers interpretiert wird, die Kälte abzuweisen. Da Kälte die Poren zusammenzieht, schwitzt der Patient wenig.

Innere Kälte geht mit Yang-Mangel einher. Yang bedeutet Hitze und Aktivität; folglich wird ein Körper mit einem Yang-Mangel kalt und langsam. Innere Kälte stellt normalerweise einen chronischen Zustand dar und zeichnet sich durch Unteraktivität und generelle Langsamkeit aus. Der ganze Körper oder einzelne Teile davon sind kalt; die Person hat oft ein übermäßiges Schlafbedürfnis und sucht Wärme. Die Nieren sind am häufigsten in eine Innere Kältedisharmonie verwickelt: Sie besitzen das Feuer der Lebenspforte und damit die Yang-Quelle des Körpers.

Klinisches Beispiel: Ein männlicher Patient klagt über immer häufiger auftretende Schwierigkeiten beim Wasserlassen und tröpfelnden Urin. Der westliche Arzt diagnostiziert eine Prostataerkrankung (gutartige Prostatavergrößerung). Der daraufhin konsultierte chinesische Arzt nimmt das blasse Gesicht des Patienten zur Kenntnis. Ihm fällt auf, daß er besonders dicke Pullover trägt. Der Patient erzählt, daß er schon immer eine Abneigung gegen Kälte hatte und zusammengerollt schläft. Diese Zeichen, in Kombination mit einem tiefen und langsamen Puls und einer blassen, nassen Zunge, deuten auf Innere Kälte. Vermutlich wird der Arzt Moxibustion auf Punkten wie Lenkergefäß 4 (*ming-men*, die Lebenspforte) und Niere 2 (*rang-gu*, das Lodernde Tal) anwenden, um das Nieren-Qi zu stärken. Er könnte auch einen Absud vom Kokon der Gottesanbeterin (*Mantis religiosa*) verschreiben, der in die Nieren-Leitbahn eintritt und das Feuer der Lebenspforte stärkt beziehungsweise ausgleicht.[10]

Hitze (*re*) oder Feuer (*huo*)

Generell sind diese beiden Begriffe austauschbar, obgleich sich Hitze normalerweise auf einen Äußeren und Feuer auf einen Inneren Bösartigen Einfluß bezieht. Das Feuer stellt jedoch auch den Yang-Aspekt des Körpers dar, eines der beiden Prinzipien, die im Gleichgewicht gehalten werden müssen. Das normale Feuer des Körpers darf nicht mit dem Feuer des Bösartigen Einflusses verwechselt werden, das als Quelle der Disharmonie gilt.

Hitze und Feuer sind aufgrund ihrer Eigenschaften (heiß und aktiv) ein Yang-Phänomen. Sie werden mit dem Sommer assoziiert, bleiben aber nicht auf ihn beschränkt; die körperlichen Zeichen gleichen wieder der Erscheinung in der Natur. Die Anwesenheit eines Bösartigen Hitzeeinflusses führt zu Hitzeempfindungen im ganzen Körper oder einzelnen Teilen, oder läßt diese heiß aussehen. Der Betroffene lehnt Wärme ab und zieht Kälte vor. Zeichen wie hohes Fieber, ein rotes Gesicht, rote Augen und dunkler, rötlicher Urin tauchen auf. Die Hitze kann sich auch in einer begrenzten Oberfläche des Körpers sammeln und «Feuergift» erzeugen (was in der westlichen Medizin örtliche Entzündung genannt würde); die Symptome dafür: Beulen, Karbunkel, rötliche Geschwüre oder andere Hautveränderungen, die rot, geschwollen, erhaben und schmerzend sind. Mit Hitze beziehungsweise Feuer verbundene Absonderungen und Ausscheidungen sind klebrig, dick und fühlen sich heiß an: Husten mit dickem, gelbem Schleim oder Stuhlgang mit Schleim und Blut, von brennenden Gefühlen im Anus begleitet. Bösartige Hitze- oder Feuereinflüsse können den Körper austrocknen und zu einem Säftemangel führen. Demzufolge deuten eine trockene Zunge, ungewöhnlicher Durst, trockener Stuhl oder spärlicher Urin auf die Anwesenheit dieses Bösartigen Einflusses hin.

Als ein Yang-Phänomen ruft der Bösartige Hitzeeinfluß (wie der Wind) Bewegung hervor. Jedoch ist der Wind beweglicher und seine Bewegungsart zittrig, spasmisch, plötzlich oder abrupt. Von der Hitze heißt es, daß sie «ungezügelte Bewegung» vor allem von Blut und Shen hervorruft. Im Blut kann diese Art der Bewegung zu Blutungen oder roten Hautausschlägen führen. «Ungezügelte Bewegung» des Shen zeigt sich in verwirrter Rede oder Delirium (zum Beispiel bei einem Patienten mit hohem Fieber).

Kennzeichen Äußerer Hitze sind hohes Fieber, Kopfweh (da Wärme aufsteigt), geschwollener und rauher Hals, trockener Mund, großer Durst, Verlangen nach Kälte, manchmal blutiger Auswurf, Hautausschläge, Reizbarkeit, Delirium. Gewöhnlich tritt mit Hitze höheres Fieber als mit Kälte auf, weniger oder gar kein Frösteln, mehr Kopf- und weniger Leibschmerzen. Dies ergibt sich aus der Tatsache, daß die Hitze nach oben steigt und die Leitbahnen weniger blockiert als die Kälte. Wie üblich bei Äußeren Einflüssen, setzt die Krankheit plötzlich ein.

Das Innere Feuer entwickelt sich aus den Yin- und Yang-Disharmonien der Organe. Es wird im 7. Kapitel besprochen.

Klinisches Beispiel: Eine Patientin bekommt plötzlich hohes Fieber und einen rauhen Hals; sie hat ein rotes Gesicht, einen trokkenen, stoßweisen Husten und keine Abneigung gegen Kälte. Ein westlicher Arzt setzt eine Kultur an und entdeckt Gruppe A β-hämolytische *Streptococci*. Antibiotika eliminieren die Beschwerden. Ein chinesischer Arzt hätte höchstwahrscheinlich einen Bösartigen Hitzeeinfluß diagnostiziert und Heilkräuter wie *Coptis sinensis* und *Scutellaria baicalensis* (Helmkraut) verschrieben, die das Feuer auseinandertreiben und kühlen. Die Heilung würde langsamer vonstatten gehen als mit Antibiotika, aber ebenso effektiv sein. (Westliche Experimente haben übrigens bewiesen, daß sowohl *Coptis* als auch *Scutellaria* das Wachstum von Streptokokken hemmen.) Die Akupunktur von Punkten wie Dickdarm 4 (*he-gu*, die Benachbarten Täler) zur Kühlung des Feuers hätte in diesem Fall symptomatische Erleichterung gebracht sowie die Resistenz des Organismus erhöht, wäre aber weniger effektiv gewesen als die Heilkräuter.[11]

Feuchtigkeit (*shi*)

Bösartige Feuchtigkeitseinflüsse reproduzieren im Körper die Eigenschaften der Feuchtigkeit in der Natur. Da Feuchtigkeit naß, schwer und träge ist, ist sie Yin. In der Theorie ist sie assoziiert mit dem, was die Chinesen «langer Sommer» nennen (Spätsommer); tatsächlich wird sie jedoch mit dem feuchten Wetter jeder Jahreszeit in Zusammenhang gebracht. Das Leben und Arbeiten in feuchter Umgebung, oder auch das Tragen feuchter Kleidung erleichtert ihr das Eindringen in den Körper.

Feuchtigkeit ist schwer, trübe und schleichend. Sie tendiert dazu, die Dinge nach unten zu bewegen, und deshalb sagt das *Nei Jing*: «Die unteren Körperregionen werden als erste von der Feuchtigkeit beeinflußt.»[12] Als ein Yin-Phänomen gleicht die Feuchtigkeit der Kälte, aber ihre Wirkung ist klar von der der Kälte zu unterscheiden. Die Schmerzen der Kälte sind stechend und krampfartig, die Schmerzen der Feuchtigkeit sind ziehend und vermitteln ein Gefühl der Schwere. Während einer feuchten Krankheit fühlt sich der Kopf dumpf an – «wie in einem Sack», sagen die Chinesen. Die Gliedmaßen erscheinen schwer und überempfindlich. Der Patient gibt seiner Abneigung gegen feuchte Umgebung Ausdruck. Die Feuchtigkeit produziert reichliche Absonderungen und Ausscheidungen, die meistens dick, trübe und zäh sind, zum Beispiel «Sand» in den Augen, trüber Urin, extremer Durchfall, starke Vaginalausscheidungen, mit Flüssigkeit gefüllte oder nässende Hautausschläge.

Äußere Feuchtigkeit kann leicht den Fluß des Qi blockieren, was zu Völlegefühl in Brust und Bauch, tröpfelndem Urin oder unvollständigem Wasserlassen beziehungsweise Stuhlgang führt. Sie kann in die Leitbahnen eindringen, sich in die Gliedmaßen ausbreiten und Druck, Steifheit oder Schmerzen in den Gelenken hervorrufen. Die Milz reagiert auf Feuchtigkeit besonders empfindlich. Der Verdunstungsprozeß, in dem die reinen Essenzen in Qi und Blut verwandelt werden, verlangt eine trockene Umgebung: «Die Milz liebt Trockenheit»[13], sagt ein chinesisches Sprichwort. Feuchtigkeit «bedrückt» die Milz und stört das «Emporführen des Reinen». Appetitverlust, gestörte Verdauung, Übelkeit, Durchfall und Wasseransammlungen im Bauch deuten darauf hin. Wenn zudem die Umwandlung der Essenzen durch andere Milzdisharmonien gestört ist, kann sich die Feuchtigkeit im Körper festsetzen, was dann zu einem Zustand Innerer Feuchtigkeit führt.

Den Unterschied zwischen Äußerer und Innerer Feuchtigkeit erkennt man wiederum am schnellen beziehungsweise langsamen Einsetzen der Symptome. Äußere Feuchtigkeit wird von anderen äußeren Zeichen begleitet, schlägt aber besonders leicht in Innere Feuchtigkeit um. Innere Feuchtigkeit macht eine Person für Äußere Feuchtigkeit empfänglich. Beide Störungen zeigen langwierige und stagnierende Tendenzen, einen schleichenden, langsamen Verlauf.

Klinisches Beispiel: Wir haben zwei Patienten mit bläschenförmigen Ausschlägen am Körper: Der eine hat den Ausschlag im Gesicht, der andere am unteren Rumpf. Der westliche Arzt bezeichnet beides als Gürtelrose (Herpes zoster) und verschreibt schmerzlindernde Mittel, da es in der westlichen Medizin keine Therapie für diese Viruserkrankung gibt. Ein chinesischer Arzt würde in diesem Fall zwei verschiedene Disharmoniemuster unterscheiden: Der Patient mit dem Ausschlag im Gesicht hat vermutlich eine Wind/Hitzedisharmonie, der andere, mit dem Ausschlag am unteren Rumpf, eine Feuchte-Hitze-Disharmonie. Beide Muster sind Hitzemuster, da die Bläschen rot, geschwollen und schmerzhaft sind. Sie treten aber an verschiedenen Stellen auf, weil die herbeiführenden Faktoren – die Bösartigen Einflüsse – verschiedene sind: Wind ist leicht und manifestiert sich im Gesicht; Feuchtigkeit ist schwer, sinkt nach unten und manifestiert sich im unteren Rumpf. Der chinesische Arzt würde jeden Patienten entsprechend seinem jeweiligen Disharmoniemuster behandeln. Diese Methoden der Herpesbehandlung haben sich als recht wirksam erwiesen; möglicherweise beruht dies auf der Hemmung des Viruswachstums durch die Kräuter.[14] Die Akupunktur wirkt in diesen Fällen schmerzlindernd. Nebenbei bemerkt: Eine Wahl der Kräuterbehandlung auf der Grundlage westlicher Virenkenntnis würde weniger erfolgreich ausfallen als das Kombinieren der Kräuter nach traditionellen Methoden.[15]

Schleim (*tan*) ist eine Form Innerer Feuchtigkeit. Obgleich er, genaugenommen, kein Bösartiger Einfluß ist, ist Schleim immer mit Feuchtigkeit verbunden und taucht im Zusammenhang mit einer ganzen Anzahl von Disharmonien auf.

Wir im Westen verstehen unter *Schleim* eine Absonderung der Schleimhäute. Der chinesische Begriff *tan* schließt diese Bedeutung mit ein, beinhaltet aber zusätzliche Aspekte, die ihn zu einem ganz anderen Konzept machen. *Tan* entsteht normalerweise mit Milz- oder Nierendisharmonien, die die Bewegung des Wassers im Körper beeinträchtigen. Solche Bedingungen lassen die Feuchtigkeit sich festsetzen und kondensieren, wodurch dann Schleim entsteht. Schleim ist dick und schwer, schwerer als Feuchtigkeit, kann mühelos die natürliche Bewegung im Körper lahmlegen und produziert Schwellungen, Knoten oder Tumore.

Wenn sich Schleim in der Lunge ansammelt, führt das zu von starkem Auswurf begleitetem Husten. Schleim im Herzen blockiert den Fluß des Shen; das verwirrt die Gedanken, ruft stumpfsinnige oder komaähnliche Zustände, chaotisches Verhalten oder Wahnsinn hervor. Schleim in den Leitbahnen führt zu Taubheit, Lähmung, der Entwicklung von Knoten und weichen, wandernden Tumoren. Schleim in der Kehle erzeugt das Gefühl eines Kloßes im Hals. Das Vorhandensein von Schleim im Körper zeigt sich dem Arzt vor allem auf der Zunge und im Puls: Ein dicker, «fetter» Zungenbelag und ein «schlüpfriger» Puls sind die zwei wichtigsten Anzeichen (siehe 6. Kapitel).

Trockenheit (*zao*) und Sommerhitze (*shu*)

Trockenheit und Sommerhitze sind zwei verschiedene Bösartige Einflüsse; sie sind weniger wichtig als Wind, Kälte, Hitze und

Feuchtigkeit, weil sie nicht so oft zur Beschreibung der inneren Landschaft gebraucht werden. In der klinischen Praxis sind sie entbehrlicher als in der traditionellen Theorie.

Trockenheit als Bösartiger Einfluß wird mit dem Herbst in Zusammenhang gebracht und stellt ein Yang-Phänomen dar. Sie ist verwandt mit der Hitze. Trockenheit und Hitze gehören zu einem Kontinuum, in dem die Betonung der Trockenheit mit Dehydration (Wasserverlust) und der Hitze mit Röte und Wärme (Hitze) verbunden ist. Folglich drückt sich Trockenheit durch trockene Nasenschleimhäute, Lippen und Zunge, rissige Haut und trockenen, harten Stuhl aus.

Äußere Trockenheit stört die in Zirkulation versetzende und abwärts führende Funktion der Lunge; Symptome dafür sind trockener Husten mit wenig Schleim, Asthma oder Brustschmerzen sowie die charakteristischen Zeichen der Äußeren Bösartigen Einflüsse: plötzliches Einsetzen, Fieber, Leibschmerzen. Die wenigen Disharmonien, die mit Innerer Trockenheit zu tun haben, werden im 8. Kapitel besprochen.

Sommerhitze besteht nur als Äußerer Bösartiger Einfluß; er ist immer mit zu großer Hitzeeinwirkung verbunden. Zu den Symptomen gehören plötzliches, hohes Fieber und starkes Schwitzen. Sommerhitze schädigt das Qi; sie verursacht deshalb Erschöpfung und schwächt die Säfte. Sommerhitze tritt oft zusammen mit Feuchtigkeit auf.

Die Sechs Bösartigen Einflüsse, ob Äußere oder Innere, können niemals vom Körper isoliert, sondern nur durch die begleitenden Zeichen und Symptome wahrgenommen werden. Und diese sind wiederum nur ein Aspekt des gesamten Disharmoniemusters, das stets mehr beinhaltet als nur einen einzelnen Einfluß. Die Feuchtigkeit, mit der eine Disharmonie beginnt, ist selbst Teil der Disharmonie, und die Disharmonie trägt zum Zustand von Feuchtigkeit bei – die lineare Idee von Ursache und Wirkung schließt sich in der chinesischen Medizin zum Kreis, weil das Denken in Mustern die einzelnen Teile in ein größeres Ganzes eingliedert.

Feuchtigkeit, Wind, Kälte und andere klimatische Phänomene werden schließlich zu Beschreibungen körperlicher Zustände – Metaphern, die das, was im Körper vorgeht, im Vergleich mit den Vorgängen in der Natur beschreiben. Gegenüber dem Gesamtmuster ist die Ursache zweitrangig. In der Tat kann in bestimmten Fällen der Kontakt mit Feuchtigkeit einen Kältezustand erzeugen, oder jener mit Kälte einen Wind/Hitzezustand. War jemand der Feuchtigkeit ausgesetzt, manifestiert aber einen Hitzezustand, wird die Hitze und nicht die Feuchtigkeit behandelt. In der westlichen Medizin ist eine Behandlung ohne das Wissen um die Krankheitsursache oft unmöglich; in der chinesischen Medizin wird immer der Zustand selbst – ohne Rücksicht auf seine Ursache – behandelt. Der Bösartige Einfluß als Ursache ist nicht ausschlaggebend.

Normalerweise hat jeder Mensch eine Tendenz zu einem gewissen Zustand – der eine ist eher kalt und feucht, der andere eher heiß und trocken. Jeder einzelne nimmt einen Bösartigen Einfluß auf seine spezielle Art und Weise auf, und so wird der Bösartige Einfluß zum Teil des individuellen Musters. Ja, im Grunde besitzt der Bösartige Einfluß keine Charakteristika für sich selbst, die nicht durch seine Manifestationen in einem speziellen Körper definiert wären.

Der Bösartige Einfluß kann nur beeinflussen, nicht bestimmen. Unter allen anderen Elementen, die die chinesische Medizin berücksichtigt, ist er nur ein Aspekt – ein weiteres Zeichen, das in das Gesamtmuster eingewoben ist.

Die Sieben Emotionen (*qi-qing*)

Den chinesischen Ärzten war immer bewußt, daß emotionale Faktoren eine große Rolle in Krankheit und Gesundheit spielen. Psychisches und physisches Leben können nicht getrennt werden. Da die Grundsubstanzen und Organe aufs innigste mit den Emotionen verbunden sind, gehört die Beachtung des psychischen Zustandes eines Patienten zu der Einschätzung des jeweiligen Disharmoniemusters.

Das *Nei Jing* zählt sieben Emotionen auf, die den Körper besonders betreffen und die auch heute als besonders wichtig gelten: Freude, Ärger, Traurigkeit, Kummer (Gram), Schwermut, Angst und Furcht. Der Unterschied zwischen Traurigkeit und Kummer beziehungsweise Angst und Furcht scheint ein gradueller zu sein; manchmal werden diese beiden Paare jeweils zu einer Emotion zusammengefaßt. Natürlich sind emotionale Eigenschaften an sich nicht pathologisch und manifestieren sich in jedem Individuum.

Nur das Übermaß oder das Fehlen einer Emotion über lange Zeit hinweg oder ein plötzliches, überwältigendes Auftreten können Ungleichgewicht und Krankheit hervorrufen. Genauso kann eine Innere Disharmonie den emotionalen Zustand aus dem Gleichgewicht bringen.

Übermaß oder Mangel an Emotionen wirkt auf das Qi und die anderen Grundsubstanzen ein. Das *Nei Jing* beschreibt die Wirkung auf das Qi folgendermaßen: «Exzessive Freude ist mit Verlangsamung und Zerstreuung des Qi verbunden; übermäßiger Ärger läßt das Qi aufsteigen; zu viel Traurigkeit und Kummer schwächen das Qi; übermäßige Schwermut erzeugt ‹Knotigkeit› und ‹Steckenbleiben›; Angst läßt das Qi nach unten sinken; Furcht läßt es chaotisch werden.»[16] Ferner bestehen die folgenden Korrelationen zwischen den Sieben Emotionen und den fünf Yin-Organen:

Freude	–	Herz
Ärger	–	Leber
Traurigkeit und Kummer	–	Lunge
Schwermut	–	Milz
Angst und Furcht	–	Nieren

Eine Disharmonie in einem dieser Organe wird die entsprechende Emotion aus dem Gleichgewicht bringen – und umgekehrt.

Alle Organe und Substanzen werden von den Sieben Emotionen beeinträchtigt; Herz und Leber reagieren jedoch am empfindlichsten auf emotionelle Störungen.*[17] Die Shen-Speicherung des Herzens wird besonders leicht aus dem Gleichgewicht gebracht. Übermäßige Freude verlangsamt und zerstreut das Herz-Qi und führt

* Der starke Einfluß des kulturellen Hintergrundes prägt die Wahrnehmung von emotionalen Störungen und die Empfänglichkeit dafür, so daß in Hinsicht auf die Auswirkungen auf die Organe gewisse Unterschiede in Ost und West auftreten.

damit zu einer Störung des Shen; dies zeigt sich in Schlaflosigkeit, verwirrtem Denken, unangemessenem Weinen und Lachen und – in extremen Fällen – in Anfällen, Hysterie oder Irresein.

Die «zerstäubende» Funktion der Leber harmonisiert die Emotionen. Fließt das Leber-Qi in die falsche Richtung, kann dies das Resultat oder die Quelle übermäßigen Ärgers sein. Disharmonien des Leber-Qi und Ärger bedingen sich gegenseitig. Wenn übermäßiger Ärger die Leber befällt, zeigt sich dies in Benommenheit, Stauungen in der Lunge, bitterem Mundgeschmack, Schmerzen im Oberbauch und den Seiten. Stagnation in der Leber hat meist mit Frustrationen oder unangemessenen, extremen Stimmungswechseln zu tun.

Übermäßige Traurigkeit oder Kummer schwächt das Lungen-Qi. Große Angst läßt das Nieren-Qi nach unten sinken, was bis zur Inkontinenz führen kann. Große Angst oder Furcht verwirrt das Shen und bringt es aus dem Gleichgewicht. Übermäßige Schwermut läßt das Qi stagnieren und stört damit die Umwandlungsfunktion der Milz, was Magenbeschwerden oder Verdauungsstörungen nach sich zieht.

Die Beziehungen zwischen Emotionen, Qi und Organfunktionen sind für den Arzt von Nutzen, sollten aber nicht mechanisch verstanden und angewandt werden. Obgleich die Sieben Emotionen als Innere Krankheitsauslösende Faktoren gelten, werden sie nicht als Ursachen im eigentlichen Sinn gesehen. Sie stellen eine weitere Art der Informationen dar, die der Arzt in die verschiedenen Muster eingewebt sieht.

Klinisches Beispiel: Eine Frau ist dauernd verärgert und hat Alpträume; sie klagt über gelegentliche Schwindelanfälle, fühlt sich aber sonst gesund. Der westliche Arzt stellt außer einer geringen Blutdruckerhöhung nichts fest; er schlägt die Konsultation eines Psychiaters vor, der den psychischen Zustand der Patientin behandeln soll. Die Untersuchung durch den chinesischen Arzt enthüllt eine übermäßige Leberaktivität. Das Ziel der traditionellen Therapie besteht im Kühlen und Auseinandertreiben des übermäßigen Feuers in der Leber, was durch Akupunktur von Punkten wie Leber 2 (*xing-jian*, die Zwischenpromenade) und Gallenblase 44 (*qiao-yin*, die Öffnung des Yin) sowie Heilkräuter wie *Gentiana* (ein Enziangewächs) und die Frucht einer Gardenienart erreicht wird.

Die Lebensweise (*bu-nei-wai-yin*)

Diese Kategorie Krankheitsauslösender Faktoren wird traditionsgemäß «weder äußerlich – noch innerlich» genannt; mit anderen Worten, weder Bösartige Einflüsse (äußerlich) noch Emotionen (innerlich) gehören dieser Klasse an. Aus westlicher Sicht sind es Aspekte der Lebensweise.

Wie in jeder anderen Kultur spielt auch in der chinesischen die rechte Lebensführung eine große Rolle. Das chinesische Ideal ist das Leben in Harmonie mit dem Universum: Wo dies verwirklicht ist, wird das Individuum auch innere Harmonie besitzen. Yin und Yang sind ausbalanciert, die Emotionen ausgeglichen. Natürlich geht dies über die Domäne der Medizin hinaus und stellt ein Anliegen der Kultur als Ganzer und ihrer einzelnen Mitglieder dar. Der Arzt ist sich dessen jedoch auch bewußt und wird häufig zur Behandlung von Disharmonien zu Rate gezogen, die durch unangemessenen Lebensstil beziehungsweise unkluge Gewohnheiten entstehen.

Ernährungsweise

Wie die große Anzahl der chinesischen Bücher zum Thema Ernährungsweise zeigt, wird ihr Einfluß auf Krankheit und Gesundheit in der chinesischen Medizin als nicht unerheblich erachtet (allerdings ist die Rolle der Ernährung nicht so groß wie bei Hippokrates). Da der Magen die Nahrung empfängt und die Milz für ihre Umwandlung verantwortlich ist, werden diese beiden Organe am ehesten durch die Ernährungsweise beeinträchtigt.

Unregelmäßigkeit stört die körperliche Harmonie: unregelmäßige Essenszeiten oder Mengen sowie große Unterschiede in der Güte der Nahrung. Nicht genug Nahrung oder Mangel an geeigneter Nahrung liefert der Milz zu wenig Rohmaterial, was Qi- und Blutmangel im ganzen Körper oder in bestimmten Organen nach sich zieht. Ein Zuviel an Nahrung behindert deren «Reifung» im Magen und die «Umwandlung» durch die Milz und wird «Stagnierende Nahrung» genannt; Blähungen, saures Aufstoßen oder Durchfall können auftreten.

Eine Vorliebe für eine bestimmte Art von Nahrung kann ebenfalls zu Disharmonien führen. Die Chinesen sagen, daß zuviel rohe Nahrung den Yang-Aspekt der Milz überanstrengt und so Innere Kalte Feuchtigkeit erzeugt, die sich in Bauchschmerzen, Durchfall oder Schwäche zeigt. Fette und ölige Speisen, Alkohol oder Süßigkeiten können Feuchtigkeit und Hitze hervorrufen, unzureichend gesäuberte Nahrung die Verdauung beeinträchtigen.

Die Chinesen kennen viele verschiedene Nahrungsmittel, bestimmte Kombinationen von Nahrungsmitteln und Zubereitungsmethoden, die manchmal auch in der medizinischen Literatur erwähnt und in der Praxis verordnet werden. Da sich dieses Buch nicht vorrangig mit Therapeutik befaßt, werden die Aspekte der Ernährungsweise hier nicht besprochen. Abgesehen davon würden sich die meisten Konzepte nicht auf die westliche Kultur übertragen lassen (außer vielleicht in orientalischen Restaurants). Mehr als jede andere Form der Therapie ist die Regelung der Ernährungsweise an die Bräuche und Gewohnheiten einer Kultur gebunden. Kein chinesisches Buch könnte uns im Westen sagen, was wir zum Frühstück essen sollten – wir wären weder in der Lage, die Zutaten zu finden, noch sie zuzubereiten, und viele würden das fertige Gericht auch gar nicht essen wollen. Und die Chinesen wären ihrerseits nicht in der Lage, eine auf empirischer Erfahrung beruhende Meinung zu äußern, wann eine Lasagne gegessen oder nicht gegessen werden sollte.

Wie die Ärzte in allen Kulturen, sind auch die chinesischen daran gewöhnt, daß ihre Diätvorschläge nicht beachtet werden. Patient und Arzt erkennen zwar die Nützlichkeit der richtigen Ernährung zur Vorbeugung und in der Genesung an, finden aber leider, daß sie nicht wirksam oder spezifisch genug ist, ernsthafte Disharmonien zu korrigieren. So wird der Ernährungsweise generell eine unbedeutende Rolle in der Medizin zugewiesen.

Sexuelle Aktivität

Exzessive sexuelle Aktivität zählt in der chinesischen Medizin zu den Krankheitsauslösenden Faktoren. Unmäßigkeit verletzt das Nieren-Jing, was zu Symptomen wie Hexenschuß, Benommenheit und genereller Minderung der Vitalität führt. Zu häufige Schwangerschaft schwächt Jing und Blut; Menstruationsprobleme und Ausfluß treten auf. Chinesische Texte beziehen sich auf sexuelle Aktivität als «Schlafzimmer-Angelegenheiten», und «exzessive Aktivität» ist nirgends genau definiert. Zu bestimmen, was hier «angemessen» ist, ist ebenso Sache der Gesellschaft wie der Medizin. Soziale Konvention und Klassennorm haben zur Einschätzung dessen, was «angemessene sexuelle Aktivität» ist, schon immer genauso beigetragen wie medizinische Erwägungen.

Wenn der Arzt aber die sexuelle Aktivität eines Patienten für exzessiv hält, mag er ihm durchaus mehr Zurückhaltung empfehlen. Er kann jedoch ebenso versuchen, den Patienten zu reharmonisieren, so daß sein Organismus in der Lage ist, ein größeres Ausmaß an sexueller Aktivität zu verkraften. Das Denken in Mustern erlaubt, das System auf verschiedene Weisen auszugleichen.

Physische Aktivität

Der Begriff der physischen Aktivität schließt generelle Lebensaktivitäten mit ein. Gemäß chinesischer Anschauung sollte alle Lebensaktivität auf das Leben in harmonischem Einklang mit dem Kosmos, mit den Jahreszeiten sowie der eigenen Konstitution und Lebensphase ausgerichtet sein. Yang-Zeiten – Morgen, Frühjahr und Jugend – sollten aktive Perioden des Lebens darstellen, Yin-Zeiten – Abend, Winter, Alter – ruhige Perioden. Das *Nei Jing* erwähnt, daß man im «Winter früh ins Bett gehen und spät aufstehen» und zurückgezogen sein soll «wie jemand, der sich um seine persönlichen Angelegenheiten kümmert, oder jemand, dessen Pläne schon Erfüllung gefunden haben».[18]

Physische Aktivität ist zur Harmonisierung des Qi- und Blutflusses und zur Entwicklung der Kraft im Körper notwendig. Überanstrengung kann jedoch die Fähigkeit der Milz mindern, Qi und Blut zu produzieren, und zum Mangel an diesen Substanzen führen. Der Körper muß ausruhen, aber große Bequemlichkeit oder Trägheit kann die Kraft von Qi und Blut schwächen. Der übermäßige Gebrauch eines bestimmten Körperteils – zum Beispiel die Hand eines Friseurs oder die Stimmbänder einer Sängerin – kann zu Abnutzung und Störung führen. In manchen Fällen wird der Arzt einen Wechsel der Lebensumstände empfehlen, doch meistens läßt sich dieser nicht verwirklichen. Im Falle eines Sängers würde der Arzt zum Beispiel eine Behandlung verordnen, die dafür sorgt, daß der Körper trotz ständigen Gebrauchs der Stimme nicht aus dem Gleichgewicht gerät; er würde versuchen, eine Balance innerhalb der gegebenen Situation zu schaffen.

Ein unangemessener Lebensstil kann sowohl ein Krankheitsauslösender Faktor als auch eine Manifestation der Disharmonie selbst sein. Unangemessener Lebensstil und Disharmonie gehen zusammen – es gibt da weder Anfang noch Ende. Eine Person, die «dauernd herumrennt», erschöpft das Qi der verschiedenen Organe – oder manifestiert eine Hyperaktivität dieser Organe. Jemand, der «dauernd herumsitzt», läßt den Fluß von Qi und Blut stagnieren oder manifestiert verminderte Aktivität der Organe.

Chinesische Ärzte sind stets um die Erhaltung der Gesundheit bemüht. Das *Nei Jing* sagt auf poetische Weise: «Medizin nach dem Beginn einer Krankheit anzuwenden, . . . das ist, als grabe man einen Brunnen erst, nachdem man durstig geworden ist, oder schmiede Waffen erst, wenn die Schlacht bereits begonnen hat.»[19] Der Patient wird häufig auf richtige Ernährung, angemessene Einstellungen und gesunden Lebensstil hingewiesen. Worum es vor allem geht, das ist immer Balance, Rhythmus und Harmonie. Beispielsweise sollte die Nahrung ausgewogen zubereitet und gegessen werden: Grünes Blattgemüse (eine Yin-Substanz) wird mit Ingwer (einer Yang-Substanz) gekocht. T'ai-Chi-Übungen fördern rhythmische und kontrollierte Bewegung. Von Heranwachsenden wird eine andere emotionelle Einstellung erwartet als von älteren Leuten. Zarte Menschen sollen weniger schwere Arbeit tun als robuste.

Solche Empfehlungen werden nicht nur von Ärzten ausgesprochen, die Gesellschaft als Ganze bestimmt, was ein gesunder und ungesunder Lebensstil ist – das gehört zu den kulturell geprägten

Vorstellungen darüber, «wie man zu leben hat». Theorie und Praxis der Gesundheit werden somit auch zum Anliegen von Philosophen, Erziehern, Köchen, Architekten, Eltern, Großeltern, Nachbarn und Freunden.

Verschiedene Faktoren

Die Chinesen kennen noch verschiedene andere Krankheitsauslösende Faktoren, die seltsamerweise in die «Nicht äußerlich – nicht innerlich»-Kategorie gehören. Dazu zählen zum Beispiel Verbrennungen, Stiche, Bisse, Parasiten und Verletzungen – also plötzlich eintretende, leicht identifizierbare Umstände. Obgleich diese sehr leicht als Ursachen interpretiert werden könnten, muß der chinesische Arzt nichtsdestoweniger berücksichtigen, wie diese mit anderen körperlichen Zeichen und Symptomen zusammenhängen; er muß auch hier ein Disharmoniemuster erkennen und reharmonisieren. Sogar ein Schlangenbiß oder eine Verbrennung können nicht von der Person als Ganzer isoliert werden. Diese verschiedenen Faktoren werden zwar in der Literatur besprochen, stellen aber keinen speziell der chinesischen Medizin zugehörigen Gegenstand dar und sind auch für ihr Verständnis nicht grundlegend.

Die in diesem Kapitel diskutierten Krankheitsauslösenden Faktoren würden im Westen Ursachen genannt werden. Aber es muß hier nochmals betont werden, daß einer einzelnen, abgetrennten Ursache in der chinesischen Medizin keine Bedeutung zukommt; nur die Beziehungen innerhalb des Musters zählen. Jeder einzelne Faktor ist schließlich nur ein Teil des Ganzen, und der ganze Patient wird entsprechend seiner einzigartigen Konfiguration von Zeichen und Symptomen behandelt, aber niemals aufgrund einer einzelnen Ursache. Die Idee der Kausalität stellt in der chinesischen Medizin letztlich nur ein Mittel zur Identifikation und Qualifikation der wichtigen Beziehungen zwischen Umwelt, emotionellem Charakter, persönlichem Lebensstil, Gesundheit und Krankheit dar.

Anmerkungen zum 5. Kapitel

1 Außer den Bösartigen Einflüssen gibt es noch den Begriff der Seuche (*li qi* oder *yi-qi*), die als zusätzlicher Äußerer Bösartiger Einfluß bezeichnet wird. Obwohl das *Su Wen* (21. Abschn., 71. Kap.) die Seuche erwähnt, wurde dieses Konzept erst von Wu You-xing voll entwickelt, als er 1642 n. Chr. sein Werk über Hitzige Epidemien [25] schrieb. In diesem Buch werden die «hitzigen Epidemien» oder «Seuchen» von den klimatischen Einflüssen getrennt und ihre bösartige Wirkung sogar auf den gesundesten Körper beschrieben. Nichtsdestoweniger gründet eine angemessene Behandlung auf der Feststellung, welchem der Sechs Bösartigen Einflüsse die Seuche ähnelt.

2 Die Medizintheorie in verschiedenen historischen Zeitaltern betonte jeweils verschiedene Bösartige Einflüsse. Das *Nei Jing* beschäftigt sich z. B. ausgiebig mit Wind, aber nur wenig mit Feuer. Die Kälte galt zu jener Zeit als Quelle der Fieberkrankheiten. In späteren Zeiten wurde die Hitze betont. Siehe Jia De-dao: Kurze Geschichte der chinesischen Medizin [95], S. 66–69, 194.

3 Die Auslegung der Äußeren und Inneren Aspekte eines Bösartigen Einflusses variierte von Zeitperiode zu Zeitperiode. Eine ausgezeichnete Diskussion zu diesem Problem, am Beispiel von Wind und Apoplexie, erschien in ‹Lehrbuch der traditionellen chinesischen inneren Medizin› [54], hrsg. von der Shanghaier Akademie, S. 162.

4 *Su Wen*, 12. Abschn., 42. Kap., S. 238.

5 *Su Wen*, 8. Abschn., 29. Kap., S. 180.

6 *Su Wen*, 12. Abschn., 42. Kap., S. 236.

7 Wissenschaftliche Berichte wie «Die Analyse der Wirksamkeit traditioneller chinesischer Heilkräuter bei 150 Influenzafällen und die vorläufige Analyse der Akupunkturbehandlung von 1006 Influenzafällen» (ZTCM, Februar 1960) weisen darauf hin, daß traditionelle Methoden der Behandlung effektiver als moderne sein können.

8 *Su Wen*, 11. Abschn., 39. Kap., S. 218.

9 *Su Wen*, 12. Abschn., 42. Kap., S. 236.

10 Zur Anschauungsweise und Behandlungsmethode von Prostatavergrößerungen in der chinesischen Medizin siehe den Artikel «Vorläufige Erfahrungen in der Kombination von traditioneller chinesischer und westlicher Medizin zur Behandlung von 65 Fällen von Prostatavergrößerung» (ZTCM, Februar 1980, S. 34–35). In dieser Patientengruppe konnten vier Hauptmuster entdeckt werden: ein feuchtes Hitzemuster, ein Yin-Mangelmuster, ein Yang-Mangelmuster (wie im Beispiel) und ein Milz-Qi-Mangelmuster. Nach der Behandlung mit ausschließlich traditionell chinesischen Heilmethoden zeigten die subjektiven Berichte der Patienten eine Wiederherstellung normalen Urinierens bei 40 Patienten, eine Verbesserung bei 11 und keine Veränderung bei 9 Patienten. (Die westliche Behandlungsmethode machte u. U. den Gebrauch eines Katheters notwendig.)

11 Zur antibiotischen Wirkung der beiden Heilkräuter siehe Shanghaier Erste Medizinische Klinik: Klinisches Handbuch antimikrobieller Arzneimittel [82], S. 77–78. Eine mögliche Wirksamkeit der Akupunkturbehandlung bei infektiösen Krankheiten wird in der Literatur weniger oft beschrieben als der mögliche Mechanismus der Heilkräuter. Die Studie «Die Rolle der humoralen Immunität bei akuter bakterieller Dysenterie, die mit Akupunktur behandelt wurde» (ZTCM, April 1980), berichtet einen merklichen Anstieg von Immunglobulinen, Komplementen, spezifischen Antikörpern, fekalem SIgA und die Erhöhung der bakteriziden Eigenschaften des Plasmas der Testpersonen durch Akupunktur. Derselbe Artikel stellt fest, daß die Akupunktur von Hasen die humorale Immunität zu stimulieren und stärken scheint, wie die Analyse des Lysozyme-Serums und die Phagocytose der reticuloendothelialen Zellen in der Leber zeigte.

12 *Su Wen*, 8. Abschn., 29. Kap., S. 180.

13 Beijinger Akademie: Grundlagen [38], S. 57.

14 Dieses Beispiel basiert auf dem in der Einführung erwähnten Vorfall. Eine ausgezeichnete Diskussion des Herpes zoster erschien in der Guanganmener Klinik: Zhu Ren-kangs gesammelte klinische Erfahrungen: Dermatologie [73], S. 70–76. Lediglich eines der empfohlenen Rezepte zur Behandlung der Gürtelrose schließt keines jener Heilkräuter ein, deren Wirkung in Chen Xin-qian: Pharmakologie [71], S. 121–131, als eine das Viruswachstum einschränkende beschrieben ist. Die wichtigsten dieser Heilkräuter heißen *Baphicacanthes cusia*, *Taraxacum mongolicum* (eine Löwenzahnart) und *Portulaca oleracea*. Alle Kräuter werden in der traditionellen Medizin zum Kühlen der Hitze benutzt.

15 Die Guanganmener Klinik (siehe Anm. 14) berichtete, daß bei den 144 Patienten, deren Herpes zoster zwischen Januar 1974 und Juni 1975 mit traditionellen Methoden behandelt wurde, im Vergleich zu den Fällen, die mit westlichen Methoden behandelt wurden bzw. keine Behandlung erfuhren, eine signifikante Abnahme der Krankheitsdauer und der Schmerzintensität beobachtet werden konnte (Zhu Ren-kangs gesammelte klinische Erfahrungen: Dermatologie [73], S. 76).

16 *Su Wen*, 11. Abschn., 39. Kap., S. 221.

17 Zur Diskussion der Unterschiede in östlichen und westlichen Kulturen bezüglich der Wahrnehmung von Reaktion auf und Behandlung von sogenannten psychischen Störungen im Sinne moderner Biomedizin siehe: Francis Hsu: «Suppression vs. Suppression: A Limited Psychological Interpretation of Four Cultures», *Psychiatry*, Vol. 12, 1949, S. 223–242; Francis Hsu: «Psychosocial Homeostasis and Jen: Conceptual Tools for Advancing Psychological Anthropology», *American Anthropologist*, Vol. 73, 1971, S. 23–44; Arthur Kleinman: *Patients and Healers in the Context of Culture*, Berkeley (University of California Press) 1980; Arthur Kleinman: «Neurasthenia and Depression: A Study of Somatization and Culture in China»,

Culture, Medicine and Psychiatry, Vol. 6, No. 2, 1982, S. 117–190; Tseng Wen-shing: «The Nature of Somatic Complaints among Psychiatric Patients: The Chinese Case», *Comprehensive Psychiatry*, No. 5, 1979, S. 5–14; Tseng Wen-shing und Jing Hsu: «Chinese Culture, Personality Formation and Mental Illness», *Journal of Social Psychiatry»*, Vol. 16, No. 5, 1979, S. 5–14.

18 *Su Wen*, 1. Abschn., 2. Kap., S. 11.

19 *Su Wen*, 1. Abschn., 2. Kap., S. 14.

6. Die Untersuchung: Das Sammeln von Zeichen und Symptomen

In den ersten fünf Kapiteln wurden das Vokabular und die Vorstellungen besprochen, die dem chinesischen Konzept der Disharmoniemuster zugrunde liegen. Nun müssen die Theorien von den Grundsubstanzen, Organen, Leitbahnen und Bösartigen Einflüssen konkret werden. Wie funktionieren diese Ideen in der Praxis bei einem speziellen Patienten? Was befähigt den Arzt, Disharmoniemuster zu diagnostizieren? Wonach sucht er, und wie unterscheidet er die wichtigeren von den unwichtigeren Anhaltspunkten? Wie handhabt der Arzt all die Zeichen und Symptome.

In diesem Kapitel werden wir der Vorgehensweise eines chinesischen Arztes bei einem neuen Patienten folgen: wie er ihn untersucht, nach welchen Zeichen und Symptomen er Ausschau hält, wie er beurteilt, was er sieht und wie er die Zeichen und Symptome interpretiert. Die einzelnen Informationseinheiten setzen sich aus einer ganzen Reihe verschiedener Daten zusammen: Art und Weise der Bewegung, Wärme- und Kältegefühle, Schmerzen, Gesichtsfarbe, Stimmung, Zungenbelag, Pulsqualität und so weiter. Wenn der Arzt diese Elemente zusammenbringt und arrangiert, entsteht das Bild der Disharmonie.

Aber gerade wenn wir die Elemente eines Musters untersuchen wollen, stehen wir vor einem Problem: Wie beurteilen wir die Bedeutung eines einzelnen Elements in einem System, im dem das Ganze die Bedeutung der Teile determiniert? Werfen wir noch einmal einen Blick auf die chinesische Philosophie, bevor wir zur Prüfung der Zeichen und Symptome übergehen – damit unser Verständnis nicht zu sehr von unserem gewohnten, westlichen Standpunkt geleitet wird.

Wie bereits erwähnt, basiert die chinesische Philosophie und Medizin auf dem taoistischen Bewußtsein[1] und der Theorie von Yin und Yang. Die Perspektive dieses Standpunkts unterscheidet sich ganz wesentlich von unserer westlichen. Die Chinesen würden niemals einen Aristoteles hervorbringen und würden sich sehr schwertun, sein berühmtes Gesetz des Widerspruchs zu akzeptieren: «Die Dinge tragen ein Prinzip in sich, über das wir uns nicht täuschen können, sondern dessen Wahrheit wir im Gegenteil immer erkennen müssen – das ist, daß dasselbe Ding nicht gleichzeitig sein und nicht sein kann oder irgendein ähnliches Gegensatzpaar zuließe.»[2] Dieses Prinzip, daß *A* nicht *Nicht-A* sein kann, wurde zum Grundstein westlicher Logik. Im taoistischen Denken und den medizinischen Schriften ist davon jedoch wenig zu finden.

Die chinesische Auffassung vom Wissen und Sein wird von einem ganz anderen Geist bestimmt. Lao-tzu, der früheste taoistische Weise, formulierte diese Auffassung der Realität folgendermaßen:

> Was halb ist, wird ganz werden.
> Was krumm ist, wird gerade werden.
> Was leer ist, wird voll werden.
> Was alt ist, wird neu werden.
> Wer wenig hat, wird bekommen.
> Wer viel hat, wird benommen.[3]

Chuang-tzu, der taoistische Philosoph, sagt:

> Wo es Leben gibt, da ist Tod, und wo es Tod gibt, da ist Leben. Wo es Möglichkeit gibt, da gibt es Unmöglichkeit, und wo es Unmöglichkeit gibt, da ist Möglichkeit. Weil es Recht gibt, gibt es Unrecht, und weil es Unrecht gibt, gibt es Recht ... «Dieses» ist auch «Jenes», und «Jenes» ist auch «Dieses» ... Besteht wirklich ein Unterschied zwischen Diesem und Jenem? ... Wenn Dieses und Jenes keinen Gegensatz bilden, ist eben das der Angelpunkt des Tao.[4]

Veränderung und Umwandlung stellen für die Chinesen die einzigen Konstanten dar. Dinge (*A* und *Nicht-A*, Dieses und Jenes) können gleichzeitig sein und nicht sein. Yin und Yang schaffen einander, implizieren einander, und schließlich und endlich *ist* das eine das andere.

Es gab mindestens einen vorsokratischen westlichen Philosophen, Heraklit, der anscheinend eine dem Taoismus ähnliche Anschauung des Universums entwickelte. In den Fragmenten seiner Schriften, die uns erhalten blieben, finden wir folgende Gedanken:

> Der Einklang der Welt besteht in der Spannung zwischen Gegensätzen – wie beim Bogen oder der Harfe.[5]

> Der Weg nach oben und der Weg nach unten ist ein und derselbe. Anfang und Ende fallen zusammen.[6]

> Was in Widerspruch zu sich selbst steht, ist mit sich selbst in Übereinstimmung.[7]

> Kaltes wird warm, Wärme kühlt; Feuchtigkeit trocknet, Ausgetrocknetes wird naß. Es zerstreut und sammelt, es kommt und geht.[8]

Diese Heraklitsche Vorstellung, daß alles fließt, ähnelt der Vorstellung vom Tao. Aber Heraklits Ideen stellen nur eine Richtung westlichen Denkens dar. Die dominierenden Einflüsse kommen von Aristoteles und seinen Schülern. Sie waren vor allem daran interessiert, wie die Dinge aus diesem Fluß hervortreten und eine eigenständige Existenz erlangen. In dem Fluß mußte Differenzierung stattfinden, einzelne Kategorien mußten sich herausbilden, damit es das geben konnte, was Aristoteles unter Realität verstand. Die Aristotelische Betonung der Form entspringt dieser Sichtweise.

Die Chinesen empfanden das Tao oder das Fließen jedoch nie als eine bedrohliche Unterströmung, von der sich die Dinge freikämpfen und unabhängig machen müssen. Sie empfinden dieses ständige Fließen als große Harmonie, die alle Dinge umfaßt. Sie fragen nicht danach, ob oder wie sehr ein Ding der reinen, ihm vorgegebenen Form entspricht, sondern wie es in Beziehung zu anderen Dingen steht. Für sie ist es nicht wichtig, daß jedes Ding die reine Form erlangt, sondern daß es seinen Platz im übergreifenden Muster der Existenz einnimmt.

Im 19. Jahrhundert widersprach Hegel dem Aristotelischen Gesetz des Widerspruches und verneinte es, indem er das entwickelte, was wir heute Hegelsche Dialektik nennen. Nach Hegel macht die Komplexität der Beziehungen die Aristotelische Forderung, daß *A* nicht mit *Nicht-A* verwechselt werden dürfe, hinfällig. *A* kann in der Tat verschieden von *A* sein, abhängig von seiner Position im übergeordneten Rahmen. Diese Gedanken sind denen der chinesischen Philosophie so ähnlich, daß die beiden Theorien oft miteinander verglichen werden.[9]

Dennoch sind die chinesisch-taoistische Philosophie und die Hegelsche Dialektik nicht dasselbe. Die Chinesen arbeiteten ihre Intuition des dialektischen Prozesses nie zu einer Philosophie der Vernunft aus, wie es Hegel tat. Sie gaben sich mit relativ einfachen Verfeinerungen der Yin-Yang-Theorie zufrieden. Sie versuchten nie, die ungreifbaren und veränderlichen Eigenschaften des Tao in den Griff zu bekommen. Für das Wort *Tao*, manchmal als «der Weg» übersetzt, gibt es in unseren westlichen Sprachen kein zufriedenstellendes Äquivalent. Und sogar im Chinesischen entzieht es sich dem Versuch, seine Bedeutung genau zu definieren: «Das Tao, das sich aussprechen läßt, ist nicht das ewige Tao. Der Name, der sich nennen läßt, ist nicht der ewige Name.»[10] So haben die Chinesen Mittel und Wege gefunden, auf das Tao hinzudeuten – in Aphorismen, Parabeln und Geschichten, die eher poetischen Charakter haben, als eine systematische Darstellung im Stil des westlichen Denkens zu sein.

Trotzdem ist das Tao keine poetische Metapher. Es so zu betrachten heißt, es zu verlieren. Das Tao, als die letzte Wirklichkeit, *kann* erfaßt werden (zum Beispiel in der Medizin), aber dieses Erfassen muß innerhalb des Kontexts von ständigem Fluß sowie der wechselseitigen Verbundenheit aller Dinge und ihrer Dynamik geschehen. Das Tao steht für etwas, das Verstandesdenken nicht verneint, aber sich dessen Zugriff immer entzieht.

Die Bedeutung, die die Chinesen dem Wandel und der wechselseitigen Verbundenheit der Dinge beimessen, nimmt im Bereich der

Medizin eine besondere Form an. Wenn der Arzt einen Patienten untersucht, wird er viele Zeichen und Symptome beachten, um ein Muster in ihnen zu finden. Jedes einzelne Zeichen gewinnt seine Bedeutung nur in der Beziehung zu anderen Zeichen; es bedeutet für sich selbst nichts und auch nicht notwendigerweise dasselbe in verschiedenen Zusammenhängen.

Aus diesem Grunde werden die Aussagen in diesem Kapitel immer wieder durch das Wort «gewöhnlich» eingeschränkt – denn keine Aussage ist in jedem Fall wahr und anwendbar. In einem Landschaftsgemälde drückt ein Berg *gewöhnlich* Yang aus, weil er groß und hart ist. Aber auf einem Bild, das den Ozean im Vordergrund und die Berge im Hintergrund erscheinen läßt, drücken letztere Yin aus, weil sie relativ klein und passiv sind. Die Bedeutung der Berge durch den Zusammenhang bestimmt.

Beim Körper ist es nicht anders. Ein «schneller» Puls zum Beispiel gilt als Hitzezeichen. Die Beziehung zwischen schnellem Puls und Hitze ist so starr, wie eine Beziehung in der chinesischen Medizin nur sein kann. Und doch gibt es Fälle, in denen selbst ein schneller Puls etwas anderes oder gar Gegenteiliges bedeuten kann. – Ein Patient liegt teilnahmslos unter zahlreichen Decken im Bett. Er ist kurzatmig, sein Gesicht blaß, sein Körper aufgeschwemmt. Er hat keinen Appetit, einen wässerigen Stuhl und eine blasse, nasse, geschwollene Zunge. Diese Zeichen weisen auf ein Mangel- und Kältemuster hin – auf eine Yin-Disharmonie –, obwohl der Patient einen Puls von 120 hat. In diesem Fall bedeutet der ungewöhnlich schnelle Puls extreme Schwäche oder Yin. *A* ist gewöhnlich *A*, aber manchmal auch *Nicht-A*. Es gibt Fälle, in denen ein schneller Puls eine andere oder gegensätzliche Bedeutung haben kann.

In der chinesischen Medizin (wie in der Philosophie) kann man das Ganze nicht begreifen, solange man nichts von den Teilen weiß, und die Teile nicht verstehen, ohne das Ganze zu kennen. Die Kenntnis eines Details hat in der chinesischen Medizin keinen Wert, solange nicht das ganze System ausgelotet wurde. Der Teil kann nur richtig eingeschätzt werden, wenn das Ganze sichtbar ist. Diese Dialektik stellt eine Art Zwickmühle dar, aber ebenso den künstlerischen Aspekt der chinesischen Medizin. Das Ineinandergreifen von Teilen und Ganzem läßt sich in schriftlicher Form nur schwer darstellen – die lineare Darstellungsweise eines Buches kann sich an die Feinheiten des chinesischen Systems nur herantasten. Wenigstens aber läßt sich darstellen, worin die Schwierigkeiten bestehen.

Die Vier Untersuchungen (*si-zhen*)

Der chinesische Arzt untersucht seine Patienten aus vier verschiedenen Perspektiven, die die «Vier Untersuchungen»[11] genannt werden. Jede richtet sich auf eine andere Wahrnehmungsebene von Zeichen und Symptomen; es sind:

1. Beobachten
2. Hören und Riechen (diese beiden Wörter sind im Chinesischen ein Begriff)
3. Befragen
4. Betasten

Der Arzt führt jede dieser Untersuchungen durch; dabei sammelt er die Zeichen, um sie in die endgültige Diagnose einzuweben.

Die Zeichen mögen gut zusammenpassen, übereinstimmend auf eine bestimmte Disharmonie hinweisen. Sie können einander aber auch widersprechen, und der Arzt muß sie dann sehr genau und vorsichtig interpretieren. Manchen Zeichen – denen der Zunge und des Pulses – wird größeres Gewicht beigemessen. Sie geben besonders gut über die körperliche Landschaft Auskunft. Andere Zeichen – wie Kopfweh oder Blut im Urin – werden eher als Beschwerden gesehen, hinter denen sich eine Disharmonie verbirgt und die der Interpretation und Klärung durch begleitende Zeichen und Symptome bedürfen. Eine Beschwerde bringt den Patienten zum Arzt. Der Arzt sucht jedoch nach Zeichen, die der Patient nicht notwendigerweise kennt oder erwähnt.

Es gibt zahllose Zeichen, Symptome und Beschwerden. Wir beschränken uns hier auf diejenigen, die am typischsten sind und den wesentlichsten Beitrag zum Erkennen der Muster leisten.[12] Ein einzelnes Zeichen kann sich auf eine spezielle Organfunktion oder die Qualität der Disharmonie beziehen. In diesem Kapitel lernen wir die Zeichen kennen, die auf die am häufigsten vorkommenden Muster, ihre Beschaffenheit und ihre Abstufungen hinweisen.

Wie wir wissen, ist Disharmonie immer ein Ungleichgewicht von Yin und Yang. Zum genaueren Verständnis werden diese beiden grundsätzlichen Aspekte weiter unterteilt, zum Beispiel in Mangel und Übermaß, Kälte und Hitze. Bezieht man sich auf die Proportionen der Substanzen, ist Mangel Yin und Übermaß Yang. In bezug auf Temperament und Ausmaß der Aktivität ist Kälte Yin und Hitze Yang. Die Begriffe «Kälte» und «Hitze» beschreiben einerseits normale Aspekte des Körpers, andererseits aber auch Umweltfaktoren (Bösartige Einflüsse) und Qualitäten der Disharmonie. Wie sie jeweils zu verstehen sind, kann nur aus dem Kontext bestimmt werden. In diesem Kapitel sehen wir sie jedoch als Eigenschaften der Disharmonie.*

Beobachten (*wang-zhen*) Die Beobachtung des Patienten ist die erste Ebene der Vier Untersuchungen. Der Arzt registriert vier mit dem Auge wahrnehmbare Charakteristika:

a) die generelle Erscheinung oder Konstitution des Patienten, sein Benehmen, sein Verhalten während der Untersuchung, den Zustand seines Shen;
b) die Gesichtsfarbe;
c) die Zunge, d. h. die Beschaffenheit des Zungenkörpers, Form und Beweglichkeit, Zungenbelag;
d) die körperlichen Ausscheidungen und Absonderungen.

* Der Grund für diese scheinbar ungenaue Terminologie liegt in der Natur der ideographischen Sprache. Jedes Schriftzeichen besitzt einen großen semantischen Spielraum, d. h. ein Wort kann, je nach Kontext, ein Substantiv, Verb oder Adjektiv sein, es gibt weder Zeitform noch Modus – die tatsächliche Bedeutung eines Wortes wird durch den Kontext festgesetzt. Folglich kann der Begriff Hitze zur Beschreibung der normalen Körperwärme, eines Bösartigen Einflusses oder der Qualität einer Disharmonie benutzt werden. Diese Tatsache zieht sicherlich eine gewisse Zwei- bzw. Vieldeutigkeit nach sich; andererseits bietet die chinesische Sprache auch die Möglichkeit, schwer faßbare oder feine Schattierungen und Überlagerungen einer Bedeutung auszudrücken.

Die Charakteristika wurden in der Reihenfolge präsentiert, in der der Arzt sie beobachtet. Die Reihenfolge ihrer Wichtigkeit für das Erkennen des jeweiligen Musters ist: Zunge – Gesichtsfarbe – Ausscheidungen und Absonderungen – generelle Erscheinung.

Erscheinung

Die körperliche Konstitution des Patienten ist ein Hinweis auf seine Gesundheit. Eine Person mit starker, robuster Erscheinung hat wahrscheinlich starke Organe. Disharmonien dieser Personen tendieren zu Übermaßmustern. Eine schwach erscheinende, zerbrechliche Person hat eher schwache Organe und tendiert deshalb zu Mangelmustern.

Übergewichtige haben eine Neigung zu Qi-Mangel, um so mehr, wenn sie blaß und aufgedunsen sind. Ein schwerer Körper kann aber auch ein Zeichen für zuviel Schleim oder Feuchtigkeit sein. Eine dünne Person, vor allem mit einem bleichen Teint, schmaler Brust und trockener Haut (ein Aussehen gleich einer trockenen Pflaume), tendiert zu Yin- oder Blutmangel. Starkes Abmagern während einer Krankheit deutet auf Erschöpftes Jing.

Generell kann man sich auf Zeichen der Form am wenigsten verlassen. Sie können eher als konstitutionelle Tendenzen oder Prädisposition zu einer gewissen Art der Disharmonie interpretiert werden.

Das *Nei Jing* stellt fest: «Yang ist Bewegung, Yin ist Ruhe.»[13] Dies ist der Schlüssel zur Untersuchung des Benehmens und der Emotionen eines Patienten. Eine Person, die sich aufgeregt, extrovertiert, gesprächig, aggressiv und gereizt gibt, zeigt eine Yang-Tendenz. Ein passives, introvertiertes, ruhiges Verhalten ist gewöhnlich Yin. Schwere, kraftvolle, plumpe Bewegungen sind typisch für Übermaß, vorsichtige, zarte, kraftlose Bewegungen für Mangel. Schnelle, fahrige Bewegungen gehören normalerweise zu Hitzemustern, langsame, bedächtige zu Kältemustern. Streckt der Patient im Bett seine Beine, deckt er sich ab oder rückt von einer Wärmequelle fort, weist dies gewöhnlich auf Hitze hin; rollt er sich zusammen, möchte er viele Decken oder nahe einer Wärmequelle sein, vermutet der Arzt ein Kältemuster.

Beobachtung des Shen bedeutet, Gesichtsausdruck, Haltung, Rede und Aufmerksamkeit des Patienten, die Angemessenheit seiner Reaktionen, den Ausdruck und Glanz seiner Augen und die Klarheit seiner Gedanken zu registrieren. Dies sind die ersten Zeichen, die ein chinesischer Arzt registriert; sie gehören genauso zur Untersuchung wie Zungen- oder Pulsuntersuchung. Sind die Augen glanzlos oder der Gesichtsausdruck betrübt, kann das Shen erschöpft oder aus dem Gleichgewicht sein. Eine vitale Persönlichkeit mit lebendigen Augen drückt harmonisches Shen aus.

Da Qi und Blut das Shen nähren, gibt die Bewertung des Shen auch Aufschluß über die relative Stärke dieser Substanzen. Chinesische Ärzte sprechen von «Shen haben», «Shen entbehren» und «falschem Shen». Falsches Shen tritt zum Beispiel während einer schweren oder tödlichen Krankheit auf, wenn der Patient plötzlich aufzuleben scheint, obwohl alle anderen Zeichen auf den Zusammenbruch deuten. Dieses vorübergehende Aufflackern des Shen, das «falsche Shen», wird mit dem letzten Aufflackern einer verlöschenden Kerze verglichen.

Gesichtsfarbe

Farbe und Feuchtigkeit des Gesichts drücken den Zustand von Qi und Blut im Körper aus. Das *Nei Jing* sagt: «Qi und Blut der Leitbahnen strömen nach oben, in das Gesicht.»[14]

Was die normale und gesunde Gesichtsfarbe eines Menschen ist, hängt offensichtlich von seiner Rasse und seinem ethnischen Ursprung ab sowie von klimatischen Bedingungen und dem jeweiligen Beruf. Generell erkennt man ein gesundes Gesicht jedoch an seinem Glanz und seiner Feuchtigkeit.

Ein gesund aussehendes Gesicht bei einem kranken Menschen läßt vermuten, daß Qi und Blut nicht geschwächt sind und die Krankheit nicht schwerwiegend ist. Ein welkes Gesicht impliziert eine Schwäche der vitalen Substanzen und eine weniger gute Prognose.

Abnorme Gesichtsfarben besitzen eine bestimmte klinische Bedeutung. Weiß wird mit Mangel oder Kälte assoziiert. Ein leuchtendweißes, geschwollenes oder aufgedunsenes Gesicht ist ein Zeichen für Qi- oder Yang-Mangel. Ist das weiße Gesicht glanzlos und welk, bedeutet dies Blutmangel. Manchmal wird ein Gesicht durch Schmerzen weiß.

Rötung tritt mit Hitze und Feuer auf. Ein Übermaß an Hitze macht das ganze Gesicht rot. (Die Begriffe Hitze und Feuer beziehen sich auf das gleiche Phänomen; jedoch ist Hitze normalerweise ein Äußerer, Feuer ein Innerer Einfluß.)

Gelb deutet auf Feuchtigkeit oder Mangel. Ein gelbes Gesicht wird vor allem mit Innerer Feuchtigkeit in Zusammenhang gebracht, hervorgerufen durch eine schwache Milz, die «die reinen Essenzen nicht emporführen kann». Ist der ganze Körper – einschließlich der Augen – gelb, wird dies immer als Indikator für einen feuchten Zustand gesehen. Tendiert das Gelb zum Orange, ist die Feuchtigkeit zusätzlich heiß und wird Yang-Gelbsucht genannt; neigt das Gelb zum blassen Gelb, ist dies ein Zeichen von kalter Feuchtigkeit und wird Yin-Gelbsucht genannt. Ein blasses, gelbes Gesicht ohne Leuchten kann ein Zeichen von Blutmangel sein.

Eine weitere wichtige Farbe in der chinesischen Kultur und Medizin ist *Qing*. Die Chinesen beschreiben sie als «die Farbe der Drachenschuppen». Sie wird im allgemeinen mit «blaugrün» übersetzt, obwohl damit viele verschiedene Schattierungen zwischen Blau und Grün gemeint sein können. Qing weist auf Stagnation beziehungsweise Blockierung von Qi oder Blut (Stagnierendes Qi, Gestautes Blut) hin. Es wird normalerweise mit Übermaßmustern verbunden. Qing tritt auch mit Leberdisharmonien oder Wind auf, da die Leber das Fließen und Verbreiten kontrolliert und der Wind mit Leberdisharmonien assoziiert wird. Im Falle einer extremen Stagnation nimmt Qing einen violetten Ton an.

Dunkel oder Schwarz wird mit ungenügender Nierenfunktion oder gestautem Blut in Verbindung gebracht. Diese Farbe stellt sich häufig bei einer bereits lange währenden, chronischen Krankheit ein. Die Schwärze ist vor allem unterhalb der Augen sichtbar. Ein gewöhnlich dunkler Teint deutet darauf hin, daß die Krankheit schwer zu behandeln ist.

Zunge

Die Untersuchung der Zunge bildet einen der beiden Pfeiler der Vier Untersuchungen[15] (der andere ist das Pulsfühlen). Ein älterer chinesischer Arzt (der Lehrer des Autors) verglich die Zunge mit einem Stück Lackmuspapier, das die grundlegenden Eigenschaften einer Disharmonie enthüllt. Viele Zeichen können erst interpretiert werden, wenn die ganze Konfiguration Gestalt annimmt. Die Zungenqualität weist jedoch oft am klarsten und zuverlässigsten auf die Natur der Disharmonie und ihr Muster hin, sogar wenn andere Zeichen vage oder widersprüchlich erscheinen.

Die Chinesen unterscheiden zwischen der Beschaffenheit des Zungenkörpers an sich und dem Zungenbelag, und behandeln diese immer als zwei getrennte Elemente der Zungenuntersuchung. Das chinesische Wort für Zungenbelag kann man am besten mit «Moos» oder «Pelz» übersetzen.

Die Beschaffenheit des Zungenkörpers variiert zwischen verschiedenen Rotschattierungen und verschiedenen Feuchtigkeitsgraden. Eine normale Zunge ist blaßrot und mäßig feucht. Diese gesunde Zungenqualität kündet von reichlicher Blutzufuhr in die Zunge, die durch gleichmäßig fließendes Qi gewährleistet ist. Behält die Zunge während einer Krankheit ihre normale Farbe, sind Qi und Blut nicht aus dem Gleichgewicht und die Prognose ist günstig.

Eine blasse Zunge (weniger rot als normal) weist auf Blutmangel, Qi-Mangel oder Kälteübermaß hin.

Eine rote Zunge (röter als normal) deutet auf eine Hitzedisharmonie.

Eine scharlachrote Zunge hat ein tieferes Rot als die rote Zunge und zeigt einen extremen Hitzezustand an. In Verbindung mit äußeren Hitzezeichen bedeutet die scharlachrote Zunge, daß die Hitze bereits in die tiefsten Schichten des Körpers vorgedrungen ist.

Eine violette Zunge ist ein Zeichen für gehemmten Qi- oder Blutfluß, gewöhnlich Stagnierendes Qi oder Gestautes Blut. Bei einem blassen Violett geht die Blockade mit Kälte einher, bei einem rötlichen mit Hitze, die Blut oder Säfte beeinträchtigt. Generell wird die Zunge feucht erscheinen, wenn die Disharmonie auf Kälte beruht, und trocken, wenn Hitze im Spiel ist. Eine violette Zunge kann auch mit einer Beeinträchtigung der in Fluß bringenden und verbreitenden Funktion der Leber zusammenhängen.

Eine schwärzlich getönte Zunge bedeutet Stagnation in irgendeiner Form.

Der Belag, der Pelz oder das Moos auf der Zungenoberfläche, ist auf die Aktivität der Milz zurückzuführen. Während sie die reinen Essenzen verdunstet, schickt die Milz auch kleine Mengen unreiner Substanzen (eine Art Rauch) nach oben. Diese Substanzen schlagen sich auf der Zunge nieder (in der Tat wird der Zungenbelag in der medizinischen Literatur manchmal als «Rauch» bezeichnet). Der Belag ist daher aufs engste mit der Verdauung verbunden und spiegelt den Zustand des Verdauungssystems wider. Auch andere Körperaktivitäten hinterlassen Spuren im Zungenbelag – Hinweise auf physische Zustände, die der Arzt lesen kann.

Der Belag bedeckt die Zunge auf der ganzen Oberfläche oder fleckenweise. Er kann in seiner Dicke, Farbe, Struktur und generellen Erscheinung variieren. Bei einem gesunden Menschen ist die Dicke des Belages relativ einheitlich, obwohl der Belag im Zentrum der Zunge ein wenig dicker sein kann. Der Belag ist dünn, weißlich, feucht und läßt das Zungenmaterial durchscheinen.

Ein dünner Belag kann normal, während einer Krankheit aber ein Zeichen von Mangel sein. Sehr dicker Belag ist fast immer ein Zeichen für Übermaß.

Sehr feuchter Belag weist auf ein Übermaß an Säften hin, gewöhnlich aufgrund von Yang-Mangel (oder Mangel an Feuer – der inneren Hitze des Körpers), kann aber auch auf andere Muster, zum Beispiel Feuchtigkeit, hinweisen.

Sehr trockener oder sandpapierähnlicher Belag läßt Yang-Übermaß oder Säftemangel erkennen.

Starkes Milz- und Magen-Qi hinterlassen einen Belag auf der Zunge, der wie Gras aus dem Boden sprießt. Zungenbelag, der auf der Oberfläche zu schweben scheint, deutet auf schwaches Milz- und Magen-Qi.

Fetter Belag scheint die ganze Zunge oder einen Teil mit einem dicken, öligen Film zu bedecken. Er kann einer Schicht Vaseline oder Butter gleichen und ist ein Zeichen für die Anwesenheit von Schleim oder Feuchtigkeit im Körper. Ein teigiger Belag, der fett, aber noch etwas dicker ist (die Chinesen sagen, er sehe aus wie eine klumpige Öl-Mehl-Mixtur), weist auf extrem viel Schleim oder Feuchtigkeit hin. Fetter Zungenbelag ist ein für das Unterscheiden von Mustern wichtiges Zeichen.

Sieht die Zunge oder ein Teil davon glänzend aus, als ob der Belag entfernt worden ist, sprechen wir von einer «geschälten Zunge»; die chinesischen Texte vergleichen ihr Aussehen mit dem von rohem Hühnerfleisch, von dem die Haut entfernt wurde. Eine geschälte Zunge kann auf Yin- oder Säftemangel beruhen oder ein Zeichen für schwaches Milz-Qi sein, das den «Rauch» nicht nach oben befördern kann.

Weißer Belag – auch wenn dies die Farbe des normalen Belages ist – kann ein Krankheitszeichen sein, vor allem wenn der Zungenkörper sehr feucht ist. In einem solchen Fall würde man Kälte vermuten. Ähnelt der weiße Belag Hüttenkäse, Quark oder ungeformtem Tofu, bedeutet dies Hitze im Magen.

Gelber Belag ist ein Hitzezeichen: Je tiefer das Gelb, desto größer die Hitze.

Schwarzer oder grauer Belag tritt entweder mit extremer Hitze oder extremer Kälte auf: mit extremer Hitze, wenn der Zungenkörper rot, mit extremer Kälte, wenn er blaß ist.

Form und Beweglichkeit der Zunge werden ebenfalls bei der Untersuchung berücksichtigt. Eine normale Zunge ist im Verhältnis zum Mund weder zu groß noch zu klein, sieht weder geschwollen noch geschrumpft aus. Sie sollte flexibel sein, sich aber nicht unkontrolliert bewegen und auch nicht zu einer Seite hin geneigt sein. Die normale Zunge ist ein glattes Stück Fleisch ohne Risse oder Sprünge; sie kann erhabene Papillen haben, aber es sollten keine roten Bläschen oder anderer Ausschlag vorhanden sein.

Eine geschwollene Zunge ist schwammig und hat gezackte Ränder – als hätten die Zähne ihren Abdruck hinterlassen. Sie ist gewöhnlich ein Zeichen für Qi-Mangel oder ein Übermaß an Säften. Gelegentlich tritt sie auch bei einem Hitzeübermaß auf; dann ist der Zungenkörper sehr rot.

Eine dünne Zunge sieht schlank aus, kleiner als eine normale Zunge, und ist normalerweise ein Zeichen für Mangel an Blut oder Säften.

Einer steifen Zunge mangelt es an Flexibilität; sie gleicht, wie die Chinesen sagen, einem «Stück Holz». Das deutet auf einen Bösartigen Windeinfluß oder auf Schleim, der das Herz-Qi hemmt.

Eine zitternde Zunge scheint unkontrolliert zu zucken. Hat die zitternde Zunge eine blasse Farbe, steht nicht genügend Qi zur Verfügung, um die Bewegungen zu kontrollieren. Ist sie rot, wäre die Diagnose höchstwahrscheinlich «Innerer Wind, der die Zunge bewegt».

Eine Zunge, die heraushängt wie die eines hechelnden Hundes, weist meistens auf Hitze hin.

In schweren Fällen ist eine zusammengezogene Zunge zu sehen, die sich nicht ausstrecken kann. Bei einer blassen oder violetten Zungenfarbe zieht wahrscheinlich Kälte den Körper zusammen. Ist die zusammengezogene Zunge zusätzlich geschwollen, deutet dies auf Schleim oder Feuchtigkeit hin. Ist der Zungenkörper jedoch rot, liegt ein Zeichen für Hitze vor, die die Säfte austrocknet.

Risse oder Sprünge auf der Zunge sieht man häufig, und solange sie seit der Geburt vorhanden waren, werden sie als normal betrachtet. Entwickeln sie sich jedoch während einer Krankheit, stellen sie ein Zeichen für chronische und schwere Erkrankung dar. Die genaue Interpretation hängt von der Zungenfarbe ab. Sprünge in einer roten Zunge weisen auf Hitze, die die Säfte austrocknet oder auf Yin-Mangel hin; Sprünge in einer blassen Zunge treten mit Blut- und Qi-Mangel auf.

Rote Ausschläge, Bläschen oder dornenähnliche Vorsprünge (rö-

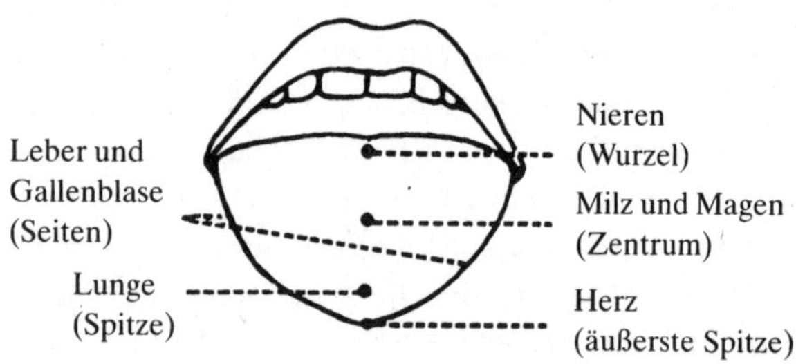

Abb. 17: Zungenbereiche und korrespondierende Organe

ter als die gelegentlich erhabenen Papillen auf der normalen Zunge) sind gewöhnlich ein Zeichen für Hitze oder Gestautes Blut.

Alle genannten Zeichen erscheinen oft nur auf Teilen der Zunge. So können nur das Zentrum einen dicken Belag oder nur die Seiten eine Rötung aufweisen, oder ein Sprung erscheint nur auf der Zungenspitze. Für solche Fälle besteht eine Entsprechung zwischen bestimmten Bereichen der Zunge und bestimmten Organen (siehe Abb. 17). Diese Zuordnungen sind hilfreiche Hinweise, die aber nie als absolut betrachtet werden.

Ausscheidungen und Absonderungen

Die Hauptausscheidungen und -absonderungen sind Auswurf (Sputum), Erbrochenes, Urin und Stuhl. Da der Arzt gelegentlich Auswurf und Erbrochenes zu sehen bekommt, gehören sie zur Untersuchung durch Beobachtung. Urin und Stuhl werden normalerweise mit dem Patienten besprochen und gehören deshalb zur Untersuchung durch Befragung.

Klarer, dünner Schleim aus Hals und Nase tritt normalerweise mit Kälte auf, gelber und zäher Auswurf mit einem Hitzemuster. Eine große Menge von Sputum, das leicht ausgehustet wird, weist auf Feuchtigkeit hin. Blutiges Sputum ist normalerweise ein Zeichen für Hitze, die die Lunge schädigt.

Dünnes, wäßriges, klares Erbrochenes läßt auf ein Kältemuster oder Mangel an Magen-Qi schließen genauso wie das Erbrechen unverdauter Nahrung, das keinen sauren Geschmack im Mund hinterläßt. Sauer schmeckendes Erbrochenes ist gewöhnlich ein Zeichen für Magenhitze, gelbes und bitter schmeckendes für Leberhitze oder Gallenblasenhitze.

Hören und Riechen (*wen-zhen*) Hier befaßt sich der Arzt mit einer Anzahl von allgemeinen Zeichen. In ihrer Aussagekraft für das Erkennen eines Musters sind sie in etwa gleichwertig.

Rauhe und heftige Atmung läßt Übermaß vermuten; schwache Atmung oder Kurzatmigkeit, die von einer schwachen, leisen Stimme und einem Minimum verbalen Ausdrucks begleitet wird, bedeutet Mangel; so auch ein chronischer Stimmverlust. Ein plötzlicher

Stimmverlust ist ein Zeichen für einen Äußeren Bösartigen Einfluß. Keuchen oder pfeifende Atmung wird mit Schleim in Verbindung gebracht.

Ein schwerer oder plötzlicher und heftiger Husten stellt ein Zeichen für Übermaß dar, ein trockener, stoßweiser Husten für Hitze oder Trockenheit. Ein schwacher Husten gehört normalerweise zu einem Mangelmuster.

Die chinesische Medizin unterscheidet zwei grundlegende Arten des Geruchs, die der Körper während einer Krankheit ausströmt. Diese Gerüche sind schwer zu beschreiben; der chinesische Arzt muß sie hauptsächlich durch Erfahrung kennenlernen.

Der eine Geruch wird als übel, faulig und ekelerregend beschrieben, wie der von faulem Fleisch oder faulen Eiern. Ein solcher Geruch bedeutet Hitze. Der zweite Geruch ist weniger widerlich, dafür eher scharf, beißend oder fischig und scheint in der Nase zu stechen. Er gleicht den Dämpfen von Bleichmitteln und ist ein Zeichen für Kälte und Mangel.

Befragung (*when-zhen*) Die dritte Untersuchung ist die Befragung des Patienten. Wie ein westlicher will auch der chinesische Arzt wichtige, aber nicht gleich sichtbare Informationen erhalten. Natürlich können viele verschiedene Fragen gestellt werden – wir werden hier die üblichsten und die für die Erkennung der Muster wichtigsten besprechen. Sie beziehen sich auf folgende Bereiche: Kälte/Hitzeempfindungen, Transpiration, Kopfschmerzen und Schwindelgefühle, Qualität und Lokalisierung von Schmerzen, Urin und Stuhl, Durst, Appetit und Geschmacksvermögen, Schlaf, gynäkologische Fragen, Krankheitsgeschichte.[16] Kälte/Hitzeempfindungen, Schmerzen und Krankheitsgeschichte sind normalerweise am wichtigsten. Die anderen Zeichen, die hier entdeckt werden, mögen die notwendigen Schattierungen eines Musters ergeben, bestimmen es aber höchst selten.

Kälte/Hitzeempfindungen

Wenn wir von inneren Disharmonien sprechen, gehört Kälte im allgemeinen in die Yin- und Hitze in die Yang-Kategorie. Subjektive Wärmeempfindungen, aber auch von anderen Personen fühlbare Wärme oder eine Abneigung gegen warmes Wetter beziehungsweise warme Orte können ein Zeichen von Hitze sein. Kälte manifestiert sich im Gegenteil: in dauerndem Frösteln oder einer Bevorzugung warmer Orte.

Akutes Fieber äußeren Ursprungs fällt in die spezielle Kategorie der Fieberkrankheiten. Bis vor kurzem wurden solche Krankheiten als lebensbedrohlich angesehen und forderten in der Tat die meisten Todesopfer. Aus diesem Grund konzentrieren sich viele chinesische Texte auf diese Fieberkrankheiten, wie es auch die Schriften des Hippokrates und andere medizinische Traditionen früherer Zeitalter tun (Fieberkrankheiten stellen das Thema des Anhangs A dar).

Tritt bei einem Patienten plötzliches Fieber zusammen mit Frösteln auf, versucht das Qi des Körpers einen Äußeren Bösartigen Einfluß abzuwehren; dies ist nicht notwendigerweise ein Kältezeichen. Wenn das Fieber anhält und das Frösteln verschwindet, nimmt man ein Tiefergehen der Krankheit an; das Fieber stellt dann ein Hitzezeichen dar. Ein niedriges Fieber, das sich vor allem am Nachmittag oder nur in den Handflächen, Fußsohlen oder im Brustbein (gemeinsam als die «Fünf Herzen» bezeichnet) bemerkbar macht, deutet auf Yin-Mangel.

Hat der Patient kein Fieber, fürchtet aber die Kälte, weist dies auf Yang- oder Qi-Defizit hin, vor allem wenn die Krankheit chronisch ist. Interessanterweise ist die Tatsache, ob zusätzliche Decken den Patienten wärmen oder nicht, ein nützlicher diagnostischer Hinweis: Wärmen sie, so liegt wahrscheinlich ein Innerer Yang-Mangel vor, wenn nicht, so ist die Disharmonie vermutlich auf einen Äußeren Bösartigen Kälteeinfluß zurückzuführen.

Transpiration

Transpiration tritt bei geöffneten, nicht aber bei geschlossenen Poren auf. Der Zustand der Person wird von verschiedenen Disharmonien beeinflußt. Schwitzt ein Patient tagsüber, obwohl er wenig oder gar nicht körperlich aktiv ist (spontane Schweißausbrüche), ist dies ein Zeichen für die unzulängliche Regulation der Poren durch das Abwehr-Qi – vermutlich aufgrund von Yang- oder Qi-Mangel.

Übermäßige Transpiration beim Schlafen (Nachtschweiß) bedeutet jedoch Yin-Mangel: Ein relatives Übermaß an Hitze veranlaßt den Körper, die Poren zu öffnen.

Wenn bei Fieber und anderen äußeren Einflußzeichen keine Transpiration auftritt, ist der Bösartige Einfluß wahrscheinlich Kälte, die die Poren zusammenzieht. Schwitzt der Patient, können wir Äußere Hitze vermuten, die die Poren öffnet, oder einen Qi-Mangel, der die Regulation der Poren behindert. Welche dieser Möglichkeiten zutrifft, muß durch zusätzliche Zeichen geklärt werden.

Sinkt das Fieber nach dem Schwitzen, wurde der Bösartige Einfluß erfolgreich abgewehrt.

Kopfschmerzen und Schwindelgefühle

Jedes Disharmoniemuster kann von Kopfschmerzen begleitet werden; einige grobe Unterscheidungsmerkmale verschiedener Kopfschmerzen mögen hier jedoch hilfreich sein.

Plötzliche Kopfschmerzen treten häufig mit Äußeren Bösartigen Einflüssen auf, die das Yang oder das Qi des Körpers stören. Chronische Kopfschmerzen gehen oft mit Inneren Disharmonien einher.

Starke Kopfschmerzen können ein Zeichen für Übermaß sein; leichtes und lästiges Kopfweh erscheint normalerweise mit einem Mangelmuster.

Das Organ, das am häufigsten mit Kopfschmerzen in Verbindung gebracht wird, ist die Leber, da bei einer Leberdisharmonie das Leber-Qi dazu tendiert, nach oben zu steigen.

Der Arzt wird die Lokalisation der Kopfschmerzen unter Umständen als wichtigen Faktor werten, weil der Ort, an dem Schmerzen auftreten, der Leitbahn entspricht, die durch den jeweiligen Teil des Kopfes läuft und deshalb auch mit dem entsprechenden System korrespondiert.

Schwindelgefühle oder Benommenheit können (wie Kopfschmerzen) jedes Disharmoniemuster begleiten. Obwohl sie meistens mit Yin- oder Blutmangel auftreten, hängt die Interpretation immer von den restlichen Zeichen ab.

Schmerzen

Nach den Kälte/Hitzeempfindungen stellen die Schmerzen das nächste wichtige Thema der Befragung dar. Für den Patienten sind sie oft der Hauptgrund, sich in die Praxis des Arztes zu begeben. Schmerzen, die in einem bestimmten Teil des Körpers auftreten, weisen auch auf eine Disharmonie in diesem Bereich hin: Schmerzen in der Brust deuten beispielsweise auf Lungen- oder Herzdisharmonie, Seiten- oder Rippenschmerzen auf Leber- oder Gallenblasendisharmonie, Schmerzen im Epigastrium (Solarplexus) auf Magen- oder Milzdisharmonie. Bauchschmerzen oberhalb des Nabels weisen auf Milz- oder Darmdisharmonie hin, Bauchschmerzen um den Nabel und darunter auf Darm-, Blasen-, Gebärmutter- oder Nierendisharmonie, Schmerzen in den Leisten, Genitalien und im Hypogastrium (Unterbauch) auf Disharmonie in der Leber-Leitbahn und Schmerzen im unteren Rücken auf Nierendisharmonie.

Der chinesische Arzt läßt den Patienten auch die Qualität seiner Schmerzen genau beschreiben. Tabelle 2 zeigt eine Zusammenstellung der üblichen Schmerzqualitäten auf der einen und der Bedeutung und Art der Disharmonie auf der anderen Seite.

Tabelle 2: Schmerzqualitäten und ihre Bedeutung

Schmerzqualität	Bedeutung
Wärme lindert	Kälte
Kälte lindert	Hitze
Berührung oder Druck lindert	Mangel
Berührung oder Druck verschlimmert	Übermaß
Nachlassen nach dem Essen	Mangel
Stärkerwerden nach dem Essen	Übermaß
nimmt zu bei feuchtem Wetter	Feuchtigkeit
begleitet von geblähten oder Völlegefühlen	Stagnierendes Qi
stechend oder schneidend, normalerweise örtlich fixiert	Gestautes Blut
Schweregefühl	Feuchtigkeit
Wechselnde Lokalisation	Wind oder Stagnierendes Qi
leicht und von Müdigkeit begleitet	Qi-Mangel oder Feuchtigkeit

Urin und Stuhl

Chinesische Ärzte machen gewöhnlich keine Urin- oder Stuhluntersuchungen; sie erfragen die Informationen vom Patienten.

Normalerweise bedeutet ein klarer Urin ein Kältemuster und ein dunkelgelber oder rötlicher ein Hitzemuster. Reichliche Urinmengen oder wiederholtes nächtliches Wasserlassen lassen eine Beeinträchtigung der aufwärts befördernden Nierenaktivität (Verdunstung des Wassers) vermuten und folglich einen Mangel an Nieren-Qi. Spärliche Urinmengen treten normalerweise mit einem Übermaßmuster auf (z. B. wenn Feuchtigkeit oder Hitze das Blasen-Qi blockieren), können aber auch auf Säftemangel hinweisen. Häufiges und schmerzvolles Wasserlassen mit wenig dunklem Urin ist ein Zeichen für Feuchtigkeit und Hitze in der Blase. Qi-Mangel, Kälte oder Feuchtigkeit zeigen sich oft durch die Unfähigkeit zum vollständigen Wasserlassen, tröpfelnden (tropfenweise austretenden) Urin oder mangelnden Druck beim Wasserlassen.

Unregelmäßiger, trockener oder harter Stuhlgang gehört normalerweise zu einem Muster des Hitzeübermaßes, kann aber auch – abhängig von den begleitenden Zeichen – Säfte- oder Qi-Mangel bedeuten. Wiederholt wäßriger oder ungeformter Stuhlgang weist auf Yang-Mangel, Qi-Mangel oder Feuchtigkeit hin. Drängender Durchfall – vor allem, wenn er gelblich ist und von einem brennenden Gefühl im Anus begleitet wird – stellt ein Hitzezeichen dar. Stuhl, der zuerst trocken und dann feucht ist, läßt ein Mangelmuster vermuten. Unverdaute Nahrung im Stuhl hängt meistens mit einem Yang-Mangel in der Milz zusammen.

Durst, Appetit und Geschmacksvermögen

Chinesische Ärzte fragen ihre Patienten häufig, ob sie durstig sind, denn Durst kann ein Zeichen für Hitze sein und Durstlosigkeit ein Zeichen für Kälte. Durst ohne das Bedürfnis zu trinken deutet auf Yin-Mangel oder Feuchtigkeit.

Appetitlosigkeit hat gewöhnlich mit einer Magen- oder Milzdisharmonie zu tun, die auf Qi-Mangel oder Feuchtigkeit beruht. Übermäßiger Appetit ist ein Zeichen für zuviel Magenfeuer.

Ungewöhnlicher Geschmack im Mund kann ebenfalls eine Disharmonie anzeigen: Bitterer Geschmack weist auf Hitze hin (meistens aufgrund einer Leber- oder Gallenblasenstörung); süßer, teigiger Geschmack läßt auf Feuchte Hitze in der Milz schließen; fauler Geschmack tritt meistens mit Leber- oder Magenhitze auf, salziger Geschmack mit Nierendisharmonien; Unfähigkeit zur Geschmacksunterscheidung gehört meist zu einem Mangelmuster des Milz-Qi.

Schlaf

Die Betonung des Gleichgewichts in der chinesischen Medizin führt zu der Ansicht, daß gerade genug Schlaf das richtige für den Menschen ist. Zuwenig oder zuviel Schlaf wird als ein Zeichen für Ungleichgewicht beziehungsweise Disharmonie angesehen.

Chinesische Texte beschreiben Schlaflosigkeit als «Unfähigkeit des Yang, in das Yin einzutreten» (das Aktive ist nicht fähig, passiv zu werden) oder als «friedloses Shen» – das heißt, daß Blut oder Yin oder beide nicht ausreichen, um das im Herzen gespeicherte Shen zu nähren. Dadurch entsteht ein relatives Yang-Übermaß, in dem das Yang unausgeglichen und nicht fähig ist, sich zu beruhigen. Yang- oder Feuerübermaß in irgendeinem anderen Organ kann ebenfalls zur Störung des Shen und damit zu Schlaflosigkeit führen. Der dauernde Wunsch zu schlafen oder übermäßiges Schlafen weist auf Yang-Mangel, Qi-Mangel oder Feuchtigkeit.

Gynäkologische Probleme

Chinesische Ärzte fragen ihre weiblichen Patienten routinemäßig nach gynäkologischen Problemen. Zu früh eintretende Menstruation kann entweder Hitze anzeigen, die ungezügelte Bewegung des Blutes verursacht, oder einen Mangel an Qi, wodurch das Blut nicht geleitet werden kann. Anhand der begleitenden Zeichen ist der Unterschied leicht festzustellen: Eine rote Zunge bedeutet Hitze, eine blasse Qi-Mangel. Spät einsetzende Menstruation weist auf Blutmangel oder Kälte, die Stagnation hervorrufen. Häufige Abweichungen vom Zyklus haben oft mit ungleichmäßig fließendem Leber-Qi zu tun.

Starker Menstruationsfluß kann Hitze im Blut oder Qi-Mangel anzeigen, geringer Fluß oder Ausbleiben der Menstruation (außer bei Schwangerschaft) deutet auf Blutmangel, Kälte, die das Blut hemmt, oder Gestautes Blut. Helles und dünnes Menstruationsblut läßt ein Mangelmuster vermuten, sehr dunkles Menstruationsblut weist auf Hitze und violettes (vor allem, wenn es klumpig ist) auf gestautes Blut.

Reichlicher und weißer oder klarer und dünner Ausfluß (Leukorrhöe) ist gewöhnlich ein Zeichen für Mangel und Feuchtigkeit. Dicker und gelber Ausfluß oder Ausfluß mit begleitendem Juckreiz beziehungsweise Empfindlichkeit der Scheide tritt oft mit Hitze und Feuchtigkeit auf.

Krankheitsgeschichte

Der chinesische Arzt erstellt von jedem Patienten eine komplette Krankheitsgeschichte, weil sich wiederholende Muster auf verschiedene Unregelmäßigkeiten der Körperaktivitäten hinweisen und vorangegangene Disharmonien auf den Gesundheitszustand des Patienten einwirken können. Die Krankheitsgeschichte wird als zusätzliches Zeichen in die Diagnose hineingewoben. Generell werden akute Erkrankungen mit Übermaßmustern und chronische Erkrankungen mit Mangelmustern verbunden. Ältere Menschen tendieren zu Mangelmustern, jüngere zu Übermaßmustern.

Betasten (*qie-zhen*) Der vierten Untersuchung wird im allgemeinen die größte Bedeutung beigemessen. Sie beinhaltet das Betasten verschiedener Körperteile und Reizpunkte. Auf diesem Weg können auch – zusätzlich zu der Befragung des Patienten oder unabhängig davon – Informationen über Kälte, Wärme, Feuchtigkeit beziehungsweise Trockenheit der Haut, Schmerzqualitäten (Linderung beziehungsweise Verschlimmerung durch Druck) gewonnen werden. Der zentrale Punkt der vierten Untersuchung ist jedoch das Pulsfühlen – ein wesentlich komplexerer Vorgang als bei uns im Westen.

Das Pulsfühlen stellt ein solch grundlegendes Merkmal der chinesischen Medizin dar, daß die Chinesen oft sagen «Ich gehe zum

Pulsfühlen», wenn sie sich zum Arzt begeben. In der Tat hat das Pulsfühlen in seiner Verfeinerung und Komplexität besonders viel von einer «Kunst». Es erfordert gründliche Ausbildung, viel Erfahrung und Einfühlungsvermögen. Wenn der Arzt den Puls fühlt, steht er einer unglaublichen Fülle von Empfindungen gegenüber, die fachmännisch verstanden und zu einer Einheit zusammengefügt werden müssen: dem «Gefühl» des individuellen Pulses.

Obwohl der Puls an verschiedenen Stellen des Körpers getastet werden kann, hebt die chinesische Medizin das Fühlen an der Speichenschlagader neben dem Handgelenk hervor.[17] Idealerweise sind Patient und Arzt entspannt. Das *Nei Jing* erachtet den Morgen, wenn der Körper am ruhigsten ist, als beste Zeit zum Pulstasten. Der Arzt legt seinen Mittelfinger parallel zum Knöchel auf die untere Seite der Speiche (Speichenverdickung). Der Zeigefinger findet dann ganz natürlich seinen Platz neben der Daumenwurzel und der Ringfinger neben dem Mittelfinger (siehe Abb. 18). Der Puls kann so an jedem Handgelenk in drei Positionen gefühlt werden: Der Zeigefinger nimmt jeweils die erste Position, der Mittelfinger die zweite Position und der Ringfinger die dritte Position ein.

Die chinesische Pulstheorie verleiht jeder Position an jedem der beiden Handgelenke eine spezielle Bedeutung. Fürs erste wollen wir aber davon ausgehen, daß alle drei Finger das gleiche fühlen, und auch die Pulsqualität an beiden Handgelenken übereinstimmt. Der Puls wird auf drei Druckebenen getastet: oberflächlich, mittel und tief. Für die erste (oberflächliche) Ebene wird die Haut nur sanft berührt; für die zweite (mittlere) Ebene wird ein mäßiger Druck angewandt; für die dritte (tiefe) Ebene drückt der Arzt ziemlich fest.

Ein normaler, harmonischer Puls läßt sich hauptsächlich auf der mittleren Ebene tasten. Die normale Geschwindigkeit hält sich zwischen vier und fünf Schlägen pro Atemzug (einmal ein- und einmal ausatmen), was 70 bis 75 Schlägen pro Minute gleichkommt. Die Qualität des normalen Pulses kann man als elastisch und «lebendig» beschreiben, weder hart und steif noch schlaff und unklar. Von einem normalen Puls heißt es, daß er «beseelt» ist. Aber auch ein normaler Puls variiert: Der eines Athleten mag langsam sein; der einer Frau ist gewöhnlich weicher und ein wenig schneller als der

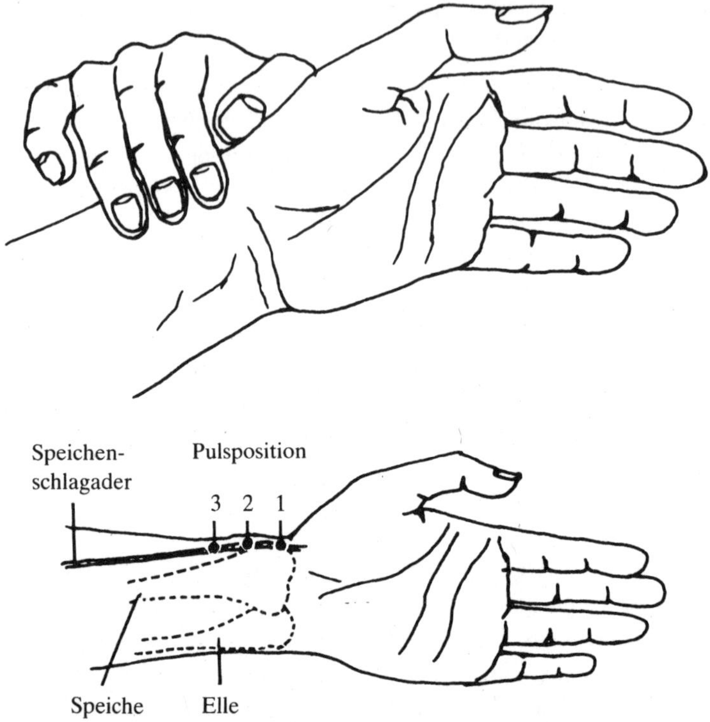

Abb. 18: Chinesisches Pulstasten

eines Mannes; ein Kinderpuls ist schneller als der eines Erwachsenen; der Puls einer schweren Person ist eher langsam und tief, der einer dünnen Person eher oberflächlich.

Disharmonien im Körper prägen den Puls. Die klassischen chinesischen Texte spiegeln ein jahrhundertelanges Bemühen wider, die grundlegenden Pulsqualitäten und die ihnen zugehörigen Disharmonien zu klassifizieren; verschiedentlich werden 24, 27, 28 oder 32 Pulsarten benannt.[18] Im folgenden werden 28 klassische Pulstypen in der traditionellen Ordnung präsentiert und beschrieben.[19] Diese Typen stellen allgemeine Kategorien dar, denen ein individueller Puls selten entspricht, da er meist durch eine Kombination verschiedener Qualitäten charakterisiert ist.

Pulsqualitäten

Die ersten 18 Pulstypen sind die wichtigsten und zeigen die grundsätzlichen Disharmonien an. Die unterschiedlichen Kennzeichen der Pulsqualität beziehen sich auf Tiefe (die Ebene, auf der der Puls tastbar ist), Geschwindigkeit, Breite, Kraft, Form, Rhythmus und Länge.

Tiefe

Ein *oberflächlicher Puls* (*fu-mai*) liegt «höher» als ein normaler, das heißt, er ist auf der oberflächlichen (ersten) Ebene klar zu tasten, aber weniger wahrnehmbar auf der mittleren und der tiefen Ebene. Dieser Puls deutet auf einen Äußeren Bösartigen Einfluß; er läßt eine Disharmonie im äußeren Körperbereich vermuten, wo das Abwehr-Qi den Äußeren Einfluß bekämpft. Der oberflächliche Puls gehört in die Yang-Kategorie, weil seine Äußerlichkeit eine Yang-Charakteristik darstellt. Diese Pulsart kann auch ohne die Begleitzeichen des Äußeren Einflusses auftreten und in einem solchen Fall, wenn er zugleich kraftlos ist, auf Yin-Mangel hinweisen, da er sich aktiv verhält beziehungsweise «tanzt» – ein Zeichen relativen Yang-Übermaßes und folglich Yin-Mangels. Ein oberflächlicher Puls ohne Zeichen eines Äußeren Einflusses, der Kraft besitzt, hängt wahrscheinlich mit Innerem Wind zusammen.

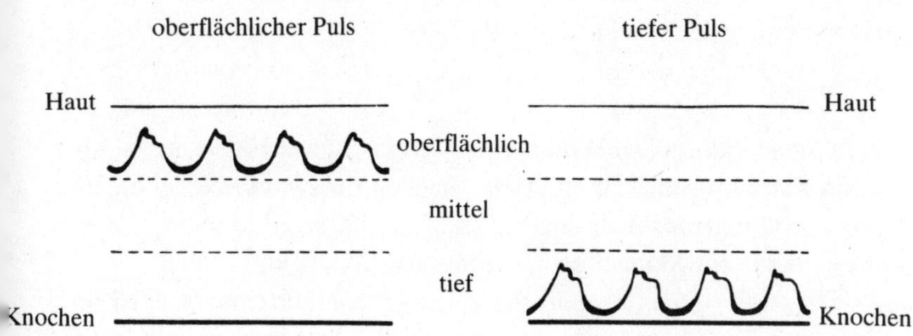

Abb. 19:

Ein *tiefer* oder *sinkender Puls* (*chen-mai*) kann nur auf der dritten (tiefsten) Ebene klar getastet werden und zeigt entweder eine Innere Disharmonie oder Hemmung (Blockade) an. Die Innerlichkeit klassifiziert ihn als Yin-Puls.

Geschwindigkeit (Frequenz)

Ein *langsamer Puls* (*chi-mai*) hat weniger als vier Schläge pro Atemzug. Er ist entweder ein Zeichen für Kälte, die Bewegung verlangsamt, oder für mangelndes Qi, das nicht genügend Bewegung bewirken kann. Der langsame Puls gehört in die Yin-Kategorie.

Ein *schneller Puls* (*shuo-mai*) hat mehr als fünf Schläge pro Atemzug. Er deutet auf Hitze, die die Bewegung des Blutes beschleunigt und fällt damit in die Yang-Kategorie.

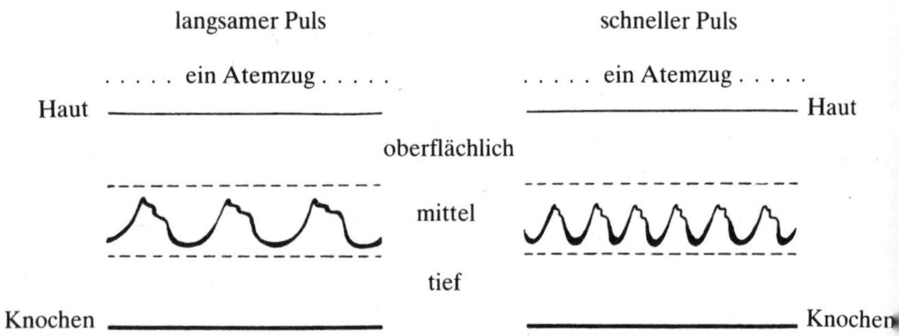

Abb. 20

Volumen

Ein *feiner Puls* (*xi-mai*) fühlt sich wie ein dünner Faden an, ist aber ganz klar zu tasten. Er stellt ein Zeichen für einen Mangel an Blut dar, wodurch der Puls nicht richtig gefüllt werden kann. Zudem besteht oft ein Mangel an Qi. Klassifikation: Yin.

Ein *großer Puls* (*da-mai*) hat einen großen Durchmesser, ist sehr klar und deutet auf Übermaß. Gewöhnlich tritt er mit Hitze in Magen oder Darm oder in beiden auf. Er ist ein Yang-Puls.

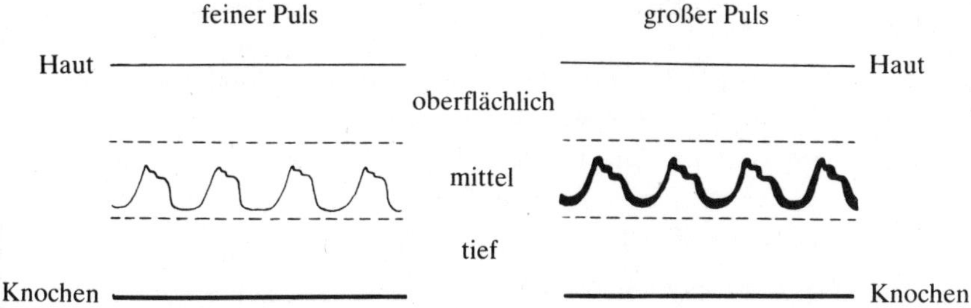

Abb. 21

Kraft

Ein *leerer Puls* (*xu-mai*) ist breit, aber ohne Kraft. Er fühlt sich schwach und weich an, wie ein Wasserball, der nicht ganz gefüllt ist. Der leere Puls wird meist auf der ersten Ebene getastet und ist oft langsamer als ein normaler Puls. Er impliziert Qi- und Blutmangel und wird als Yin-Puls eingestuft.

Ein *voller Puls* (*shi-mai*) ist breit und kräftig und schlägt auf allen drei Ebenen gegen die Finger. Er stellt ein Zeichen des Übermaßes dar und ist deshalb ein Yang-Puls.

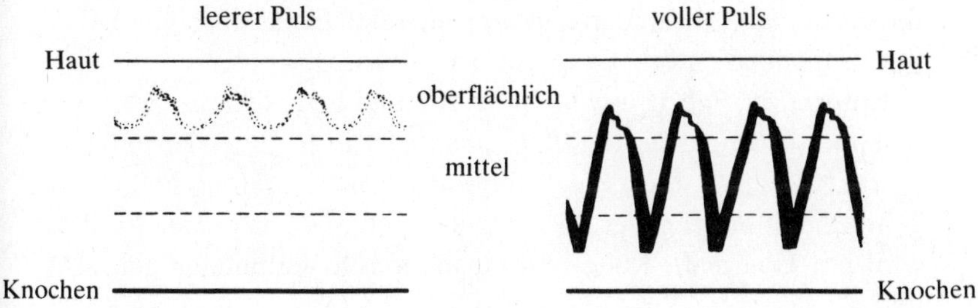

Abb. 22

Form

Ein *schlüpfriger Puls* (*hua-mai*) ist ausgesprochen fließend. Er fühlt sich glatt an wie die Kugeln eines Kugellagers, das mit Schmierflüssigkeit bedeckt ist. Die klassischen Schriften vergleichen ihn mit «dem Fühlen von Perlen in einem Porzellanbecken». Ein zeitgenössischer chinesischer Arzt sagt, der schlüpfrige Puls «gleitet wie eine Schlange». Er ist ein Zeichen für Übermaß, meistens von Feuchtigkeit oder Schleim. Dieser Puls tritt auch häufig bei Frauen während der Schwangerschaft auf, wenn zusätzliches Blut gebraucht wird, um den Fötus zu nähren. Er wird mit «Yang im Yin» beschrieben (diese Art der Klassifikation wird im 7. Kapitel diskutiert).

Ein *rauher Puls* (*se-mai*) stellt das Gegenstück zum schlüpfrigen Puls dar. Er ist ungleichmäßig und holprig und manchmal auch unregelmäßig in seiner Kraft und Fülle. Chinesische Texte vergleichen den rauhen Puls mit «einem Messer, das über Bambus schabt» oder «einer kranken Seidenraupe, die ein Maulbeerblatt frißt». Wird dieser Puls gleichzeitig als dünn beschrieben, gilt er als Zeichen für Blut- oder Jing-Mangel. Er kann aber auch auf Gestautes Blut hinweisen. Hat der rauhe Puls einen unregelmäßigen Rhythmus, wird er «die ungeregelten Drei und Fünf» genannt – das heißt, pro Atemzug sind manchmal drei, manchmal aber auch fünf Schläge zu zählen. Der rauhe Puls ist normalerweise ein Yin-Puls.

Ein *drahtiger Puls* (*xian-mai*) fühlt sich straff an wie eine Gitarren- oder Geigensaite. Er ist kräftig, federt auf allen drei Druckebenen zurück und schlägt gleichmäßig gegen die Finger; jedoch fehlt ihm die fließende oder wellenartige Qualität. Der drahtige Puls deutet auf Stagnation im Körper, normalerweise auf eine Disharmonie, die die in Fluß bringenden und verbreitenden Funktionen von Leber und Gallenblase stört. Er ist ein Yang-Puls.

Ein *straffer Puls* (*jin-mai*) ist kräftig und fühlt sich an, als hielte man ein schwingendes, straff gespanntes Seil. Er ist voller und elastischer als der drahtige Puls. Aufgrund seines Vibrierens und Drängens scheint er schneller, als er tatsächlich ist. Der gespannte Puls wird mit Übermaß, Kälte und Stagnation in Verbindung gebracht und als «Yang im Yin» bezeichnet.

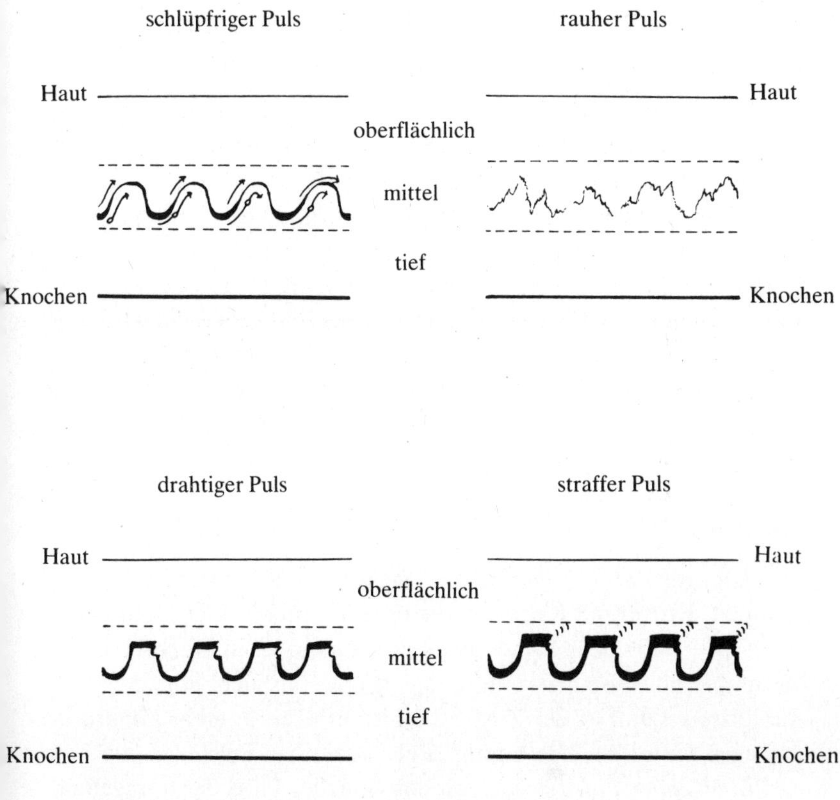

Abb. 23

Länge

Ein *kurzer Puls* (*duan-mai*) kann den Raum unter den drei Fingern nicht füllen und nur in einer Position ertastet werden. Er zeigt meistens Qi-Mangel an und fällt in die Yin-Kategorie.

Ein *langer Puls* (*chang-mai*) stellt das Gegenstück zum kurzen Puls dar: Er kann noch über die erste und dritte Position hinaus getastet werden. Weist er normale Geschwindigkeit und Kraft auf, wird er nicht als Disharmoniezeichen gewertet; ist er jedoch gleichzeitig gespannt oder drahtig, deutet er auf Übermaß und wird als Yang-Puls eingestuft.

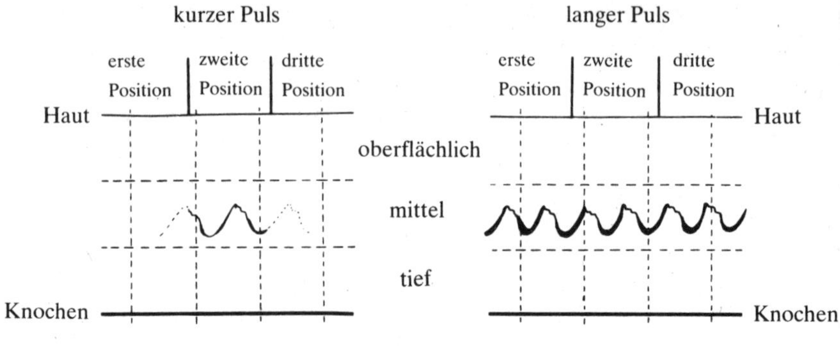

Abb. 24

Rhythmus

Ein *knotiger Puls* (*jie-mai*) ist ein langsamer Puls, der unregelmäßig aussetzt. Er tritt mit Kälte auf, die Qi und Blut blockiert, kann aber auch Qi-, Blut- oder Jing-Mangel bedeuten oder auf eine Herzdisharmonie hinweisen (das Herz regiert das Blut nicht angemessen). Im letzteren Fall ist der Zustand um so ernster, je mehr Unterbrechungen auftreten. Der knotige Puls ist ein Yin-Puls.

Ein *jagender Puls* (*cu-mai*) ist ein schneller Puls, der unregelmäßig aussetzt. Gewöhnlich ist er ein Zeichen für Hitze, die Qi und Blut beunruhigt, und gehört in die Yang-Kategorie.

Ein *intermittierender Puls* (*dai-mai*) setzt regelmäßig, aber öfter als der knotige oder jagende Puls aus. Er wird oft mit einer ernsthaften Disharmonie des Herzens in Verbindung gebracht, kann jedoch auch den erschöpften Zustand aller Organe anzeigen. Der intermittierende Puls ist ein Yin-Puls.

Knotiger, jagender oder intermittierender Puls können angeboren sein, in welchem Fall sie kein Disharmoniezeichen darstellen.

knotiger Puls

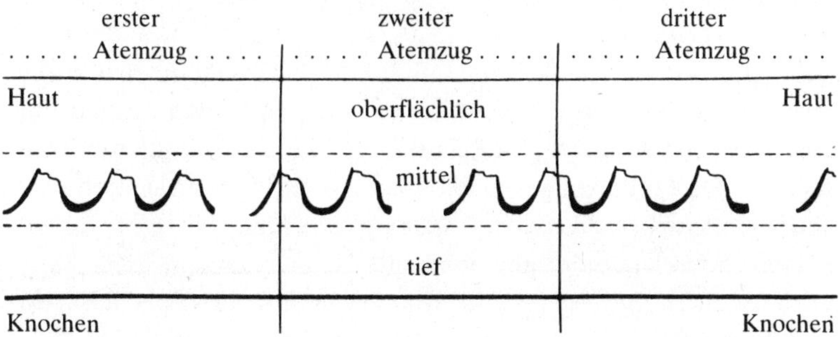

jagender Puls

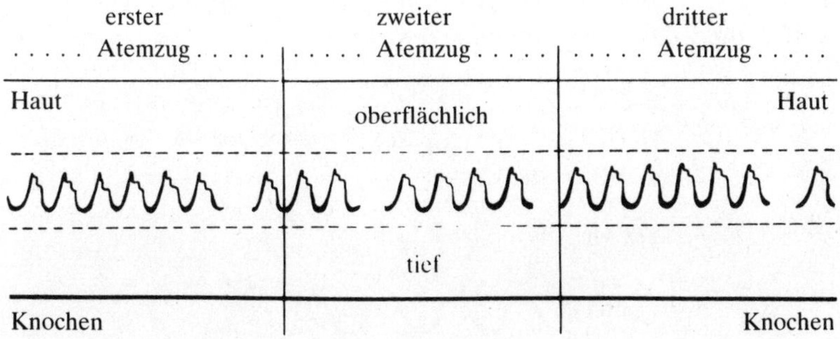

intermittierender Puls

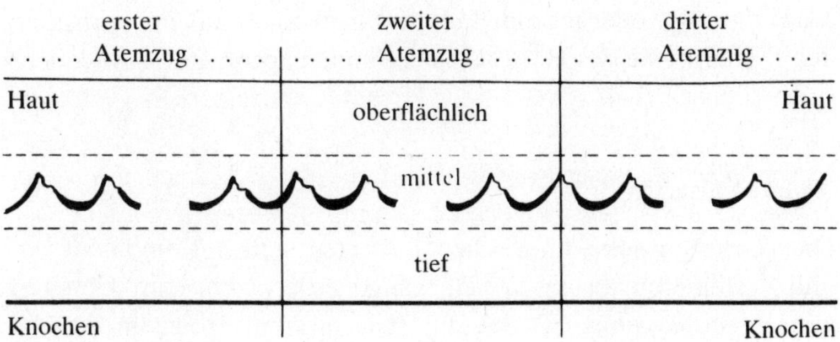

Abb. 25

Sanfter Puls

Ein *sanfter Puls* (*huan-mai*) ist der gesunde, ausgeglichene Puls – normal in seiner Tiefe, Frequenz, Breite und Kraft. Er kommt ziemlich selten vor, und die Schriften über Pulsdiagnose räumen ihm eine zweitrangige Stellung ein. Ein Patient braucht keinen sanften Puls zu haben, um vom Arzt eine gute Gesundheit bestätigt zu bekommen. In der Tat haben gesunde Menschen selten einen sanften Puls. Jedermanns «Gleichgewicht» oder «Normalität» hat eine gewisse konstitutions- und/oder altersbedingte Neigung zu Yin- oder Yang-Disharmonien, und so wird jedermanns «normaler» Puls diese Anlage ausdrücken. Die Bedeutung des sanften Pulses für die Diagnose einer Disharmonie liegt in seiner Kombination mit anderen Zeichen. Sind zum Beispiel Feuchtigkeitszeichen vorhanden, kann der sanfte Puls – der manchmal als ein wenig schlüpfrig beschrieben wird – diese Diagnose unterstützen.

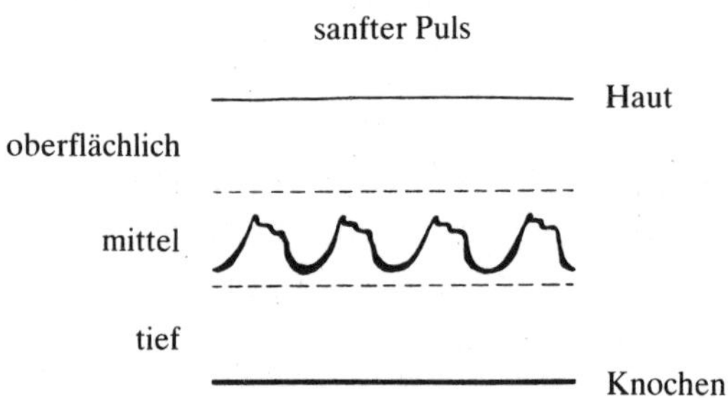

Abb. 26

Andere Pulsarten

Die restlichen zehn klassischen Pulsarten stellen Kombinationen und Verfeinerungen der vorangegangenen achtzehn dar. Generell wird ersteren weniger Bedeutung beigemessen. Trotzdem sind sie für einen erfahrenen Arzt sogleich erkennbar und erweisen sich zur Bestimmung genauer Unterschiede in der Diagnose als nützlich.

Ein *überflutender Puls* (*hong-mai*) trifft die Finger wie eine Welle auf allen drei Ebenen mit der Kraft des breiten Pulses, verläßt die Finger aber mit weniger Kraft wie eine auslaufende Welle. Dieser Puls bedeutet, daß Säfte und Yin des Körpers durch Hitze geschädigt wurden. Der überflutende Puls wird mit «Yin im Yang» beschrieben.

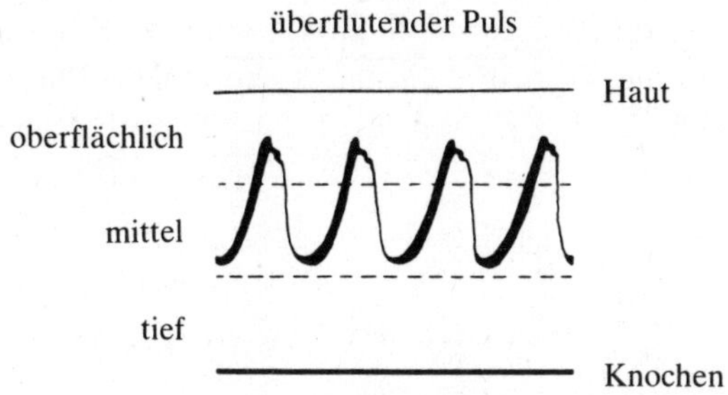

Abb. 27

Ein *verschwindender* oder *zarter Puls* (*wei-mai*) ist außerordentlich fein und weich und entbehrt der Klarheit des feinen Pulses. Er ist kaum wahrnehmbar und scheint zu verschwinden. Der zarte Puls drückt extremen Mangel aus. Klassifikation: Yin.

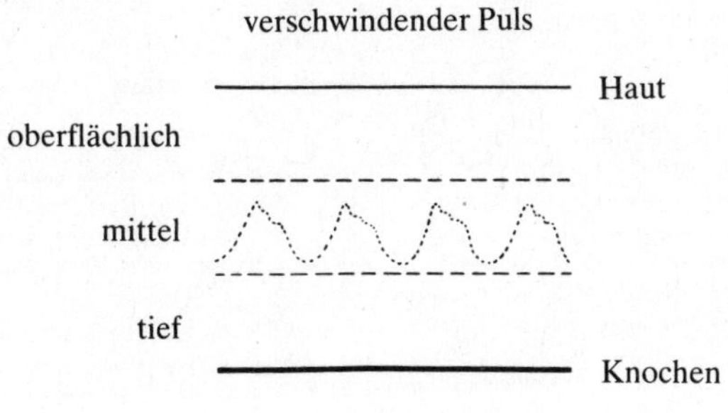

Abb. 28

Ein *kraftloser Puls* (*ruo-mai*) ist weich, schwach und etwas dünn. Er wird normalerweise auf der dritten Ebene getastet. Der kraftlose Puls gleicht einem umgekehrten leeren Puls, zeigt aber einen noch extremeren Qi-Mangel an, da das Qi in diesem Falle nicht einmal den Puls nach oben heben kann. Klassifikation: Yin.

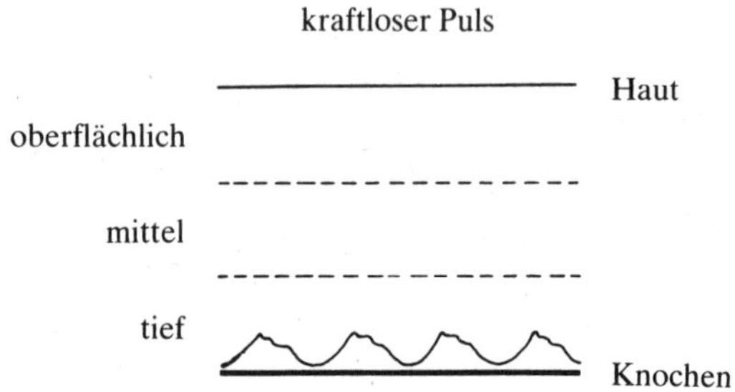

Abb. 29

Ein *zerfließender Puls* (*ru-mai*) stellt eine Kombination von feinem, leerem und oberflächlichem Puls dar. Er ist außerordentlich weich, weniger klar als der dünne Puls und nur auf der ersten Ebene tastbar. Der leichteste Druck läßt ihn verschwinden. Er fühlt sich an wie eine Blase auf einer Wasseroberfläche und ist ein Zeichen für Blut- oder Jing-Mangel oder auch Feuchtigkeit. Klassifikation: Yin.

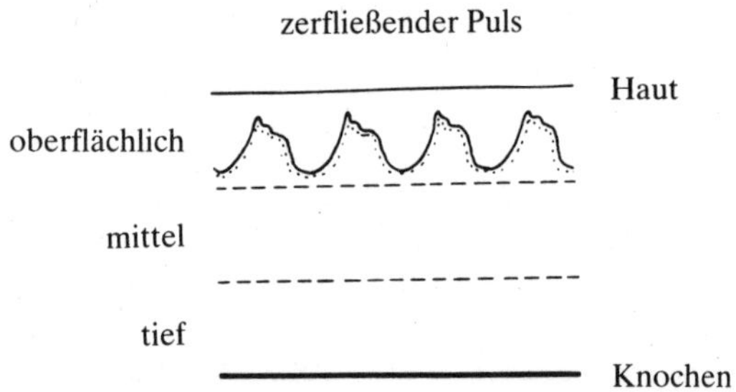

Abb. 30

Ein *Trommelpuls* (*ge-mai*) stellt eine Kombination von drahtigem und überflutendem Puls dar, mit zusätzlichen Aspekten des leeren Pulses. Er fühlt sich an wie die gespannte Ledermembran einer Trommel und drückt Blut- oder Jing-Mangel aus. Klassifikation: Yin.

Trommelpuls

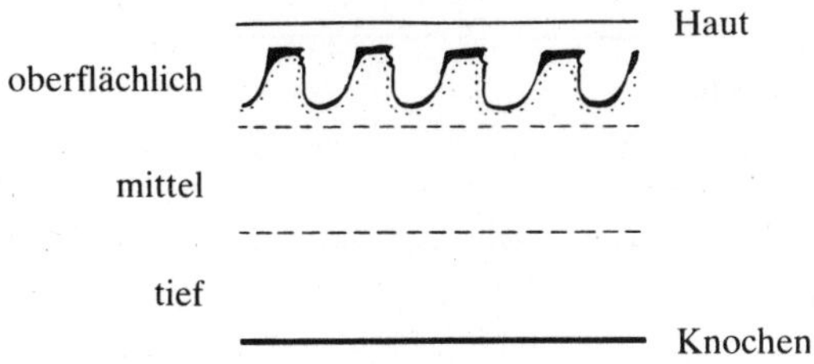

Abb. 31

Ein *verborgener Puls* (*fu-mai*) ist die extreme Form des tiefen Pulses und nur bei stärkstem Druck tastbar. Ist der verborgene Puls gleichzeitig kräftig, weist er auf Kälte hin, die die Leitbahnen blockiert, ist er jedoch schwach, zeigt er Mangelndes Yang an, das den Puls nicht heben kann. Klassifikation: Yin.

verborgener Puls

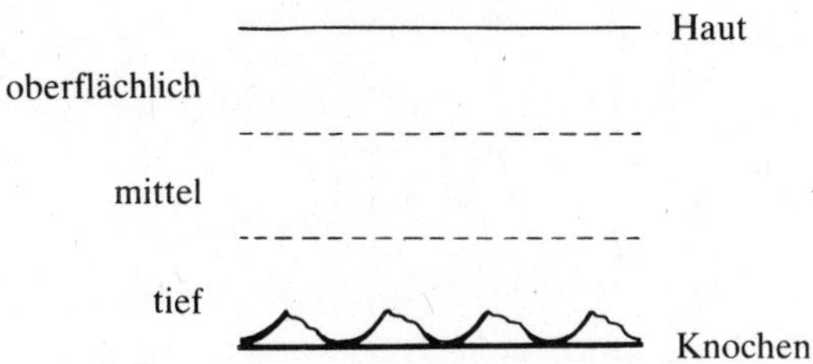

Abb. 32

Ein *fixierter Puls* (*lao-mai*) – auch als *Gefängnispuls* bekannt – stellt das Gegenstück zum Trommelpuls und eine Form des verborgenen Pulses dar. Er ist sehr tief und drahtig und gewöhnlich auch lang und kräftig. Er ist ein Zeichen für Kälteblockade. Klassifikation: Yang im Yin.

fixierter Puls

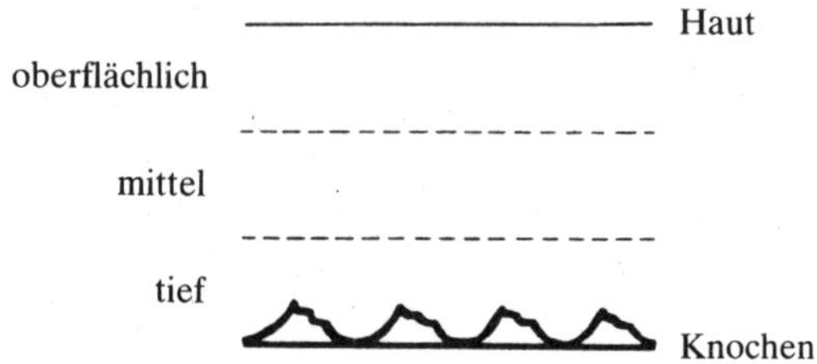

Abb. 33

Ein *beweglicher* oder *Kreiselnde-Bohne-Puls* (*dong-mai*) stellt eine Kombination von kurzem, gespanntem, schlüpfrigem und schnellem Puls dar. Er kann nur in einer Position getastet werden und gilt als «unvollständig, ohne Kopf und Schwanz, wie eine Bohne». Der bewegliche Puls bezeichnet einen extremen Zustand und kommt sehr selten vor. Gewöhnlich tritt er mit Herzklopfen, extremer Angst, Fieber oder Schmerzen auf. Klassifikation: Yang.

beweglicher Puls

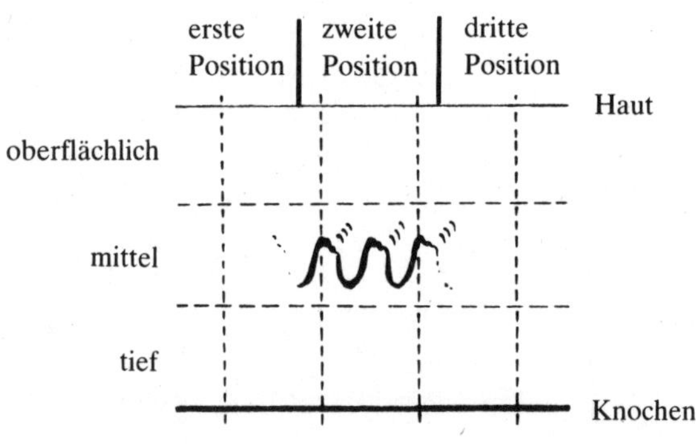

Abb. 34

Ein *hohler Puls* (*kong-mai*) fühlt sich wie der Stengel einer Frühlingszwiebel an – außen fest, innen leer – und tritt meistens als oberflächlicher Puls auf. Der hohle Puls impliziert Blutmangel; man sieht ihn oft nach großen Blutverlusten. Klassifikation: Yin.

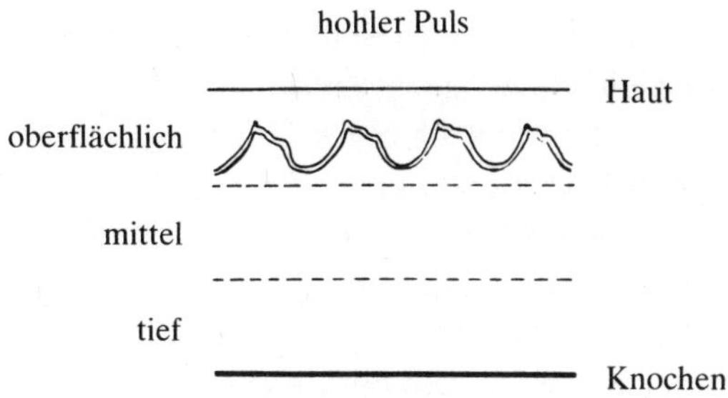

Abb. 35

Ein *auflösender Puls* (*san-mai*) gleicht einem leeren Puls, da er oberflächlich, breit und schwach ist; er ist jedoch breiter und weniger klar als dieser, und man fühlt ihn hauptsächlich in der Phase des Zurückweichens. Der zerstreute Puls stellt ein Zeichen für eine gravierende Disharmonie dar – erschöpftes Nieren-Yang, das «entschwebt». Klassifikation: Yin.

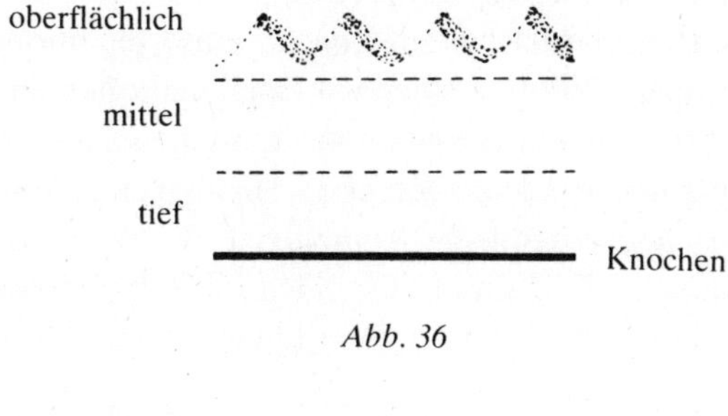

Abb. 36

Zum Zweck der allgemeinen Beschreibung der Pulsarten nahmen wir an, daß alle drei Finger den gleichen Puls fühlen. In der Praxis wird jedoch jeder Finger geringe Unterschiede wahrnehmen und auch die Ablesung an beiden Handgelenken nicht identisch sein. In der Medizintheorie entspricht jede der sechs Pulspositionen einem Organ und zeigt deshalb eine Disharmonie in dem entsprechenden Organ an. Tabelle 3 stellt das heute in China vorwiegend benutzte Entsprechungssystem dar, jedoch muß man im Auge behalten, daß die Meinungen über die genauen Entsprechungen auseinandergehen (siehe Anhang D bezüglich eines Überblicks zur historischen Entwicklung der Pulspositionen und ihrer Entsprechungen). Generell wird die Zuordnung der Organe auf allen drei Druckebenen beibehalten, obwohl aus einer differenzierteren Perspektive die oberflächliche (erste) Ebene dem Yang-Organ entspricht und die tiefste (dritte) Ebene dem jeweils entsprechenden Yin-Organ (siehe Tabelle 1 im 3. Kapitel).

Tabelle 3: Pulspositionen und ihre Entsprechungen

	linkes Handgelenk	rechtes Handgelenk
erste Position	Herz	Lunge
zweite Position	Leber	Milz
dritte Position	Nieren-Yin	Nieren-Yang (Feuer der Lebenspforte)

Die 28 grundlegenden Pulstypen können also jeweils auf drei Ebenen, in drei Positionen und an zwei Handgelenken getastet werden. Schon das Fühlen der Pulsqualität an sich ist ziemlich kompliziert. Wenn wir uns aber klarmachen, daß die 28 Pulsarten normalerweise nicht in ihrer reinen Form, sondern in Kombinationen miteinander auftreten und die Charakteristika eines einzelnen Pulses von Position zu Position und von Handgelenk zu Handgelenk variieren können, wird die außerordentliche Komplexität des Systems sichtbar. Die Pulsdiagnostik stellt somit eine höchst verfeinerte Kunst dar, die dem Arzt ein großes Maß an Feinfühligkeit und Wissen abverlangt, damit er die relative Wichtigkeit einer jeden Variable bestimmen und alle Variablen zu einer intelligenten und präzisen Diagnose verbinden kann.

Dieses Kapitel befaßte sich mit den allgemeinen Zeichen, die ein Arzt betrachtet, um ein Muster wahrzunehmen. Es muß jedoch wiederholt werden, daß wir nur die *Elemente* der Muster beschrieben haben – und diese besitzen im Sinne der chinesischen Philosophie außerhalb des Ganzen keine Bedeutung. Jedes einzelne erwähnte Zeichen erlangt seine Bedeutung erst durch die Konfiguration, in die es eingebettet ist. So weisen die Zeichen Durst oder eine trockene Zunge auf Hitze oder Yin-Mangel, wenn sie – wie gewöhnlich – mit anderen Hitzezeichen auftreten. Friert aber der Patient mit dem trockenen Mund, ist er blaß, müde, schwach, fade und gedrückter Stimmung, hat er eine blasse Zunge und einen langsamen, schwachen Puls, nimmt das Zeichen Trockenheit eine andere Bedeutung an – nämlich die eines extremen Mangels, aufgrund dessen das Wasser nicht nach oben transportiert werden kann. Das Ganze, der Zusammenhang, definiert die einzelnen Teile. Im gleichzeitigen Sehen von Teil und Ganzem liegt ein Aspekt des künstlerischen Könnens in der chinesischen Medizin. Es gibt keine geraden Linien – kein «dies heißt jenes» –, nur wolkenartige Muster, die beständig ihre Form ändern.

Anmerkungen zum 6. Kapitel

1 «Die chinesische Medizin ... wurde durch das, was wir aus einem Mangel an einem treffenderen Ausdruck ‹taoistisches Bewußtsein› nennen können, gefördert und zur Reife gebracht» (Manfred Porkert: «Chinese Medicine: A Traditional Healing Science», in *Ways of Health*, hrsg. von David S. Sobel, New York [Harcourt Brace Jovanovich] 1979, S. 150).

2 Aristoteles: *Metaphysik*, nach der engl. Übers. in *The Basic Works of Aristotle*, hrsg. v. Richard McKeon, Buch 11, Kap. 5, S. 856.

3 *Tao-te-ching*, 23. Kap. (Wilhelm, 1978).

4 Chuang-tzu in Chan: *Chinese Philosophy*, S. 183.

5 Heraklit, nach der engl. Übers. von W. H. S. Jones in *Hippocrates and Heracleitus with an English Translation*, Bd. 4, S. 489.

6 Ebenda, S. 493.

7 Ebenda, S. 485.

8 Ebenda, S. 483.

9 Siehe z. B. Needham: *Science and Civilization*, Vol. 2, S. 201, 291, 303, 466, 478; Chan: *Chinese Philosophy*, S. 173, 183; Fung Yu-lan: *A History of Chinese Philosophy*, Vol. 1, S. 185, Vol. 2, S. 212.

10 *Tao-te-ching*, 1. Kap. (Wilhelm, 1978).

11 Der erste methodische Hinweis auf die Vier Untersuchungen erscheint in der Biographie des legendären Arztes Bian Que, die im *Shi Ji* (Historische Aufzeichnungen) enthalten ist und zu Beginn der Han-Dynastie geschrieben wurde. Diese Biographie – teils Tatsache, teils Fiktion – ist im 5. Jh. v. Chr. zur Zeit der Streitenden Reiche angesiedelt und enthält wertvolle Informationen über die chinesische Medizin, die dem *Nei Jing* sogar zeitlich vorangehen könnten. Der erste eindeutige Hinweis auf die Vier Untersuchungen befindet sich im *Nan Jing* [3] in «Schwierigkeit 61».

12 Eine der vollständigsten Zusammenstellungen von Zeichen und Symptomen beinhaltet das Wörterbuch der Krankheitsquellen [35], von Wu Ke-qian, das über tausend Seiten dick ist. Siehe Bibliographie für andere Kompilationen.

13 *Su Wen*, 2. Abschn., 7. Kap., S. 53.

14 *Ling Shu*, 1. Abschn., 4. Kap., S. 39.

15 Alle alten medizinischen Schriften Chinas enthalten verstreute Hinweise auf verschiedene Qualitäten von Zungenkörper und Zungenbelag und deren Bedeutungen. Das *Nei Jing* erwähnt viele Zungenqualitäten, präsentiert sie aber nicht in einer geordneten Weise. Zhang Zhong-jing zählt in ‹Über kälteinduzierte Krankheiten› [27] und in ‹Wichtige Verordnungen aus dem Goldenen Schrein› [29] (die ursprünglich, ca. 220 n. Chr., in einem Band zusammengefaßt waren) viele zusätzlichen Zungentypen auf. In einigen Fällen bestimmt er die Behandlung ausschließlich aufgrund der Veränderungen der Zunge. (Siehe Anhang A zur Besprechung von Zhang Zhong-jings Werk.) Später folgende medizinische Autoritäten, z. B. Chao Yuan-fang (ca. 600 n. Chr.) und der große Mediziner Sun Si-miao (590–682 n. Chr.) diskutierten die Zungenuntersuchung sehr gründlich.

Die erste systematische Abhandlung zum Thema Zunge stellt Ao: Goldene Widerspiegelungen der kälteinduzierten Krankheiten (1341 n. Chr.) dar, das 36 Zungentypen beschreibt und illustriert. Die gesamte folgende Literatur baut auf Aos Werk auf. Eines der wichtigeren Bücher in diesem Bereich ist Zhang Deng: Zungenspiegel für kälteinduzierte Krankheiten (1668 n. Chr.), welches 120 Illustrationen von verschiedenen Zungentypen enthält. Zur Entwicklung der chinesischen Zungenuntersuchung und einer vollständigeren Besprechung der Untersuchung selbst siehe Beijinger Akademie: Traditionelle chinesische Zungenuntersuchung [69] und [70].

16 Es gibt unzählige Fragen, die zu allen möglichen Aspekten der Gesundheit oder Krankheit einer Person gestellt werden können. In der Ming-Dynastie wurde ein Minimum von zehn Fragen zur Feststellung eines Musters als

notwendig erachtet. Die erste Liste der «Zehn Fragen» scheint von dem großen Systematiker Zhang Jie-bing in ‹Vollständiges Werk des Jing-yue› (1624 n. Chr.) erstellt worden zu sein; folgende Bereiche werden hier hervorgehoben: 1) Kälte/Hitzeempfindungen, 2) Transpiration, 3) Kopf und Körper, 4) Urin und Stuhl, 5) Essen und Trinken, 6) Brust, 7) Gehör, 8) Durst, 9) Puls und Gesichtsfarbe, 10) Geruch, Geist und Sehvermögen (9 und 10 beinhalten Betasten, Beobachten und Riechen). Chen Shou-yuan stellte in ‹Einfache praktische Medizin› (*Yi-xue-shi-yi*, veröffentlicht 1804 n. Chr.) seine eigenen «Zehn Fragen» zusammen. Nr. 1) bis 8) sind identisch mit Zhang Jie-bings Fragen, die beiden anderen lauten 9) alte Krankheiten und 10) zurückliegende Erfahrungen mit Medikamenten und wichtige gynäkologische Angelegenheiten. Das moderne Lehrbuch ‹Grundlagen der traditionellen chinesischen Medizin› [53] von der Shanghaier Akademie zählt folgende «Zehn Fragen» auf: 1) Kälte/Hitzeempfindungen, 2) Transpiration, 3) Kopf und Körper, 4) Urin und Stuhl, 5) Essen, Trinken und Geschmack, 6) Brust und Bauchraum, 7) Ohren und Augen, 8) Schlaf, 9) alte Krankheiten und Krankheitsgeschichte, 10) Gedanken, Emotionen, Lebensstil, Gewohnheiten und Arbeit. Zur weiteren Information siehe die «Zehn Fragen» in ‹Komprimiertes Wörterbuch der traditionellen chinesischen Medizin› [34], S. 3.

17 An dieser Stelle sollte erwähnt werden, daß das *Nei Jing* noch eine andere Methode des Pulsfühlens hervorhebt (*Su Wen*, Abschn. 6, 20. Kap.), die das Tasten verschiedener Schlagadern in allen Bereichen des Körpers einbezieht. In diesem System bestehen Entsprechungen zwischen den einzelnen Schlagaderstellen und inneren Organen bzw. bestimmten Körperteilen. Erst ab der *Nan-Jing*-Zeit wurde das Pulsfühlen an der Speichenschlagader zur eindeutig dominierenden Methode. Siehe Anhang D, Anm. 1.

18 Das *Nei Jing* erwähnt über 20 Pulsarten, wenngleich die Bedeutung einiger Pulsarten unklar erscheint. Dennoch bleibt das *Nei Jing* die Quelle der späteren, weiterentwickelten Theorien der Pulsuntersuchung. Das erste Werk, das ausschließlich der Pulsuntersuchung gewidmet wurde, ist Wang Shu-he: Pulsklassiker [22]. Es erschien ca. 280 n. Chr. und beschreibt 24 grundlegende Pulstypen. Wang Shu-he vereinte im ‹Pulsklassiker› seine eigenen klinischen Erfahrungen mit den Informationen, die er im *Nei Jing*, *Nan Jing* und den Schriften anderer Kliniker (z. B. Zhang Zhong-jing und Hua Tuo) fand. Li Shi-zhen zählt in ‹Pulsstudien des Seeuferherren› [16], das 1564 n. Chr. erschien, 27 Pulsarten auf. In Li Zhong-zi: Elementare Medizin (1637 n. Chr.) werden 28 «klassische» Pulse dargestellt, während andere Schriften noch mehr Arten erwähnen. Die modernen Lehrbücher gehen gewöhnlich von den 28 klassischen Pulstypen aus.
Die Beschreibung der Pulse im vorliegenden Buch gründet auf Li: Pulsstudien [16], Shanghaier Akademie: Grundlagen [53], Shanghaier Archiv: Wichtige Pulsuntersuchungen [17] und Wang Shu-he: Pulsklassiker [22].

Hier sollte auch erwähnt werden, daß die Pulsuntersuchung eine entscheidende Rolle in allen schriftlich überlieferten traditionellen Medizinsystemen spielt. Im ägyptischen *Edwin Smith Surgical Papyrus* (vor 1600 v. Chr.) wird die Pulsuntersuchung als bereits etablierte Praxis beschrieben. Galen von Pergamon (129–200 n. Chr.) schrieb achtzehn Abhandlungen zum Pulsthema, die Wahrnehmungen enthalten, welche detaillierter sind als jene in Wang Shu-hes Pulsklassiker. Galen arbeitet über 100 Pulstypen aus, die er mittels Größe, Stärke, Geschwindigkeit, Diastolen- und Systolendauer, Frequenz, Härte und Weiche unterschied. Die Aufmerksamkeit, die Galen den verschiedenen Rhythmen und Qualitäten schenkte, brachte die bekannten Pulskategorien hervor (z. B. Gazellenpuls, wurmartiger, ameisenkriechender, mäuseschwänziger Puls), die im Westen bis zum 18. Jahrhundert benutzt wurden.

19 Fast alle Pulsdiagramme gründen auf Liu Guan-jun: Pulsuntersuchungen [61].

7. Die Acht Grundmuster: Erscheinungsformen von Yin und Yang

Die chinesische Medizin unterscheidet viele Disharmoniemuster, die jedoch für einen vorläufigen Überblick alle zu den sogenannten Acht Grundmustern zusammengefaßt werden können.

Das Unterscheiden der Acht Grundmuster (*ba-gang bian-zheng*)

Das Erkennen der Acht Grundmuster innerhalb all der Zeichen und Symptome, die der Patient aufweist, ist eine der Hauptaufgaben des chinesischen Arztes. Diese Acht Grundmuster bilden vier Gegensatzpaare: Yin/Yang, Innerlich/Äußerlich (Tiefe/Oberfläche), Mangel/Übermaß, Kälte/Hitze; die letzten drei stellen im Grunde die Unterteilung von Yin und Yang in sechs Subkategorien dar. Diese Unterteilung ermöglicht der chinesischen Medizin einen klareren, systematischen Umgang mit Yin und Yang in Theorie und Praxis. Yin und Yang behalten jedoch aufgrund ihrer breiten, allumfassenden Natur die bevorzugte Stellung, da die anderen sechs Muster letztlich als Yin-Yang-Muster gelten.

Bisher wurden in diesem Buch zwei Arten von Information geboten: zum einen die abstrakte Beschreibung des menschlichen Körpers aus der Perspektive der Yin-Yang-Theorie, zum anderen die detaillierte Aufzählung einer Reihe von Disharmoniezeichen. In diesem Kapitel beginnen die beiden Informationskategorien miteinander zu verschmelzen, da sich jedes Individuum durch eine einzigartige Beziehung zwischen seinen eigenen körperlichen Zeichen und dem allgemeinen Yin-Yang-Rhythmus definiert.

Die Acht Grundmuster bilden das grundlegende Modell für die Verbindung dieser beiden Bereiche: Sie sind die primären Erscheinungsformen von Yin und Yang im Körper. Sie erlauben dem Arzt, in die abstrakten Yin-Yang-Prinzipien einzudringen – Prinzipien, die einfach sind, aber doch so schwer zu fassen, weil sie für sich beanspruchen, die generellen Gesetze der Totalität darzustellen – von allem und jedem in uns und um uns, in unserem Körper, unserer Seele und unserem Geist. So dienen die Acht Grundmuster als begrifflicher Raster, mit dessen Hilfe sich die Beziehungen zwischen bestimmten klinischen Zeichen und Yin/Yang einordnen lassen.

Im Erkennen und Benennen der Acht Grundmuster besteht der erste Schritt zur Wahrnehmung der grundlegenden Komposition und Schattierung der körperlichen Landschaft. Zum vollen Verständnis der in den Vier Untersuchungen gesammelten Zeichen und Symptome ist eine Einordnung in dieses Schema notwendig.

Die Übersetzung des Begriffs *ba-gang* mit «Acht Grundmuster» bedarf der Erklärung. *Ba* heißt acht; *gang*, ursprünglich das vordere Seil eines Fischernetzes, kann auch Leitprinzip, das Wesentliche oder Parameter bedeuten. In der medizinischen Tradition hat *gang* die Bedeutung eines grundlegenden Orientierungsrahmens für alle klinischen Unterscheidungen.

Bian-zheng, hier als «Unterscheiden von Mustern» übersetzt, stellt einen der am häufigsten gebrauchten Begriffe in der chinesischen Medizin dar. *Bian* heißt unterscheiden, erkennen oder klarstellen; *zheng* kann Hinweis, Beweis oder Wahrzeichen bedeuten, oder – in einer anderen Form – Symptom beziehungsweise Leiden.

Aus westlicher Sicht besteht die Versuchung, *bian-zheng* mit «das Unterscheiden von Syndromen»[1] zu übersetzen. Diese Interpretation würde jedoch die Einzigartigkeit und den Aussagewert der chinesischen Idee verzerren. «Syndrom» ist ein rein deskriptiver Begriff, der eine willkürliche Gruppierung von Merkmalen bezeichnet, welche ohne einen zugrundeliegenden Zustand bedeutungslos wären. Der Begriff «Syndrom» impliziert, daß noch irgend etwas fehlt. Im Westen ist «das Wissen um die Ursache nötig, um ein klinisches Gebilde oder Syndrom in den Rang einer Krankheit zu erheben».[2]

Der chinesische Arzt verläßt aber nie den Bereich der Zeichen und Symptome, um nach unabhängigen, *a priori* gegebenen Ursachen oder Mechanismen zu suchen, die man isolieren und isoliert behandeln könnte. Im Laufe der Vier Untersuchungen sammelt, interpretiert und organisiert der Arzt die Zeichen zur gleichen Zeit – ein komplexer und subtiler Vorgang der Wahrnehmung, der zum Verständnis der physiologischen Ereignisse im Körper des Patienten führt.

Die Arbeit des chinesischen Arztes besteht also in der Unterscheidung von Mustern und nicht von «Syndromen» – er nimmt den Zustand körperlicher Disharmonie einzig im Bereich von Zeichen und Symptomen wahr. Die Vorgehensweise der chinesischen Medizin besteht im Zusammenweben unzähliger Zeichen und der Wahrnehmung ihrer Muster. Den Chinesen genügt es, diese Muster zu erkennen, und sie sind letztlich Leitkriterien für Diagnose und Behandlung.

Das Konstrukt der Acht Grundmuster gibt dem Arzt erste Anhaltspunkte dafür, in welcher Weise die Yin-Yang-Tendenzen im Körper in Disharmonie sein könnten.[3] Es erlaubt ihm, Muster der allgemeinsten Art zu unterscheiden. Gelegentlich genügt dies, um mit der Behandlung anfangen zu können; in den meisten Fällen ist jedoch eine Verfeinerung des Musters erforderlich, um die einzigartigen Merkmale der jeweiligen Disharmonie entdecken und eine angemessene Behandlung festlegen zu können (siehe 8. Kapitel).

Da die chinesische Medizin niemals den Bereich der Symptome verläßt, niemals hinter dem Phänomen nach einer Ursache sucht, sondern auf der Ebene der Phänomene verbleibt, um dort Muster aufzuspüren, besteht ein großer Teil der folgenden Ausführungen aus einer Reihe von Aufstellungen von Zeichen und Symptomen. Den Geist dazu zu schulen, Muster zu erkennen, erfordert – wie bei jeder anderen Fertigkeit – ständige Wiederholung. Geduld und Ausdauer werden jedoch dadurch belohnt, daß sich uns die künstlerische und poetische Dimension jenes Bemühens erschließt, mit dem die chinesische Medizin versucht, das Wesentliche eines menschlichen Organismus im Disharmoniezustand einzufangen.

Innerliche (*li-zheng*) und Äußerliche (*biao-zheng*) Disharmoniemuster

Die Unterscheidung innen/außen ist relativ einfach und geht den anderen Prinzipien voraus. Sie gibt dem klinischen Yin-Yang-Bild durch die örtliche Bestimmung der Disharmonie eine räumliche Dimension.

Innerliche Muster werden hauptsächlich durch Innere Disharmonien, Äußerliche durch Äußere Einflüsse hervorgerufen. Diese Begriffe erinnern den Leser sicherlich an die Diskussion der Bösartigen Einflüsse im 5. Kapitel, wo Erkrankungen, die mit inneren Yin-Yang-Disharmonien in Verbindung gebracht werden, von jenen unterschieden wurden, die als Konflikt zwischen Äußeren Einflüssen und Normalem Qi zu verstehen sind. An dieser Stelle beschreiben die Begriffe «innerlich» und «äußerlich» jedoch die Lokalisation und Charakteristik der Disharmonie und nicht das, was sie hervorruft.

Das gemeinsame Auftreten einiger der folgenden Zeichen läßt ein Äußerliches Muster vermuten: plötzliches Ausbrechen einer akuten Erkrankung, Frösteln und/oder Abneigung gegen Kälte, Wind, Hitze und so weiter, Fieber, Kopf- oder Leibschmerzen, dünner Zungenbelag, oberflächlicher Puls.

Unter Innerlichen Mustern sind all jene zu verstehen, die nicht in die Kategorie der Äußerlichen fallen. Sie treten oft in Verbindung mit chronischen Zuständen auf, lassen sich an folgenden Zeichen erkennen: Schmerzen oder Unbehagen im Leib, Erbrechen, Veränderungen im Stuhl oder Urin, hohes Fieber ohne Kälteaversion, Veränderung des Zungenkörpers, tiefer Puls.

Offensichtlich decken sich die Zeichen eines Musters Äußerlicher Disharmonie mit jenen, die auf Äußere Bösartige Einflüsse hinweisen, und die Zeichen eines Innerlichen Musters mit jenen einer Inneren Yin-Yang-Disharmonie.

Mangelmuster (*xu-zheng*) und Übermaßmuster (*shi-zheng*)

Ist eine Krankheit durch eine Insuffizienz von Qi, Blut oder anderen Substanzen, oder durch ungenügende Aktivität irgendeines Yin-

oder Yang-Aspektes der Organe gekennzeichnet, liegt wahrscheinlich ein Mangelmuster vor. Allgemeine Mangelzeichen sind: vorsichtige, kraftlose Bewegungen; blasse, fahle und aschgraue Gesichtsfarbe; flache Atmung; Schmerzminderung durch Druck; spontane Schweißausbrüche; reichlicher Urin oder Inkontinenz; blasser Zungenkörper mit wenig oder gar keinem Belag, leerer, dünner oder anderweitig schwacher Puls. Mangelmuster sind normalerweise chronischer Natur. Als klinische Landschaft vermitteln sie ein Bild der Spärlichkeit, Öde und Verlassenheit.

Übermaßmuster können wir im allgemeinen vermuten, wenn: 1) ein Bösartiger Einfluß den Körper angreift; 2) eine Körperfunktion übermäßig aktiv wird; 3) Blockierung eine unangemessene Ansammlung von Substanzen (z. B. Qi oder Blut) hervorruft. Allgemeine Übermaßzeichen sind: plumpe, kraftvolle Bewegungen; eine besonders laute und volle Stimme; schweres Atmen; Brust- und Bauchschmerzen, die sich durch Druck verschlimmern; spärlicher Urin; dicker Zungenbelag, kräftiger (drahtiger, schlüpfriger, voller) Puls. Übermaßmuster tendieren generell zu einer akuten Erscheinungsform. Die Komposition dieser klinischen Landschaft erscheint ungeordnet und überladen.

Kältemuster (*han-zheng*) und Hitzemuster (*re-zheng*)

Kältemuster treten normalerweise auf, wenn im Körper zuwenig Yang-Qi zur Verfügung steht oder ein Bösartiger Kälteeinfluß vorhanden ist. Ein Kältemuster zeigt sich durch die Kombination einiger der folgenden Zeichen: langsame, bedächtige Bewegungen; zurückgezogenes Verhalten; weißes Gesicht; Abneigung gegen Kälte; kalte Extremitäten; Schlafen in zusammengerollter Position; Schmerzlinderung durch Wärme; wäßriger Stuhl; klarer Urin; dünne und klare weiße Absonderungen und Ausscheidungen; kein Durst beziehungsweise Verlangen nach heißen Flüssigkeiten; blasser und geschwollener Zungenkörper mit weißem oder feuchtem Belag, langsamer Puls. Kältezeichen vermitteln ein «trübes» klinisches Landschaftsbild, wie ein düsterer, frostiger Wintertag.

Hitzemuster werden entweder mit einem Bösartigen Hitzeeinfluß, Hyperaktivität der körperlichen Yang-Funktionen, geschwächtem Yin oder Säftemangel (was zu einem relativen Yang-Übergewicht führt) in Verbindung gebracht. Eine Kombination einiger der folgenden Zeichen spricht für eine Hitzedisharmonie: schnelle, erregte Bewegungen; Delirium; gesprächiges, extrovertiertes Verhalten; rotes Gesicht und rote Augen; der ganze Körper oder Körperteile fühlen sich – für den Arzt oder auch subjektiv für den Patienten – heiß an; hohes Fieber (das mit der Abwehr eines Bösartigen Einflusses zusammenhängen kann oder nicht), Reizbarkeit, Durst

Tabelle 4: Mangel-, Übermaß-, Kälte- und Hitzemuster: Zusammenfassung der Hauptmerkmale

Allgemeine Zeichen	Zunge	Puls
Mangelmuster		
vorsichtige, kraftlose Bewegungen; Müdigkeit; Kurzatmigkeit; Minderung des Unbehagens durch Druck; inaktive, passive Erscheinung; leise Stimme; Benommenheit; Appetitlosigkeit	blasser Zungenkörper, dünner Belag	schwach (leer, kraftlos, verschwindend etc.)
Übermaßmuster		
plumpe, schwerfällige Bewegungen; schwere und rauhe Atmung; Druck und Berührung verschlimmern Unbehagen	dicker Belag	kräftig (voll, drahtig, schlüpfrig etc.)
Kältemuster		
blasses, weißes Gesicht; kalte Extremitäten; Kälteaversion; Minderung des Unbehagens durch Hitze; langsame Bewegungen; zurückgezogenes Verhalten; kein Durst bzw. Verlangen nach heißen Getränken; klarer Urin; wäßriger Stuhl	blasser Zungenkörper, weißer Belag	langsam
Hitzemuster		
rotes Gesicht; hohes Fieber; Abneigung gegen Hitze; Kälte lindert Unbehagen; schnelle Bewegungen; extrovertiertes Verhalten; Durst bzw. Verlangen nach kalten Getränken; dunkler Urin, Verstopfung	roter Zungenkörper, gelber Belag	schnell

und Verlangen nach kalten Getränken, Verstopfung, dunkler Urin, dunkle, dicke und faulig riechende Ausscheidungen und Absonderungen, roter Zungenkörper mit gelbem Belag, schneller Puls. Hitzezeichen verleihen dem klinischen Landschaftsbild «lebhafte» Farben und «sprunghafte» Stimmung.

Tabelle 4 faßt die Zeichen für Mangel-, Übermaß-, Kälte- und Hitzemuster zusammen.

Yin-Disharmonien (*yin-zheng*) und Yang-Disharmonien (*yang-zheng*)

Yin- und Yang-Disharmonien stellen die grundlegendsten, umfassendsten Muster in der chinesischen Medizin dar. Letztlich können alle anderen Muster auf Yin- oder Yang-Disharmonien reduziert werden.

Yin-Muster entstehen aus der Kombination von Inneren, Mangel- und Kältezeichen; Yang-Muster bestehen aus Äußeren, Übermaß- und Hitzezeichen. Diese Beziehungen sind in den Tabellen 5 und 6 aufgeführt.

Natürlich können die wenigsten menschlichen Erkrankungen als reines Yin oder reines Yang charakterisiert werden. Wäre die Diagnose so einfach, stellte die Aufgabe des chinesischen Arztes lediglich ein Katalogisieren von Symptomen dar – das klinische Landschaftsbild müßte in diesem Fall einem kubistischen Gemälde gleichen. Die meisten Patienten zeigen jedoch eine komplexe Mischung aus Yin- und Yang-Zeichen. So kann eine extrovertierte, aufgeregte Persönlichkeit (Yang) durchaus zart und schwächlich nervös (Yin) sein. Eine langsame, zwanghafte, berechnende und pedantische Persönlichkeit (Yin) kann ebenso aggressiv und streitsüchtig (Yang) sein. Ein Patient mit schweren krampfartigen Bauchschmerzen, die sich durch Druck verschlimmern (Übermaß und Yang), kann gleich-

Tabelle 5: Die anderen sechs Prinzipien unter Yin und Yang subsumiert

Yin	=	Innerlich	+	Mangel	+	Kälte
Yang	=	Äußerlich	+	Übermaß	+	Hitze

Tabelle 6: Zeichen für Yin- und Yang-Muster

Untersuchung	Yin-Zeichen	Yang-Zeichen
Beobachten	ruhig; zurückhaltend; langsames, bedächtiges Verhalten; der Patient ist müde und schwach, liegt mit angezogenen Beinen im Bett; kein Lebensgeist (Shen); wäßrige und dünne Absonderungen und Ausscheidungen; blasser, geschwollener, feuchter Zungenkörper, dünner, weißer Belag	aufgeregtes, unruhiges, aktives Verhalten; schnelle, kraftvolle Bewegungen; rotes Gesicht; der Patient liegt ausgestreckt im Bett; roter oder scharlachroter und trockener Zungenkörper, gelber, dicker Belag
Hören und Riechen	leise, kraftlose Stimme; Wortkargheit; flache und schwache Atmung, Kurzatmigkeit, ätzender Geruch	kräftige, rauhe, barsche Stimme; Gesprächigkeit; volle, tiefe Atmung; fauliger Geruch
Befragung	der Patient friert; Appetitlosigkeit; kein Geschmack im Mund; Verlangen nach Wärme und Berührung; reichlicher und klarer Urin, Minderung der Beschwerden durch Druck; wenig blasses Menstruationsblut	dem Patienten ist warm; Abneigung gegen Hitze und Berührung; Verstopfung; spärlicher und dunkler Urin; trockener Mund; Durst
Betasten	zarter, kraftloser, feiner, leerer oder anderweitig schwacher Puls	voller, schneller, schlüpfriger, drahtiger, überflutender oder anderweitig kräftiger Puls

zeitig Linderung durch ein heißes Bad (Kälte und Yin) erfahren sowie einen langsamen Puls (Kälte und Yin) haben. Fernerhin kann sogar ein einzelnes Zeichen verschiedene Bedeutungen haben, wenn Aspekte von mehreren Mustern gleichzeitig vorhanden sind, zum Beispiel Menstruationskrämpfe, die durch Wärme gelindert (Kälte und Yin), aber durch Berührung verschlimmert (Übermaß und Yang) werden, oder ein Puls, der gleichzeitig schnell (Hitze und Yang) und fein (Mangel und Yin) ist.

Die Acht Grundmuster stellen in ihrer reinen Form unzureichende Beschreibungen der klinischen Realität dar. Sie dienen der vorläufigen Orientierung, bedürfen aber weiterer diagnostischer Verfeinerung.

Der erste Verfeinerungsschritt besteht im Kombinieren der Acht Grundmuster; dies bewirkt eine Annäherung an die klinische Realität, eine Präzisierung der Komposition des Bildes der körperlichen Landschaft. Die Art und Weise, wie die Acht Grundmuster miteinander verbunden werden und sich dadurch gegenseitig modifizieren, veranschaulicht die Entwicklung komplexer Muster aus einfachen Mustern und somit den grundlegenden Mechanismus des Prozesses, in dem sich Yin und Yang in der gesamten Realität vereinen.

Kombinationen der Acht Grundmuster

Das Übermaß/Hitzemuster (*shi-re-zheng*)

Wenn Übermaß und Hitze zusammenkommen, verschmelzen zwei Yang-Muster, so daß sie ein klares und reines Yang-Bild ergeben. Eine typische Zeichenkonfiguration dieses neuen Musters könnte folgendermaßen aussehen:

Zeichen	Bewegung	Schmerzqualität	Zunge	Puls
Übermaß (Yang)	kraftvoll	verschlimmert durch Druck	dicker Belag	voll und kräftig
+	+	+	+	+
Hitze (Yang)	schnell	gemindert durch Kälte	roter Zungenkörper mit gelbem Belag	schnell

Das Mangel/Hitzemuster (*xu-re-zheng*)

Wenn Mangel und Hitze zusammenkommen, weist die daraus folgende Kombination Yin-Aspekte (Mangel) und Yang-Aspekte (Hitze) auf, die sich gegenseitig modifizieren; zum Beispiel:

Zeichen	Bewegung	Schmerzqualität	Zunge	Puls
Mangel (Yin)	schwach und zart	gemindert durch Druck	wenig oder kein Belag	fein
+	*aber*	*aber*	*aber*	*aber*
Hitze (Yang)	schnell	gemindert durch Kälte	roter Zungenkörper	schnell

Die folgenden drei Abbildungen (37, 38, 39) zeigen eine schematische Darstellung der normalen Yin-Yang-Balance des Körpers, des Übermaß/Hitzemusters (Übermäßiges Yang) und des Mangel/Hitzemusters (Mangelndes Yin). Diese schematischen Darstellungen haben eine Linearität, die dem eigentlichen Wesen der Muster fremd ist; nichtsdestoweniger können sie – mit dieser Einschränkung – hilfreiche Veranschaulichungen sein.

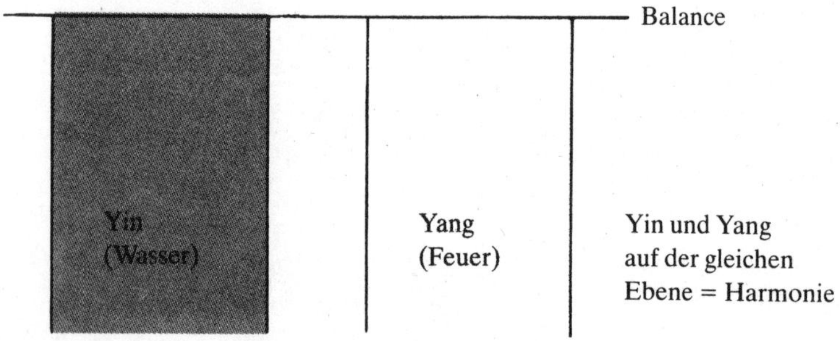

Abb. 37: Normale Yin-Yang-Balance

Das Übermaß/Hitzemuster (auch Übermäßiges Yang genannt, Abb. 38) weist zuviel Feuer (Yang) auf; auslösende Faktoren sind meistens äußere. Als reines Yang-Muster manifestiert sich Übermäßiges Yang durch reine Yang-Zeichen, zum Beispiel: Der Patient bewegt sich schnell und kraftvoll, wie ein Preisboxer, sein Puls ist voll und schnell, die Zunge wahrscheinlich rot mit einem dicken, gelben Belag.

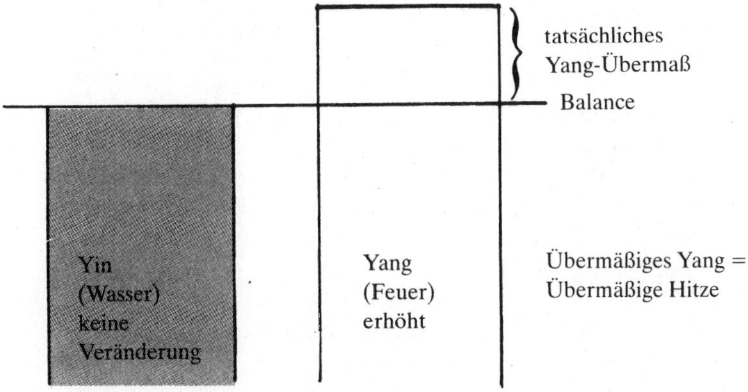

Abb. 38: Übermaß/Hitzemuster oder Übermäßiges Yang

Das Mangel/Hitzemuster (Abb. 39) weist einige Yang-Qualitäten (Feuer) auf, die jedoch aufgrund von Yin-(Wasser-)Mangel* auftreten. In diesem Fall geben die Feuerzeichen – auch «Leeres Feuer» (*xu-huo*) genannt – den *Anschein* von Hitze und bilden eine Kombination von Yin und Yang. Das Mangel/Hitzemuster wird auch als Ungenügendes Yin bezeichnet und normalerweise innerlich erzeugt.

Bewegung und Aktivität des Patienten werden hier weniger kraftvoll sein als im Fall eines Übermaß/Hitzemusters und eher in Form von Schlaflosigkeit, Unruhe, hohem, nervösem Lachen oder unruhiger Angst auftauchen. Hitzegefühle mögen vorhanden sein, aber im Unterschied zu den Fieberarten der Übermaßmuster sind nur die Handflächen und Fußsohlen warm, oder das Fieber ist niedrig, oder es tritt nur am Nachmittag auf; der Zungenkörper ist rot (Yang), der Belag dünn (Yin), der Puls schnell (Yang), aber fein (Yin). Diese Zeichenkonfiguration wird oft als «Unfähigkeit des Yin, das Yang in

* Feuer bzw. Hitze ist der aktive Lebensaspekt (Yang); normalerweise wäre Kälte der entgegengesetzte Yin-Aspekt. Kälte impliziert jedoch Lebensstillstand, und deshalb wird Wasser als der Yin-Aspekt betrachtet, der das Feuer im Leben ausgleicht.

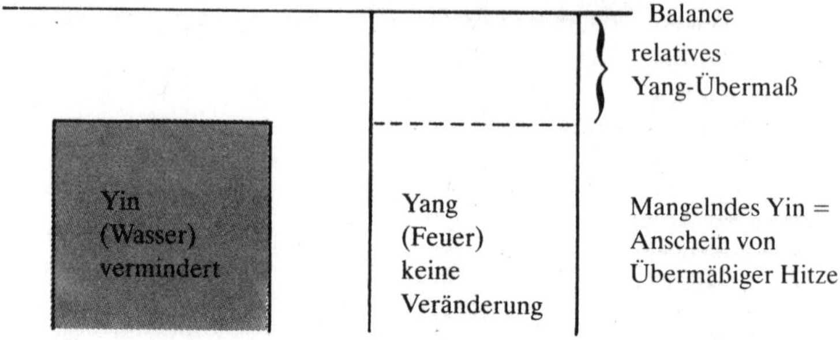

Abb. 39: Mangel/Hitzemuster oder Mangelndes Yin

sich aufzunehmen» beschrieben – das heißt, das Wasser reicht nicht aus, um das normale Feuer zu kontrollieren, und das normale Yang gerät außer Kontrolle.

Versteht man, wie vorzugehen ist, um eine Lage zwischen reinem Yin und reinem Yang zu lokalisieren, so hat man einen ersten Einblick in die Handhabung klinischer Komplexität gewonnen.

Das Übermaß/Kältemuster (*shi-han-zheng*)

Das Übermaß/Kältemuster vereinigt ebenfalls Yin- und Yangaspekte. So könnte sich beispielsweise folgende Zeichenkombination ergeben:

Zeichen	Bewegung	Schmerzqualität	Zunge	Puls
Übermaß (Yang)	kraftvoll	keine Linderung durch Druck	dicker Belag	straff, drahtig, voll oder anderweitig kräftig
+	*aber*	*aber*	*aber*	*aber*
Kälte (Yin)	langsam	Linderung durch Wärme	blasser Zungenkörper	langsam

Dieses Muster hat normalerweise einen äußeren Ursprung, obgleich es auch mit Inneren Disharmonien auftreten kann. Übermaß/Kältezeichen sind Modifikationen der Zeichen der beiden grundlegenden Aspekte: Bewegung und Emotionen des Patienten sind langsam, aber kraftvoll, vielleicht ein wenig roboterhaft; der Patient hat krampfartige Schmerzen und möchte sich nicht bewegen; die schmerzenden Stellen wollen nicht berührt werden, sprechen aber auf Wärme an; der Puls ist langsam und voll; der Urin klar, aber spärlich. Mit dem Übermaß/Kältemuster wird die Gegenwart von zuviel Kälte beschrieben; deshalb nennt man es auch Übermäßiges Yin (Abb. 40).

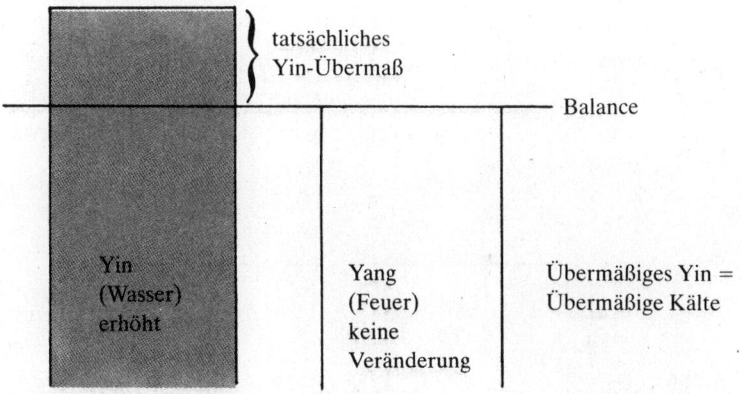

Abb. 40: Übermaß/Kältemuster oder Übermäßiges Yin

Mangel/Kältemuster (*xu-han-zheng*)

Das Mangel/Kältemuster ist (wie das Übermaß/Hitzemuster) relativ einfach, weil sich zwei Gruppen von Yin-Zeichen gegenseitig verstärken und ein reines Yin-Bild ergeben:

Zeichen	Bewegung	Schmerzqualität	Zunge	Puls
Mangel (Yin)	schwach und zart	Linderung durch Druck	wenig oder kein Belag	leer, fein oder anderweitig schwach
+	+	+	+	+
Kälte (Yin)	langsam	Linderung durch Wärme	blasser Zungenkörper	langsam

Dieses Muster tritt normalerweise mit einer Inneren Disharmonie auf. Die beiden Yin-Aspekte verstärken einander: Die Erscheinung des Patienten ist langsam *und* schwächlich wie bei einer alten, gebrechlichen, chronisch kranken Person; der Puls ist langsam *und* leer. Auch alle anderen Zeichen würden eine Yin-Qualität besitzen, zum Beispiel klarer und reichlicher Urin.

Das Mangel/Kältemuster wird durch einen relativen Mangel an Feuer erzeugt. Das Kalte besitzt nur den «Anschein von Kälte», kein tatsächliches Übermaß. Folglich wird dieses Muster auch Mangelndes Yang genannt.

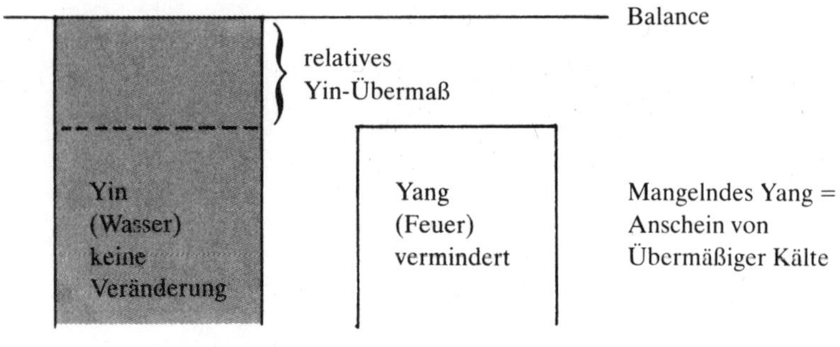

Abb. 41: Mangel/Kältemuster oder Mangelndes Yang

Die oben genannten vier grundlegenden Kombinationen von Mangel/Übermaß- mit Kälte/Hitzemustern sind in Tabelle 7 zusammengefaßt.[4]

Tabelle 7: Kombination von Mangel/Übermaßmustern mit Kälte/Hitzemustern

	Yin-Yang-Bestimmung	auslösende Faktoren	übliche Zeichen	Zunge	Puls
Übermaß Hitze	Übermäßiges Yang	Bösartiger Hitzeeinfluß akkumuliert sich	hohes Fieber; schnelle und kräftige Bewegungen; Delirium; Druck verschlimmert Beschwerden; Verlangen nach Kälte; spärlicher, dunkler Urin; Verstopfung	dicker, gelber Belag, roter Zungenkörper	schnell und voll
Mangel Hitze	Mangelndes Yin	Yin-Säfte unzureichend; Yin kann Yang nicht in sich aufnehmen; Mangel an Yin schafft den Anschein von Hitze = «leeres Feuer»	Fieber am Nachmittag; schwächliche, schnelle und nervöse Bewegungen; Nachtschweiß; warme Handflächen und Fußsohlen; Schlaflosigkeit; Benommenheit; dunkler Urin	wenig Belag, rötlicher Zungenkörper	schnell und fein
Übermaß Kälte	Übermäßiges Yin	Bösartiger Kälteeinfluß akkumuliert sich	bedächtige, kräftige, langsame Bewegungen; Kälteaversion; kalte Extremitäten; Wärme mindert Beschwerden, aber Druck verschlimmert sie; klarer, spärlicher Urin	dicker, weißer, feuchter Belag, blasser Zungenkörper	langsam und kräftig (straff, drahtig etc.)

	Yin-Yang-Bestimmung	auslösende Faktoren	übliche Zeichen	Zunge	Puls
Mangel Kälte	Mangelndes Yang	Mangelndes Yang schafft Anschein von Kälte	zarte, schwächliche, langsame Bewegungen; Kälteaversion; Hitze und Druck lindern Beschwerden; reichlicher, klarer Urin; seichte Emotionen, kein Lebensgeist (Shen)	dünner Belag, blasser, geschwollener Zungenkörper	langsam und schwach (fein, zart, kraftlos etc.)

Bei einem reinen Yin-Muster (Mangel + Kälte = Yin im Yin) oder einem reinen Yang-Muster (Übermaß + Hitze = Yang im Yang) verschmelzen die verschiedenen Zeichen und verstärken einander. Besitzt ein Muster Yin- und Yang-Aspekte (Übermaß + Kälte oder Mangel + Hitze), muß der Arzt entscheiden, ob der Yang-Aspekt (Yin im Yang) oder der Yin-Aspekt (Yang im Yin) überwiegt.[5]

Vielleicht können wir die Natur dieser Muster erhellen, wenn wir uns überlegen, warum Yin-Mangel und seine Zeichen (Schlaflosigkeit und Nachtschweiß) während der Nacht auftreten und Yang-Mangel und seine Zeichen (dauernde Schläfrigkeit und Tagschweiß) während des Tages. Die Nacht ist die Zeit der Untätigkeit und Stille. Mit einem Yin-Mangel wird ein Patient Schwierigkeiten haben, sich zu beruhigen, weil nicht genügend Yin vorhanden ist, um das Yang zu kontrollieren. Diese relative Hyperaktivität fällt tagsüber, wenn es normal ist, aktiv zu sein, nicht auf. Nachts offenbart sich eine übermäßige Aktivität jedoch als unangemessen und manifestiert sich als disharmonischer Zustand. Ein Patient mit Yang-Mangel hingegen wird zu geringer Aktivität tendieren, und obwohl dies der nächtlichen Ruhe angemessen ist, wird es tagsüber bemerkbar sein.

Wahre Hitze/Trügerische Kälte (*zhen-re jia-han-zheng*)
Wahre Kälte/Trügerische Hitze (*zhen-han jia-re-zheng*)

Manchmal, und zwar üblicherweise in Verbindung mit extremen Disharmonien, tauchen trügerische Zeichen auf. Nehmen wir als Beispiel eine schwere Hitzedisharmonie: Der Patient liegt im Delirium, verspürt brennende Gefühle in Brust und Bauch, verlangt nach kalten Getränken. Der Zungenbelag ist gelb und trocken, der Puls sehr schnell und voll. Plötzlich werden die Extremitäten des Patienten kalt, die anderen Hitzezeichen verändern sich aber nicht. (Im Schockzustand – welcher von diesem unterschieden werden muß – würden sich andere Zeichen ebenfalls verändern.) In diesem Fall zwingt extreme Yang-Energie das Yin in die Extremitäten, welches dort «Trügerische Kälte» beziehungsweise «Trügerisches Yin» genannt wird. Das Gesamtbild des Musters heißt «Wahre Hitze/Trügerische Kälte».

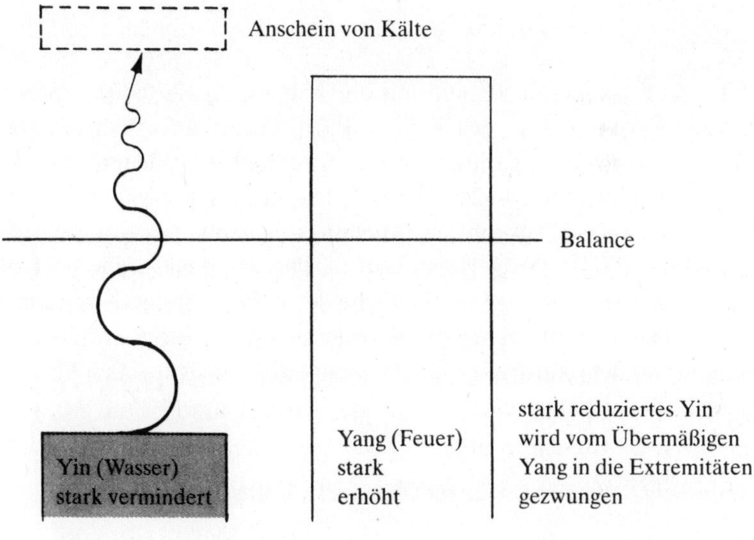

Abb. 42: Wahre Hitze / Trügerische Kälte

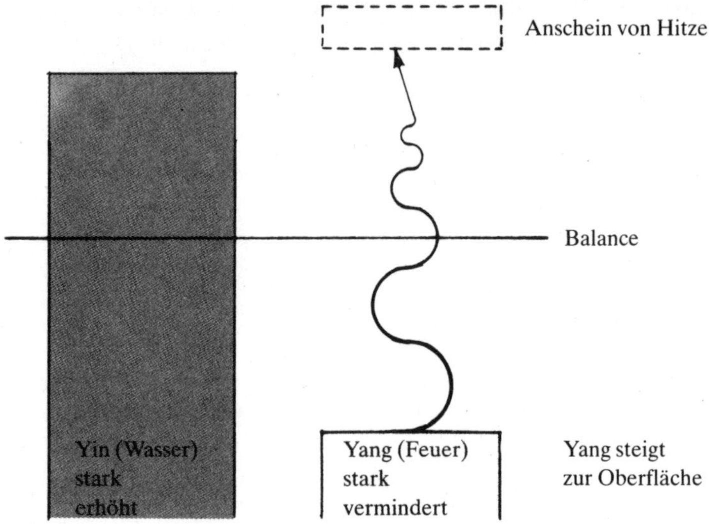

Abb. 43: Wahre Kälte / Trügerische Hitze

Umgekehrt kann ein Patient mit einer schweren Kältedisharmonie (kalte Extremitäten, erschöpfter Puls, unverdaute Nahrung im Stuhl) in Aufregung geraten, anstatt das erwartete stille und zurückgezogene Verhalten beizubehalten. Die Aufregung gibt den Anschein von Hitze, obwohl das Muster ein eigentliches Kältemuster ist: «Wahre Kälte/Trügerische Hitze». Das Yang ist in diesem Fall so schwach, daß es an die Oberfläche des Körpers steigt, es wird mit dem «letzten Aufflackern einer verlöschenden Kerze» verglichen. Abb. 42 und 43 illustrieren die Dynamik dieser trügerischen Phänomene.

Innerlich/Äußerlich-, Mangel/Übermaß-, Kälte/Hitze-Muster

Gegensätzliche Muster können gleichzeitig existieren. Eine Person mit einem chronischen Mangel/Kältemuster (kalte Extremitäten, wäßriger Stuhl, blasser und geschwollener Zungenkörper) kann zum Beispiel von einem Bösartigen Hitze/Windeinfluß angegriffen werden, der sich mit Fieber, Abneigung gegen Zug, Kopfweh, rotem und rauhem Hals, Durst und trockener Zunge bemerkbar macht. Die ursprünglichen Mangel/Kältezeichen bleiben präsent. Hier existiert das Innerliche Mangel/Kältemuster gleichzeitig mit einem Äußerlichen Hitzemuster. Die Zeichen des Gesamtbildes können stark variieren, je nachdem, welches Teilmuster im jeweiligen Augenblick dominiert.

Außerdem besteht die Möglichkeit der Verwandlung eines Disharmoniemusters in ein anderes. Nehmen wir als Beispiel eine schwache Milz, die das Wasser nicht verdunstet. Wirkt ein Mangelmuster auf die Milz ein, kann Feuchtigkeit entstehen. Die Ansammlung der Feuchtigkeit wiederum schafft dann ein Übermaßmuster, oder – vielleicht noch häufiger – gleichzeitig vorhandener Mangel und Übermaß bilden ein neues Muster mit vielen möglichen Zeichenkombinationen und Spielarten. Auf ähnliche Weise schlägt Hitze in Kälte oder Kälte in Hitze um. Ein Übermaß/Hitzemuster mit hohem Fieber verwandelt sich in ein Mangel/Kältemuster (kalte Extremitäten, bleiches Gesicht, tiefer und schwacher Puls, sogar Schock) oder auch in ein Mangel/Hitzemuster (Reizbarkeit, trockener Mund, schneller, feiner Puls). Eine Disharmonie könnte auch als Äußerliches Kältemuster beginnen, das durch einen Bösartigen Kälteeinfluß (Schüttelfrost, Fieber, Leibschmerzen, dünner und weißer Zungenbelag, oberflächlicher und straffer Puls) herbeigeführt wurde; der Schüttelfrost kann dann aufhören und hohes Fieber, Durst, Reizbarkeit, gelber Zungenbelag und ein schneller Puls als Zeichen erscheinen – ein Umschlag von einem Kälte- in ein Hitzemuster. Dem chinesischen Arzt sind diese sich ständig verwandelnden multiplen Muster durchaus nicht fremd.

Die Acht Grundmuster stellen die Hauptkategorien dar, in die sich alle Disharmonien einordnen lassen. Für den chinesischen Arzt sind sie Leitlinien; sie bilden die Netze, in denen die menschliche Realität eingefangen werden kann. Sie definieren die Disharmonie zwar auf die allgemeinste Art, können aber endlos verfeinert und kombiniert werden, so daß eine Disharmonie immer präziser beschrieben wird.[6]

Anmerkungen zum 7. Kapitel

1 Diese Übersetzung ist inzwischen üblich. Z. B. definiert ein *Chinesisch-Englisches Wörterbuch* (Beijinger Akademie für Fremdsprachen, Beijing [Commercial Press] 1978, S. 9) *ba-gang* als die «Acht Hauptsyndrome».

2 Owsei Temkin, «Health and Disease», in *The Double Face of Janus and Other Essays in the History of Medicine*, Baltimore (Johns Hopkins University Press) 1977, S. 436. Dr. Temkin weist außerdem darauf hin, daß die moderne Form der Definition einer Krankheit im Sinne ihrer Ursache auf die Nachwirkungen von Robert Kochs umwälzender Entdeckung des Tuberkelbazillus im Jahre 1882 und die einschneidende Wirkung der Bakterienforschung bzw. Mikrobiologie auf die modernen Begriffe von Gesundheit und Krankheit im allgemeinen zurückzuführen ist.
Natürlich unterscheidet sich diese moderne Vorstellung der Kausalität von der metaphysischen Idee der *finalen* und *formalen* Ursachen des Aristoteles. In der heutigen Wissenschaft beruht eine Erklärung auf der Reduktion der Dinge auf ihre Elementarteile und dem Konzept der Veränderung ausschließlich in Begriffen *wirkender* Ursächlichkeit.

3 Die Bemühungen, Yin und Yang bis zur Formulierung der Acht Grundmuster hin zu konkretisieren und aufzuschlüssen, stellen die Geschichte der Systematisierung der chinesischen Medizin dar. In allen alten Schriften wird eine Auffassung vertreten, die die Kombination gepaarter Muster in den Mittelpunkt stellt. Im *Nei Jing* heißt es unter anderem: «Yang ist das himmlische Qi und regiert das Äußere, Yin ist das irdische Qi und regiert das Innere. Deshalb ist der Yang-Weg das Übermaß und der Yin-Weg der Mangel» (*Su Wen*, 8. Abschn., 29. Kap., S. 179). «Die Hundert Krankheiten ereignen sich in ihrem Übermaß und ihrem Mangel» (*Su Wen*, 17. Abschn., 62. Kap., S. 334). «Yin regiert die Kälte, Yang regiert die Hitze» (*Ling Shu*, 11. Abschn., 74. Kap., S. 505). Eine Menge anderer Begriffspaare, die alle Yin- und Yang-Aspekte darstellen, werden ebenfalls erwähnt: Blut – Qi, chronisch – akut, fallend – aufsteigend, feucht – trocken, dünn – dick, weich – hart, unten – oben, Schleim – Feuer, Stille – Bewegung usw. Versuche, die unzähligen Bewegungen von Yin und Yang in weniger abstrakter und systematischerer Form zu präsentieren, wurden über die ganze chinesische Geschichte hinweg unternommen. Kou Zhong-shi ordnete die «Acht Leitprinzipien» in ‹Ausführliches Arzneibuch› (*Ben-cao yan-yi*, 1116 n. Chr.) und nannte sie Übermaß, Mangel, Kälte, Hitze, Bösartiger Einfluß, Normales Qi, Inneres und Äußeres. Für ihn stellten sie die grundlegenden Aspekte von Yin und Yang dar, die bei einer Disharmonie Ausgleich erfordern. 1565 n. Chr. stellte Lou Ying (Ein Überblick zur Medizin) fest, daß der Arzt zur Reharmonisierung einer Disharmonie zuerst bestimmen muß, ob sie eine von Qi oder Blut, eine äußere oder innere ist, ob sie sich in den oberen oder unteren Bereichen des

Körpers und in welchem Yin- oder Yang-Organ sie sich befindet, und im folgenden, ob Mangel, Übermaß, Kälte oder Hitze herrschen. Der große Systematiker der Ming-Dynastie, Zhang Jiebing, schrieb 1624 n. Chr. in ‹Vollständiges Werk des Jing-yue›, daß Yin und Yang die allgemeinen Prinzipien verkörpern und Außen/Innen, Übermaß/Mangel, Hitze/Kälte die Hauptaspekte. Für die Chinesen ist die tatsächliche Form der Yin-Yang-Organisation weniger wichtig als die dahinterliegende Möglichkeit, Yin und Yang in ihren unzähligen Aspekten und Bewegungen zu sehen. Zur historischen Entwicklung der Yin-Yang-Systematisierung siehe Jia De-dao: Kurze Geschichte der chinesischen Medizin [95], S. 231–234.

4 Die Grundlage zu dieser Tabelle findet sich im *Nei Jing*: «Mangelndes Yang, dann Äußere Kälte, Mangelndes Yin, dann Innere Hitze [gleich Leeres Feuer]; Übermäßiges Yang, dann Äußere Hitze, Übermäßiges Yin, dann Innere Kälte» (*Su Wen*, 17. Abschn., 62. Kap., S. 241). Die genannten Krankheitszeichen in dieser Tabelle, in der Tat auch in diesem ganzen Kapitel und dem nächsten, gehen letztendlich auf das *Nei Jing* zurück bzw. auf seine Systematisierung durch die Medizintheorie. Obwohl das *Nei Jing* in seiner Präsentation durchaus nicht immer widerspruchsfrei ist, finden sich gelegentlich Hinweise wie die folgenden: «Starker Puls, heiße Haut, Schwellung des Bauches, spärliche Urin- und Stuhlmengen und Dumpfheit mit Druck werden die Fünf Arten von Übermaß genannt. Dünner Puls, kalte Haut, Mangel an Qi, Durchfall oder häufiges Wasserlassen und Nahrungsverweigerung werden die Fünf Arten von Mangel genannt» (*Su Wen*, 6. Abschn., 19. Kap., S. 128–129).

5 Beispielsweise kann bei einem Muster von Mangelndem Yin (Mangel/Hitze) die Hitze betont sein (wenn der Puls sehr schnell, aber nur ein wenig dünn ist oder die Bewegungen des Patienten sehr schnell, aber nur ein wenig kraftlos sind). In diesem Fall dominiert das Yang und ergibt ein Yin-im-Yang-Muster. Bei einem anderen Muster von Mangelndem Yin ist der Puls ein wenig schnell, aber sehr dünn, und die Bewegungen des Patienten sind äußerst kraftlos und nur ein wenig schnell: ein Yang-im-Yin-Muster. Bei einem Übermaß/Kältemuster (Übermäßiges Yin) müßte ebenfalls eine Yin-im-Yang- oder Yang-im-Yin-Bewertung stattfinden. Reines Yin heißt auch Yin im Yin, reines Yang auch Yang im Yang. Die folgende Tabelle faßt diese Kombinationen zusammen.

Yin-Yang-Bestimmung	Musterkombination	Yin-Yang-Kombination	Pulszeichen
Übermäßiges Yang	Hitze/Übermaß	Yang im Yang (reines Yang)	schnell und voll
Mangelndes Yang	Kälte/Mangel	Yin im Yin (reines Yin)	langsam und schwach

Yin-Yang-Bestimmung	Musterkombination	Yin-Yang-Kombination	Pulszeichen
Übermäßiges Yin	hauptsächl. Kälte mit wenig Übermaß	Yang im Yin	langsam und ein wenig straff
		oder	
	hauptsächl. Übermaß mit wenig Kälte	Yin im Yang	straff, kräftig und ein wenig langsam
Mangelndes Yin	hauptsächl. Hitze mit wenig Mangel	Yin im Yang	schnell und ein wenig fein
		oder	
	hauptsächl. Mangel mit wenig Hitze	Yang im Yin	fein und ein wenig schnell

In der Praxis fallen die Disharmoniemuster eines Patienten gewöhnlich zwischen die reinen theoretischen Kategorien. Die meisten Patienten haben z. B. ein Mangel/Kältemuster (Mangelndes Yang), gemischt mit etwas Übermaß/Kälte (Übermäßiges Yin), oder Mangel/Hitze (Mangelndes Yin), gemischt mit etwas Übermaß/Hitze (Übermäßiges Yang). Der Bewertungsprozeß bleibt der gleiche: eine Einschätzung der dominierenden Anteile. (Siehe zum Beispiel 8. Kapitel, S. 250 ff., Heftig aufsteigendes Leber-Yang).

6 Die in der Song-Zeit (960–1279 n. Chr.) begonnene Systematisierung der Yin-Yang-Theorie in Kategorien, aus denen sich die Acht Grundmuster entwickelten, weist eine bemerkenswerte Ähnlichkeit mit der Systematisierung in der griechischen Medizin auf, die von der islamischen Kultur ausgearbeitet wurde. Beide Systematisierungen stellen eine Klärung der früheren Medizintheorie dar und fallen zeitlich zusammen.

Die griechisch-arabische Synthese war wie die chinesische auf polare Gegensatzpaare aufgebaut. Heißes und kaltes Temperament bildeten die aktiven Primärpole, trockenes und feuchtes die passiven Sekundärpole. Die vier *humores* (Körpersäfte), Geschmacksrichtungen, Hauptorgane, Jahreszeiten usw. fügten sich mit den vier Temperamenten zu einem dynamischen Schema der Entsprechungen zusammen. Avicennas (Ibn Sina, 980–1037 n. Chr., «Prinz und Oberhaupt der Ärzte») Beschreibung der Zeichen für jedes einzelne der vier Temperamente gleicht ungefähr den Acht Grundmustern.

Zuviel Hitze zeichnet sich nach Avicenna folgendermaßen aus: unangenehme Hitzegefühle, bitterer Geschmack im Mund, schnelle Gesten, Aufgeregtheit, Lebhaftigkeit, großer Durst, brennendes Gefühl im Oberbauch, schneller Puls, Abneigung gegen heiße Speisen; Kälte lindert die Symptome; Symptome verstärken sich im Sommer. Die Ähnlichkeit mit dem chinesischen Übermaß/Hitzemuster liegt klar auf der Hand. Das kalte Temperament beschreibt

Avicenna mit folgenden Zeichen: kein Bedürfnis nach Flüssigkeiten, geminderte Verdauungskraft, fehlende Erregbarkeit, langsame Gesten, weiche Gelenke; Fieber, wenn vorhanden, ist phlegmatischer Art; Kaltes bekommt nicht, Heißes tut gut; kleiner, langsamer, kriechender Puls; Symptome verstärken sich im Winter. Die Ähnlichkeit mit dem chinesischen Mangel/Kältemuster liegt wiederum auf der Hand. Avicennas feuchtes Temperament gleicht der chinesischen Feuchtigkeit oder Übermäßigen Kälte: Aufgedunsenheit, reichliche, schleimige Speichel- und Nasenabsonderungen, Durchfall, geschwollene Augenlider, Verdauungsprobleme, Mattigkeit; die meisten Nahrungsmittel werden nicht vertragen; weicher und weiter Puls. Avicennas trockenes Temperament ähnelt dem chinesischen Yin-Mangel: Schlaflosigkeit, rauhe, trockene Haut; heißes Wasser und Öle werden von der Haut sofort absorbiert; Symptome verstärken sich im Herbst. (Siehe O. Cameron Gruner: *The Canon of Medicine of Avicenna*, Part 1, Thesis 3, par. 452–500, S. 257–278, vor allem S. 273).
Avicenna beschäftigte sich mit Ursächlichkeit im aristotelischen Sinn und ging manchmal so weit, eine ganze Reihe von materiellen, finalen, formalen und wirkenden Ursachen der Krankheiten herauszuarbeiten. Trotz dieser grundlegenden Verschiedenheit vom chinesischen Stil setzt auch die griechisch-arabische Medizin (wie jede humorale Medizin) alle beobachtbaren Phänomene in einem menschlichen Wesen in Beziehung zu den Erscheinungen der natürlichen Umgebung. Dieses Bild zeichnet den menschlichen Mikrokosmos nach dem universalen Makrokosmos, und die Netzwerke, die aus dieser Methode entstehen, werden oft übereinstimmende Ideen aufweisen.
Ähnlichkeiten mit dem chinesischen Modell können sogar in nicht auf polaren Gegensatzpaaren beruhenden Systemen gefunden werden. Beispielsweise gleicht im hinduistischen Ayurveda das *pitha*, welches für Hitzeerzeugung verantwortlich ist, dem chinesischen Feuer; *vata*, dessen Vorherrschen sich in Atmung, Kreislauf und Absonderung manifestiert, kann mit dem chinesischen Qi verglichen werden, und *kapha*, welches das Gewerbe davor schützt, von den inneren Feuern des *pitha* verschlungen zu werden, ähnelt dem chinesischen Yin oder den Säften. In der Pathologie des Ayurveda setzt sich diese Methode der Bildzusammenstellung fort. Z. B. wird das *pitha*-typische Kopfweh mit «brennenden Gefühlen in verschiedenen Teilen des Kopfes und Nasenbluten in Zusammenhang gebracht; es verstärkt sich um die Mittagszeit, im Sommer und Herbst». Das *vata*-typische Kopfweh zeigt sich mit «Schwindelgefühlen, Schlaflosigkeit, trockenen und rauhen Augen, verschiedenartigen Schmerzen» und *kapha*-typisches Kopfweh mit «schwerem Kopf, wässernden Augen, Mittelohrentzündung, laufender Nase [und] Entzündung der Nasenschleimhaut» (siehe Bhagwan Dash: *Ayurvedic Treatment for Common Diseases*, S. 94–95). Zu einer allgemeinen Diskussion der ayurvedischen Medizin siehe C. Dwarkanath: *Introduction to Kayachikitsa.* Als ich vor vielen Jahren in einer ayurvedischen Klinik in Indien arbeitete, stellte ich fest, daß

mich mein chinesisches medizinisches Wissen in kürzester Zeit befähigte, die Kategorien vorherzusagen, die die ayurvedischen Ärzte zur Beschreibung ihrer Patienten benutzten.

V. K. Venkataswami vergleicht die Beziehungen und relative Wichtigkeit der Kausalität innerhalb der griechisch-arabischen und ayurvedischen Medizin in «Humoral Theory and Modern Medicine», in *Theories and Philosophies of Medicine*, Dept. of Philosophy of Medicine and Science (Komp.).

8. Die Muster der körperlichen Landschaft

Mit den Acht Grundmustern als Raster lassen sich also die großen Linien der disharmonischen körperlichen Landschaft bestimmen. Obwohl die allgemeinen Eigenschaften dieser Muster manchmal schon ausreichen, um die richtigen Reizpunkte oder Heilkräuter (oder eine Kombination von beiden) zur Behandlung auszuwählen, ist doch meistens eine Verfeinerung des Musters erforderlich. Durch die zusätzliche Berücksichtigung von Zeichen, die sich auf die Grundsubstanzen, Bösartige Einflüsse und Organfunktionen beziehen, werden die Schattierungen des Bildes der körperlichen Landschaft herausgearbeitet und somit die notwendige Differenzierung der Acht Grundmuster erreicht.

Der erste Abschnitt dieses Kapitels behandelt Muster, die Qi- und Blutdisharmonien beschreiben, der zweite Abschnitt befaßt sich mit Bösartigen Einflüssen – hier nicht in ihrer Eigenschaft als krankheitsauslösende oder lokalisierende Faktoren, sondern als Kategorien von Disharmoniemustern. Im dritten Abschnitt werden nochmals die medizinischen Paradigmen von Ost und West untersucht, und der vierte Abschnitt betrachtet die grundlegenden Muster, die durch Störungen der Organfunktionen entstehen. Diese Muster der körperlichen Landschaft stellen in ihrer Gesamtheit die diagnostischen Grundeinheiten der chinesischen Medizin dar.

Qi-Muster und Yang-Mangel
Blut-Muster und Yin-Mangel

Harmonische und disharmonische Zustände des Körpers hängen vor allem von den Grundsubstanzen Qi und Blut ab. Qi nimmt an allen Organfunktionen teil und besitzt spezielle Beziehungen zur Leber, Lunge und Milz. Das Blut wird vom Herzen regiert, von der Milz geleitet und von der Leber gespeichert. Die anderen Grundsubstanzen, zum Beispiel Jing (vor allem auf die Nieren bezogen) und Shen (das mit dem Herzen verknüpft ist), sind sicherlich auch wichtig, aber in ihrer Natur eher spezifisch und weniger generell. Das *Nei Jing* sagt zusammenfassend: «Blut- und Qi-Disharmonien lassen den Wandel der Hundert Krankheiten entstehen.»[1] Im folgenden nun eine Darstellung der wichtigsten Qi- und Blutdisharmonien.

Mangelndes Qi (*qi-xu-zheng*) und Mangelndes Yang (*yang-xu-zheng*)

Mangelndes Qi ist ein Mangelmuster, das den Zustand des Qi betrifft. Eine Kombination einiger der folgenden Zeichen läßt Qi-Mangel vermuten: generelle Schwäche oder Lethargie, schwache Motivation, Teilnahmslosigkeit, blasses und leuchtendes Gesicht, flache Atmung, leise und sanfte Stimme, Wortkargheit, kein Bewegungsdrang, spontane Schweißausbrüche, blasser Zungenkörper, leerer, kraftloser oder anderweitig schwacher Puls. Die verläßlichsten Zeichen sind das blasse, leuchtende Gesicht und der schwache Puls.

Ist das Normale Qi des ganzen Körpers in Mitleidenschaft gezogen, liegt ein allgemeines Qi-Mangelmuster vor; der Arzt braucht mit der Diagnostik nicht weiter fortzufahren und kann die Behandlung einleiten. Wenn das Muster jedoch mit einem speziellen Organ-Qi oder einer Qi-Art (zum Beispiel Abwehr-Qi) zusammenhängt, würden zusätzliche Zeichen, die dieser speziellen Qi-Disharmonie eigen sind, das Muster charakterisieren.

Der Unterschied zwischen Qi-Mangelmustern und Yang-Mangelmustern sollte klar sein: Yang-Mangel schließt Qi-Mangel mit ein.

Qi stellt aufgrund seiner Dynamik ein Yang-Phänomen dar; bei einem Qi-Mangel liegt also auch Mangel irgendeines Yang-Aspekts vor, und da Yang-Mangel dem Qi-Mangel übergeordnet ist, folgt außerdem, daß sich Qi und auch andere Yang-Funktionen im Mangelzustand befinden, wenn Yang-Mangel herrscht. Mangelndes Yang impliziert eine Reduzierung des Feuers, was zu einem relativen Kälteübermaß beziehungsweise dem «Anschein von Kälte» führt, und kommt deshalb in Qi-Mangelzeichen wie auch innerlichen Kältezeichen (zum Beispiel kalte Extremitäten, Kälteaversion, Willenslähmung, geschwollener Zungenkörper, langsamer Puls) zum Ausdruck.

Yang-Mangel stellt im doppelten Sinn eine übergreifende Kategorie in Hinsicht auf den Qi-Mangel dar: Er ist umfassender und zieht den Körper auf tieferen Ebenen in Mitleidenschaft.

Stagnierendes Qi (*qi-zhi-zheng*)

Stagnierendes Qi gehört zu den Übermaßmustern und tritt auf, wenn der gleichmäßige Qi-Fluß in einem Organ, einer Leitbahn oder einem anderen Körperteil stillsteht. Dieses Muster erfordert normalerweise eine genauere Lokalisierung. Stagnierendes Qi kann auf emotionaler Unausgewogenheit oder Unausgewogenheit der Ernährung, auf Äußeren Bösartigen Einflüssen oder Traumata beruhen. Qi-Mangel kann ebenfalls zu Stagnierendem Qi führen, wenn zu wenig Qi in einem bestimmten Körperteil vorhanden ist, um das Qi in Bewegung zu halten. In diesem Fall schlägt ein Mangelmuster in ein Übermaßmuster um.

Die Hauptzeichen für Stagnierendes Qi sind Schwellungen und/oder Empfindlichkeit beziehungsweise Schmerzen – was jedoch nicht heißt, daß *alle* Empfindlichkeiten und Schwellungen auf Stagnierendes Qi zurückzuführen sind. Die Schmerzen und Schwellungen des Stagnierenden Qi sind typischerweise von wechselnder Heftigkeit und Lokalisation und können auf den Wechsel von Emotionen ansprechen, da die Leber den gleichmäßigen Qi-Fluß und die Emotionen reguliert. Eine Person mit diesem Muster kann sich von äußeren Kräften blockiert, behindert oder gehemmt fühlen. Fühlbare Knoten, wenn vorhanden, sind gewöhnlich weich und kommen und gehen. Andere hervorstechende Zeichen sind dunkle oder violette Zunge sowie stagnierender Puls (zum Beispiel drahtig oder straff).

Mangelndes Blut (*xue-xu-zheng*) und Mangelndes Yin (*yin-xu-zheng*)

Mangelndes Blut ist im Prinzip ein Mangelmuster, in dem das Blut besonders wichtig ist. Blutverlust, Milz-Qi, das zur Blutproduktion nicht ausreicht oder Gestautes Blut, das die Bildung von neuem Blut verhindert, können diesem Muster vorausgehen. Eine Konfiguration folgender Zeichen weist auf ein Blut-Mangelmuster hin: Benommenheit, dünner und abgemagerter Körper, Flecken im Sichtfeld oder anderweitig beeinträchtigtes Sehvermögen, taube Gliedmaßen oder schwaches Zittern in den Gliedmaßen, Mangel an Selbstbewußtsein und Selbstwertgefühl, Weinerlichkeit, trockene Haut oder Haare, spärliches Menstruationsblut, glanzloses, blasses Gesicht, blasse Lippen, blasser Zungenkörper, feiner Puls. Als die entscheidendsten Zeichen gelten das glanzlose, blasse Gesicht und der feine Puls. Blutmangel kann wie Qi-Mangel ein spezielles Organ in Mitleidenschaft ziehen und in diesem Fall eine weitere Verfeinerung des Musters erfordern, die auf zusätzlichen Zeichen beruhen wird.

Die Beziehung zwischen Blutmangel und Yin-Mangel gleicht der zwischen Qi-Mangel und Yang-Mangel – sie bilden ein Kontinuum. Jedoch ist ein Yin-Mangel weder extremer in seiner Qualität, noch greift er den Körper auf einer tieferen Ebene an. Er wird vom Blutmangel durch die «scheinbare Hitze», die ihn begleitet, unterschieden: ein relatives Yang-Übermaß, hervorgerufen durch einen Mangel an Yin oder Wasser. Manche Yin-Mangelzeichen gleichen den Zeichen für mangelndes Blut: abgemagerter Körper, Benommenheit, Flecken im Sichtfeld, feiner Puls. Mangelndes Yin kann aber an den zusätzlichen Hitzezeichen erkannt werden: unruhiges, erregtes Benehmen, rote Wangen, warme Handflächen und Fußflächen, Nachtschweiß, roter Zungenkörper, schneller und feiner Puls.[2]

Gestautes Blut (*xue-yu-zheng*)

Hier sprechen wir von einem Übermaßmuster des Blutes, und zwar dem wichtigsten Beispiel dieser Kategorie. Auslösend können wirken: Traumata, Blutungen, Stagnierendes Qi (das das Blut nicht fortbewegen kann) oder Kälte, die das Blut blockiert. Gestautes Blut äußert sich mit Schmerzen, die sich von jenen des stagnierenden Qi insofern unterscheiden, als sie örtlich eher fixiert und von schneidender Qualität sind. Weitere typische Zeichen: Tumore, Knoten und harte, relativ unbewegliche Schwellungen, wiederholte Blutungen (weil der Fluß des Blutes blockiert ist und es deshalb «überläuft»), vor allem Blutungen mit dunklen, violetten (Farbe der Stauung) Klumpen, dunkler Teint, dunkelvioletter Zungenkörper mit roten Flecken, knotiger Puls.

Heißes Blut (*xue-re-zheng*)

Das Muster des Heißen Blutes gehört der Übermaß/Hitze-Kategorie an und macht sich vor allem durch Blutungen bemerkbar. Heißes Blut wird häufig durch einen Bösartigen Hitzeeinfluß ausgelöst, der tief in den Körper vorgedrungen ist, wo er den gleichmäßigen Fluß des Blutes stört und eine «ungezügelte» Bewegung hervorruft – das Blut verläßt seine Bahnen, und es kommt zu Blutungen. Weitere Symptome sind: Blut in Speichel, Erbrochenem, Urin oder Stuhl, Nasenbluten, starker Menstruationsfluß, rote Hautausschläge. Begleitende Hitzezeichen können Durst, Reizbarkeit, scharlachroten Zungenkörper, schnellen Puls und in extremen Fällen Delirium einschließen.

Muster Bösartigen Einflusses

Die Bösartigen Einflüsse wurden bereits als Krankheitsauslösende Faktoren (5. Kapitel), als Disharmoniequalitäten (6. Kapitel) und in Verbindung mit den Acht Grundmustern (7. Kapitel) besprochen. Nun wollen wir sie als Beschreibungen eines speziellen Bildes der körperlichen Landschaft ins Auge fassen.

In gewissem Sinne weisen alle Muster Bösartigen Einflusses darauf hin, daß im Körper etwas anwesend ist, was dort normalerweise nicht vorhanden ist und entweder einen inneren oder äußeren Ursprung hat. Deshalb sind Muster Bösartigen Einflusses solche von Übermäßigem Yin oder Übermäßigem Yang, und umgekehrt werden alle Muster von Yin- oder Yang-Übermaß normalerweise als Manifestationen von Äußeren und/oder Inneren Bösartigen Einflüssen angesehen.

Die vielen Zeichen, die die Bösartigen Einflüsse als Krankheitsauslösende Faktoren (5. Kapitel) charakterisiert haben, treten jetzt wieder als Aspekte der jeweiligen Muster auf. Klinisch gesehen, stellen sie einen Teil des Musters dar, vor allem wenn die entsprechenden Zungen- und Pulszeichen vorhanden sind.

Im allgemeinen erweist sich die Vorstellung von Mustern Bösartigen Einflusses klinisch als brauchbarer als die der Krankheitsauslösenden Faktoren. Mit anderen Worten: Auch wenn die Umweltfaktoren Kälte, Hitze, Wind und Feuchtigkeit den Körper empfindlich machen beziehungsweise angreifen können, sind sie von der Disharmonie selbst eigentlich nicht zu unterscheiden. Folglich offenbaren sich die Muster Bösartigen Einflusses durch eindeutig erkennbare Zeichen und Symptome, aufgrund derer der Arzt wiederum entscheidet, ob die Diagnose dieses allgemeinen Musters zur Wahl der Behandlung ausreicht oder ob zusätzliche Zeichen gesammelt werden müssen, die auf eine bestimmte Organdisharmonie hinweisen.

Bösartige Hitzeeinflüsse (*re-xie-zheng*)

Diese sind Muster von Übermäßigem Yang, deren Zeichen mit jenen einer Übermaß/Hitzedisharmonie (7. Kapitel) übereinstimmen. Die meisten Übermaß/Hitzedisharmonien haben einen äußeren Ursprung und zählen also zu den Äußerlichen Mustern, zu denen folglich die Zeichen der Äußerlichkeit (7. Kapitel) hinzukommen. (Die einzige Ausnahme bildet «Inneres Feuerübermaß», das gewöhnlich auf einer Leberdisharmonie beruht.)

Das Muster «Äußere Trockenheit» (*wai-zao-xie-zheng*) stellt eine Abwandlung des Äußeren Bösartigen Hitzeeinflusses dar, weist aber mehr Dehydrationszeichen auf.

Innere Trockenheit findet selten Erwähnung und wird nicht zu den Mustern Bösartigen Einflusses gezählt. Normalerweise wird Innere Trockenheit als Mangelndes Yin beschrieben und äußert sich fast nur in Beziehung auf ein bestimmtes Organ.

Bösartige Windeinflüsse (*feng-xie-zheng*)

Zur Kategorie «Übermäßiges Yang» gehörend, treten Bösartige Windeinflüsse wie alle Winddisharmonien plötzlich auf. Typisch sind der schnelle Wechsel der Lokalisation der Zeichen und die Erscheinung verschiedener Zeichen nacheinander. Wind taucht häufig mit anderen Bösartigen Einflüssen zusammen auf. Obgleich sich Windmuster durch einen oberflächlichen Puls auszeichnen, kann die Gegenwart anderer Einflüsse (und Pulsarten) sehr wohl den oberflächlichen Puls überdecken.

Ein Äußerliches Wind/Kältemuster (*wai-feng-han-zheng*) erkennt man am akuten Auftreten der Krankheit, an Kopfweh, Schmerzen aufgrund blockierter Leitbahnen, ziemlich starkem Frösteln, niedrigem Fieber, weißem und nassem Zungenbelag und einem oberflächlichen, straffen Puls.

Ein Äußerliches Wind/Hitzemuster (*wai-feng-re-zheng*) macht sich mit denselben Zeichen bemerkbar; das Fieber ist jedoch höher und das Frösteln weniger ausgeprägt. Anstatt der Kälte erscheinen Hitzezeichen, vor allem ein oberflächlicher, schneller Puls, Durst, trockener und roter Zungenkörper mit gelbem Belag.

Dringt Wind in die Leitbahnen ein (*feng-xie ru-jing-luo-zheng*), zeigt sich dies durch wandernde Schmerzen oder Taubheit in den Gliedmaßen und verzogenen Gesichtsausdruck. Hemmt der Wind den Qi-Fluß in den Leitbahnen, können Lähmungen auftreten. Bei diesem Muster finden wir oft einen oberflächlichen Puls oder eine Kombination mit Feuchtigkeit beziehungsweise Kälte und damit andere Zungen- und Pulszeichen.

Bösartige Kälteeinflüsse (*han-xie-zheng*)

Diese fallen in die Kategorie «Übermäßiges Yin». Die Zeichen dekken sich mit jenen des Übermaß/Kältemusters (7. Kapitel), das mit wenigen Ausnahmen durch äußere Faktoren hervorgerufen wird.

Das Muster «Kälteblockade» (*han-bi*) zeichnet sich durch starke Schmerzen in den Gelenken und Muskeln aus sowie durch Spasmen, Kontraktionen und andere Kältesymptome (blasser, nasser Zungenkörper, langsamer oder straffer Puls).

Das Muster «Kälteschmerzen» (*han-tong-zheng*) ist so eindeutig an heftigen Bauchschmerzen und den Symptomen des Bösartigen Kälteeinflusses zu erkennen, daß die Diagnose eines beeinträchtigten Organs zur Wahl der Behandlung nicht notwendig ist. Kälteschmerzen werden von klarem Erbrochenem, Durchfall, Verstopfung, blassem Zungenkörper mit weißem Belag und straffem, tiefem, langsamem Puls begleitet.

Bösartige Feuchtigkeitseinflüsse (*shi-xie-zheng*)

Diese sind Muster des Yin-Übermaßes. Mit wenigen Ausnahmen wirken sich bösartige Feuchtigkeitseinflüsse auf die Milz aus. Sie werden an anderer Stelle in diesem Kapitel besprochen.

Schleimmuster (*tan-zheng*)

Schleimmuster gehören ebenfalls zur Kategorie des Yin-Übermaßes. Sie bilden ferner eine spezielle Kategorie der Feuchtigkeitsmuster, da Schleim eine Weiterentwicklung von Feuchtigkeit darstellt. Obgleich fast immer eine Beziehung zur Milz besteht, können auch andere Organe betroffen sein. Sind dicker, fetter Zungenbelag und schlüpfriger Puls in Verbindung mit Zeichen und Symptomen eines anderen Musters vorhanden, ist der Schleim Teil dieses anderen Musters. Weiter unten in diesem Kapitel wird das Muster «trüber Schleim verwirrt den Kopf» in Relation zur Milz besprochen.

Wind/Schleim (*feng-tan-zheng*) ist ein generelles Muster, in dem Wind- und Schleimzeichen gleichzeitig vorhanden sind. Gewöhnlich betrifft das Muster Wind/Schleim ein bestimmtes Organ. Typische Zeichen sind: plötzliches Zusammenbrechen, Zuckungen und Zittern (Windzeichen) sowie Schaum vor dem Mund, dicker, fetter Zungenbelag und schlüpfriger Puls (Schleimzeichen).

Das Muster **«Schleim verweilt in den Leitbahnen» (*tan-liu-jing-***

luo-zheng) erkennt man an folgenden Zeichen: Taubheit der Gliedmaßen oder relativ weiche, mobile Schwellungen, Knoten oder Tumore – wie zum Beispiel Struma (Schilddrüsenvergrößerung), Lymphangiom (Lymphgefäßgeschwulst) oder Atherom (Grützbeutel) – sowie spezifische Schleimzeichen.[3]

Ost und West von neuem betrachtet

An diesem Punkt scheint eine nochmalige Prüfung der Unterschiede zwischen östlicher und westlicher Medizin angebracht. Im 1. Kapitel wurde auf einfache Weise demonstriert, wie verschieden chinesische und westliche Ärzte die Magengeschwürerkrankungen von sechs Beispielpatienten betrachten können. Hiermit wurde die Tatsache erläutert, daß eine einzige westliche Krankheitskategorie zur Diagnose verschiedener Disharmoniemuster in der chinesischen Medizin führen kann.

Werfen wir nun einen Blick auf die Originalstudie, die mit 65 Patienten durchgeführt wurde (siehe 1. Kap., Anm. 6). Alle 65 Patienten hatten vom westlich-medizinischen Standpunkt aus ein und dieselbe Krankheit (Magengeschwür).

Die chinesische Diagnose stellte in etwa der Hälfte der Fälle verschiedenartige Milzdisharmonien (Mangel, Feuchtigkeit, Kälte etc.) und in den restlichen Fällen Magen- und Leberdisharmonien, jedoch keine Lungen- oder Nierendisharmonien fest. Folglich ergab die chinesische Diagnose einer einzigen westlichen Krankheitskategorie keine völlig zufällige Verteilung chinesischer Disharmoniemuster. Als Parallele zu der einen westlichen Krankheitskategorie finden wir einige wenige Gruppen von Disharmoniemustern.

Würden wir das Experiment umkehren und einen westlichen Arzt eine Anzahl von Patienten diagnostizieren lassen, die aus der Sicht der chinesischen Medizin ein und dieselbe Disharmonie aufweisen, kämen wahrscheinlich mehrere bestimmte westliche Krankheitskategorien zum Vorschein. Auch hier würden jedoch einige wenige Gruppen von bestimmten Krankheiten diagnostiziert werden. Obgleich es keine Eins-zu-eins-Entsprechungen zwischen den Formen der Diagnose gibt, besteht doch eine gewisse Korrelation.

Nehmen wir als Beispiel das Disharmoniemuster «Mangelndes Milz-Qi». Die Zeichen hierfür sind: chronische Müdigkeit, Appetitlosigkeit, Verdauungsprobleme, wäßriger Stuhl, Blähung des Bauches, blasser Zungenkörper mit dünnem, weißem Belag, leerer Puls.

Betrachteten wir nun eine Gruppe von Patienten mit dieser Disharmonie aus der Sicht der westlichen Medizin, so würde vermutlich die Hälfte eine chronische Störung des Magen-Darm-Traktes aufweisen, zum Beispiel Gastroenteritis (Darmentzündung), Magengeschwüre oder Gastritis (Magenschleimhautentzündung); ein weiterer Prozentsatz würde chronische Hepatitis, Hämorrhoiden, Amenorrhöe (Ausbleiben der Menstruation), Anämie (Blutarmut) und hämorrhagische Diathese (erhöhte Blutungsneigung) aufweisen; ein wesentlich geringerer Prozentsatz der Beschwerden würde als depressive Neurosen und degenerative neuromotorische Erkrankungen diagnostiziert werden.[4] Die Entdeckung von Harnblasenentzündung, Glaucoma (Grüner Star) oder Rippenfellentzündung wäre unwahrscheinlich.[5]

Sehen wir uns als zweites Beispiel das Muster «Leberfeuer» an, welches mit folgenden Zeichen auftritt: rotes Gesicht, rote Augen, spärliche Urinmengen, dunkle Urinfarbe, Verstopfung, starke Kopfschmerzen und/oder Ohrensausen, Tendenz zu emotionalen Ausbrüchen, Übelkeit oder Erbrechen, roter Zungenkörper mit gelbem Belag, drahtiger, voller und schneller Puls.

Ein westlicher Arzt würde diese Disharmonie als Bluthochdruck, Migräne, Arteriosklerose, akute Bindehautentzündung, Glaucoma und andere Augenerkrankungen sowie akute Hepatitis diagnostizieren und bei einem geringen Prozentsatz der Patienten erhöhte Blutungsneigung oder urogenitale Infektionen vermuten.[6] Leberfeuer würde wahrscheinlich nicht mit chronischen Störungen des Magen-Darm-Trakts, Tuberkulose, perniziöser Anämie oder Ruhr in Verbindung gebracht.

Ein und dieselbe westliche Krankheitskategorie kann also mit verschiedenen chinesischen Disharmoniemustern in Beziehung gesetzt werden – so tauchten etwa Hepatitis und Blutungsübel in beiden oben genannten Musterbeispielen auf. Ein einziges chinesisches Disharmoniemuster kann wiederum mehreren, aber bestimmten westlichen Krankheitskategorien entsprechen. Es besteht also eine

Korrelation zwischen Gruppen von Krankheiten, jedoch keine Eins-zu-eins-Übereinstimmung.

Diese statistische Gruppierung ergibt sich aus der Tatsache, daß beide Systeme, obwohl sie ein unterschiedliches Verständnis von Gesundheit, Krankheit, Diagnose und Behandlung haben, sich nichtsdestoweniger mit dem gleichen Körper befassen. Einige körperliche Funktionen und Zuordnungen überschneiden sich, sind manchmal vergleichbar oder werden wenigstens von beiden Systemen wahrgenommen, auch wenn die Systeme jeweils von ihrem eigenen logischen Bezugsrahmen ausgehen.

In China wurde diese statistische Korrelation vor allem während der letzten dreißig Jahre zur Kenntnis genommen, da viele Patienten – nacheinander oder gleichzeitig – aus der Sicht beider medizinischer Systeme untersucht wurden.[7] Natur und Implikationen östlicher und westlicher Diagnostik sind verschieden: Die chinesische wird durch das Verständnis der gesamten Person verfeinert, die westliche durch Isolation einer präzisen Ursache oder eines exakten pathologischen Prozesses.

Aufgrund simpler Korrelationen zwischen chinesischer und westlicher Medizin läßt sich jedoch keine korrekte Wahl der Behandlung treffen. Es ist eben nicht möglich, eine Krankheit und ihre entsprechende Behandlung in dem einen System «nachzuschlagen» und dann das Analoge im anderen. Nichtsdestoweniger und trotz der seltsam klingenden chinesischen Krankheitsbegriffe mögen die Korrelationen dem Leser, der mit der westlichen Medizin vertraut ist, zur Orientierung dienen. Die weitergehende Erforschung solcher Korrelationen könnte zudem einen Zugang zum tieferen wissenschaftlichen Verständnis der chinesischen Medizin eröffnen.

Die statistischen Korrelationen mit westlichen Krankheitskategorien in der folgenden Besprechung der Organdisharmonien stammen aus klinischen Berichten, Studien und medizinischen Texten der Volksrepublik China.*

* Interessanterweise kann man einige westliche Krankheitskategorien, wie Epilepsie (*dian-xian*), Ruhr (*li-ji*), Malaria (*nue-ji*), Masern (*ma-zhen*) und Schwindsucht (*fei-lao*) auch in der chinesischen Medizin finden. Diese Übereinstimmung spiegelt die Tatsache wider, daß beide medizinischen

Organdisharmonien

Die Differenzierung der Disharmoniemuster in Hinsicht auf die betroffenen Organe bildet den nächsten Verfeinerungsschritt zum Verständnis einer Disharmonie. Die Muster der Organdisharmonien stellen eine weitere Ausarbeitung der Acht Grundmuster, der Qi- und Blutmuster sowie der Muster Bösartigen Einflusses dar. Diese grundlegenden Muster werden durch die zusätzlichen Zeichen und Symptome, die wir in der Besprechung der Organe bereits kennengelernt haben, verfeinert und präzisiert.

Organdisharmonien stellen jedoch keine durch logische Prinzipien mechanisch produzierten Muster dar, sondern zeigen, wie die klinische Praxis über Jahrhunderte hinweg die Theorie modifiziert hat. Beispielsweise wird in der medizinischen Literatur «Mangelndes Lungen-Yang» generell nicht diskutiert, obgleich ein solches Muster theoretisch möglich wäre. In der Praxis wird Mangelndes Lungen-Yang vielmehr als eine Verbindung von Mangelndem Lungen-Qi und Mangelndem Nieren-Yang diagnostiziert. Die in diesem

Systeme letztlich denselben menschlichen Körper behandeln und daß gewisse Krankheitskategorien nur durch ihre Symptome wahrgenommen werden sowie schon vor dem Entstehen der modernen Medizin bekannt waren. Ruhr zum Beispiel wird in Ost und West an den gleichen Symptomen erkannt. Im Westen würde auf die Diagnose die Suche nach dem Krankheitserreger – amöbisch oder bakteriell – folgen, während man in China zusätzliche Zeichen sammeln würde, um die Ruhr einem entsprechenden Muster zuzuordnen. Ein ähnliches Beispiel finden wir in einem chinesischen Muster, welches der westlichen Lungentuberkulose gleicht. Der chinesische Arzt erstellt zusammen mit den Begleitsyndromen eine präzise Musterkonfiguration – der westliche Arzt sucht indessen nach dem Erreger, identifiziert die Krankheit als Tuberkulose und behandelt sie ihrem bakteriellen Ursprung entsprechend. Nichtsdestoweniger ist die Gleichwertigkeit dieser Krankheiten wiederum nur eine ungefähre, da die Unterscheidungskriterien nicht identisch sind und deshalb die chinesische Diagnose von Ruhr oder Diabetes nicht notwendigerweise die gleiche in der westlichen Medizin sein muß. (Um Verwirrung zu vermeiden, werden im folgenden alle Krankheiten oder Muster, die beiden Systemen eigen sind, mit den westlichen Begriffen bezeichnet.)

Kapitel besprochenen Organdisharmonien stellen die grundlegenden und am häufigsten vorkommenden Muster in der klinischen Praxis dar.

Herzdisharmonien

Die Hauptfunktion des Herzens ist die Regulation von Blut und Shen, und normalerweise sind diese Grundsubstanzen auch an Herzdisharmonien beteiligt.

Mangelndes Herzblut (*xin-xue-xu*) und Mangelndes Herz-Yin (*xin-yin-xu*)

Diese beiden Muster bedeuten, daß zuwenig Blut oder Yin vorhanden ist, um das Herz beziehungsweise das Shen zu nähren. Die Symptome der beiden Muster sind sich ziemlich ähnlich: Herzklopfen, Vergeßlichkeit, Schlaflosigkeit, exzessives Träumen, Schlafstörungen, ein Gefühl des Unbehagens, Ängstlichkeit, Unfähigkeit zur klaren Kommunikation. Sie werden als das Unvermögen von Blut beziehungsweise Yin verstanden, das Qi beziehungsweise das Yang in sich aufzunehmen.

Da sich die Symptome dieser beiden Muster so sehr gleichen, werden Zungen- und Pulsqualität zu ausschlaggebenden Unterscheidungsmerkmalen – eine typische Rolle für diese beiden Zeichen. Mangelndes Herzblut tritt mit blasser Zunge und feinem Puls auf; der Patient hat höchstwahrscheinlich ein blasses, glanzloses Gesicht, Schwindelgefühle und zeigt sich teilnahmslos. Mangelndes Herz-Yin erkennt man im Unterschied dazu an der rötlichen Zunge und dem schnellen feinen Puls, möglicherweise Nachtschweiß, warmen Handflächen und Fußsohlen und einem aufgeregten Verhalten. Der erfahrene Arzt ist zudem in der Lage, diese beiden Herzdisharmonien an der Art der Schlafstörungen zu unterscheiden. Der Patient mit Mangelndem Herzblut hat Einschlafschwierigkeiten, wenn er aber einmal zur Ruhe gekommen ist, wird sein Shen im Ruhezustand bleiben, da kein relatives Übermaß vorhanden ist, das das Shen weiter stören könnte. Der Patient mit Mangelndem Herz-Yin hingegen wacht immer wieder auf, weil das Shen durch das relative Hitzeübermaß fortwährend gestört wird.

Mangelndes Herzblut steht oft mit Mangelnder Milz-Qi in Zusammenhang, da die Milz das Blut erzeugt. Mangelndes Herz-Yin hat mit Mangelndem Nieren-Yin zu tun, weil die Nieren die Yin-Quelle der Organe bilden.

Diese beiden Herzdisharmonien entsprechen in der westlichen Medizin zu einem großen Prozentsatz kardiovaskulären Erkrankungen, die sich vor allem durch Pulsbeschleunigung, Arrhythmie oder Anämie auszeichnen, sowie Bluthochdruck, Schilddrüsenüberfunktion, depressiven Neurosen und extremer Unterernährung.[8]

Mangelndes Herz-Qi (*xin-qi-xu*) und Mangelndes Herz-Yang (*xin-yang-xu*)

Das Muster «Mangelndes Herz-Qi» setzt sich aus den allgemeinen Zeichen für Mangelndes Qi (schwacher Puls, blasser Zungenkörper, Lethargie) und herzspezifischen Zeichen wie Herzklopfen und verwirrtem Shen zusammen. Das Herz-Qi ist für den Transport des Blutes verantwortlich; folglich bringt Mangelndes Herz-Qi irreguläre Pulse hervor, zum Beispiel einen knotigen oder intermittierenden.

Mangelndes Herz-Yang tritt mit denselben Zeichen auf (fast immer in gravierenderer Form) sowie zusätzlich mit Zeichen von «Kälteanschein» (langsamer und noch schwächerer Puls, geschwollener, feuchter Zungenkörper usw.). Der Yang-Mangel kann so weit gehen, daß das Yang plötzlich «abstürzt» (zusammenbricht), was sich in starkem Schwitzen, extremer Kälte in den Gliedmaßen oder dem ganzen Körper, violetten Lippen und verschwindendem oder sogar nicht mehr fühlbarem Puls äußert; diese Zeichen bedeuten, daß sich Yin und Yang trennen und der Patient dem Tod nahe ist.

Mangelndes Herz-Qi und Mangelndes Herz-Yang erscheinen oft zusammen mit Mangelndem Lungen-Qi, aufgrund der Verbindung zum «Meer des Qi» in der Brust. Da die Nieren auch die Yang-Quelle des Körpers darstellen, kann man diese beiden Herzmuster ebenfalls in Zusammenhang mit Mangelndem Nieren-Yang beobachten.

In der westlichen Medizin entsprechen die beiden Muster häufig Herzinsuffizienz, Koronarsklerose, Angina pectoris, nervösen Erkrankungen, allgemeiner körperlicher Schwäche und depressiven Neurosen.[9]

Gestautes Herzblut (*xin-xue-yu*)

Zu wenig Herz-Qi oder Herz-Yang, um das Blut in der Brust zu bewegen, kann zu Gestautem Herzblut führen[10], einem äußerst ernsten Zustand, in dem einige Yin-Aspekte in Yang-Aspekte umschlagen und entweder ein Yin-im-Yang-Muster (kräftiger Puls) oder ein Yang-im-Yin-Muster (schwacher Puls) erzeugen. In jedem Fall drückt sich gestautes Herzblut durch gemeinsames Auftreten von Yang-Zeichen (schneidende Schmerzen, violettes Gesicht und violetter Zungenkörper) und Yin-Zeichen (Mattigkeit, Herzklopfen, Kurzatmigkeit) aus. Der Puls liegt höchstwahrscheinlich zwischen Yin und Yang – zum Beispiel rauh oder drahtig.

Schleim kann ebenfalls zur Blockierung des Blutes beitragen. Das resultierende Muster «Gestautes Blut und Schleim, der das Herz verstopft» zeigt sich mit begleitenden Schleimzeichen wie dickem, fettem Zungenbelag.

Eine westliche Diagnose des Musters würde sich zu einem hohen Prozentsatz in folgenden Kategorien bewegen: Angina pectoris, Perikarditis (Herzbeutelentzündung) und Herzkranzgefäßerkrankung.[11] Der westliche Arzt würde nach einer solchen Diagnose weitere Untersuchungen anstellen, um chirurgische Möglichkeiten zu erforschen; der chinesische Arzt würde feststellen müssen, ob das Muster «Gestautes Herzblut» mit relativem Übermaß oder Mangel einhergeht, welche Hitze- und Kälteaspekte vorhanden und welche anderen Organfunktionen betroffen sind.

Kalter Schleim beirrt die Herzöffnungen (*han-tan-mi-xin-qiao*) und Schleimfeuer erregt das Herz (*tan-huo-rao-xin*)

Diese beiden Muster sind Übermaßmuster, in denen kalter oder heißer Schleim an einer Shen-Disharmonie teilhaben. Beide Muster zeigen sich mit dickem Zungenbelag, schlüpfrigem Puls und abnormalem Verhalten, manchmal auch fließendem Speichel. Kalter Schleim ist Yin; folglich wird sich das abnormale Verhalten im Yin-Bereich ausdrücken: introvertiertes, unterdrücktes, närrisches Verhalten, Selbstgespräche, Wände anstarren, plötzliche Blackouts. Der Puls ist wahrscheinlich langsam und schlüpfrig, der Zungenbelag weiß. Da heißer Schleim relativ Yang ist, können wir Zeichen erwarten, die zur Hyperaktivität tendieren: erregtes, aggressives Verhalten, unaufhörliches Reden, unter Umständen gewaltsames Um-sich-schlagen sowie andere Hitzezeichen wie schneller Puls und gelber Zungenbelag.

Aus westlicher Sicht entsprechen Schleimdisharmonien des Herzens verschiedenen Geisteskrankheiten, oder – wenn zerebrale Funktionen betroffen sind – sie können mit Encephalitis (Gehirnentzündung) oder gramnegativer Blutvergiftung, vielleicht auch Apoplexie (Schlaganfall) oder Epilepsie korrelieren.[12]

Klinisches Beispiel: Ein kürzlich erschienener klinischer Bericht[13] befaßte sich mit 31 Patienten mit vorzeitigen Herzkontraktionen (Extrasystole), die mit traditionellen chinesischen Methoden behandelt wurden. Westliche Wissenschaftler führten vor und nach der Behandlung elektrokardiographische Aufzeichnungen und Blutuntersuchungen durch. Die chinesische Therapie führte bei 38,7 % der Patienten zu einer kompletten Wiedergesundung, bei 38,7 % zu einer Verbesserung des Zustandes; bei 22,6 % wurde keine Veränderung festgestellt. Nebenerscheinungen traten bei keinem der Patienten auf.

Im allgemeinen unterscheiden die chinesischen Ärzte zwei Arten der Disharmonie: Übermaß (Gestautes Blut) und Mangel (Mangelndes Qi und/oder Mangelndes Blut). Jeder Patient wurde mit Heilkräutern behandelt, die seiner Variante des Disharmoniemusters entsprechen. Im folgenden die detaillierte Beschreibung eines Falles.

Der Patient, männlich, 53 Jahre, Buchhalter, war zum erstenmal am 5. Januar 1978 untersucht worden. Seine Hauptbeschwerde war Herzklopfen. Seine Brust hatte sich während der letzten neun Monate voll und geschwollen angefühlt, das unbehagliche Gefühl nahm vor allem nach Anstrengungen zu. Seit vielen Jahren huste-

te er klebrigen, weißen Schleim aus, besonders in der kalten Jahreszeit. Sein Zungenkörper war dunkelviolett und rötlich, mit weißem, fettem Belag, sein Puls meistens knotig.
Das Elektrokardiogramm zeigte eine Herzfrequenz von 88 Schlägen pro Minute mit 5 Extrasystolen pro Minute, die Blutuntersuchung ergab unter anderem einen Cholesterinspiegel von 286 mg/ml und Triglyceridwerte von 196 mg/ml; bei der Röntgenuntersuchung wurde ein normales Herz mit Lungenemphysem entsprechenden Veränderungen festgestellt.
Der chinesische Arzt fand verschiedene Muster, die nebeneinander existierten. Das vorrangige Muster war Gestautes Herzblut, welches sich mit dunkler Zunge, Druck in der Brust, knotigem Puls und Herzklopfen zeigte. Zweitrangige Zeichen (Sputum und fetter Zungenbelag) wiesen auf «Schleim, der das Herz verstopft», weitere Zeichen (Husten, Sputum, Empfindlichkeit für Winterkälte, weißer und fetter Zungenbelag) auf «kalten, feuchten Schleim, der die Lunge verstopft». Die rötliche Färbung des Zungenkörpers und der schnelle Puls wurden mit Mangelndem Herz-Yin in Verbindung gebracht.
Der Patient wurde sieben Tage lang mit einer Kombination von elf verschiedenen Heilkräutern, unter anderem *Pueraria*, *Trichosanthes* und *Salvia miltiorrhiza*, behandelt; Zweck der Therapie war vor allem, das Blut in Bewegung zu bringen und den Schleim umzuwandeln sowie das Herz-Yin zu nähren. Nach siebentägiger Behandlung berichtete der Patient eine Verminderung des Herzklopfens und des Druckgefühls in der Brust. Er hustete weniger, und die Extrasystolen lagen bei 3 bis 4 pro Minute.
Daraufhin erhielt der Patient eine ähnliche Verordnung, die er 35 Tage einnahm. Nach diesem Zeitraum waren alle Symptome verschwunden. An diesem Punkt konnten die westlichen Wissenschaftler weder Extrasystolen noch irgendwelche anderen Abnormalitäten feststellen. Die Blutwerte zeigten einen Cholesterinspiegel von 255 mg/ml und 95 mg/ml Triglycerid. Der Patient wurde mit einer weiteren Heilkräuterverordnung zur Erhaltung seiner Gesundheit entlassen.
Verschiedene der in diesem Fall benutzten Kräuter wurden von Pharmakologen untersucht. Die Forschungsergebnisse demon-

strierten interessanterweise, daß diese Heilkräuter die Herzkranzgefäße erweitern und folglich die Blut- und Sauerstoffzufuhr im Herzen erhöhen.[14]

Lungendisharmonien

Die Lunge regiert das Äußere des Körpers und ist das Yin-Organ, das für Bösartige Einflüsse am empfänglichsten ist. Aus diesem Grunde wird sie das «zarte Organ» genannt. Lunge und Qi stehen in enger Beziehung zueinander, folglich reagiert die Lunge auf Qi-Mangel besonders stark. Lungendisharmonien haben außerdem häufig mit Mangelndem Yin zu tun.

Kälte bricht in die Lunge ein (*han-xie-fan-fei*)

Dieser Äußere Bösartige Kälteeinfluß greift vor allem die Lunge an. Das Muster setzt sich aus Äußeren Kältezeichen (Frösteln, leichtes Fieber, Kopf- und Leibschmerzen, fehlendes Schwitzen, da Kälte die Poren blockiert; sowie dünner, weißer Zungenbelag, oberflächlicher, straffer Puls) und Lungendisharmoniezeichen (verstopfte oder laufende Nase, Asthma, Husten mit dünnem, wäßrigen Auswurf) zusammen.

Innerhalb westlicher Krankheitskategorien würde dieses Muster als Erkältung, akute oder chronische Bronchitis, Bronchialasthma oder Lungenemphysem diagnostiziert.[15]

Hitze schadet der Lunge (*re-xie-yong-fei*)

Dieses Muster kommt durch die Zeichen eines Äußeren Bösartigen Hitzeeinflusses zum Ausdruck: Fieber, leichtes Frösteln, Schwitzen, Durst, Verstopfung, dunkler Urin, roter Zungenkörper mit trockenem, gelbem Belag, schneller Puls. Zusätzlich treten lungenspezifische Zeichen auf: entzündeter, roter, geschwollener Hals, asthmatisches Atmen oder ein voller Husten mit gelbem, klebrigem Auswurf. Unter Umständen finden wir dicke, gelbe Absonderungen aus der Nase oder – da Hitze die Säfte austrocknen beziehungsweise «ungezügelte» Bewegung des Blutes veranlassen kann – eine trokkene beziehungsweise blutende Nase.

Erkältung, akute oder chronische Bronchitis, Lungenentzündung, Mandelentzündung oder Lungenabszeß würden diesem Muster entsprechen.[16]

Feuchter Schleim behindert die Lunge (*tan-shi-zu-fei*)

Obwohl dieses Muster von einem Äußeren Bösartigen Feuchtigkeitseinfluß herbeigeführt werden kann, ist es meistens das Ergebnis irgendeines Äußeren Einflusses, der in den Körper eindringt und auf eine schon existierende, chronische Disharmonie mit Tendenz zur Schleimakkumulation trifft. Chronischer Mangel von Milz- oder Nieren-Qi kann zum Beispiel zur Feuchtigkeits- und Schleimbildung führen und den Körper für dieses Muster empfänglich machen. Allgemeine Zeichen sind: voller, hochtönender Husten, Keuchen oder Asthma mit reichlichem Auswurf, Schwellung von und Schmerzen in Brust und Seiten, erhöhte Atmungsschwierigkeiten beim Liegen (da es für das Lungen-Qi schwieriger ist, abzusteigen, wenn sich der Körper in horizontaler Lage befindet), dicker, fetter Zungenbelag, welcher entweder eine weiße oder gelbe Farbe hat (abhängig davon, ob der Schleim kalt oder heiß ist), schlüpfriger Puls (das Hauptzeichen für feuchten Schleim).

Im Westen würde dieses Muster in den meisten Fällen als chronische Bronchitis oder Bronchialasthma diagnostiziert werden.[17]

Mangelndes Lungen-Yin (*fei-yin-xu*)

Dieses Muster tritt auf, wenn chronischer Yin-Mangel – gewöhnlich Mangel an Nieren-Yin – das Lungen-Yin beeinträchtigt oder wenn Hitze in die Lunge eindringt und so lange im Körper verweilt, daß die Hitze das Lungen-Yin schädigt. Zeichen für Mangelndes Lungen-Yin sind: trockener Husten mit wenig oder gar keinem Auswurf, blutiges Sputum (wenn die Hitze die Blutgefäße verletzt hat), allgemeine Zeichen wie abgemagerte Erscheinung, leise Stimme, rote Wangen, Fieber am Nachmittag, Nachtschweiß, rötlicher Zungenkörper mit wenig trockenem Belag, feiner und schneller Puls.

Mangelndes Lungen-Yin entspricht folgenden westlichen Krankheitskategorien: Lungentuberkulose, chronischer Rachenkatarrh, chronische Bronchitis und Bronchiektasie.[18]

Mangelndes Lungen-Qi (*fei-qi-xu*)

Dieses Muster tritt entweder als die Folge eines Äußeren Bösartigen Einflusses auf, der für lange Zeit in den Lungen verweilt und das Qi schädigt (hier verwandelt sich ein Übermaßzustand in einen Mangelzustand), kann aber auch auf verschiedenen Inneren Disharmonien beruhen, die auf die Lunge einwirken. Zeichen für Mangelndes Lungen-Qi: erschöpfte Erscheinung und erschöpftes Shen, leise Stimme, Traurigkeit und Kummer, Wortkargheit, schwache Atmung, schwacher Husten (wenn vorhanden). Falls das Abwehr-Qi ebenfalls in Mitleidenschaft gezogen ist, äußert sich dies in Schweißausbrüchen (tagsüber) und geminderter Widerstandskraft gegen Erkältungen.

In der westlichen Medizin würden diese Symptome als Lungenemphysem, chronische Bronchitis, Lungentuberkulose oder Allergien diagnostiziert werden.[19]

Klinisches Beispiel: Das folgende Beispiel stammt aus der privaten Praxis des Autors. Eine 26 Jahre alte Frau klagte über pfeifende Atmung und Husten, vor allem mitten in der Nacht; sie konnte nicht schlafen. Die Symptome hatten begonnen, als sie 16 Jahre alt war, und sich seitdem ständig verschlimmert. Unabhängig von klimatischen Bedingungen fühlte die Patientin eine dauernde Spannung in der Brust. Viel Niesen und Husten mit dickem, gelbem Auswurf leitete jeden Anfall ein. Anderweitig hatte die Patientin keine bedeutsame Krankheitsgeschichte; ihr Appetit war normal, Urin und Stuhl wiesen keine Besonderheiten auf. Sie war ziemlich dünn, hatte dunkle Ringe unter den Augen, ihr Energieniveau war nur während eines Anfalls gemindert, sie empfand keinen emotionalen Streß, schien aber ein wenig unruhig und nervös. Abgesehen davon brachte sie harmonisches und klares Shen zum Ausdruck. Ihr Zungenkörper war rot, in der Mitte gesprungen und wies rote Flecken auf. Die Patientin hatte einen schnellen (96 Schläge/Minute), schlüpfrigen und etwas feinen Puls.

Als sie zum ersten Mal zur Behandlung kam, nahm sie «westliche» Medikamente, suchte aber nach einer Alternative, da die Drogen sie schwindlig und müde machten und Übelkeit verursachten.

Viele Zeichen der Patientin deuteten auf Hitze in der Lunge: gelber Auswurf, schneller Puls, rote Zunge, Durst; andere Zeichen (dünner Körper, chronische Natur der Erkrankung, geschälte Zunge, Risse in der Zunge, feiner Puls) ließen Mangelndes Yin vermuten. Pfeifende Atmung, dicker Auswurf und schlüpfriger Puls zeigten die Gegenwart von Schleim an. Akupunktur- und Heilkräuterbehandlung zur Kühlung der Lungenhitze, Kräftigung des Lungen-Yin und Ableitung des Schleims brachten die Symptome innerhalb von zwei Wochen unter Kontrolle.

Obwohl die Patientin noch unter gelegentlichen Anfällen leidet, treten diese viel seltener und weniger stark auf. Wenn nötig, nimmt die Patientin Heilkräuter ein oder inhaliert.

In Tabelle 8 und 9 sind verschiedene Lungendisharmonien und die entsprechenden Pulstypen gegenübergestellt. Wie bereits erwähnt, enthüllt die Pulsqualität als eines der verläßlichsten Zeichen Struktur und Tönung einer Disharmonie. Nehmen wir als Beispiel das üblichste Zeichen für Lungendisharmonien: Husten. Theoretisch wäre es möglich, die verschiedenen Disharmoniemuster lediglich auf der Basis der Pulsdiagnose (siehe Tabelle 8) einzustufen. Es wäre sogar möglich, auf diese Weise Disharmoniemuster anderer

Tabelle 8: Pulsqualitäten und Lungendisharmonien

Puls	Lungendisharmoniemuster
oberflächlich und straff	Äußerliches Muster: Kälte/Wind
oberflächlich und schnell	Äußerliches Muster: Hitze/Wind
schlüpfrig	Schleim blockiert
fein und schnell	Mangelndes Yin
leer	Mangelndes Qi

Organe zu diagnostizieren, die die Lunge beeinträchtigen und ebenfalls mit Husten auftreten (siehe Tabelle 9).

Außer den Pulszeichen gibt es für alle Disharmonien, die in Tabelle 8 und 9 aufgeführt sind, auch andere Zeichen, die das entsprechende Muster charakterisieren. Wenn aber die Pulsdiagnose so genau ist, warum sollten wir dann überhaupt andere Zeichen in Betracht ziehen?

Tabelle 9: Pulsqualitäten und Nieren-, Leber-, Herz- und Lungendisharmonien

Puls	Disharmoniemuster
kraftlos und langsam	Unfähigkeit der Nieren, das Qi zu ergreifen (wirkt auf das Lungen-Qi ein)
drahtig	Leber greift Lunge an
rauh und intermittierend	gestautes Herzblut blockiert Brust-Qi

Zum einen treten die Pulszeichen in der Praxis selten in so reiner Form auf, daß sie einfach den theoretischen Tabellen entsprechend eingeordnet werden könnten. Ein Patient wird meistens Nuancen verschiedener Pulsqualitäten aufweisen – Untertöne und Beiklänge einer ganzen Anzahl von Mustern, weil in der Praxis gewöhnlich verschiedene Disharmoniemuster nebeneinander existieren. Zum anderen kann ein Puls entgegengesetzte Auslegungen zulassen, deren Widersprüchlichkeit durch die zusätzlichen Zeichen aufgelöst werden kann, wenn diese nicht gar zu einer ganz anderen Pulsinterpretation führen. Schließlich und endlich findet man selten einen Pulstaster, der die Pulsnuancen auf diesem feinsten Niveau zu lesen in der Lage ist.[20]

Milzdisharmonien

Die Hauptfunktionen der Milz sind die Umwandlung von Nahrung in Qi und Blut und die Leitung des Blutes. Innere Milzdisharmonien beruhen gewöhnlich auf einem Mangel an Milz-Qi, durch den die umwandelnde Funktion beeinträchtigt ist. Da die Milz auf Feuchtigkeit besonders empfindlich reagiert, haben ihre Übermaßmuster normalerweise mit Feuchtigkeit zu tun, die meist innerlich erzeugt wird.

Mangelndes Milz-Qi (*pi-qi-xu*) und Mangelndes Milz-Yang (*pi-yang-xu*)

Mangelndes Milz-Qi läßt sich an solchen milzspezifischen Zeichen wie Appetitlosigkeit (zu wenig Qi, um die Nahrung umzuwandeln), leichten Bauchschmerzen und Schwellungen, die durch Berührung Linderung erfahren (zu wenig Qi für den Transport der Nahrung), weichem Stuhl (zu wenig Qi zur Beendung des Verdauungsvorganges) und an generellen Qi-Mangelzeichen wie Teilnahmslosigkeit, blassem Zungenkörper mit dünnem weißem Belag sowie leerem Puls erkennen.

Westliche Ärzte würden dieses Muster als Magen- oder Zwölffingerdarmgeschwür, Dyspepsie (akute Verdauungsstörung), Hepatitis, chronische Dysenterie (Ruhr), Anämie oder depressive Neurose diagnostizieren.[21]

Mangelndes Milz-Yang stellt im Vergleich zu Mangelndem Milz-Qi ein tieferes und ernsthafteres Disharmoniemuster dar. Es tritt mit folgenden Zeichen auf: Anschein von Kälte, vor allem kalte Extremitäten; geschwollener, feuchter, blasser Zungenkörper; langsamer und kraftloser Puls. Gewisse milzspezifische Zeichen zeigen sich stärker beziehungsweise mit mehr Kälte (wäßriger Stuhl mit unverdauter Nahrung, Schwellung des Bauches und Bauchschmerzen, die auf Hitze und auf Druck ansprechen). Mangelndes Milz-Yang kann den gesamten Wassertransport im Körper beeinträchtigen und so Ödeme, Schwierigkeiten beim Wasserlassen oder Ausfluß erzeugen.

Die westliche Diagnose würde bei diesem Muster Magen- oder Zwölffingerdarmgeschwür, Gastritis, Darmentzündung, Hepatitis, Dysenterie oder Nierenentzündung lauten.[22]

Sinkendes Milz-Qi (*pi-qi-xia-xian*)

Sinkendes Milz-Qi ist eine Unterkategorie von Mangelndem Milz-Qi und Mangelndem Milz-Yang und tritt auf, wenn die bewahrende Funktion des Qi ausfällt und die Organe nicht mehr auf ihrem rechten Platz gehalten werden können. Dieses Muster wird manchmal auch «Zusammenbruch des Mittleren Erwärmers» genannt. Zu den Zeichen von Mangelndem Milz-Qi und Mangelndem Milz-Yang treten bei Sinkendem Milz-Qi zusätzliche Zeichen des «Fallens« auf: Hämorrhoiden, Prolapsus uteri (Gebärmuttervorfall), extremer chronischer Durchfall, Harninkontinenz.

Unfähigkeit der Milz, das Blut zu leiten (*pi-bu-zong-xue*)

Dieses Muster gehört zur gleichen Unterkategorie wie das Sinkende Milz-Qi und bedeutet, daß das Yang-Qi der Milz das Blut nicht in seinen Bahnen halten kann. Verschiedenartige chronische Blutungen folgen: Blut im Stuhl, Nasenbluten, chronische subkutane Blutungen, besonders starker Menstruationsfluß, Gebärmutterblutungen. Diese Symptome werden von anderen Mangelzeichen begleitet. (Würden die Blutungen von Übermaß- oder Hitzezeichen begleitet, wäre die Diagnose selbstverständlich eine andere, zum Beispiel «heißes Blut».)

Die westliche Medizin würde die Unfähigkeit der Milz, das Blut zu leiten, normalerweise als funktionelle Gebärmutterblutungen, blutende Hämorrhoiden, Hämophilie (Bluterkrankheit) oder Purpura (Blutfleckenkrankheit) diagnostizieren.[23]

Feuchtigkeit bedrückt die Milz (*shi-kun-pi*)

Die meisten Milzdisharmonien sind Mangelmuster. Die Milz braucht zur korrekten Ausübung ihrer Funktionen eine trockene Umgebung. Qi- oder Yang-Mangel können die Säfteumwandlung beeinträchtigen und so eine Situation erzeugen, die der Feuchtigkeit erlaubt, sich in der Milz anzusammeln. Feuchtigkeit, die die Milz bedrückt, ist also ein Mangelmuster, welches in ein Übermaßmuster umschlägt. Dieses Innerliche Muster wird an folgenden Zeichen erkannt: Appetitlosigkeit, Verlust des Geschmacksvermögens, flüssigkeitsgefüllte Hautausschläge, wäßriger Stuhl, Übelkeit, Völlegefühl in Brust oder Kopf. Der schlüpfrige oder zerfließende Puls kennzeichnet dieses Muster besonders deutlich – andere Zeichen könnten auch als Qi-Mangel interpretiert werden –, wie auch der dicke, fette Zungenbelag ein Hauptmerkmal darstellt, da dieser fast immer auf vorhandenes Übermaß hinweist.

Eine westliche Diagnose würde sich bei diesem Muster in folgenden Krankheitskategorien bewegen: chronische Darmentzündung, chronische Dysenterie, chronische Hepatitis, depressive Neurose.[24]

Äußere Feuchtigkeit hemmt die Milz (*wai-shi-zu*)

Dieses Muster gleicht dem vorhergehenden, kommt aber weniger häufig vor, und zwar nur dann, wenn die Feuchtigkeit als Äußerer Bösartiger Einfluß auftritt. Auch in diesem Fall sind die Milzfunktionen beeinträchtigt und die Zeichen Bedrückender Feuchtigkeit gegenwärtig; einen geringen Unterschied finden wir im relativ akuten Auftreten des Musters und gelegentlich in niedrigem Fieber.

Feuchte Hitze sammelt sich in der Milz (*pi-yun-shi-re*)

Feuchtigkeit und Kälte gehören zur Yin-Kategorie, und deshalb zeigen sich Feuchtigkeitsmuster vor allem mit Kältezeichen. Trotzdem kann Feuchtigkeit auch heiß sein, und im Falle des Auftretens von Hitzezeichen stoßen wir auf ein allgemeines Muster, das normalerweise durch einen Äußeren Bösartigen Einfluß herbeigeführt wird[25], aber auch mit dem Konsum fetten Essens oder großer Mengen Alkohol in Zusammenhang gebracht wird. Feuchtigkeits- und Hitzezeichen treten zusammen auf; zusätzlich kann die Bewegung der Gallenflüssigkeit blockiert sein und Gelbsucht und bitteren Mundgeschmack erzeugen.

Ein westlicher Arzt würde das Muster «Feuchte Hitze sammelt sich in der Milz» als akute Gastritis, akute Leberentzündung, Cholezystitis (Gallenblasenentzündung) oder Leberzirrhose diagnostizieren.[26]

Da Feuchtigkeit Yin und Hitze Yang ist, müßte in der Praxis

festgestellt werden, ob das Muster Yin im Yang oder Yang im Yin ist – welches Element also dominiert. Tabelle 10 faßt einige wichtige Unterscheidungsmerkmale zusammen.

Tabelle 10: Feuchte Hitze sammelt sich in der Milz

Zeichen	Yang im Yin Mehr Feuchtigkeit	Yin im Yang Mehr Hitze
Brust/Bauch	Völlegefühl	mehr Schmerzen, weniger Schwellungen
Durst	kein Durst, oder Durst ohne Bedürfnis zu trinken	Durst
Urin	spärliche Mengen, gelblich	spärliche Mengen, sehr dunkles Gelb
Zunge	leicht rötlicher Zungenkörper mit gelbem und sehr fettem Belag	roter Zungenkörper mit gelbem und leicht fettem Belag
Puls	zerfließend, nicht zu schnell	schnell und schlüpfrig

Trüber Schleim verwirrt den Kopf (*tan-zhuo-shang-rao*)

Dies ist eine Weiterentwicklung feuchter Milzmuster. Der Patient leidet unter starken Schwindelgefühlen, da Schleim schwerer ist als Feuchtigkeit, die eher ein Schweregefühl erzeugt. Das hervorstechendste Zeichen dieses Musters ist ein sehr fetter Zungenbelag.

Im Westen würde dieses Muster als ein Symptom für Bluthochdruck oder Ménière-Krankheit (Drehschwindel) gelten.[27]

Klinisches Beispiel: Ein Patient klagt in der Praxis des Autors über chronische Schwellung des Bauches, Müdigkeit und ein Gefühl des Unbehagens und der Schwere. Er hat eine fahle Gesichtsfarbe und eine phlegmatische Ausstrahlung. Seine Zunge ist ein wenig blaß mit einem sehr dicken, fetten Belag, sein Puls außerordentlich leer. Ansonsten sind keine abnormalen Zeichen festzustellen. Ein westlicher Arzt hatte seinen Zustand als «nervösen Magen» beschrieben.

Im Sinne einer chinesischen Diagnose wiesen Schwellung des

Bauches und Schweregefühl auf Feuchtigkeit, die die Milz bedrückt; der fette Zungenbelag bestätigte diese Diagnose. Andererseits zeigte der leere Puls Mangelndes Milz-Qi an. Diese beiden Muster («Feuchtigkeit bedrückt die Milz» und «Mangelndes Milz-Qi») bilden ein Kontinuum zwischen zwei Punkten in den Lehrbüchern. Das spezielle Muster dieses Patienten befand sich irgendwo zwischen diesen beiden Punkten. Es könnte als Qi-Mangel beschrieben werden, der sich in Feuchtigkeit verwandelt, die die Milz bedrückt – ein Mangel, der in Übermaß umschlägt. Die richtige Behandlung ist in diesem Fall eine Stärkung des Milz-Qi, um den Mangel aufzufüllen, und eine Ableitung beziehungsweise Zerstreuung der Feuchtigkeit, um den Bösartigen Einfluß auszuschalten.

Das genaue Maß der Stärkung und Zerstreuung – durch Heilkräuter oder Akupunktur – richtet sich in jedem Fall nach dem jeweils vorhandenen Maß von Mangel und Übermaß, also nach den genauen Mangel- und Übermaßanteilen in der einzigartigen Zeichenkonfiguration eines jeweiligen Musters. In der Tat wird so die Kombination von Reizpunkten und Heilkräutern, die der Arzt zur Behandlung des Patienten benutzt, zur genauesten Beschreibung des Disharmoniemusters. Der Arzt behandelt nicht die «Ursache» – ein Qi-Mangel, der zur Feuchtigkeit führt –, sondern das jeweilige Muster, das zum gegegebenen Zeitpunkt durch die besondere Konfiguration der Zeichen erzeugt wird.

Im Fall unseres Patienten wurden zehn Akupunkturbehandlungen durchgeführt und die Einnahme verschiedener Heilkräuter verschrieben. Der fette Zungenbelag verschwand, der Patient war beschwerdefrei, obwohl sein Puls etwas leer blieb. Diese Tatsache deutete auf seine Veranlagung zu dieser Disharmonie.

Leberdisharmonien

Eine wichtige Leberfunktion ist das «In-Fluß-Bringen und Verbreiten»; die Leber reguliert den Ablauf voneinander abhängiger Körperprozesse, wie der Feldherr einer Armee seine Truppen führt. Aus diesem Grund haben die meisten Leberdisharmonien mit einer

Stagnation zu tun, die charakteristischerweise Übermaß- und Hitzeaspekte aufweist. Die Leber stellt das Yin-Organ dar, das am häufigsten von Übermaß/Hitzedisharmonien und Innerem Feuer betroffen ist. Außerdem werden in der Leber sehr leicht Innere Bösartige Windeinflüsse erzeugt. Leberfeuer tendiert zum Aufsteigen und greift dann Kopf und Augen an.

Die Leber braucht zur Ausführung ihrer «zerstäubenden» Aktivität eine feuchte Umgebung (welche wiederum von Nieren-Yin und Nieren-Jing abhängt), so wie die Milz für ihre Verdauungsaktivität eine trockene Umgebung braucht. Folglich führt eine trockene und damit disharmonische Leber sehr schnell zur Entstehung eines Hitzemusters. Abgesehen davon tendiert das Leber-Qi zum «Springen» oder «gerät außer Kontrolle», wenn Feuchtigkeitsmangel herrscht und es keine geeignete Umgebung zum Fließen und Verbreiten vorfindet. In der Tat beschreibt der Ausdruck «außer Kontrolle geraten» recht treffend den unangemessenen Ärger, der das emotionale Zeichen einer Leberdisharmonie ist.

Aufgrund dieser besonderen Beziehung zur Feuchtigkeit ist die Leber vor allem auf ihren Yin-Aspekt angewiesen – eine Tatsache, die uns zur anderen Hauptfunktion der Leber, der Blutspeicherung, führt, denn das Blut ist die wichtigste Yin-Substanz im Körper und die «Mutter des Qi». Damit schließt sich der Kreis.

Eingezwängtes Leber-Qi (*gan-qi-yu-jie*)

Dieses Muster stellt die üblichste Form von Stagnierendem Qi und auch von Leberdisharmonien an sich dar. Es äußert sich auf viele verschiedene Weisen, mit verschiedenen Zeichen, tritt jedoch meistens mit einer blaugrünen, violetten oder anderweitig dunklen Färbung des Zungenkörpers und einem Puls auf, der Blockade vermuten läßt (drahtig oder straff). Eingezwängtes Leber-Qi kann auf die Emotionen einwirken und Frustrationsgefühle oder unangemessenen Ärger erzeugen. Manchmal fühlt der Patient einen Kloß im Hals, ein Gefühl, das die Chinesen als «Pflaumenkerngefühl» bezeichnen. Eingezwängtes Leber-Qi in der Leberleitbahn entlang der Brust, Seite und Leiste führt zu Schwellungen oder Knoten in diesen Bereichen. Die Knoten können auch im Hals auftreten.

Wenn das Muster die Blutspeicherfunktion der Leber beeinträchtigt, wirkt sich dies in Menstruationsschmerzen, unregelmäßigen Zyklen oder Anschwellen der Brüste während der Menstruation aus.

Eine westliche Diagnose dieses Musters könnte eine ganze Reihe von Krankheiten umfassen, zum Beispiel Mastitis (Brustdrüsenentzündung), Skrofulose (Lymphdrüsentuberkulose), nervöse und emotionale Erkrankungen, verschiedene Menstruationsprobleme.[28]

Ein Aspekt der «zerstäubenden» Leberfunktion hilft der Milz bei der Nahrungsumwandlung. Eingezwängtes Leber-Qi kann diese Milzfunktion beeinträchtigen, ein Muster, das «Leber greift die Milz an» (*gan-fan-pi*) genannt wird und sich in Übelkeit, Erbrechen, saurem Aufstoßen, Bauchschmerzen und Durchfall äußert.

Da diese Verdauungsprobleme ebenso für Milzdisharmonien kennzeichnend sind, müssen zur Unterscheidung des vorgenannten Musters zusätzliche Zeichen in Betracht gezogen werden. Mangelndes Milz-Qi oder andere Milzdisharmonien würden eine wesentlich größere Müdigkeit des Patienten zur Folge haben; am zuverlässigsten sind jedoch die Zungen- und Pulszeichen: «Leber greift die Milz an» erkennen wir am dunklen oder violetten Zungenkörper und am drahtigen Puls (wenn die Disharmonie nicht zu chronisch ist, kann der Zungenkörper auch eine normale Farbe haben), «Mangelndes Milz-Qi» am blassen Zungenkörper und am leeren Puls.

Leberfeuer lodert aufwärts (*gan-huo-shang-yan*)

Diesem Übermaß/Hitzemuster gehen häufig eingezwängtes Leber-Qi, das schließlich zu Feuer führt, oder dramatische emotionale Veränderungen voraus. Das Feuer, das in einer solchen Disharmonie entsteht, tendiert zum Aufsteigen und erzeugt starke Kopfschmerzen, Schwindelgefühle, rote Augen und rotes Gesicht, trokkenen Mund, Taubheit oder plötzliches Ohrensausen. Ferner können wir bei diesem Muster Reizbarkeit, wiederholtes Verärgertsein und Schlaflosigkeit (da das Leberfeuer das Shen stört) erwarten sowie allgemeine Übermaß/Hitzezeichen (Verstopfung, spärliche Urinmengen, dunkle Urinfarbe, roter Zungenkörper mit rauhem, gelbem Belag, schneller und voller wie auch drahtiger Puls).

Leberfeuer verletzt auch gern die Blutgefäße und verursacht so verschiedenartige Blutungen.

Im Westen würde dieses Muster unter anderem als Bluthochdruck, Migräne, Blutungen im oberen Verdauungstrakt, Beschwerden der Wechseljahre, Augenerkrankungen (akute Bindehautentzündung oder Glaukoma) und verschiedene Ohrenkrankheiten (Entzündungen, zum Beispiel Labyrinthitis, Ménière-Krankheit) diagnostiziert werden.[29]

Mangelndes Leber-Yin (*gan-yin-xu*)

Mangelndes Leber-Yin ist ein Muster des «Leeren Feuers» (der Anschein von Hitze bei einem Yin-Mangelmuster – siehe Abb. 39), das sich aus allgemeinen Yin-Mangelzeichen (rote Wangen, Fieber am Nachmittag, heiße Handflächen und Fußsohlen, Nervosität, rötlicher Zungenkörper, feiner, schneller Puls) und leberspezifischen Zeichen zusammensetzt: Schwindelgefühle (ein generelles Yin-Mangelzeichen, das aber in besonderem Zusammenhang mit der Leber steht), beeinträchtigtes Sehvermögen, trockene Augen und andere Augenprobleme, drahtiger, schneller und feiner Puls, Nörgelei, «den Boden unter den Füßen verlieren», nervöse Anspannung.

Mangelndes Leber-Yin entspricht folgenden westlichen Krankheitskategorien: Bluthochdruck, nervöse Beschwerden, chronische Augenerkrankungen, Probleme der Wechseljahre.[30]

Das feuchte Milzmuster «Trüber Schleim verwirrt den Kopf» tritt häufig mit Leberfeuer, Leber-Yang- und Leber-Yin-Mustern gemeinsam auf und fügt den jeweiligen Mustern extreme Schwindelgefühle, dicken, fetten Zungenbelag und einen schlüpfrigen Puls hinzu.

Leber-Yang steigt heftig auf (*gan-yang-shang-kang*)

Dieses Muster kombiniert Aspekte Übermäßigen Feuers (Yang-Übermaß) mit jenen Leeren Feuers (Yin-Mangel); es zeigt sich also mit Zeichen von Mangelndem Leber-Yin und «Aufwärts loderndem Leberfeuer».

Es lohnt sich, einen genaueren Blick auf diese drei Lebermuster zu werfen, da sie einerseits häufig auftretende Disharmonien darstellen und andererseits wieder die Vorgehensweise in der chinesischen Diagnostik veranschaulichen. Die drei zuletzt besprochenen Muster, wie auch Eingezwängtes Leber-Qi, müssen als sich gegenseitig erzeugende und voneinander abhängige Muster gesehen werden. So kann sich die Stagnation von Eingezwängtem Leber-Qi sehr leicht in Leberfeuer verwandeln. Hält dieses Feuer eine Zeitlang an, kann es das Leber-Yin schädigen und «Heftig aufsteigendes Leber-Yang» oder Mangelndes Leber-Yin erzeugen. Auch wenn unsere Sprache einen kausalen Zusammenhang impliziert, können diese Muster ohne «Verursachung» aufeinanderfolgen, sich überschneiden oder sogar gleichzeitig auftreten.

Tatsächlich stellt die Identifikation eines bestimmten Musters immer insofern ein Problem dar, als ein Lehrbuchmuster ja nur ein theoretisches Bild zeichnet, das in einem tatsächlichen Patienten selten in reiner Form zu finden ist. Deshalb sind zwar Feuerübermaß- und Yin-Mangelmuster theoretisch klar zu unterscheiden, in der Praxis wird man jedoch oft mit Situationen konfrontiert, in denen die Unterscheidung ziemlich schwerfällt, da die vorhandenen Zeichen auf ein Muster zwischen den beiden deuten. Diese Zeichenmischung ist bei Leberdisharmonien ein solch alltäglicher Anblick, daß seine Beschreibung als ein eigenes Muster gilt: «Leber-Yang steigt heftig auf.» Abb. 44 veranschaulicht das Kontinuum der Leberhitzemuster von Übermäßigem Feuer (Yang-Übermaß) bis zu Leerem Feuer (Yin-Mangel). In diesem Kontinuum werden drei Punkte als drei verschiedene Muster definiert, um zu verdeutlichen, wie die Zeichen arrangiert, die Muster gewoben und die Behandlungen verschrieben werden müssen. In der Praxis ergeben sich unendlich viele Varianten des möglichen Feuer- und Wasserniveaus und das spezifische Muster, das bei einem bestimmten Patienten festgestellt wird, weist vermutlich Aspekte aller drei Leberhitzemuster auf. Beispielsweise besteht durchaus die Möglichkeit, die Pulscharakteristika des Leberfeuers, die Augensymptome von Mangelndem Leber-Yin und die emotionalen Eigenschaften des «Heftig aufsteigenden Leber-Yang» gemeinsam vorzufinden. Der Arzt muß Geschick, Erfahrung und Feinfühligkeit einsetzen, um die relative Wichtigkeit der einzelnen Zeichen zu beurteilen und die richtige Behandlung auszuwählen.

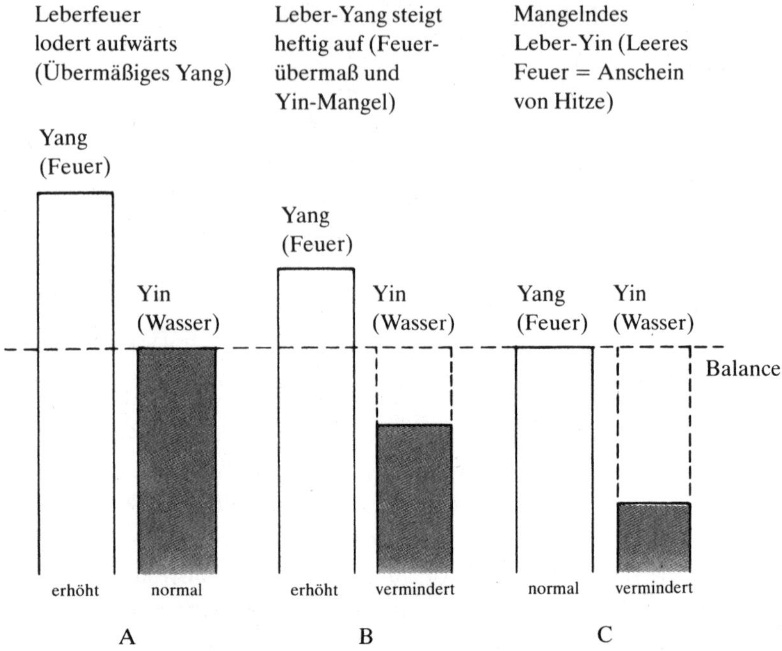

Abb. 44: Das Kontinuum der Leberhitze-Muster

	A	B	C
Hitze	ganzer Körper fortwährend heiß	periodische Hitzewellen in Kopf und Gesicht	heiße Handflächen und Fußsohlen, leichtes Fieber am Nachmittag
Kopfschmerzen	stark, rasend	pochend	mild
Augen	rot, geschwollen, schmerzend	rötlich, wenig Schmerzen	trocken, Flecken im Gesichtsfeld
Schwindelgefühle	stark	mäßig	gering
Emotionen	heftige Wutausbrüche	Ärger oder Depression	nervöse Reizbarkeit oder Depression
Puls	voll, schnell, drahtig	schnell, drahtig	fein, schnell, drahtig

Die meisten Organdisharmonien treten in der Praxis mit einer Zeichenmischung auf, die mehrere Muster in Betracht kommen läßt. Jedoch hat sich diese klinische Tatsache nur im Bereich der Leberdisharmonien auch in einer theoretischen Konsequenz niedergeschlagen und zur Definition des Musters «Heftig aufsteigendes Leber-Yang» geführt.

Die Gegensatzpaare der Acht Grundmuster schließen sich gegenseitig nicht aus – sie definieren die Grenzen eines Kontinuums, mit dem der erfahrene Arzt umzugehen weiß.

Leberwind bewegt sich im Inneren (*gan-feng-nei-dong*)

Dieses Muster tritt auf, wenn Leberfeuer oder Leber-Yang unkontrollierte und/oder plötzliche Bewegung beziehungsweise Unbeweglichkeit heraufbeschwören. Die Zeichen für «Leberwind bewegt sich im Inneren» schließen jene anderer Leberdisharmonien mit ein, weisen aber zusätzliche Windzeichen auf: Zittern, Sprechschwierigkeiten, extreme Steifheit des Nackens oder Tetanie, Spasmen und Zuckungen, pulsierende Kopfschmerzen, starke Schwindelgefühle, Ohrensausen, plötzliche Gesichtsstarre oder Gesichtszuckungen, Bewußtlosigkeit (wie bei Apoplexie). Gewöhnlich entwickelt sich Leberwind aus der extremen Form eines anderen Lebermusters, und deshalb richten sich bestimmte Zeichen nach diesem Ursprung: So wird zum Beispiel der Zungenkörper dunkel oder violett sein, wenn der Leberwind das Ergebnis von Eingezwängtem Leber-Qi ist, jedoch rötlich, wenn der Leberwind durch «Aufwärts loderndes Leberfeuer» oder «Heftig aufsteigendes Leber-Yang» herbeigeführt wurde.

Mangelndes Leberblut (*gan-xue-xu*)

Dieses Defizitmuster liegt in einem Kontinuum mit Mangelndem Leber-Yin. Mangelndes Leberblut erkennt man an allgemeinen Blutmangelzeichen (blasses, glanzloses Gesicht, fehlendes Selbstwertgefühl, Tendenz zu Tränenausbrüchen, feiner Puls, Benommenheit), zu denen leberspezifische Zeichen hinzukommen wie verschwommene Sicht oder Flecken im Gesichtsfeld, Schmerzen in den

Seiten, taube oder schwache, sich spasmisch bewegende Sehnen und Muskeln (da die Leber die Sehnen regiert). Als zusätzliche Zeichen können auftreten: blasse Fingernägel (da sich die Leber in die Nägel öffnet), unregelmäßiger oder spärlicher Menstruationsfluß, Amenorrhö (Ausbleiben der Menstruation).

Im Westen würde Mangelndes Leberblut unter anderem als Anämie, chronische Hepatitis, nervöse Beschwerden, Bluthochdruck, Menstruationsprobleme oder verschiedene chronische Augenerkrankungen (zum Beispiel Netzhautentzündung) diagnostiziert werden.[31]

Kälte stagniert in der Leber-Leitbahn (*han-zhi-gan-mai*)

Dieses Muster tritt auf, wenn Kälte die Leber-Leitbahn in der Leistengegend blockiert. Folgende Zeichen deuten auf dieses Muster: Schmerzen und Schwellungen in der unteren Seite und Leiste, geschwollener Hodensack, der sich anfühlt, als ob er nach unten gezogen würde, feuchter Zungenkörper mit weißem Belag, tiefer, drahtiger, langsamer Puls, Schmerzminderung durch Hitze.

Im Westen würde dieses Muster als Hernia (Eingeweidebruch – ein Begriff, der in der westlichen wie in der chinesischen Medizin existiert) oder urogenitale Erkrankung eingeordnet werden.[32]

Klinisches Beispiel: Dieses Beispiel stammt aus den gesammelten Fallstudien von Dr. Wu, einem berühmten traditionellen Arzt in China.[33]

«Der Patient, männlich, 42 Jahre, besuchte mich zum erstenmal am 3. Februar 1964. Er klagte über pochende Schläfen und Empfindlichkeit des Oberkopfes.

Die Vier Untersuchungen enthüllten dunkelgelben Urin, Stuhlausscheidungsschwierigkeiten, wenig Appetit, schmerzende Zähne, Schmerzen in der rechten Seite, schmerzende Augäpfel, Schlaflosigkeit, exzessives Träumen. Die Zunge des Patienten war rot, der Belag dick, fett und weiß, sein Puls tief und drahtig. Ein westlicher Arzt im gleichen Krankenhaus hatte Bluthochdruck (180/130 mm Hg) und den Beginn einer Herzkranzgefäßerkrankung diagnostiziert.»

Dr. Wus Diagnose lautete: Eingezwängtes Leber-Qi, begleitet von «Aufsteigendem Leberfeuer, welches den Kopf stört». Seine Behandlung richtete sich auf die Harmonisierung der Leber: Kühlung des Leberfeuers und Umwandlung des Schleims.
Werfen wir einen Blick auf die Analyse des Prozesses, der zu dieser Diagnose führte. Der gelbe Urin und die Schwierigkeiten bei der Stuhlausscheidung wie auch die rote Zunge deuten auf Hitze, die Seitenschmerzen und der drahtige Puls auf Eingezwängtes Leber-Qi. Kopfweh, pochende Schläfen und Augenschmerzen lassen in Verbindung mit dem drahtigen Puls Leberübermaß vermuten. Appetitlosigkeit und fetter Zungenbelag weisen auf Schleim und «Leber greift die Milz an», während Schlaflosigkeit und exzessives Träumen zu einer Herz-Shen-Disharmonie gehören, vor allem im Zusammenhang mit Hitze oder Yin-Mangel. Da jedoch keine anderen Zeichen einer Herzdisharmonie vorhanden waren, ordnete Dr. Wu diese beiden Zeichen als Teil des Leberfeuermusters ein, «welches das Herz stört», und nicht als Zeichen einer Herzdisharmonie.
Eine Frage, die an diesem Punkt gestellt werden könnte, betrifft den Puls des Patienten: Warum hat er einen tiefen und keinen schnellen Puls?
Dr. Wu schlußfolgerte, daß einige Zeichen auf Hitze deuten, andere auf Eingezwängtes Leber-Qi und Schleim, daß das Feuer nur den Kopf angreift und den Zungenkörper verändert, während das Eingezwängte Leber-Qi sich im Zungenbelag und dem tiefen Puls niederschlägt. Die Verdauungsprobleme lassen die Interpretation des Angriffs der Leber auf die Milz zu. Der Schleim könnte Kälte bedeuten, obwohl dies in Dr. Wus Diagnose keine Erwähnung findet. Seine Verordnung beinhaltete jedoch unter all den feuerkühlenden Kräutern auch zwei wärmende Kräuter zur Umwandlung des Schleims.
Der Patient wurde ausschließlich mit Heilkräutern behandelt. Er nahm drei Tage lang eine Mixtur aus zwölf verschiedenen Kräutern, unter anderem *Gardenia jasminoides* (eine Gardenienart), *Gentiana scabra* (ein Enziangewächs) und *Heliotis diversicolor* (Abalonen), woraufhin sich sein Zustand merklich verbesserte (Blutdruck: 139/90 mm Hg). Im Anschluß daran wurde ihm eine

ähnliche Kräutermixtur für weitere neun Tage verschrieben, nach deren Einnahme der Patient das Verschwinden seiner Symptome bestätigte. Der Arzt verordnete ihm daraufhin eine Kräuterpille, die er über einen längeren Zeitraum hinweg einnehmen sollte, um den Erfolg der Behandlung zu erhalten.

Obwohl französische Wissenschaftler bereits im 18. Jahrhundert die Möglichkeit der Blutdruckmessung erforscht hatten, wurde sie in der westlichen Medizin erst ab 1912 routinemäßig eingesetzt, nachdem das Massachusetts General Hospital angefangen hatte, alle Patienten dieser Untersuchung zu unterziehen. In der traditionellen chinesischen Medizin fehlt der Begriff des Blutdrucks insgesamt, jedoch sollte erwähnt werden, daß die blutdrucksenkende Wirkung vieler chinesischer Heilkräuter von im Westen durchgeführten Analysen demonstriert wurde.[34] Diese Tatsache hatte absolut keine Bedeutung für Dr. Wu, der ein ausgezeichnetes Ergebnis erzielte, indem er seine Behandlung auf die Reharmonisierung des gesamten Körpers abstellte. Eine Verordnung nur jener Heilkräuter, die von der westlichen Forschung als blutdrucksenkend bezeichnet werden – also die Anwendung eines westlichen Paradigmas zur Auswahl der chinesischen Kräuter –, hätte ein weniger gutes Ergebnis erzielt.[35] An dieser Stelle sollte auch klar sein, daß die westliche Krankheitskategorie «Bluthochdruck» in einer ganzen Reihe verschiedener chinesischer Disharmoniemuster gefunden werden kann und daß das hier angeführte Beispiel lediglich einen Typus darstellt. Andere, mit Bluthochdruck korrelierende Muster sind zum Beispiel Mangel an Leber- und Nieren-Yin oder Mangelndes Nieren-Yin und Mangelndes Nieren-Yang.[36]

Nierendisharmonien

Die Nieren speichern das Jing oder die «Essenz», und da im Körper nicht zuviel Jing vorhanden sein kann, haben Nierendisharmonien normalerweise mit Mangel zu tun. Zum anderen treten Nierendisharmonien selten isoliert auf, da die Nieren die Wurzel von Yin und Yang aller Organe bilden. Deshalb stehen Nierendisharmonien gewöhnlich in Zusammenhang mit Disharmonien anderer Organe, entweder diesen Disharmonien vorausgehend oder als endliche Konsequenz.

Mangelndes Nieren-Yang (*shen-yang-xu*)

Dieses Muster wird auch «Schwaches Feuer der Lebenspforte» (*ming-men-huo-ruo*) genannt. Es zeigt sich in Mangelzeichen und dem Anschein von Kälte (Mangel/Kältemuster): leuchtendweißes oder dunkles Gesicht, zurückhaltendes, stilles Verhalten, Abneigung gegen Kälte, kalte Extremitäten, Willenslähmung oder ein demoralisiertes, hoffnungsloses Gefühl. Dazu gesellen sich nierenspezifische Zeichen: kalter und schmerzender unterer Rücken, Impotenz, Sterilität, Spermatorrhö (Samenfluß), wackelige Zähne, Taubheit oder Gehörverlust. Die urologischen Zeichen hängen von der Art der Beeinträchtigung der Funktion der Wasserregelung ab: Sie sind entweder reichliche Urinmengen, klare Urinfarbe, wiederholtes nächtliches Wasserlassen und tröpfelnder Urin oder Ödeme und spärliche Urinmengen. Die Zunge ist geschwollen und blaß, mit gezackten Rändern, der Zungenbelag feucht, dünn und weiß, der Puls gewöhnlich kraftlos und langsam oder verschwindend und vor allem in der dritten Position besonders kraftlos und oberflächlich. Der Patient kann insgesamt geschwächt sein.

Mangelndes Nieren-Yang tritt oft zusammen mit Mangelndem Herz-Yang, Mangelndem Milz-Yang oder Mangelndem Lungen-Qi auf. Der erste Fall zeichnet sich durch das gemeinsame Auftreten von Ödemen und Herzklopfen aus, der zweite Fall durch Ödeme und Verdauungsprobleme und der dritte Fall durch chronischen Husten, Kurzatmigkeit oder Asthma. Die letztgenannte Nieren/Lungendisharmonie besitzt ihren eigenen Namen – «Unfähigkeit der Nieren, das Qi zu ergreifen» (*shen-bu-nä-qi*) – und wird als Unterkategorie von Mangelndem Nieren-Yang verstanden.

Die verschiedenen Muster von Mangelndem Nieren-Yang lassen sich in der westlichen Medizin einer ganzen Reihe von Erkrankungen zuordnen, unter anderem chronischer Nierenentzündung, Lumbago (Hexenschuß), sexuellen Disfunktionen, chronischen urologischen Problemen, Prostataerkrankungen, chronischen Ohrenkrankheiten, Nebenniereninsuffizienz, Schilddrüsenunterfunktion und depressiven Neurosen. «Unfähigkeit der Nieren, das Qi zu ergreifen» kann zudem als Herzinsuffizienz, chronisches Asthma oder Lungenemphysem diagnostiziert werden, das gemeinsame Auftreten von Yang-Mangel in Nieren und Milz als Darmentzündung, chronische Dysenterie, Ödeme aufgrund von Leberzirrhose, Herzerkrankungen oder Nierenentzündung.[37]

Mangelndes Nieren-Yin (*shen-yin-xu*)

Mangelndes Nieren-Yin ist ein Zustand Leeren Feuers und wird auch «Erschöpftes Nierenwasser» genannt. Allgemeine Zeichen für dieses Muster sind: dünne, verschrumpelte Erscheinung, trockener Hals, heiße Handflächen und Fußsohlen, rote Wangen, Hitzewellen am Nachmittag, Nachtschweiß, aufzehrende Selbstkritik, rötlicher Zungenkörper mit wenig Belag, feiner, schneller Puls. Hinzu kommen nierenspezifische Zeichen: Ohrenklingen oder Gehörverlust, schwacher, empfindlicher Rücken, wenig Sperma, vorzeitige Ejakulationen, Vergeßlichkeit und Schwindelgefühle.

Mangelndes Nieren-Yin tritt am häufigsten zusammen mit Mangelndem Herz-, Leber- oder Lungen-Yin auf. Ist das Herz betroffen, zeigt sich dies an herzspezifischen Zeichen (Schlaflosigkeit, Herzklopfen, exzessives Träumen); ist die Leber betroffen, kommen normalerweise Beeinträchtigungen im Sehvermögen, Kopfschmerzen und unregelmäßige Menstruationszyklen hinzu; das Betroffensein der Lunge erkennt man am schwachen, trockenen Husten mit möglicherweise blutigem Auswurf.

Mangelndes Nieren-Yin korreliert mit Bluthochdruck, Hexenschuß, chronischen Ohrenkrankheiten, Diabetes oder chronischen urogenitalen Infektionen, Mangelndes Nieren- und Herz-Yin mit Tachykardie (Herzjagen) oder Schilddrüsenüberfunktion, Mangelndes Nieren- und Leber-Yin mit Menstruationsproblemen und Mangelndes Nieren- und Lungen-Yin mit Tuberkulose oder Lungenemphysem.[38]

Mangelndes Nieren-Jing (*shen-jing-bu-zu*)

Eine Verminderung des Jing bedeutet die Reduzierung von Yin und Yang im Körper (siehe Abb. 45). Nehmen wir an, daß Yin und Yang im gleichen Maß reduziert werden, so wird sich Mangelndes Nieren-Jing vor allem mit nierenspezifischen Zeichen äußern, ohne deutliche Kälte- oder Hitzezeichen, wie in den vorhergehenden Mustern.

Die Zeichen von Mangelndem Nieren-Jing haben mit Entwicklung, Reife oder Reproduktion zu tun; sie sind zum Beispiel vorzeitiges Altern oder Senilität, schlechte Zähne, schwaches Gedächtnis, brüchige Knochen. Bei Kindern drückt sich Mangelndes Nieren-Jing oft durch verzögerte körperliche oder geistige Entwicklung, spätes oder unvollständiges Schließen der Fontanelle oder dürftige Skelettentwicklung aus. Sexuelle Dysfunktionen ohne Kälte- oder Hitzeerscheinungen würden höchstwahrscheinlich als Jing-Mangel diagnostiziert.

In der Praxis sind Yin und Yang jedoch selten gleichermaßen reduziert, und infolgedessen tendiert der Jing-Mangel entweder zur Yin- oder zur Yang-Seite. Zungen- und Pulszeichen würden die jeweilige Tendenz reflektieren, obwohl diese auch an anderen Zeichen abgelesen werden kann. So führt zum Beispiel ein Jing-Mangel auf der Yang-Seite beim Mann zu Impotenz und bei der Frau zu mangelndem sexuellem Interesse, da der Feuermangel eine vermin-

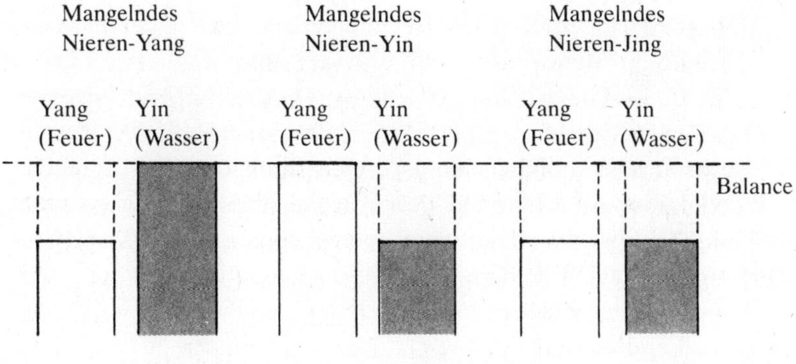

Abb. 45: Nieren-Disharmonien

derte Erregung zur Folge hat. Mangelndes Jing auf der Yin-Seite indessen führt beim Mann zu vorzeitiger Ejakulation und bei der Frau zu verminderten Vaginalabsonderungen, da das Yin das Yang nicht angemessen in sich aufnehmen kann.

Klinisches Beispiel: Sehen wir uns zwei Studien an, die sich mit der Wirksamkeit traditioneller chinesischer Behandlung von Lupus erythematodes (Schmetterlingsflechte) befaßten.[39] Die erste Studie untersuchte 120, die zweite 22 Fälle dieser schweren und oft tödlichen Autoaggressionskrankheit.

Beide Studien kamen zu dem Ergebnis, daß traditionelle Heilkräutertherapie die Ziffer der Todesfälle wesentlich effektiver reduziert als westliche therapeutische Maßnahmen und sich allgemein bei einem hohen Prozentsatz der Fälle als wirksame Behandlung erweist.

Die erste Studie definierte verschiedene Disharmoniemuster innerhalb von 120 Erythematodesfällen. Die folgende Fallgeschichte stammt aus der zweiten Studie, die sich auf Nierenmuster konzentrierte.

Am 23. Mai 1960 kam eine 32jährige Frau in die Klinik und klagte über Hautschäden in ihrem Gesicht (vor allem auf den Wangen), die Frostbeulen ähnelten. Der Zustand war über die letzten sechs Monate nach und nach schlechter geworden. Sie litt außerdem unter Gelenk- und Rückenschmerzen, Schwindelgefühlen, Herzklopfen, Schlaflosigkeit, Nachtschweiß und gelegentlich leichtem Fieber. Obwohl sie durstig war, hatte sie kein Bedürfnis zu trinken. Seit dem Beginn der Erkrankung fiel ihr Haar aus, und ihr Menstruationsfluß war vermindert.

In den Vier Untersuchungen trug der chinesische Arzt folgende Zeichen zusammen: erschöpftes Shen, Magerkeit des ganzen Körpers, leise Stimme, dunkler Teint; die Patientin hatte einen rotvioletten Ausschlag auf den Wangen, dessen Zentrum grau und schuppig war; sie hatte tiefliegende Augen mit dunklen Rändern; ihr Haar war dünn, ihr Zungenbelag dünn und weiß, der Zungenkörper leuchtend rot und rissig, der Puls fein, ein wenig schnell und besonders schwach in der dritten Position.

Nach der chinesischen Untersuchung wurde die Patientin einer

Reihe westlicher medizinischer Tests unterzogen, die unter anderem folgende Laborwerte erbrachten: 2.400/mm^3 weiße Blutkörperchen, 3,06 × $10^6/mm^3$ rote Blutkörperchen, 8,6 g Gesamtprotein, 54.000/mm^3 Blutplättchen (Thrombozyten), 32 mm/Std. Blutsenkung; das EKG verzeichnete unregelmäßige Herztätigkeit, LE-Zellen negativ.

Im Sinne der chinesischen Diagnose wiesen Schwindelgefühle, Nachtschweiß, Herzklopfen, wiederholtes leichtes Fieber, rote und rissige Zunge, feiner und schneller Puls auf Mangelndes Yin; Rückenschmerzen, schwache dritte Pulsposition, dunkle Augenringe und Haarausfall wiesen auf die Nieren als Ort des Mangels hin; die Gelenkschmerzen wurden als Wind interpretiert, der die Leitbahnen an den Oberflächen angreift und Qi und Blut blokkiert, der Gesichtsausschlag als Hitze des Yin-Mangels, die das Blut angreift (siehe Anhang A).

Die chinesische Behandlung zielte auf Kräftigung von Nieren-Yin und Blut, Kühlung des Blutes und Abwehr des Windes. Die Patientin nahm zweieinhalb Wochen lang eine Mixtur aus vierzehn Kräutern, unter anderem *Rehmannia glutinosa*, *Polygonum multiflorum* (Knöterichgewächs) und *Paeonia lactiflora* (chinesische Pfingstrose). Bei der nächsten Untersuchung war der Ausschlag etwas zurückgegangen. Der Arzt veränderte das Rezept geringfügig, und als die Patientin nach fünf Tagen wiederkam, war der Ausschlag sichtbar zurückgegangen, ihr Appetit hatte zugenommen, ihre Gelenkschmerzen waren vermindert. Rückenschmerzen, Herzklopfen und Nachtschweiß waren insgesamt verschwunden. Labortests ergaben 4.500/mm^3 weiße Blutkörperchen, 3,84 × $10^6/mm^3$ rote Blutkörperchen, 98.000/mm^3 Blutplättchen. Die weitergehende Behandlung erzielte eine ständige Verbesserung des Zustandes der Patientin.

Diese Kapitel konzentrierten sich auf die wichtigsten Disharmoniemuster in der chinesischen Medizin: Qi- und Blutmuster, Muster Bösartigen Einflusses und Muster der einzelnen Yin-Organe. Die allgemeinen Disharmoniemuster der Yang-Organe werden in Anhang B beschrieben. Tabelle 11 faßt die Muster zusammen, an denen zwei Yin-Organe gleichzeitig beteiligt sind.

Tabelle 11: Disharmoniemuster mit der gleichzeitigen Beteiligung von zwei Yin-Organen

Muster	Zeichen	Zunge	Puls
Herz-Qi- und Lungen-Qi-Mangel	Herzklopfen; Kurzatmigkeit; schwacher Husten; Asthma; spontane Schweißausbrüche	blaß	kraftlos
Herzblut- und Milz-Qi-Mangel	Herzklopfen; Schlaflosigkeit; Appetitverlust; Schwellung des Bauches; ungeformter Stuhl; Lethargie; blasser, fahler Teint; blasses und reichliches Menstruationsblut oder Amenorrhö	blaß	leer oder fein
Herz-Yin- und Nieren-Yin-Mangel (Herz und Nieren nicht in der Lage zu kommunizieren)	Herzklopfen; Schlaflosigkeit; Reizbarkeit; Vergeßlichkeit; Schwindelgefühle; Ohrensausen; trockener Hals; Rückenschmerzen; nächtliche Ejakulationen; Nachmittagsfieber; Nachtschweiß	rötlicher und trockener Zungenkörper, wenig Belag	fein, schnell, tief
Herz-Yang- und Nieren-Yang-Mangel	Herzklopfen; Kälteanschein; Ödeme; spärliche Urinmengen	blasser, geschwollener Zungenkörper, weißer Belag	tief und verschwindend
Lungen-Yin- und Nieren-Yin-Mangel	Husten mit wenig Auswurf; blutiger Auswurf; trockener Mund und Hals; leise oder rauhe Stimme; Schmerzen und Schwäche im unteren Rücken und den Extremitäten; Nachtschweiß; rote Wangen; Nachmittagsfieber; Sterilität	roter Zungenkörper, wenig Belag	fein und schnell
Lungen-Qi- und Nieren-Yang-Mangel (Unfähigkeit der Nieren, das Qi zu ergreifen)	Asthma (vor allem leichte Ausatmung, schwierige Einatmung); Kurzatmigkeit; Verschlimmerung des Zustands bei Anstrengung; kein Shen; leise Stimme; plötzliche Schweißausbrüche; kalte Extremitäten	blasser, feuchter, geschwollener Zungenkörper	kraftlos oder leer

Muster	Zeichen	Zunge	Puls
Milz-Qi- und Lungen-Qi-Mangel	Kurzatmigkeit; Husten; Asthma mit reichlichem, dünnem, weißem Auswurf; verminderter Appetit; ungeformter Stuhl; Ödeme	blasser Zungenkörper mit weißem Belag	leer
Milz-Qi- und Nieren-Yang-Mangel	Kälteanschein; leuchtendweißes Gesicht; kalte und schmerzende Extremitäten und kalter und schmerzender unterer Rücken; ungeformter Stuhl mit unverdauter Nahrung; Ödeme; Schwierigkeiten beim Wasserlassen; Ascites	blasser, feuchter, geschwollener Zungenkörper mit weißem Belag	kraftlos und besonders tief
Leber greift Milz an	Schmerzen und Schwellungen in Brust und Seiten; emotionale Frustration; Gemütsschwankungen oder Ärger; verminderter Appetit; geschwollener Bauch; ungeformter Stuhl; Blähungsabgang	dunkler oder normaler Zungenkörper, weißer Belag	drahtig
Leberfeuer greift Lunge an	brennende Schmerzen in Brust und Seiten; Reizbarkeit und schnelles Verärgertsein; Schwindelgefühle; rote Augen; bitterer Mundgeschmack; anhaltender Husten; Aufhusten von Blut	roter Zungenkörper, dünner, gelber Belag	drahtig und schnell
Leber-Yin- und Nieren-Yin-Mangel	Schwindelgefühle; Kopfschmerzen; Flecken im Gesichtsfeld; Vergeßlichkeit; Ohrensausen; trockener Mund und Hals; Seitenschmerzen; schwache und schmerzende Extremitäten und schwacher, schmerzender unterer Rükken; heiße Handflächen und Fußsohlen; rote Wangen; unregelmäßige oder verminderte Menstruationen	roter Zungenkörper, wenig Belag	fein und schnell

Ab diesem Punkt wird die Unterscheidung von Disharmoniemustern so kompliziert, daß sie ohne klinische Erfahrung und ausführliche Diskussion der klassischen Texte kaum weitergeführt werden kann. Lassen wir deshalb die Diskussion einzelner Muster hinter uns und kehren zur Theorie und allgemeinen Technik der traditionellen chinesischen Medizin zurück.

Anmerkungen zum 8. Kapitel

1 *Su Wen*, 17. Abschn., 62. Kap., S. 335.

2 An dieser Stelle sollte bemerkt werden, daß sich ein Qi-Blut-Kontinuum sehr verschieden von einem Blut-Yin-Kontinuum darstellt. Da «Qi der Befehlshaber des Blutes ist» und «Blut die Mutter von Qi», existieren Blut- und Qi-Mangel oft gleichzeitig und gehen ineinander über. Dieses Muster bezeichnet eine nicht unübliche klinische Situation, in der der Patient Zeichen von Mangelndem Qi *und* Mangelndem Blut aufweist. Dieser Zustand hat manchmal den Anschein von Kälte (z. B. kalte Extremitäten), weil der Aspekt des Qi-Mangels Zeichen von Mangelndem Yang entwickeln kann.

3 Als wir uns im 5. Kapitel mit den Einflüssen der Ernährungsweise beschäftigten, sprachen wir von «stagnierender Nahrung». Dieser Begriff kann auch zur Beschreibung eines Disharmoniemusters gebraucht werden, das eine extreme Form von Schleim bezeichnet. Stagnierende Nahrung kann auf Überessen oder einem schwachen Magen und einer schwachen Milz beruhen, die die Nahrung nicht reifen lassen und umwandeln können, wodurch sie unverdaut bleibt. Zeichen für stagnierende Nahrung sind u. a.: Übelkeit, Erbrechen, Aufstoßen, faulig riechende Blähungen oder Stuhl, geschwollener oder schmerzender Bauch, unregulärer Stuhlgang, Minderung der Bauchbeschwerden nach Stuhlgang oder Blähungsabgang, fetter oder teigiger, dicker Zungenbelag, schlüpfriger Puls.

4 Zur Behandlung dieser westlichen Krankheitskategorien mit chinesischen Methoden, die das Milz-Qi stärken, siehe Shanghaier Akademie: Chinesische Rezeptur [87], S. 227–230.

5 Es ist möglich, daß eine Person mit einem speziellen chinesischen Disharmoniemuster nach einer westlichen medizinischen Untersuchung als gesund oder hypochondrisch bezeichnet werden würde. Das Gegenteil könnte genauso der Fall sein: Ein chinesischer Arzt kann möglicherweise keine Disharmonie entdecken, wo eine westliche Krankheit diagnostiziert wurde. Jedes System besitzt seine toten Winkel.

6 Zur Behandlung westlicher Krankheitskategorien mit chinesischen Methoden, die Leberfeuer kühlen, siehe Shanghaier Akademie: Chinesische Rezeptur [87], S. 47–48.

7 In China gehen die Leute oft von einem westlichen zu einem traditionellen Arzt, oder umgekehrt, oder sie werden in einer Klinik behandelt, in der beide medizinischen Systeme gleichzeitig angewandt werden.

8 Shanghaier Akademie: Grundlagen [53], S. 172; Zhejianger Provinzkomitee: Die Grundlagen der traditionellen chinesischen Medizin [91].

9 Shanghaier Akademie: Grundlagen [53], S. 171; Zhejianger Provinzkomitee: Grundlagen [91], S. 72.

10 Dieses Muster wird im *Su Wen* (20. Abschn., 43. Kap.) «Herzblockade» (*xin-bi*) genannt.

11 Zhejianger Komitee: Grundlagen [91], S. 73; Shanghaier Akademie: Grundlagen [53], S. 173.

12 *Ebenda*, S. 74. Man kann immer wieder Parallelen zwischen der Pathologie der klassisch-griechischen Humoralmedizin und den chinesischen Konzepten finden.
Im folgenden Beispiel sind die Parallelen überzeugend: Hippokrates beschreibt Epilepsie, Paraplegie (doppelseitige Lähmung), Apoplexie und Zuckungen als Feuchtigkeit des Gehirns mit zuviel Schleim, oft von Trokkenheit begleitet, die starke Erregung verursacht. Der humorale Ursprung stimmt hier mit dem chinesischen überein, nur lokalisierten die Griechen, aufgrund der Beachtung, die sie der Morphologie schenkten, die Störung «korrekterweise» im Gehirn und nicht im Herzen.

13 «Klinische Beobachtung der Wirksamkeit traditioneller chinesischer Medizin bei der Behandlung von 31 Patienten mit vorzeitigen Herzkontraktionen», SZTCM, März 1979.

14 Siehe «Die Behandlung von 49 Patienten mit Herzkranzgefäßerkrankungen mit Herzbeschwerden lindernden Auszügen aus *Pueraria lobata* und *Trichosanthes kirilowii*», SZTCM, Juli 1979, S. 19, und Zhongshaner Akademie: Die klinische Verwendung chinesischer Arzneimittel [92], S. 36, 273, 485.

15 Zhejianger Provinzkomitee: Grundlagen [91], S. 89, und Forschungsinstitut für traditionelle chinesische Medizin: Erläuterung wichtiger Begriffe [33], S. 140.

16 Ebenda, S. 90.

17 Forschungsinstitut für traditionelle chinesische Medizin: Erläuterung wichtiger Begriffe [33], S. 141.

18 Zhejianger Provinzkomitee: Grundlagen [91], S. 91, und Forschungsinstitut für traditionelle chinesische Medizin: Erläuterung wichtiger Begriffe [33], S. 142.

19 Zhejianger Provinzkomitee: Grundlagen [91], S. 91.

20 Andererseits kann ein wirklich geschulter Arzt in der Lage sein, Disharmoniemuster an der Hustenqualität des Patienten zu unterscheiden. Dies ist möglich, da die gesamte Zeichenkonfiguration die Qualität eines jeden einzelnen Elementes des Musters beeinflußt (siehe 9. Kapitel).

21 Forschungsinstitut für traditionelle chinesische Medizin: Erläuterung wichtiger Begriffe [33], S. 135; Zhejianger Provinzkomitee: Grundlagen [91], S. 84.

22 Forschungsinstitut für traditionelle chinesische Medizin: Erläuterung wichti-

ger Begriffe [33], S. 135; Shanghaier Akademie: Unterscheiden von Mustern und Wahl der Behandlung [52], S. 223.

23 Zhejianger Provinzkomitee: Grundlagen [91], S. 84.

24 Guangzhouer Gesundheitsministerium: Einführung in die traditionelle chinesische Medizin [75], S. 98.

25 Da Äußere Bösartige Einflüsse im allgemeinen eher auf die Yang-Organe einwirken, wird dieses Muster oft als «Feuchte Hitze in Magen und Darm» bezeichnet. Siehe Anhang B.

26 Guangzhouer Gesundheitsministerium: Einführung in die traditionelle chinesische Medizin [75], S. 98.

27 Shanghaier Akademie: Grundlagen [53], S. 218.

28 Ebenda, S. 185.

29 Guangzhouer Gesundheitsministerium: Einführung in die traditionelle chinesische Medizin [75], S. 133. Entsprechend der Fünf-Phasen-Theorie sollten Ohrenkrankheiten vor allem auf Nierendisharmonien beruhen. In der klinischen Praxis werden Nierendisharmonien jedoch generell mit Mangelmustern in Zusammenhang gebracht (die die Ohren betreffen), während Leber- oder Gallenblasendisharmonien mit Übermaßmustern assoziiert werden (die die Ohren betreffen). Akute Augenerkrankungen beruhen meistens auf Lungendisharmonien.

30 Zhejianger Provinzkomitee: Grundlagen [91], S. 79.

31 Guangzhouer Gesundheitsministerium: Einführung in die traditionelle chinesische Medizin [75], S. 95; Forschungsinstitut für traditionelle chinesische Medizin: Erläuterung wichtiger Begriffe [33], S. 132.

32 Bejinger Akademie: Grundlagen [38], S. 121; Zhejianger Provinzkomitee: Praktische Studien in traditioneller chinesischer Medizin [90], S. 356.

33 Siehe ‹Wu Shao-huais klinische Studien› [78], S. 57–59. Zur Zeit der Veröffentlichung seiner Studien hatte Dr. Wu über sechzig Jahre klinische Praxis vorzuweisen und war Vorsitzender der Jinaner Akademie für traditionelle chinesische Medizin.

34 Chen Xin-qian: Pharmakologie [71], S. 381–383.

35 Elftes Volkskrankenhaus der Shanghaier Akademie: Theorie und Behandlung des Bluthochdrucks [72] – siehe gesamte Studie.

36 Zhejianger Provinzkomitee: Praktische Studien [90], S. 241–244.

37 Shanghaier Akademie: Grundlagen [53], S. 192; Forschungsinstitut für traditionelle chinesische Medizin: Erläuterung wichtiger Begriffe [33], S. 145; Zhejianger Provinzkomitee: Grundlagen [91], S. 17.

38 Shanghaier Akademie: Grundlagen [53], S. 193; Guangzhouer Gesundheitsministerium: Einführung in die traditionelle chinesische Medizin [75], S. 105.

39 «Die Behandlung von Lupus Erythematodes mit kombinierten traditionellen chinesischen und westlichen Methoden», SZTCM, September 1979, und Shanghaier Erste Medizinische Klinik: Nierenstudien [84], S. 22–26.

9. Die chinesische Medizin als Kunst: Der unfehlbare Streich der Wahrnehmung

Die Wahrnehmung von Mustern innerhalb der Vielfalt klinischer Ereignisse läßt den chinesischen Arzt eine körperliche Landschaft sehen und eine individuelle Disharmonie erkennen; so kann er eine Diagnose erstellen und eine Behandlung wählen. Der Prozeß bleibt für jede einzelne Beschwerde der gleiche – angefangen bei den Magenschmerzen, die wir im 1. Kapitel besprachen, über Blut im Urin bis zu aggressiven emotionalen Ausbrüchen.

Die in den letzten beiden Kapiteln geschilderten Muster sind die grundlegendsten und am häufigsten vorkommenden Konfigurationen, die die chinesische Medizintheorie porträtieren kann. Das Herausgreifen eines speziellen Musters stellt in der Tat nur eine präzisere und detailliertere Art und Weise der Beschreibung einer Disharmonie in Begriffen von Yin oder Yang, Yin im Yang oder Yang im Yin dar.

Wie wird ein Muster wirklich entdeckt? Betrachten wir zur Veranschaulichung dieses Prozesses einen Patienten mit trockenen Augen. Diese Beschwerde wird typischerweise als Zeichen von Mangelndem Leberblut oder Mangelndem Leber-Yin eingestuft, weil entsprechend der akkumulierten klinischen Erfahrung chinesischer Ärzte trockene Augen wiederholt von Zeichen von Mangelndem Leberblut (feiner, drahtiger Puls, blasser Zungenkörper, blasse Nägel, Schwindelgefühle) oder Mangelndem Leber-Yin (feiner, schneller Puls, rötlicher Zungenkörper, Durst, rote Wangen, Schwindelgefühle) begleitet werden. In der klinischen Praxis wird jedoch immer dem Muster die endgültige Bedeutung beigemessen – einzig und allein das Muster legt die Wichtigkeit spezieller Zeichen, Symptome und Beschwerden fest.

Deuten die Begleitzeichen auf Übermaß (wie ein kräftiger Puls, ernsthafte Kopfschmerzen, eitrige Absonderungen aus den Augen usw.), werden die trockenen Augen vermutlich als Zeichen für Leberfeuer oder «Heftig aufsteigendes Leber-Yang» interpretiert.

Trockene Augen können aber auch Teil eines Musters von Mangelndem Nieren-Yin sein, wenn sie zusammen mit einem schnellen, kraftlosen Puls, Rückenschmerzen, Schwierigkeiten beim Wasserlassen und Ohrensausen auftreten. Ferner können trockene Augen als Zeichen für «Äußere Hitze, die der Lunge schadet» verstanden werden, wenn die Krankheit akut einsetzt und Husten, Fieber, Frösteln, schneller und oberflächlicher Puls vorhanden sind.

Wir werden trockene Augen selten im Zusammenhang mit Qi-Mangel- oder Yang-Mangelmustern sehen, da sich letztere gewöhnlich mit «feuchten» Beschwerden zeigen. Eine untypische Trockenheit der Augen würde in einem solchen Fall als Unfähigkeit von Qi oder Yang ausgelegt werden, Wasser aufsteigen zu lassen.[1] Außerdem besteht die Möglichkeit des Vorhandenseins zweier verschiedener beziehungsweise kombinierter Muster. So erwähnen klinische Aufzeichnungen trockene Augen immer wieder als Teil eines gleichzeitigen Mangels von Nieren-Jing und Leber-Yin oder eines gleichzeitigen Mangels von Leberblut- und Milz-Qi.

Alle Muster stellen verschiedene Formen und Kombinationen von Yin und Yang dar. Feuer und Wind sind Yang, zu wenig Qi, Blut, Jing oder Shen sind Yin. Feuchtigkeit, Schleim und Kälte sind Yin (Wasser, Kälte) im Yang (Übermaß). Trockenheit (Yin-Mangel) ist Yang (Hitze) im Yin (Mangel). Das Zeichen «trockene Augen» kann deshalb einen Yin-Zustand der nährenden Körperaspekte (Blutmangel) oder einen Yin-Zustand mit Aspekten von relativem Yang-Übermaß (Yin-Mangel) implizieren. Trockene Augen können aber auch auf Yin mit Aspekten von Übermäßigem Yang (Heftig aufsteigendes Yang), reinem Yang (Bösartiger Hitzeeinfluß) sowie auf einen Yin-Zustand des aktiven Körperaspekts (Yang- oder Qi-Mangel) hindeuten.

Chinesische Medizin beginnt und endet mit Yin und Yang und bewegt sich niemalls außerhalb von Yin und Yang. Abzugrenzen, welche Organe bei den Mustern mitspielen, hilft lediglich der Feststellung, wo das Hauptgewicht der Yin-Yang-Disharmonie liegt.

Auch wenn sich Yin und Yang in Zeichen und Symptomen ausdrücken und alle Muster aus Zeichen und Symptomen zusammengesetzt sind, wird in der chinesischen Medizin niemals eine symptomatische Behandlung vorgenommen. Die Therapie basiert immer auf dem gesamten Muster und auf dem Prinzip der Reharmonisierung körperlichen Ungleichgewichts. Bei einem Hitzemuster werden kühlende Kräuter oder Akupunkturtechniken angewandt, bei einem Kältemuster wärmende Kräuter oder Akupunkturtechniken. Bei einem Mangel wird der Körper genährt, bei einem Übermaß wird abgeleitet. Feinere Schattierungen oder komplexere Zusammensetzungen dieser allgemeinen Muster verlangen verfeinerte Abstufungen der Behandlung; letztlich läuft sie jedoch immer darauf hinaus, daß Yang mit Yin und Yin mit Yang ausgeglichen wird.[2]

Bei unserem Patienten mit den trockenen Augen wird je nach Muster eine bestimmte Heilkräuter- und/oder Akupunkturbehandlung gewählt werden, um seinen ganzen Organismus zu reharmonisieren – das Symptom selbst (die trockenen Augen) würde weder vorrangig noch direkt behandelt werden.[3]

Die Idee der Reharmonisierung von Gegensätzen läßt sich in fast allen traditionellen medizinischen Systemen finden. Die klassischen Griechen definierten

> körperliche Gesundheit als die richtige Mischung physischer Gegensätze: heiß und kalt, feucht und trocken [welche mit den vier *humores* gleichgestellt sind: Blut, Schleim, gelbe Galle, schwarze Galle]. Befinden sich diese in einem Zustand der *harmonia* im Körper, sind, wie der Arzt in Platons *Symposion* feststellt, die sich darin am feindlichsten gegenüberstehenden Elemente versöhnt und leben in gutem Einvernehmen miteinander – «und mit feindlich meine ich die schärfsten Gegensätze überhaupt: heiß und kalt, bitter und süß, trocken und feucht». Dieser Grundsatz der Wichtigkeit der Erhaltung – oder im Krankheitsfalle der Wiederherstellung – angemessener quantitativer Beziehungen zwischen gegensätzlichen Qualitäten wurde zum Eckpfeiler der griechischen Medizin.[4]

Jedes Beispiel aus der Zeit, bevor unser modernes wissenschaftliches, quantitatives, technologisches Denken entwickelt war, macht deutlich, daß man dieser Idee des Gleichgewichts anhing. Die griechische Medizin der Antike, die Praxis der arabischen Ärzte, die ayurvedische Medizin der Inder (siehe 7. Kap., Anm. 6) – alle diese Systeme gleichen sich insofern, als ihre Untersuchungsmethoden und ihre Einschätzung von Gesundheit und Krankheit auf *qualitativen* Zuordnungen gründeten. Man sah eine Entsprechung von verschiedenen Aspekten körperlicher Aktivitäten und gewissen Aspekten der Natur. Gesundheit und Krankheit verstand man anhand von Gleichgewicht.

Im griechischen Denken gibt es nichtsdestoweniger auch eine *quantitative* Strömung, die in bestimmten Teilen des *Corpus hippocraticum* zu finden ist und die 500 Jahre später von Galen in Rom wiederaufgenommen wurde. Sie unterscheidet sich grundsätzlich von der chinesischen Vorstellung vom Gleichgewicht. In der griechisch-römischen Medizin werden gegensätzliche Elemente oft als eine Art von Dingen hingestellt, die im Körper physisch «zusammengesetzt» werden – sie sind sozusagen «Bausteine». So sagt Hippokrates in *Über die Natur des Menschen*:

> Der Körper des Menschen trägt Blut, Schleim, gelbe Galle und schwarze Galle in sich; diese machen die Natur seines Körpers aus, lassen ihn Schmerzen empfinden oder sich seiner Gesundheit erfreuen. Nun erfreut er sich der vollkommensten Gesundheit, wenn diese Elemente in angemessener Proportion zueinander vorhanden sind, was ihre zusammenfügende Kraft und ihre Menge angeht, und *wenn sie vollkommen vermischt sind.* Schmerzen werden empfunden, wenn es an einem dieser Elemente mangelt, wenn es im Übermaß vorhanden ist oder isoliert im Körper auftritt, also ohne mit den anderen Elementen zusammengesetzt zu sein. Wenn nämlich ein Element isoliert ist und für sich selbst steht, wird nicht nur der Ort, den es verließ, erkranken, sondern auch der Ort, wo es nun in Überfülle vorhanden ist, muß aufgrund von Übermaß Schmerzen und Leid verursachen.[5]

Klassische westliche Ärzte, die eine bestimmte Linie der Galenschen Tradition verfolgten, nahmen an, daß die Elemente selbst – abgesondert vom Gesamtorganismus – behandelt werden können. In der chinesischen Medizin sind die komplementären Gegensätze im Grunde Beschreibungen von *Tendenzen* der Aktivität des gesamten Organismus. Die Chinesen können vom Wiederausgleich einer körperlichen Disharmonie sprechen, die die Natur der Hitze hat, aber nicht von einem Körper, der zuviel Hitze oder schwarze Galle besitzt. Das eine System versucht, die Mengen verschiedener Körperelemente wieder in die richtigen Proportionen zu bringen, das andere System befaßt sich mit der Reharmonisierung des ganzen Körpers.

Im Westen wurden die *qualitativen* Entsprechungen im Hippokratischen Gedankengut nach und nach von anderen, eher ätiologischen und analytischen Ideen verdrängt. Nach der wissenschaftlichen Revolution im 18. Jahrhundert wurden die letzten Überreste der symbolischen und humoralen Theorie gänzlich aufgegeben, und die Medizin folgte der Wissenschaft in ihrem Versuch, beobachtbare Phänomene zu quantifizieren. Qualitative Ideen wurden zugunsten präziser, quantitativer Einheiten zurückgelassen, die entsprechend den mechanischen Gesetzen von Chemie und Physik funktionierten. Realität war in einzelne «Bestandteile» zersplittert.

Die bisher beschriebenen Disharmoniemuster stellen lediglich die einfachsten und grundlegendsten Konfigurationen dar. Die skizzierten körperlichen Landschaften lassen sich mit den einfachen Figuren von Menschen, Häusern, Vögeln und Bäumen vergleichen, die ein Kind malt, wenn es anfängt, die Welt bildlich darzustellen. Bis jetzt wurden nur klare und eindeutige Muster besprochen.

Die Muster der körperlichen Landschaft erscheinen in der klinischen Praxis jedoch oft miteinander verschmolzen, verschwommen oder in feinen Abstufungen. Die Fallstudien im 8. Kapitel sollten als konkrete und doch einfache Veranschaulichung der Anwendung chinesischer Medizin dienen, aber sogar die einfachsten Beispiele stellen sich als relativ komplex heraus, da wir bei wirklichen Menschen eben selten eine Zeichenkonfiguration aus dem Lehrbuch finden.

Der Prozeß der Wahrnehmung komplexerer Muster unterscheidet sich von dem der Wahrnehmung grundlegender Muster nicht in der Art, sondern in der Anzahl der Schritte. Zeichen, die sich eindeutig in eines der Acht Grundmuster (siehe 7. Kapitel) einfügen lassen, werden auf dieselbe Art und Weise analysiert wie alle anderen Zeichen. Die Überlegung geht immer davon aus, ob das Zeichen zum Beispiel einen Yin-Aspekt innerhalb einer Yang-Konfiguration darstellt, ein «trügerisches» Zeichen ist (in einem «reinen» Yang-Muster lediglich den Anschein von Yin gibt), oder ob es vielleicht als Teil eines zweitrangigen Musters besteht, welches zum vorrangigen Muster keinen Bezug hat.

Betrachten wir zur Veranschaulichung dieses Prozesses ein Zeichen, welches in der Zungenuntersuchung registriert wird. Eine sehr blasse, geschwollene Zunge (ein Yin-Zeichen) geht normalerweise mit einer sehr feuchen Zunge (auch ein Yin-Zeichen) einher. Ist der blasse Zungenkörper jedoch sehr trocken, muß eine vielschichtigere Wahrnehmung und Analyse stattfinden: Deutet die Trockenheit auf ein Muster, das Yin- *und* Yang-Aspekte beinhaltet, wie beispielsweise Mangelndes Nieren-Jing? Ist die Trockenheit ein trügerisches Yin-Zeichen, das auf einem extremen Yang-Mangel beruht, durch den das Wasser nicht transportiert und emporbefördert werden kann? Oder gehört die Trockenheit zu einem zweitrangigen Muster, zum Beispiel einem Äußeren Wind/Hitzeeinfluß, der neben dem Hauptmuster (in diesem Fall Mangelndes Nieren-Yang) besteht? Der Arzt muß Feingefühl und Erfahrung besitzen, um die Beziehung zwischen den Zeichen bestimmen und die Essenz des Musters erkennen zu können.

In der Praxis wird eine Zeichenkonfiguration häufig auf verschiedene Muster hindeuten. Sehen wir uns noch einmal das im 8. Kapitel beschriebene Kontinuum der Leberhitze-Muster an. Die chinesische Medizintheorie hat drei Punkte innerhalb dieses Kontinuums definiert. Ein praktischer Fall von Leberhitze kann sich jedoch in Zeichen äußern, die weder einem reinen Feuerübermaß noch einem reinen Leeren Feuer, noch einer gleichmäßigen Mischung der beiden (Heftig aufsteigendes Leber-Yang) entsprechen. Viel wahrscheinlicher wird der Patient eine Kombination der Zeichen aller drei Muster aufweisen.

Ebenso üblich sind Zeichen, die widersprüchliche Tendenzen haben. Beispielsweise tritt das klassische Disharmoniemuster «Heißer Magen/kalter Darm» mit heißem und fauligem Erbrochenem, rotem Zungenkörper und einem Verlangen nach kalten Getränken sowie mit wäßrigem, geruchlosem Stuhl und leerem Puls auf. Dieses Beispiel legt eine ganze Palette vielschichtiger Disharmoniemuster nahe, die es nötig machen, feinste Schattierungen in der körperlichen Landschaft wahrzunehmen.

Dieses Buch hat versucht, die Logik und Kunst diagnostischer Schlußfolgerungen in der chinesischen Medizin darzustellen. Es hat beschrieben, wie Teile gesammelt und zusammengewoben werden, damit ein Ganzes sichtbar wird, das größer als die Summe seiner Teile ist – ein Ganzes, das der Vielschichtigkeit eines menschlichen Wesens nahekommt. Die diagnostische Praxis besitzt aber noch einen weiteren Aspekt, der in der klinischen Praxis eine Rolle spielt.

Während der Arzt die einzelnen Elemente zu einem Ganzen verwebt, kann er gleichzeitig das Ganze in einem Teil sehen. So ist zwar der Puls der verläßlichste Indikator für die Grundzüge des Bildes der klinischen Landschaft, ein echter Meister der chinesischen Medizin kann jedoch von fast jedem Zeichen auf die Art der Disharmonie schließen. Er kann ein Muster in der feinsten Schattierung einer Emotion, einer bestimmten Gangart oder den kaum wahrnehmbaren Unterschieden im Zungenbelag feststellen, weil das Ganze jedes einzelne Teil auf charakteristische Weise prägt.

Ein erfahrener Arzt ist in der Lage, ein Disharmoniemuster am Husten des Patienten zu erkennen. «Äußerer kalter Wind, der die Lunge angreift» äußert sich beispielsweise im runden und vollen Husten eines nicht erregten Patienten. «Äußerer heißer Wind» gibt dem Patienten dagegen einen erregten, trockener klingenden Husten, dessen Sputum sich schwer aushusten läßt. «Schleim, der die Lunge blockiert» erzeugt einen Husten mit vollem, hohem, wäßrigem Ton (weniger kräftig als bei einem Äußerlichen Muster) und viel Sputum. Der Husten von «Mangelndem Lungen-Yin» ist kratzend und schwächlich. Sind «die Nieren unfähig, das Qi zu ergreifen», hört sich der Husten kurz und schwächlich an und scheint den Patienten zu erschöpfen. Wenn «die Leber die Lunge angreift», hat der Husten eine heftige und ruckartige Qualität und tritt in einer Serie mit folgender Pause auf, da die Leberfunktion gleichmäßige und sanfte Bewegung kontrolliert. «Gestautes Blut, das die Brust abschnürt» hat einen schwachen Husten zur Folge, dessen Ton eine matschige Beschaffenheit aufweist.[6]

Ein Arzt, der fähig ist, solche Spuren zu lesen, besitzt die größten diagnostischen Fähigkeiten. Während meines Studiums traf ich auf einen älteren chinesischen Arzt, der diese Fähigkeit *par excellence* demonstrierte, als er einen Fremden, der gerade erst den Raum betreten hatte, sofort fragte, wann denn seine Gallenblase entfernt worden sei.

Das Zusammenweben der Teile zum Ganzen und die Wahrnehmung des Ganzen in einzelnen Teilen stellen komplementäre Gegensätze dar; beide Methoden sind jedoch im diagnostischen Prozeß notwendig. Das Erkennen des Ganzen in einem Teil zeigt, daß der diagnostische Prozeß mehr ist als das bloße Addieren von Teilen. Und weil das Ganze immer größer ist als die Teile, muß der chinesische Arzt zur richtigen Einschätzung der Einzigartigkeit eines Patienten ein Urteilsvermögen und eine Feinfühligkeit mitbringen, wie sie sich auch in anderen künstlerischen Traditionen Chinas finden.

Ein chinesischer Künstler sorgt sich wenig um die physische Realität des Pferdes, des Berges oder der Blumen, die er malt; es geht ihm vielmehr darum, den Geist dieser Dinge einzufangen. Die Essenz eines Gemäldes befindet sich in jedem einzelnen Pinselstrich. Der Maler «ist um den Ausdruck des inneren Geistes bemüht und nicht um die ‹originalgetreue› Wiedergabe der äußeren Form, [und das] Gemälde sollte . . . einen spontanen und augenblicklichen Fluß des Pinsels erkennen lassen».[7] Der chinesische Arzt ist im gleichen Maße ein Künstler wie der chinesische Maler – er fängt die Essenz eines Insividuums im diagnostischen Prozeß ein.

Die Sicht des Arztes als Künstler verleiht dem chinesischen Arzt großes Ansehen – das jedoch nicht größer ist als das Ansehen, das der westliche Arzt genießt. Die chinesische und die westliche Medizin betonen gleichermaßen, daß umfassende klinische Erfahrung den guten Arzt ausmacht. Die chinesische Medizin legt jedoch eine größere Betonung auf die Entwicklung des Feingefühls.

Diese Betonung stellt einen wichtigen Unterschied zwischen den beiden Systemen dar. Ein westlicher Arzt glaubt sich nach vollendeter Ausbildung bereits mit den notwendigen wissenschaftlichen Fähigkeiten ausgestattet. Die folgende klinische Praxis ist dann nur noch ein Bereich, in dem größere Geschicklichkeit und Genauigkeit im Umgang mit diesen Fähigkeiten erreicht werden. Ein chinesischer Arzt beendet seine Ausbildung nicht mit der gleichen Zuversicht. Er ist nicht nur wissenschaftlich ausgebildet worden, sondern man hat ihm auch ein kompliziertes und überaus sensibles Instrument in die Hand gegeben, dessen Meisterung – so weiß er – eine lebenslange Übung erfordert. Das Ziel östlicher wie westlicher Medizin ist es, Leiden zu mindern, Patienten zu heilen. Wenn wir dies aber einmal für einen Augenblick außer acht lassen, scheint die chinesische Medizin tatsächlich mehr mit einer künstlerischen Disziplin gemein zu haben als die westliche. Der wirklich fähige chinesische Arzt ist, wie der chinesische Maler, Poet, Kalligraph oder Schwertmeister, ein Meister des unfehlbaren Streiches der Wahrnehmung.

Dieses Buch hat sich auf die Behandlung elementarer Diagnostik beschränkt. Die Realität eines individuellen Menschen entzieht sich aber nicht nur den hier vorgestellten einfachen Mustern, sondern genauso dem Netzwerk engmaschig gewobener Muster. Mit fast unglaublicher Widerborstigkeit fallen die wirklichen menschlichen Erkrankungen immer gerade in die von Mustern und Worten nicht abgedeckten Zwischenräume. Das Unterscheiden von Disharmoniemustern läßt den Arzt immer wieder nur vor die Türe einer speziellen Disharmonie treten – die Diagnose findet ihre Vollendung in der Behandlung, in der besonderen Kombination von Heilkräutern und/oder Reizpunkten. In der Tat könnte man sagen, daß sich die endgültige Benennung eines Disharmoniemusters in der gewählten Behandlung zur Reharmonisierung ausdrückt.

Aus genau diesem Grund befaßt sich der größte Teil der chinesischen medizinischen Schriften mit Therapeutik. Die meisten Bücher, die in der historischen Bibliographie (Anhang I) und an anderen Orten erwähnt werden, behandeln therapeutische Methoden. Die Theorie, die wir im vorliegenden Buch kennenlernten, bildet nur die Spitze des Eisbergs, und das Verstehen der Theorie ist erst der Beginn des Verstehens der Therapie. In der chinesischen medizinischen Literatur finden wir umfangreiche Wälzer, die sich mit den Feinheiten der Behandlung verschiedener Schattierungen eines einzelnen Musters befassen. Worte allein können ein Muster nicht beschreiben – erst durch die Bestimmung der Heilkräuter und Reizpunkte in ihrer genauen Proportion, Quantität und Qualität kommt es zu einer Annäherung an die präzise Erfassung der Bewegungen von Yin und Yang im Körper eines individuellen Patienten.

Der Arzt muß mit der Wirkung der zahlreichen chinesischen Arzneimittel auf bestimmte Symptome und Muster vertraut sein, um eine solch präzise Behandlung wählen zu können. Er muß wissen, wie die Substanzen in den Zusammenstellungen gegenseitig ihre Eigenschaften modifizieren; er muß die Anwendung der klassischen Rezepte kennen und die Verordnung individuellen Situationen anpassen können, die sich unvermeidlicherweise von jeder vorher angetroffenen unterscheiden. Dasselbe gilt für die Akupunktur: Der Arzt muß die Charakteristika eines jeden Reizpunktes kennen – seine Funktion, seine Wirkung auf Disharmonien –, und er muß genau wissen, wie er die Reizpunkte zu kombinieren hat, um ein bestimmtes Disharmoniemuster zu beeinflussen.

Mit subtiler Handhabung der Pflanzenheilkunde oder der Akupunktur – mit der Hinzunahme eines bestimmten Krautes oder Punktes, mit geringfügiger Variation der Menge des Krautes oder der Bewegung der Akupunkturnadel – antwortet der chinesische Arzt auf die einzigartige Ausprägung der Muster bei jedem einzelnen Patienten. Ein erfahrener Arzt kann sich ein Bild vom speziellen Muster eines Patienten machen, wenn er das für ihn ausgestellte Rezept liest; er weiß, welche Funktionen des Körpers in Mitleidenschaft gezogen sind, auf welche Weise sie in Mitleidenschaft gezogen sind, er erkennt Schwere und Dauer der Symptome, welche zusätzlichen Symptome und Tendenzen vorhanden sind, und mag sogar in der Lage sein, die emotionale Verfassung des Patienten zu erspüren – die Verordnung beschreibt das Wesen des Patienten auf derart feinfühlige und angemessene Weise. Die Therapie dient dem Patienten auf zweifache Art: Sie bringt seine Disharmonie zum Ausdruck und versucht, sie zu heilen.

Anmerkungen zum 9. Kapitel

1 Eine weitere Möglichkeit stellt ein Muster von Qi- und Blutmangel dar, in welchem Fall die Trockenheit als ein Mangel der feuchtigkeitsspendenden Funktion des Blutes interpretiert wird. Siehe 8. Kapitel, Anm. 3.

2 Dieses Behandlungsprinzip ist ein grundlegender Bestandteil des chinesischen Gedankenguts, der schon im *Tao-te-ching* (77. Kapitel) seinen Ausdruck fand: «Was hoch ist, muß erniedrigt werden / was niedrig ist, muß erhöht werden. / Das Übermaß wird vermindert / dem Mangel wird hinzugefügt» (Übs. G. Debon).
Sun Si-miao, der größte Arzt der Tang-Dynastie (618–907 n. Chr.). drückte dieses therapeutische Prinzip in einer berühmten negativen Formulierung aus: «Wenn Übermaß erhöht, Mangel vermindert, Fluß abgeleitet, Hemmung blockiert, Kälte gekühlt und Hitze erwärmt wird, dann nimmt die Erkrankung zu, und anstatt des Patienten Leben sehe ich seinen Tod» (Tausend-Dukaten-Rezepte [19], 1. Abschn., 2. Kap., S. 1).

3 Im allgemeinen unterscheiden die chinesischen Schriften zwischen der Behandlung der «äußeren Manifestation» (*biao*), d. h. der Symptome, und der Behandlung der «Wurzel» (*ben*), d. h. der Disharmoniemuster. Man erwartet gewöhnlich, daß bei der Behandlung der Wurzel die «Erscheinung» der Symptome verschwindet. In gewissen Situationen wird jedoch eine traditionelle Weisheit angewandt: «In Notfällen müssen die äußerlichen Manifestationen behandelt werden» (zitiert von Ma Ruo-shui, in Theoretische Grundlagen [62], S. 33). Ein Arzt wird beispielsweise zuerst versuchen, schwere Blutungen (das Symptom) zu stillen, und wird erst dann das Muster behandeln. Oder im Falle einer Bauchwassersucht, wenn die Flüssigkeit im Bauchraum die Atmung behindert, würde sich der Arzt zuerst mit dem Symptom beschäftigen. Außerdem ist eine gleichzeitige Behandlung von Symptom und Wurzel üblich, um die Beschwerden des Patienten zu erleichtern, während das zugrundeliegende Muster ins Gleichgewicht gebracht wird. Das *Su Wen* erwähnt viele solche Situationen zur Unterscheidung zwischen äußerlichen Manifestationen und Wurzel (siehe 18. Abschn., 65. Kap.).

4 W. K. C. Guthrie: *The Greek Philosophers*, New York (Harper and Row) 1950/1975, S. 41.

5 Nach der engl. Übers. von Jones in *Hippocrates and Heracleitus*, Bd. 4, S. 11–13; Betonung (kursiv) hinzugefügt. *Über die Natur des Menschen* ist eine der letzten und theoretischsten Hippokratischen Schriften. Sie wird Polybus, dem Schwiegersohn von Hippokrates, zugeschrieben.

6 Das 38. Kapitel im *Su Wen*, «Über das Husten», widmet sich den Hustenarten, die von verschiedenen disharmonischen Organfunktionen erzeugt werden. Die dort beschriebene Methode zur Unterscheidung stützt sich hauptsächlich auf die variierenden Begleitzeichen, z. B. wird vom Husten einer

Leberdisharmonie behauptet, daß er Seitenschmerzen hervorruft, die das Drehen des Rumpfes schwierig machen (*Su Wen*, 10. Abschn., 38. Kap., S. 214–217). Husten an sich weist jedoch immer darauf hin, daß die Lunge in Mitleidenschaft gezogen ist, da Husten der «Klang der Lunge» ist (*Su Wen*, 7. Abschn., 23. Kap., S. 150).

7 Chan: *Chinese Philosophy*, S. 210.

10. Das Gewebe ohne Weber und der Schöpfungsglaube

Zum Zweck der Diskussion können wir traditionelle chinesische Untersuchung, Diagnose und Behandlung als drei verschiedene Kategorien betrachten – in der Praxis sind sie jedoch Phasen eines kontinuierlichen Prozesses. Die Disharmoniemuster bilden den Bezugsrahmen für diesen Prozeß und stellen so in einem gewissen Sinn eine Theorie dar. Unser westlicher Standpunkt erwartet aber von einer Theorie die Formulierung eines allgemeinen Prinzips, welches die Natur und die Beziehungen der Phänomene erklärt. Eine Theorie impliziert eine Wahrheit. Sind Disharmoniemuster aber wirklich und wahr? Das ist eine heikle Frage, die erneut verdeutlicht, welcher Abgrund chinesisches und westliches Denken trennt.

Die chinesische Weltanschauung ist kreisförmig und in sich geschlossen. Sie geht davon aus, daß das Universum ein Ganzes ist, ein Makrokosmos, der aus der ständigen Entfaltung und Wandlung von Yin und Yang besteht. Die chinesische Medizin – wie auch das chinesische Denken im allgemeinen – beginnt und endet mit dieser Idee des Ganzen, in dem alle Teile miteinander und mit dem Ganzen verbunden sind. Der chinesische Arzt beginnt mit dem Wissen um das Ganze, das aus den zahllosen, in den traditionellen Texten niedergelegten Details besteht. Durch die praktische Erfahrung entwickelt er das Feingefühl für das Individuum. Letztlich kommt er mit einer konkreten Manifestation des Ganzen in Berührung – mit einer Manifestation, die *selbst* eine Ganzheit darstellt. Die Bewegung zwischen diesen beiden Ganzheiten – dem Makrokosmos sämtlicher körperlicher Phänomene und dem Mikrokosmos eines einzigartigen menschlichen Wesens – wird durch den begrifflichen Rahmen der Disharmoniemuster vermittelt.

Die Konzeption der Disharmoniemuster beschreibt die Bewegung von Yin und Yang im Körper, veranschaulicht aber genauso die Entfaltung von Yin und Yang im Universum. Die Acht Grundmuster – Innerlich/Äußerlich, Mangel/Übermaß, Kälte/Hitze, Yin/Yang – stehen im Körper genauso in Wechselwirkung wie im Universum. Jedes einzelne Disharmoniemuster, das sich aus der Verbindung von Yin-Yang-Aspekten und den speziellen Zeichen eines Patienten ergibt, stellt deshalb eine spezielle Manifestation der universalen Yin-Yang-Bewegung dar. Alle Phänomene haben Anteil am Ganzen.

Disharmoniemuster sind wirklich und wahr, indem sie eine Wahrnehmung dessen ermöglichen, was Joseph Needham «das Gewebe ohne Weber» genannt hat.[1] Das Gewebe ist der Makrokosmos, das Universum, das nach chinesischer Vorstellung nicht erschaffen wurde, sondern kraft seiner inneren Natur existiert, das heißt durch die beständige Entfaltung von Yin und Yang. Es gibt weder eine «Wahrheit» hinter oder über den Phänomenen noch einen Schöpfer oder eine Erste Ursache. Trotzdem bestehen die Dinge, und ihr Fortbestehen ist der ewige Prozeß des Universums.

Vielleicht können uns die Worte eines taoistischen Philosophen dieser paradoxen Realität näherbringen:

> Das Wirken des Himmels ist zutiefst geheimnisvoll. Er besitzt eine Wasserwaage, um die Dinge waagrecht zu machen, gebraucht sie aber nicht; er besitzt ein Lot, um die Dinge senkrecht zu machen, benutzt es aber nicht. Er wirkt in tiefer Stille . . .
> Deshalb sagt man, der Himmel hat keine Form, und doch werden die unzähligen Dinge zu ihrer Vollendung gebracht. Er gleicht der ungreifbarsten aller eigenschaftslosen Essenzen, und doch bringt er die unzähligen Wandlungen zustande. So ist auch der Weise mit Nichts beschäftigt, und doch sind die tausend Staatsdiener im höchsten Grade wirksam.
> Das kann man die unausgesprochene Lehre und den wortlosen Erlaß nennen.[2]

In diesem Sinne dringt die chinesische Beschreibung der Realität nicht zu einer «Wahrheit» vor – sie kann nur eine poetische *Um-*

schreibung einer Wahrheit liefern, die selbst nicht erfaßt werden kann. Herz, Lunge und Nieren in der chinesischen Medizin sind kein physisches Herz, keine physische Lunge, keine physischen Nieren – sie sind vielmehr Rollen in einem Schauspiel, das Gesundheit und Krankheit beschreibt. Für die Chinesen stellt die Beschreibung des ewigen Prozesses von Yin und Yang den einzigen Weg zur Erklärung der Funktion des Universums oder der Funktion des menschlichen Körpers dar. Und das genügt, da es nichts anderes gibt als diesen Prozeß. Eine dahinterliegende Wahrheit wird man niemals zu fassen bekommen. Die Wahrheit ist allen Dingen immanent, sie ist der Prozeß selbst.

Hat ein System, dessen Wissen auf einer solchen Art der Metaphysik beruht, der westlichen Wissenschaft irgend etwas zu sagen? Die chinesische Medizin genießt heutzutage eine begrenzte Anerkennung in den Randbereichen der westlichen Medizin. Besonders der Akupunktur wird eine gewisse Neugierde entgegengebracht, und man versucht, gewisse Akupunkturtechniken in die westliche medizinische Praxis zu integrieren. In bestimmten Gesellschaftsschichten ist die Beschäftigung mit chinesischer Medizin sogar geradezu in Mode. Die Menschen haben der Medizin schon immer übertriebene Erwartungen entgegengebracht – und auf den chinesischen Arzt können nur allzu leicht jene ihre Hoffnungen projizieren, die sich ein Allheilmittel, ein unfehlbares Elixier, einen geheimnisumwitterten Zaubertrank erhoffen, den das medizinische Establishment entweder nicht kennt oder den es zu unterdrücken sich verschworen hat.

Die gegenwärtige Abkehr von der westlichen Medizin ist jedoch nicht nur auf unrealistische Erwartungen zurückzuführen. Es ist wohl doch eher so, daß viele Leute zu erkennen beginnen, daß sich die westliche Medizin allzu oft nicht um das allgemeine Wohlbefinden kümmert, da sie nur sehr kleine, für sich selbst stehende Informationseinheiten im Blick hat. Außerdem wurzelt die westliche Medizin in einer Gesellschaft, deren Alltagsgeschäfte nicht nur Streß erzeugen, sondern auch die Umwelt in einem solchen Maß verunreinigen, daß jede neue Bequemlichkeit wieder eine neue Lebensbedrohung mit sich bringt. Unsere Medizin steht unserer Gesellschaft in nichts nach: Neue Heilmethoden haben häufig unerwartet gefährliche Nebenwirkungen. Darüber hinaus weist unsere zentrale medizinische Institution, das Krankenhaus, die Struktur einer Gesundheitsfabrik auf – was ein Widerspruch in sich ist.

Die chinesische Medizin bietet eine andere Sicht von Gesundheit und Krankheit, eine Sicht, die eine Kritik der westlichen Medizin impliziert, da sie sich weigert, das Individuum getrennt von seiner Umwelt zu sehen. Viel wichtiger noch: Die chinesische Medizin versucht, die Krankheit innerhalb eines nicht zersplitterten Bezugsrahmens der gesamten physischen und psychischen Existenz des Individuums zu lokalisieren. Heilung wird durch eine Behandlung erzielt, die die Ganzheit des Individuums soweit wie möglich umfaßt. Die westliche Medizin will im Gegensatz dazu mit der Präzision eines Laserstrahls auftrennen und untersuchen und zum mikroskopischen Krankheitsträger in den Zellen, dem Gewebe und letztendlich den DNS-Molekülen vordringen. Die Hauptschwäche der westlichen Medizin ist, kurz gesagt, ihre Tendenz, das Ganze nicht zu sehen.

Die chinesische Medizin besitzt noch andere bemerkenswerte Stärken. Die Arzneimittel sind manchmal wirksamer als westliche und im allgemeinen sanfter und sicherer. So erzeugt ein chinesisches Rezept keine Nebeneffekte, weil es auf den Gesamtzustand des Patienten abgestimmt ist. Außerdem kann die chinesische Medizin jene Krankheiten erfolgreicher behandeln, die aus den vielschichtigen Interaktionen von physischen und psychischen Phänomenen entstehen. (Der Gedanke der Einheit von Körper, Geist und Seele ist in der Tat der «blinde Fleck» in der westlichen Wissenschaft.) Da die chinesische Medizin Gleichgewicht über meßbare Quantität stellt, kann sie Krankheiten entdecken und behandeln, bevor diese von den höchstentwickelten westlichen Diagnosetechniken überhaupt festgestellt werden können. Sie dringt zu jenen Schauplätzen vor, die mit dem Mikroskop nicht zu sehen sind, die aber gerade das menschliche Leben ausmachen.

Die chinesische Medizin hat mit anderen traditionellen medizinischen Systemen die Fähigkeit gemein, Qualität zu messen. Im Schlepptau der wissenschaftlichen Revolution zerteilte die moderne westliche Medizin den lebendigen Zusammenhang der Erfahrung, die wirkliche Beschaffenheit menschlicher Realität, in meßbare Einheiten. Realität wird nur noch in der Beziehung zu Projektionen von Raum-, Zeit-, Materie- und Bewegungseinheiten wahrnehmbar. Der Zugang zu idiosynkratischen Reaktionen des Patienten auf eine Krankheit – wie er sich zum Beispiel mit einer Decke zudeckt, oder das Verhalten, die Stimmung, die Emotionen und Werte des Patienten – wurde vielen Ärzten mit dem Übergang von der traditionellen zur wissenschaftlichen Medizin verstellt. An einem gewissen Punkt in der Geschichte mag dies angemessen gewesen sein und zu vielen großartigen Erfolgen im Gesundheitswesen geführt haben. Inzwischen sind aber viele Probleme entstanden. Viel Menschliches und medizinisch Wirksames ist verlorengegangen oder muß erst noch entdeckt werden, weil das moderne Gesundheitswesen es nach Möglichkeit vermeidet, den Menschen als einzigartiges, organisches Wesen zu sehen, und vergißt, daß der Mensch kein isolierbares Ereignis darstellt, das auf mechanische und experimentelle Modelle reduziert werden kann.

Auf der anderen Seite wird ein ehrlicher chinesischer Arzt seiner Bewunderung für die Erfolge der westlichen Medizin Ausdruck verleihen, wenn er zum Beispiel ein Medikament wie *Streptomycin* oder eine Technik wie offene Herzchirurgie zum Zentrum einer Krankheit vorstoßen sieht, die in der chinesischen Medizin als vielschichtig und schwierig zu handhaben gilt.

Die chinesische Medizin hat ihre eigenen blinden Flecke, weil sie nur äußerliche Zeichen sammelt, um eine Gesamtform wahrzunehmen. Ja, eine ihrer größten Stärken – die Wahrnehmung des Körpers als Ganzem – kann ihre größte Schwäche sein. Denn selbst, wenn eine klinische Situation verlangt, daß die Gesamtbeziehung ignoriert und ein bestimmter Teil behandelt werden muß, kann sie das Teil nicht vom Ganzen trennen. Manchmal muß ein Tumor oder ein großer Gallenstein identifiziert, isoliert und entfernt werden. Die chinesische Medizin geht äußerst selten auf diese Weise vor – dazu besitzt sie weder die Theorie noch die Techniken.

Da sie Qualität und Proportionalität in der momentanen Situation betont und Quantität als zweitrangig ansieht, ist die Prognostik ein weiterer schwacher Punkt der chinesischen Medizin. So werden zum Beispiel die meisten örtlich fixierten Tumore als das Ergebnis von Gestautem Blut interpretiert und mit entsprechenden Reharmonisierungstechniken behandelt. Die chinesische Medizin kann sich nicht direkt auf den Tumor konzentrieren, um seine Bös- oder Gutartigkeit zu bestimmen. Ein guter chinesischer Arzt wird zwar oft die Lebensbedrohlichkeit einer Disharmonie erspüren, kann aber keine quantifizierbare Prognose im Sinne westlicher Medizin anbieten, da die Methoden der chinesischen Medizin das ausschließen.

Moderne westliche Medizin ist klar, präzise und definitiv. Sie besitzt den sicheren Streich der Messung im Gegensatz zu dem fehlbareren Streich der Beurteilung. Ihre Präzision und Technologie erlauben rasches Handeln, das in bestimmten lebensbedrohlichen Situationen den Ausschlag geben kann.

Traditionelle chinesische und moderne westliche Medizin stellen zwei voneinander unabhängige Systeme der Theorie und Praxis dar, deren Stärken und Schwächen komplementär sind. Sie scheinen einander zu brauchen. Kann aber ein System vom anderen etwas lernen, das ihm wirklich nützlich wäre?

Was die chinesische Seite angeht, scheint dies eine müßige Hoffnung zu sein. Obwohl die chinesische Medizin geschichtlich gesehen eine bemerkenswerte Entwicklung durchgemacht hat, muß man diesen Prozeß mit einer Spirale vergleichen, die sich in alle Ewigkeit um ihren Ursprungspunkt – die alten Schriften – drehen wird. Da man davon ausgeht, daß der Ursprungspunkt den Samen alles möglichen Wissens enthält, stellt jede Entwicklung eine Form der allmählichen Auslegung dar. Die Sprache der chinesischen Medizin beruht auf den alten Schriften, und wenn auch das Vokabular erweitert und angereichert werden kann, die Grammatik und Syntax stehen fest. Vollständig und in sich geschlossen, ist die chinesische Medizin unfähig, sich etwas anzueignen, das ihren fundamentalen Schlußfolgerungen nicht entspricht. Neue Ideen und Substanzen können identifiziert und sogar zu einem gewissen Grad aufgenommen, die fundamentale Matrix aber niemals erweitert oder verändert werden. Also ist Vitamin B_{12} sehr Yang, Penicillin ist sehr Yin – aber es gibt eben nichts, das über Yin und Yang hinausgeht.

Vielleicht ist es gerade das fehlende Interesse an der Ursache – die Interpretation des Universums als Zustand spontaner Kooperation ohne Schöpfer oder irgendeine Art der Lenkung –, das der chinesischen Weltanschauung den Drang nimmt, über ihre eigene

Organisation der Beobachtungen hinauszugehen. Es besteht kein Wunsch, eine «Letzte Wirklichkeit» zu entdecken, die die Phänomene transzendiert, keine Notwendigkeit, über das Unmittelbare hinauszugehen. Das chinesische Denken kann seine eigenen Grenzen weder erweitern noch überschreiten. Sein Konzept der Einheit der Gegensätze läßt scharfe Klarheit, auf den Punkt gebrachte Wahrnehmung vermissen und schließt die Idee aus, daß die Menschheit jemals zu höheren Ebenen der Wahrheit vordringen kann. Letztlich ist «Rückkehr die Bewegung des Tao».[3]

Auf den ersten Blick scheint sich die westliche Medizin einer Veränderung ihrer Wahrnehmungsweise genauso zu verbieten. Angesichts ihrer Festgefahrenheit in Bürokratie, ihres Hanges zu technologischen Lösungsversuchen und ihres arroganten Selbstvertrauens ist es eher wahrscheinlich, daß die westliche Medizin in der chinesischen Methode nie mehr als einen Sack voller exotischer Tricks sehen wird. Allerdings hat in der westlichen Wissenschaft – im Gegensatz zur institutionalisierten westlichen Medizin – in den letzten Jahren ein wichtiger Wandel eingesetzt. Diese Entwicklung der theoretischen Grundlagen stellt Erklärungen allein auf der Grundlage linearer Ursache-Wirkung-Zusammenhänge in Frage und bewegt sich auf ein neues Verständnis der Phänomene zu – ein Verständnis, das mit verschiedenen chinesischen Ideen zu vergleichen ist. Joseph Needham schreibt:

> Die chinesische Vorstellung von der Kausalität in der Welt der Natur kommt jener gleich, die sich ein vergleichender Physiologe machen muß, wenn er das Nervennetz von Coelenterates [Hohltiere] oder etwa das «endokrine Orchester» der Säugetiere erforscht. Bei diesen Phänomenen ist es nicht einfach herauszufinden, welches Element zu einer gegebenen Zeit die Führung übernimmt. Der Vergleich mit dem Orchester läßt das Vorhandensein eines Dirigenten vermuten, aber bis jetzt weiß man nicht, wer oder was dieser «Dirigent» der synergistischen Vorgänge in den endokrinen Drüsen der höheren Wirbeltiere sein mag. Abgesehen davon wird inzwischen die Möglichkeit in Betracht gezogen, daß die höheren Nervenzentren der Säugetiere und auch des Menschen eine Art retikuläres Kontinuum oder «Nervennetz»

bilden, das in seiner Natur wesentlich flexibler ist, als der traditionelle Vergleich mit Telefondrähten und Schaltstellen vermuten läßt. Zu einer gegebenen Zeit nimmt eine Drüse oder ein Nervenzentrum den höchsten Platz in der Hierarchie ein, zu einem anderen Zeitpunkt ein anderes; aufgrund dessen entstand der Ausdruck «hierarchische Fluktuation». Hier werden wir mit einer Art des Denkens konfrontiert, die sich von der einfachen «Partikel- oder Billardkugel-Ansicht» der Kausalität, in der ein vorausgegangener Einfluß einer Sache die einzige Ursache der Bewegung einer anderen Sache darstellt, weitgehend unterscheidet.[4]

Auch die Überlegungen zu den Konsequenzen der Quantentheorie eröffneten neue Perspektiven für etablierte Wahrnehmungsmodi:

> Teile ... werden als in einem engen Konnex stehend gesehen, in dem ihre dynamischen Zusammenhänge auf nicht reduzierbare Art vom Zustand des gesamten Systems abhängen (und in Wirklichkeit vom Zustand größerer Systeme, von denen sie ein Teil sind und die sich letztlich und im Prinzip auf das ganze Universum erstrecken). So wird man zu der Vorstellung von einer *ungebrochenen* Ganzheit geführt, welche die klassische Idee von der Analysierbarkeit der Welt in getrennte und unabhängig existierende Teile negiert ...[5]

Die Kritik auf der ökologischen Seite brachte ebenfalls neue Ideen hervor:

> Mikrobische Agentien, Störungen des grundlegenden metabolischen Prozesses, Erbfaktor- oder Hormonmängel und physiologischer Streß werden heute als spezielle Krankheitsursachen betrachtet ...
> Ohne Zweifel war die Doktrin der spezifischen Ätiologie seit fast einem Jahrhundert die treibende Kraft in der medizinischen Forschung, und ihre theoretischen und praktischen Errungenschaften machen den Großteil der modernen Medizin aus. Es gibt jedoch wenig Fälle, in denen sie eine wirklich vollständige Erklärung der Verursachung von Krankheiten lieferte. Trotz verzwei-

felter Anstrengungen bleiben die Ursachen von Krebs, Arteriosklerose, Geisteskrankheiten und anderen gravierenden medizinischen Problemen unserer Zeit unentdeckt. Generell wird angenommen, daß die Ursache einer jeden Krankheit im Laufe der Zeit gefunden werden kann, wenn man nur die schweren Kaliber der wissenschaftlichen Waffen einsetzt. In der Realität mag aber die Suche nach *der* Ursache ein hoffnungsloses Unterfangen sein, weil die meisten Krankheitszustände das indirekte Produkt einer ganzen Gruppe von Umständen darstellen und nicht nur das direkte Ergebnis eines einzigen bestimmenden Faktors.[6]

Sogar im innersten Heiligtum der Gesundheitsfürsorge werden Rufe nach Veränderungen und neuen Mustern laut: «Die Medizin brauchte zweihundert Jahre, um die Einsichten der klassischen Physik Newtons in sich aufzunehmen. Mehr als fünfzig Jahre nach der ‹Quantenrevolution› steht die Einarbeitung der Grundgedanken der modernen Physik in die Medizin noch aus.»[7]

Paradoxerweise kamen diesen neuen Ideen in der westlichen Wissenschaft – Ideen, die auf ein Gewahrwerden der Totalität der Existenz hinauslaufen – als das direkte Ergebnis des westlichen Drangs zustande, zum Grund der Phänomene vorzustoßen und die dahinterliegende, transzendente Wahrheit zu finden. Das westliche Denken wird in seiner edelsten und ehrlichsten Form von der ständigen Spannung zwischen Unbekanntem und Bekanntem, Unvollkommenem und Vollkommenem genährt. Ein metaphysisches Dilemma ist der dauernde Antrieb der westlichen Zivilisation: Einerseits wurde der Mensch nach dem Bilde des Allmächtigen geschaffen, andererseits wurde er aus Staub geformt.[8] Die westliche Zivilisation verstrickt sich in den Prozeß des Schaffens und Werdens, sie plagt sich mit Wachstum und Entwicklung. Vielleicht kann man dieses Verhalten auf die jüdisch-christliche Betonung eines allmächtigen und allgegenwärtigen Gottes zurückführen, der das Erlangen menschlicher Vollkommenheit unmöglich macht. Vielleicht ist diese Idee auch mit der metaphysischen Vorstellung der Griechen verwandt: «Wir sind, was wir sind, durch das, was wir werden können.» Auf jeden Fall fehlt diese Einstellung in China völlig – eine Einstellung, die zum chinesischen Wahrheitsbegriff, der der Wahrheit als der harmonischen Anordnung des Gegebenen immanent begreift, in scharfem Widerspruch steht.[9]

Man kann der westlichen Wissenschaft fehlendes Einfühlungsvermögen, Arroganz und «Himmelsstürmerei» vorwerfen, aber die Tatsache bleibt bestehen, daß sie demütig sein kann und daß Demut zu echtem wissenschaftlichen Denken dazugehört. Trotz allen Mißbrauchs, der damit getrieben wird, beinhaltet die Idee des Fortschritts doch den Gedanken, daß noch nicht alles erreicht wurde und noch mehr kommen muß. Wenn Wissenschaft Wissenschaft bleiben will, muß sie sich bewußt sein, daß ihre Entdeckungen von morgen alles untergraben und revolutionieren können, was sie heute glaubt. Westliche Wissenschaft steht – im Gegensatz zum traditionellen chinesischen Denken – dem Neuen notwendigerweise aufgeschlossen gegenüber. An der Front des modernen wissenschaftlichen Denkens entwickelt sich heute ein neues Gespür für das Organische, für Vernetzung, Qualität und Einheit – die Entwicklung schafft Raum für neue Modelle und Theorien.

Wo die westliche Wissenschaft mit der chinesischen Medizin in Kontakt kommt, wird sie unvermeidlicherweise dazu tendieren, Akupunkturtechniken und Heilkräutertherapie auf ein biochemisches Modell zu reduzieren (siehe 4. Kapitel, Anm. 10 und 11). Es besteht aber die Hoffnung, daß das unbequeme taoistische Bewußtsein der Vernetztheit aller Phänomene sich in jenen Räumen halten wird, die der westliche Meterstab nicht auszuloten vermag, so daß wir mehr als bloß eine neue Technik von der chinesischen Medizin lernen. Wenn sie sich auf eine analytische *und* synthetische Anschauung im Bereich menschlicher Gesundheit und Krankheit zubewegt, ist es der westlichen Wissenschaft vielleicht möglich, zu einer exakteren Anschauung der biologischen Realität zu kommen und die Methoden der chinesischen Medizin in einem Quantensprung auf neue Höhen der Präzision und Wirksamkeit zu heben.

In beiden Weltanschauungen läßt sich Mysteriöses und Tiefgründiges finden – aber vielleicht liegt in der westlichen Idee vom Schöpfer und von der Schöpfung, vom Sein und Werden ein vielversprechenderer Ansatz? Die Dynamik der jüdisch-christlich-islamischen Vorstellung von einem Schöpfer oder der griechischen Metaphysik enthält den Anstoß und gibt Hoffnung und inneren Antrieb für das beständige Streben nach fortschreitendem Wachstum, zunehmendem Wissen, immer tiefergehender Erkenntnis. Dynamische Enthüllung und Entfaltung gehören zur Dialektik des Westens.

Man erzählt sich die Geschichte, daß Moses auf dem Berg Sinai außer den Geboten auch eine Liste aller Krankheiten und ihrer Heilung erhielt. Dieses Buch wurde später von einem frommen König zerstört, der seinem Volk die Demut wiedergeben wollte.[10] Die westliche Wissenschaft in ihrer saubersten Ausprägung weiß, daß wir dieses Buch niemals rekonstruieren können, aber auch, daß wir angesichts unserer Unvollkommenheit fortfahren müssen, es zu versuchen. Die traditionelle chinesische Medizin hat ihre Bücher bereits geschrieben. Das westliche Buch, das ständig weitergeschrieben wird, könnte in Zukunft auch chinesische Schriftzeichen enthalten.

Anmerkungen zum 10. Kapitel

1 «Die Vorstellung ... [ist] die von einem riesigen, übergreifenden Muster. Das Universum besteht aus einem Gewebe (Netzwerk) von Beziehungen, dessen Knoten die Dinge und Ereignisse sind. Niemand hat es gewebt, aber wenn man seine Struktur stört, tut man das auf eigene Gefahr ... Dieses Gewebe ohne Weber ... kommt einer entwickelten Philosophie des Organismus nahe» (Needham, *Science and Civilization*, 2. Band, S. 556).

2 Lüs Frühlings- und Herbst-Annalen (ca. 240 v. Chr.), zitiert in Needham, *The Grand Titration*, S. 324. (Dt.: *Frühling und Herbst des Lü Bu We*, übers. v. R. Wilhelm, Düsseldorf/Köln [Diederichs] 1980.)

3 *Tao-te-ching*, 40. Kap.

4 Needham, *Science and Civilization*, 2. Band, S. 289.

5 David Bohm und B. Hiley, «On the Intuitive Understanding of Non-locality as Implied by Quantum Theory», zitiert in Zukav: *The Dancing Wu-Li Masters*, New York (William Morrow) 1971, S. 315. (Dt.: *Die Tanzenden Wu-Li-Meister*, Hamburg [Rowohlt] 1981.)

6 Renè Dubos: *Mirage of Health*, New York (Harper and Row) 1959/1979, S. 102.

7 H. Bursztajn u. a.: *Medical Choices, Medical Chances*, New York (Beymour Lawrence/Delacorte Press) 1981, S. XIII.

8 Immanuel Kant sprach von einem ähnlichen Gefühl der Spannung und Transzendenz als Quelle der Kreativität:

> Zwei Dinge erfüllen das Gemüt mit immer neuer und zunehmenden Bewunderung und Ehrfurcht...: Der bestirnte Himmel über mir, und das moralische Gesetz in mir ... Der erstere Anblick einer zahllosen Weltenmenge vernichtet gleichsam meine Wichtigkeit, als eines tierischen Geschöpfs, das die Materie, daraus es ward, dem Planeten (einem bloßen Punkt im Weltall) wieder zurückgeben muß, nachdem es eine kurze Zeit (man weiß nicht wie) mit Lebenskraft versehen gewesen. Der zweite erhebt dagegen meinen Wert, als einer Intelligenz, unendlich, durch meine Persönlichkeit, in welcher das moralische Gesetz mir ein von der Tierheit und selbst von der ganzen Sinnenwelt unabhängiges Leben offenbart, wenigstens so viel sich aus der zweckmäßigen Bestimmung meines Daseins durch dieses Gesetz, welche nicht auf Bedingungen und Grenzen dieses Lebens eingeschränkt ist, sondern ins Unendliche geht, abnehmen läßt. (Immanuel Kant: *Kritik der Praktischen Vernunft*, Darmstadt [Wissenschaftl. Buchgesellschaft] 1968, S. 300.)

Viktor Frankl beschrieb dieselbe Idee mit psychologischen Begriffen:

> Geistige Gesundheit beruht auf einem gewissen Grad von Spannung, der Spannung zwischen dem, was man ist, und dem, was man werden soll ... Der Mensch braucht keine Homöostase, sondern ... spirituelle Dynamik in einem polaren Spannungsfeld. (*Man's Search for Meaning*, New York [Simon and Schuster] 1962, S. 104–105; dt.: *Der Mensch vor der Frage nach dem Sinn*, München [Piper] 1979.

9 Unter den großen Völkern der Erde sind «die Chinesen vielleicht insofern einzigartig, als ihre Tradition niemals einen Schöpfermythos oder Legenden der Völkerwanderung enthielt» (Charles O. Hucker: *China's Imperial Past*, Stanford, Kalifornien, [Stanford University Press] 1975, S. 22.

10 Babylonischer Talmud: Zeraim, *Berakoth*, 106 und Mo'ed, *Pesachim*, 566.

Anhang A
Stadien der Krankheit – ein klinisches Szenarium

Dieser Anhang illustriert die Entwicklung der chinesischen Medizintheorie und demonstriert ihre Vitalität. Das Wissensgut der chinesischen Medizin setzt sich aus vielen Kommentaren zum *Nei Jing* zusammen, die während der letzten zweitausend Jahre geschrieben wurden, und obwohl in dieser langen Geschichte gewisse Verwirrungen erkennbar sind, wäre es ein Fehler, den langwierigen Selbstklärungsprozeß, der stattgefunden hat, zu übersehen. Die chinesische Medizin greift immer auf ihre respektierten und ehrwürdigen Quellen zurück, aber diese werden fortwährend geprüft und ergänzt – d. h. die lebende Tradition entdeckt sich selbst immer wieder aufs neue.

Die historische Entwicklung des chinesischen Verständnisses der Fieberkrankheiten demonstriert beispielhaft diesen Prozeß der Revitalisierung. Zu den alltäglichsten klinischen Bildern, die Mediziner in Ost und West beobachten, gehören die fiebrigen Krankheiten, die einen typischen Ablauf zeigen: Einsetzen, Höhepunkt und Rekonvaleszenz. (Bis vor nicht allzu langer Zeit waren diese Krankheiten die hauptsächlichen Todesursachen.) Im modernen Westen würde man diese Krankheiten höchstwahrscheinlich als ansteckende oder infektiöse Krankheiten beschreiben; die Chinesen beschreiben sie als eine Abfolge von Disharmoniemustern.

Ursprünglich dachte man, diese Muster träten in einer Abfolge von sechs Stadien auf; später wurde (zur Ergänzung der früheren Vorstellungen) ein Vier-Stadien-Modell entwickelt, das den Medizinern eine alternative Theorie in die Hand gab. Beide Sequenzen bilden seitdem den Rahmen der Wahrnehmung, innerhalb dessen die chinesischen Ärzte fiebrige Krankheiten diagnostizieren und behandeln. Das Modell der Abfolge von Mustern bei fiebriger Krankheit wird die «Unterscheidung Äußerer Hitzemuster» (*wai-gan re-bing bian-zheng*) genannt; es beinhaltet eine Ausarbeitung der äußerlichen unter den Acht Grundmustern sowie der Muster Bösartiger Einflüsse.

Das Sechs-Stadien-Modell (*liu-jing bian-zheng*)

Zhang Zhong-jing, einer der größten Mediziner Chinas, entwickelte die Idee der Sechs-Stadien-Sequenz in seinem Klassiker *Shang-han lun* (Über kälteinduzierte Krankheiten) ca. 220 n. Chr. Zhang studierte und synthetisierte sämtliche medizinischen Schriften seiner Zeit, um dieses Sechs-Stadien-Modell herauszuarbeiten. Sein Ausgangspunkt war eine unklare, schwer verständliche Passage im *Nei Jing*, die von sechs Krankheitsstadien spricht.[1] Zhang schuf daraus ein umfassendes, logisches und praktisch anwendbares Modell. Die darin enthaltenen Behandlungsmethoden und Verordnungen lernen auch heute noch alle Praktiker der chinesischen Medizin auswendig.

Dr. Zhangs Buch ‹Über kälteinduzierte Krankheiten› wurde zum zweitwichtigsten Werk der medizinischen Literatur und wurde mindestens ebensooft kommentiert wie das *Nei Jing*, obgleich es sich eher auf Behandlungsmethoden und Verordnungen als auf die Theorie konzentriert. Die Eleganz und Raffinesse der Diskussion liegt in der minimalen Zahl der Zeichen, die hier zum Entwerfen eines Musters gebraucht werden, und in der feinfühligen und präzisen Art der Verordnungen und ihrer Abwandlungen.

Die sechs Stadien bilden eine Reihenfolge von Mustern, die den Verlauf einer Krankheit kennzeichnen, in der ein Bösartiger Einfluß in den Körper eindringt und Fieber hervorruft. Dr. Zhang stellt fest, daß solche Krankheiten gewöhnlich mit dem ersten Stadium beginnen und sich über die weiteren fünf bis zum sechsten Stadium entwickeln. Allerdings kann eine Krankheit auch direkt mit jedem anderen Stadium beginnen, kann Stadien überspringen oder sich auch in umgekehrter Richtung entwickeln.

Das erste Stadium wird **Tai Yang** (Großes Yang) genannt. Es zeichnet sich durch Abneigung gegen Kälte und Wind, durch Fieber,

Kopfschmerzen und einen oberflächlichen Puls aus.[2] (Innerhalb der Acht Grundmuster ist dies ein Muster eines «Äußeren Bösartigen Kälteeinflusses». Die Diskussion erwähnt viele Unterschiede und Variationen des Tai-Yang-Stadiums.[3] Es markiert das Einsetzen der Krankheit; danach tritt der Bösartige Einfluß entweder in das Yang-Ming- oder das Shao-Yang-Stadium ein.

Das **Yang-Ming**-Stadium (Yang-Leuchten) erkennt man an «Fieber, Schwitzen, keiner Abneigung gegen Kälte, sondern eher Abneigung gegen Hitze».[4] Reizbarkeit, Durst, schneller, großer und voller Puls sind wichtige Yang-Ming-Zeichen. Dieses Stadium markiert die Entwicklung der Krankheit zu einem Innerlichen Muster; im Rahmen der Acht Grundmuster ist es ein Muster Innerer Hitze.

Shao Yang (Kleines Yang), das dritte Stadium, sollte logischerweise vor dem Yang-Ming-Stadium kommen. Die Reihenfolge der Präsentation basiert jedoch auf der ursprünglichen Darstellung im *Nei Jing* und wurde nie verändert. Zeichen des Shao-Yang-Stadiums sind u. a. «Frösteln und Fieber, die sich abwechseln, Schwellungen in Brust und Seiten, bitterer Mundgeschmack, Appetitlosigkeit, Reizbarkeit und Brechreiz».[5] Das Auftreten von Fieber und Frösteln gleicht dem bei Malaria: abwechselndes Auftreten, ausgeprägte Erscheinung. Das Shao-Yang bildet eine Unterkategorie von «Äußerlich/Innerlich» und ist als halb-äußerliches/halb-innerliches Muster bekannt, d. h. es weist weder das gleichzeitige Auftreten von Frösteln und Fieber wie bei einem Äußerlichen Muster noch die Innerlichen Zeichen von Fieber und Abneigung gegen Kälte auf und gilt deshalb als «zwischendrin». Das Muster ist engstens mit der Gallenblasen- und Dreifacher Erwärmer-Leitbahn verbunden und wird deshalb mit Seitenschmerzen, bitterem Mundgeschmack, verschwommener Sicht und drahtigem Puls in Zusammenhang gebracht.

Die ersten drei Stadien – Tai Yang, Yang Ming und Shao Yang – sind Übermaßmuster, das vierte und fünfte Stadium sind Mangelmuster und innerlicher Art (Bösartige Einflüsse spielen hier eigentlich keine Rolle); das sechste Stadium wird als gemischtes Muster angesehen. Ein Bösartiger Einfluß kann während der letzten drei Stadien in den Körper eindringen, indem er entweder die ersten drei Stadien der Reihenfolge nach durchläuft oder indem er direkt nach innen geht.[6]

Das vierte Stadium, **Tai Yin** (Großes Yin), zeichnet sich durch Völlegefühl und Schwellungen im Bauch, keinen Durst, «Erbrechen, Appetitlosigkeit, starken Durchfall und gelegentliche Schmerzen»[7] aus. Die Kommentare bezeichnen diesen Zustand als Mangelndes Milz-Yang.

Vom **Shao Yin** (Kleines Yin) – dem fünften Stadium – nimmt man an, daß es noch einen Schritt «tiefer» geht. Für viele Kommentare ist dies der kritischste Zustand. Die hervorstechenden Zeichen sind ein «verschwindender Puls und ein großes Schlafbedürfnis»,[8] außerdem Abneigung gegen Kälte, kalte Gliedmaßen, kein Fieber. Die Kommentare bezeichnen das Shao Yin als ein Muster des Yang-Mangels, vor allem der Nieren.

Das sechste Stadium, **Jue Yin** (Absolutes Yin), sollte logischerweise das tiefste und gefährlichste darstellen. Zhangs Diskussion beschreibt es jedoch als gemischtes Muster, in dem Yin und Yang des Körpers auf eine komplexe Weise so agieren, daß einige Bereiche heiß und andere kalt sind. Der Text diskutiert hier außerdem Würmer.[9]

Die Muster der Sechs-Stadien-Sequenz mit ihren vielen Unterkategorien und einer großen Anzahl von Verordnungen bildeten für viele Jahrhunderte die Grundlage der Behandlung von fiebrigen Krankheiten äußeren Ursprungs. (Die Verordnungen für die letzten drei Stufen dienten als Basis zur Behandlung Innerer Disharmonien.) Langsam begannen die Mediziner jedoch, die Theorie wegen ihrer Auslassungen und ihrer Einseitigkeit zu kritisieren. Viele Kliniker und Theoretiker meinten, Dr. Zhang habe allein Bösartige Kälteeinflüsse betont und Bösartige Hitzeeinflüsse praktisch übergangen; er habe sich auf «Kälte, die das Yang beeinträchtigt» konzentriert, aber die «Hitze, die das Yin verletzt» vergessen und sich mit Yang-Mangel befaßt, aber Yin-Mangel ignoriert. (Abgesehen davon ist es möglich, daß sich die Natur der Erkrankungen über die Jahrhunderte hinweg veränderte durch bessere Abwasserableitung, sanitäre Einrichtungen, soziale Stabilität und nahrhafteres Essen.)

Das Vier-Stadien-Modell (*wei qi-ying-xue bian-zheng*)

Während der Ming-Dynastie (1368–1644 n. Chr.) und der Qing-Dynastie (1644–1911 n. Chr.) entwickelten chinesische Mediziner das Vier-Stadien-Modell[10], das den Unzulänglichkeiten des Sechs-Stadien-Modells abhelfen sollte. Die Darstellung des Verlaufs der kälteinduzierten Krankheiten sollte nicht widerlegt, sondern vielmehr ergänzt und somit ein umfassenderes System zur Behandlung fiebriger Krankheiten angeboten werden. Ein chinesischer Arzt konnte nun, entsprechend der Zusammensetzung der Zeichen, die Erkrankung entweder nach dem Vier- oder dem Sechs-Stadien-Modell interpretieren. Die Vier-Stadien-Abfolge wurde als Konzept der «Schule der Warmen Krankheiten» (*wen-re-xue*) bekannt, und obwohl sich diese Schule erst spät in der medizinischen Geschichte entwickelte, wird sie generell als Teil der klassischen chinesischen Medizintheorie akzeptiert. Hier zeigt sich wieder, wie Muster, Theorien und klinische Wahrnehmungen verändert bzw. der Klarheit und Genauigkeit wegen verfeinert wurden.

Die «Schule der Warmen Krankheiten» geht auf einige verstreute Sätze im *Nei Jing* zurück, die sich auf Hitzedisharmonien beziehen (z. B.: «Es ist die Kälte im Winter, die schwächt, im Frühling werden es die Warmen Krankheiten sein»[11]), und auf einige kurze Zitate in Zhangs Besprechung der kälteinduzierten Krankheiten (z. B.: «Tai-Yang-Krankheit, Fieber und Durst, keine Abneigung gegen Kälte ist gleich Warme Krankheit»[12]).

Vier Begriffe im *Nei Jing*, die physiologische Einheiten beschreiben, dienten als Grundlage für die alternative Sequenz der Hitzemuster, die die Schule der Warmen Krankheiten entwickelte. Sie schildern vier allgemeine und aufeinanderfolgende Stadien fiebriger Disharmonien[13], die – entsprechend der schematischen Darstellung – auf vier verschiedenen Ebenen des Körpers auftreten.

Das erste Stadium (*wei-fen-zheng*) bedeutet, daß sich der Bösartige Einfluß im **Wei-Bereich** oder auf der obersten Ebene aufhält (*wei* ist das chinesische Wort für Abwehr-Qi). Das Muster des Wei-Bereichs erkennt man an folgenden Zeichen: Fieber, wenig Abneigung gegen Kälte, Kopfschmerzen, Husten, wenig Durst mit oder ohne Schwitzen, oberflächlicher und schneller Puls, rötlicher Zungenkörper oder rötliche Zungenspitze. Im Rahmen der Acht Grundmuster stellt es ein Muster Äußerer Hitze dar, das in Dr. Zhangs Besprechung keine Erwähnung findet.

Das zweite Stadium wird das Muster des **Qi-Bereichs** (*qi-fen-zheng*) genannt. Der Bösartige Einfluß dringt in den Qi-Bereich, eine tiefere Ebene des Körpers, ein, wenn er im Wei-Bereich nicht abgewiesen werden konnte. Das hervorstechendste Zeichen dieses Stadiums ist Fieber ohne Kälteaversion. Damit gleicht es dem Yang-Ming-Stadium der Sechs-Stadien-Sequenz oder – aus der Perspektive der Acht Grundmuster – einem Muster Innerer Hitze. Abhängig von der Art der Hitze und vom betroffenen Organ entwickeln sich verschiedene Teilmuster. Die Literatur beschäftigt sich ausführlich mit den Details dieses Stadiums. Hitze in der Lunge produziert z. B. hohes Fieber, pfeifende Atmung, Husten, gelben Zungenbelag und Durst; Hitze im Magen zeigt sich mit hohem Fieber, Schwitzen, dunklem und spärlichem Urin, Verstopfung, Magen- und Bauchschmerzen und überflutendem Puls.

Das Muster des **Ying-Bereichs** (*ying-fen-zheng*) stellt das dritte Stadium der Vierer-Sequenz dar. Der Begriff *ying* beschreibt den nährenden Aspekt des Qi, der mit dem Blut zu tun hat. Das Muster des Ying-Bereichs erkennt man an einer scharlachroten Zunge, Reizbarkeit, Unruhe, Delirium oder Koma (da sich der Bösartige Einfluß jetzt bereits in den tieferen Yin-Bereichen des Körpers aufhält, wird ein dunkleres Zungenrot erzeugt und es kommt leicht zu einer Verwirrung des Shen), Fieber, das abends steigt, Durst, der aber nicht so groß ist wie der des Qi-Bereichs (weil ein Teil der Säfte verdampft und zur Zunge aufsteigt), an leichten, roten Hautausschlägen (da das Ying-Stadium die Vorbereitung zum Blut-Stadium darstellt und Hautausschläge ein Zeichen für Hitze im Blut sind, beginnen diese oft schon im Ying-Stadium) und einem feinen, schnellen Puls.

Das Muster des **Blut-Bereiches** (*xue-fen-zheng*) ist das letzte, tiefste und gravierendste der Vier-Stadien-Sequenz. Alle Zeichen des Ying-Bereichs verstärken sich: Der Patient erliegt einem hohen Fieber, Delirium oder Koma, ist außergewöhnlich reizbar und hat deutliche und heftige Hautausschläge. Da die Hitze das Blut in Aufruhr bringt, bewegt sich dieses ungezügelt (blutiges Erbrechen, Nasenbluten, Blut im Stuhl oder Urin, Hautausschläge). Das Shen kann erheblich gestört sein, die Hitze Yin und Blut in diesem Stadium so ernstlich beeinträchtigen, daß sich ein Wind erhebt (Zittern, Steifheit, nach oben gedrehte Augen, Kieferstarre). Manchmal zeigt sich dieses Stadium auch mit Mangelzeichen: niedriges Fieber (kalter Morgen/heißer Abend), heiße Handflächen und Fußsohlen, trockene Zähne, tiefliegende Augen, zitternde Hände und ein sehr feiner Puls. In diesem Fall kann die Hitze als der Einfluß verstanden werden, der Yin, Säfte und Blut verletzt.

Warme Krankheiten wirken gerne auf den Herzbeutel ein. Am häufigsten sieht man «Hitze, die das Shen verwirrt»; dieses Phänomen wird normalerweise als Hitze beschrieben, die in den Herzbeutel einbricht, was meist im Ying- oder dem Blut-Stadium geschieht. Eine solche Beeinträchtigung des Herzbeutels trübt das Shen; mögliche Folgen sind Koma oder Delirium; außerordentliche Reizbarkeit und eine zitternde Zunge gelten als die ersten Zeichen eines solchen Einbruchs. Ein anderes, allgemein übliches Muster, das das Shen beeinträchtigt und Äußere Hitzedisharmonien begleitet, ist «Schleim, der den Herzbeutel verstopft». Zur Unterscheidung der beiden Muster siehe Tabelle 12.

Tabelle 12: Hitzemuster, die auf den Herzbeutel einwirken

Zeichen	Bösartiger Hitzeeinfluß, der in den Herzbeutel einbricht	trüber Schleim, der den Herzbeutel verstopft
Shen	Koma, häufig mit Zuckungen oder Nervosität	Koma, manchmal mit wachen Phasen
Fieber	hohes Fieber	niedrigeres Fieber
Stuhl	oft keine Veränderung, oder Verstopfung	ungeformter Stuhl
Puls	fein und schnell oder drahtig und schnell	zerfließend und schnell oder schlüpfrig und schnell
Zunge	scharlachroter, trockener Zungenkörper, gelber Belag	roter Zungenkörper, fetter weißer oder fetter gelber Belag

Anmerkungen

1 Das *Nei Jing* stellt fest, daß Kälte, die in den Körper eindringt, am ersten Tag das Tai Yang beeinträchtigt, am zweiten Tag das Yang Ming, am dritten Tag das Shao Yang, am vierten das Tai Yin, am fünften das Shao Yin und am sechsten das Jue Yin. Falls die Krankheit weiter fortschreitet, wiederholt sich dieser Zyklus (siehe *Su Wen*, 9. Abschn., 31. Kap., S. 183–185). Die Begriffe Tai Yang, Yang Ming, Shao Yang, Tai Yin, Shao Yin und Jue Yin bezeichnen auch Leitbahnen. Eine Verbindung zwischen den sechs Stadien und diesen Leitbahnen wurde jedoch erst hergestellt, als Zhu Kong im Jahre 1107 n. Chr. einen Kommentar zu Dr. Zhangs Besprechung der kälteinduzierten Krankheiten schrieb. Abgesehen davon sollte man im Auge behalten, daß das Sechs-Stadien-Modell zwar scheinbar auf dem *Nei-Jing* aufbaut, viele Gelehrte aber aufgrund syntaktischer Indizien der Meinung sind, daß das Buch ‹Über kälteinduzierte Krankheiten‹ früher als der größte Teil der *Nei-Jing*-Texte geschrieben wurde.

2 Zhang: Über kälteinduzierte Krankheiten [27], 1. Abschnitt, S. 1.

3 Der wichtigste Unterschied auf dieser Stufe ist, ob der Patient schwitzt (Übermaß) oder nicht schwitzt (Mangel).

4 Zhang: Über kälteinduzierte Krankheiten [27], 182. Abschn., S. 116.

5 Ebenda, 96. Abschn., S. 57.

6 Für die Behandlung fiebriger Krankheiten sind die letzten drei Stadien relativ bedeutungslos, und im allgemeinen besitzen sie auch wenig diagnostischen Wert. Ihre Bedeutung liegt in den dafür vorgeschlagenen Verordnungen, die auch heute noch die Grundlage für einen weiten Bereich der traditionellen Therapie bilden.

7 Zhang: Über kälteinduzierte Krankheiten, 273. Abschn., S. 161.

8 Ebenda, 281, Abschn., S. 1666.

9 Zhang Zhong-jing bespricht in ‹Wichtige Verordnungen aus dem Goldenen Schrein› [29], das ursprünglich mit ‹Über kälteinduzierte Krankheiten› in einem einzigen Band zusammengefaßt war, verschiedene Muster Innerer Disharmonie, gynäkologische Beschwerden und andere komplexe Situationen.

10 Die bedeutendsten dieser Mediziner waren Ye Tian-shi, dessen wichtigstes Werk die Besprechung der Warmen Krankheiten (*Wen-re Lun*, 1746 n. Chr.) ist, und Wu Ju-tong, der 1798 n. Chr. die ‹Verfeinerte Diagnostik der Warmen Krankheiten› [23] schrieb.

11 *Su Wen*, 1. Abschn., 3. Kap., S. 21; siehe auch 2. Abschnitt, 5. Kap., S. 35.

12 Zhang: Über kälteinduzierte Krankheiten, 6. Abschn., S. 3.

13 Die Darstellung der Vier-Stadien-Sequenz basiert auf: Nanjinger Akademie: Lehrbuch zu den Warmen Krankheiten [80], S. 5–10. Der Diskussion des Herzbeutels liegt die Besprechung der Shanghaier Akademie: Grundlagen [53], S. 236–239, zugrunde.

Anhang B
Disharmonien der Yang-Organe

Die Hauptaufgabe der Yang-Organe ist, Nahrung aufzunehmen und zu verdauen, die brauchbaren Teile zu absorbieren und die Abfälle auszuscheiden. Da die Yang-Organe vor allem mit «unreinen» Substanzen zu tun haben (Nahrung vor der Umwandlung, Urin, Exkremente), gelten sie im Vergleich zu den Yin-Organen, die mit den «reinen» oder Grundsubstanzen Qi, Blut, Jing und Shen arbeiten, als weniger «tief» bzw. äußerlicher. Die Yang-Organe spielen in der Theorie und in der Praxis eine weniger ausschlaggebende Rolle. In der Akupunktur sind die Yang-Leitbahnen aber genauso wichtig wie die Yin-Leitbahnen.

In der Innen-Außen-Beziehung sind Yin- und Yang-Organe zu Paaren zusammengefaßt (siehe Tabelle 1, 3. Kapitel), und die Leitbahnen jedes gekoppelten Organpaares sind miteinander verbunden. Einige Yang-Organe haben eine innige Beziehung mit den ihnen zugeordneten Yin-Organen, andere Paarungen scheinen lediglich auf der mechanischen Ausarbeitung der Fünf-Phasen-Zuordnungen zu beruhen.

Die Koppelung von Leber und Gallenblase, Milz und Magen, Nieren und Blase ist von tatsächlicher physiologischer Bedeutung und besitzt in der Pathologie auch praktischen Wert. Die Koppelung von Herz und Dünndarm, Lunge und Dickdarm betrifft vor allem ihre Leitbahnen; sie hat in der Praxis nur geringe Konsequenzen.

Im allgemeinen reagieren die Yang-Organe eher auf Übermaß und Hitze als ihre Yin-Gegenspieler. Die häufigste Blasendisharmonie ist «Abwärts strömende feuchte Hitze» (Hitze/Übermaß), während Nierendisharmonien gewöhnlich Mangelmuster sind.

Magen und Milz zeigen ihre Komplementarität in bezug auf

Feuchtigkeit und Trockenheit. Der Magen braucht Feuchtigkeit und reagiert empfindlich auf Trockenheit, bei der Milz ist es umgekehrt. Folglich ist für den Magen ein Yin-Mangel, für die Milz eine Feuchte Disharmonie typisch. Die gegenseitige Ergänzung von Magen und Milz äußert sich zudem in der Richtung des Qi-Flusses: Qi fließt vom Magen abwärts und von der Milz aufwärts. Aus diesem Grund wird eine Magendisharmonie mit Übelkeit, Erbrechen und Aufstoßen auftreten (eine Umkehrung der normalen Bewegungsrichtung) und eine Milzdisharmonie mit schlaffen Eingeweiden und Hämorrhoiden.

Gallenblasen- und Leberdisharmonien sind klinisch schwer zu unterscheiden, weil eine Funktionsstörung der Leber – im Gegensatz zu den Disharmonien anderer Yin-Organe – häufig mit Hitze und Übermaß verbunden ist. Die praktische Erfahrung hat jedoch gezeigt, daß Gallenblasendisharmonien eher Äußerliche und Leberdisharmonien eher Innerliche Muster bilden.

Die Verbindung von Dünndarm und Herz sowie Dickdarm und Lunge ist lediglich in der Akupunktur von Bedeutung, wenn die Leitbahnen der Yang-Organe zur Behandlung der gekoppelten Yin-Organe benutzt werden. Dünn- und Dickdarmdisharmonien weisen eine Beziehung zur Milz und eine Tendenz zu Übermaß, Stagnation oder Hitze auf (z. B. Feuchte Hitze im Dickdarm). Von Magen und Milzdisharmonien kann man sie oft durch das Auftreten von Darmgurgeln und -kollern (Borborygmus) unterscheiden.

Da der Dreifache Erwärmer nicht getrennt von anderen Organen existiert, gibt es selten Disharmonien, die ihn unabhängig von anderen Organen betreffen. (Dies gilt nicht für seine Leitbahn, die ein unabhängiges Dasein führt und einen ihr eigenen therapeutischen Wert besitzt.)

Die Tabellen 13 bis 17 fassen die grundlegendsten Disharmoniemuster der Yang-Organe zusammen.[1]

Tabelle 13: Disharmoniemuster des Magens

Muster	Zeichen	Zunge	Puls
Loderndes Magenfeuer	Durst; übermäßiges Trinken; übermäßiger Appetit; schlechter Mundgeruch; geschwollenes und schmerzendes Zahnfleisch; brennendes Gefühl im Oberbauch	roter Zungenkörper, dicker gelber Belag	überflutend oder schnell und voll
Mangelndes Magen-Yin	trockener Mund; trockene Lippen; Appetitlosigkeit; trockenes Erbrechen oder Aufstoßen; Verstopfung	geschält, rötlicher Zungenkörper	fein und schnell
Stagnierendes Magen-Qi*	Schwellungen und Schmerzen im Oberbauch; Schmerzen ziehen sich oft bis in die Seiten – sie haben häufig einen emotionalen Bezug; Aufstoßen; saurer Mundgeschmack	dunkler Zungenkörper	drahtig
Gestautes Blut im Magen	schneidende, bohrende Schmerzen im Oberbauch; Schwellungen; Schmerzzunahme durch Berührung; schwarzer oder dunkler Stuhl; dunkle Gesichtsfarbe	dunklerer Zungenkörper mit roten Flecken, dünner gelber Belag	drahtig und rauh
Kältemangel im Magen**	leichte, hartnäckige Schmerzen im Oberbauch; Linderung der Beschwerden durch Wärme, Nahrungseinnahme und Berührung	blasser Zungenkörper, feuchter weißer Belag	tief oder sanft und ohne Kraft

* Auch «Leber greift den Magen an» genannt.

** Auch «Mangelndes Milz-Yang» genannt.

Tabelle 14: Disharmoniemuster des Dünndarms

Muster	Zeichen	Zunge	Puls
Kältemangel im Dünndarm*	leichtes, hartnäckiges Unbehagen im Unterbauch; gurgelnde Geräusche im Bauch; wäßriger Stuhl	blasser Zungenkörper, dünner weißer Belag	leer
Stagnierendes Qi im Dünndarm**	drängende Schmerzen in Leiste und Unterbauch, die sich oft in den unteren Rücken ziehen; ein Hoden liegt tiefer als der andere	weißer Belag	tief und drahtig oder tief und straff
Übermäßige Hitze im Dünndarm***	Reizbarkeit; Bläschenausschlag im Mund; Halsschmerzen; häufiges und auch schmerzvolles Wasserlassen; dunkle Urinfarbe; Völlegefühl im Unterbauch	roter Zungenkörper, gelber Belag	schnell und schlüpfrig
Blockiertes Dünndarm-Qi	heftige Bauchschmerzen; Verstopfung; kein Blähungsabgang; mögliches Erbrechen von Fäkalien	fetter gelber Belag	drahtig und voll

* Auch «Mangelndes Milz-Qi» genannt.

** Dieses Muster beschreibt oft einen Eingeweidebruch. Auch «Kälte blokkiert die Leber-Leitbahn» genannt.

*** Dieses Muster – auch «Herzfeuer bewegt sich auf der Leitbahn zum Dünndarm» genannt – bildet eine Ausnahme, in der Herz und Dünndarm klinisch verbunden sind.

Tabelle 15: Disharmoniemuster des Dickdarms

Muster	Zeichen	Zunge	Puls
Feuchte Hitze dringt in den Dickdarm ein*	drängendes Verlangen, den Darm zu entleeren, das nach der Darmentleerung zunimmt; eitriger oder blutiger Stuhl; brennender Anus; oft auch begleitendes Fieber	roter Zungenkörper, fetter gelber Belag	schlüpfrig und schnell
Darmabszeß**	drängende Schmerzen im rechten Unterbauch; Fieber oder kein Fieber; Berührung verschlimmert Beschwerden	roter Zungenkörper, gelber Belag	schnell

Muster	Zeichen	Zunge	Puls
Erschöpfung der Säfte im Dickdarm	Verstopfung; trockener Stuhl; dieser Zustand tritt oft nach einer Entbindung auf	roter und trockener Zungenkörper	fein
Kalte Feuchtigkeit im Dickdarm***	Darmkollern; manchmal Bauchschmerzen; Durchfall; klarer Urin	feuchter, fetter, weißer Belag	tief und schlüpfrig
Qi-Mangel im Dickdarm****	chronischer Durchfall; leichtes, hartnäckiges Unbehagen im Unterbauch; Darmkollern; Linderung der Beschwerden durch Druck; kalte Extremitäten; ermüdetes Shen	blasser Zungenkörper, weißer Belag	kraftlos

* Auch «Feuchte-Hitze-Ruhr» genannt.

** Dieses Muster wird im Ling Shu erwähnt und von Zhang Zhong-jing ausführlich diskutiert. Es entspricht unserer Blinddarmentzündung.

*** Auch «Feuchtigkeit bedrückt die Milz» genannt.

**** Auch «Mangelndes Milz-Yang» genannt.

Tabelle 16: Disharmoniemuster der Gallenblase

Muster	Zeichen	Zunge	Puls
Übermäßige Gallenblasenhitze	Schwellungen und Schmerzen in Seiten und Brust; bitterer Mundgeschmack; Erbrechen bitterer Flüssigkeit; schnelles Verärgertsein des Patienten	roter Zungenkörper, gelber Belag	drahtig, schnell und voll
Feuchte Hitze in Gallenblase	Gelbsucht (Yang-Typ, leuchtendgelbe Farbe); schmerzende Seiten; spärlicher und dunkler Urin; Fieber; Übelkeit; Erbrechen	roter Zungenkörper, fetter gelber Belag	drahtig, schnell und schlüpfrig
Mangelnde Gallenblasenhitze	Schwindelgefühle; der Patient fürchtet sich leicht; Schüchternheit; Unentschlossenheit; verschwommenes Sehen; fühlt sich von kleinen Dingen belästigt	dünner weißer Belag	drahtig und fein

Tabelle 17: Disharmoniemuster der Blase

Muster	Zeichen	Zunge	Puls
Feuchte Hitze strömt abwärts in die Blase	häufiges, drängendes, schmerzvolles Wasserlassen; Fieber; Durst; trockener Mund; Rückenschmerzen	roter Zungenkörper, fetter gelber Belag	drahtig und schnell oder schlüpfrig und schnell
Feuchte Hitze akkumuliert und kristallisiert sich in der Blase	Urin enthält gelegentlich sandähnliches Material; Schwierigkeiten beim Wasserlassen oder plötzliche Blockierung des Urinflusses; gelegentlich heftige schneidende Schmerzen in der unteren Leistengegend oder im Rücken; gelegentlich Blut im Urin	vergleichsweise normal	schnell
Trübe heiße Feuchtigkeit blockiert die Blase	Urin enthält trübe Bestandteile	roter Zungenkörper, fetter Belag	zerfließend und schnell
Mangelndes Blasen-Qi*	Inkontinenz oder häufiges Wasserlassen oder Bettnässen	feuchter, weißer Belag	tief und kraftlos

* Auch «Mangelndes Nieren-Yang» genannt.

Anmerkung

1 Die Babellen 13 bis 17 basieren auf: Tianjiner Klinik: Traditionelle chinesische innere Medizin 55, S. 29–45, und Anhuier Akademie: Klinisches Handbuch 68, S. 34–38.

Anhang C
Die Üblichen Beschwerden in verschiedenen Mustern

Patienten konsultieren den Arzt gewöhnlich aufgrund einer Beschwerde (Fieber, Husten, Verdauungsprobleme usw.). Diese Beschwerde ist Teil eines Disharmoniemusters, welches der Arzt zu erkennen sucht. Tabellen 18 bis 39 veranschaulichen die Erscheinung üblicher Beschwerden in verschiedenen typischen Mustern (kein Anspruch auf Vollständigkeit, weder in bezug auf Beschwerden noch auf Muster). Viele dieser Beschwerden werden in Einführungstexten zur traditionellen chinesischen Medizin ausführlich besprochen: in welchen Mustern sie auftreten, mögliche Variationen der Muster, ihre Interaktionen und die entsprechende Behandlung.[1]

Fieber Fieber ist normalerweise ein ausgeprägtes Zeichen für die Muster eines Äußeren Bösartigen Einflusses. Das Innerliche Hauptmuster für Fieber ist Mangelndes Yin. Die folgende Tabelle enthält zwei weitere Innerliche Muster, die nicht vorrangig mit Fieber in Zusammenhang gebracht werden, die aber die notwendige Flexibilität in der chinesischen Medizin verdeutlichen sollen.

Tabelle 18: Fieber

Muster	Zeichen	Zunge	Puls
Äußerliches Kälte/Wind-Muster	Fieber; Kälteaversion; Kopf- oder Leibschmerzen; manchmal Husten, manchmal laufende oder verstopfte Nase; kein Durst	dünner weißer Belag	oberflächlich und straff oder oberflächlich und sanft

Muster	Zeichen	Zunge	Puls
Äußerliches Hitze/Wind-Muster	Fieber; leichte Kälteaversion; Kopfschmerzen; Durst; Halsschmerzen; manchmal Husten mit gelbem Auswurf	rote Zungenspitze, leicht gelber Belag	oberflächlich und schnell
Äußere Kälte und Innerer Yang-Mangel	sehr leichtes Fieber; akutes Einsetzen der Krankheit; Verlangen nach warmer Kleidung; Schlafbedürfnis; starke Kälteaversion	blasser, feuchter Zungenkörper	verschwindend
Bösartiger Einfluß im Shao-Yang-Stadium (Sechs-Stadien-Sequenz)	Fieber und Frösteln wechseln sich ab; Appetitlosigkeit; Übelkeit	dünner und weißer oder gelber und weißer Belag	drahtig
Bösartiger Einfluß im Yang-Ming-Stadium (Sechs-Stadien-Sequenz)	nur Fieber, keine Kälteaversion; Durst; Reizbarkeit; rotes Gesicht; Schwitzen	roter Zungenkörper, trockener, gelber Belag	überflutend und kräftig oder schlüpfrig und schnell
Mangelndes Yin	chronisches leichtes Fieber am Nachmittag; warme Handflächen und Fußsohlen; Schlaflosigkeit; Nachtschweiß; rote Wangen	rötlicher Zungenkörper, dünner Belag	fein und schnell
Qi-Mangel	chronisches leichtes Fieber (vor allem morgens); spontane Schweißausbrüche; Abneigung gegen Zugluft; Müdigkeit; weißes und glänzendes Gesicht	blasser Zungenkörper, dünner weißer Belag	kraftlos
Gestautes Blut	chronisches leichtes Fieber; kein Durst oder Durst ohne Bedürfnis zu trinken; schneidende, örtlich fixierte Schmerzen; Blutungen	violetter Zungenkörper oder rote Bläschen auf der Zunge	rauh

Kopfschmerzen Kopfschmerzen können als Hauptbeschwerde in einer ganzen Reihe verschiedener Muster erscheinen. Im allgemeinen gehören plötzlich auftretende oder kurz anhaltende oder heftige, nicht nachlassende Kopfschmerzen zu einem Muster Äußeren oder Inneren Bösartigen Einflusses (d. h. Übermaßmuster); chronische milde Kopfschmerzen sind i. a. Teil eines innerlichen Mangelmusters.

Tabelle 19: Kopfschmerzen

Muster	Zeichen	Zunge	Puls
Kälte/Wind	plötzliche Kopfschmerzen, die sich gespannt anfühlen und zum Nacken und Rücken ziehen; Kälteaversion mit leichtem Fieber; kein Durst	dünner weißer Belag	straff und oberflächlich
Hitze/Wind	plötzliche Kopfschmerzen, manchmal rasender Schmerz; leichte Kälteaversion; hohes Fieber; rotes Gesicht; Durst; Halsschmerzen	dünner gelber Belag	oberflächlich und schnell
Feuchtigkeit/ Wind	plötzliche Kopfschmerzen, die sich schwer und voll anfühlen; kommendes und gehendes Fieber; steife Gelenke; Druckgefühl in der Brust; kein Durst; klebriges Gefühl im Mund	fetter weißer Belag	oberflächlich und schlüpfrig
Eingezwängtes Leber-Qi	einseitige Kopfschmerzen; Schwellungen in den Seiten; Gefühl des Eingepferchtseins; Übelkeit	normaler Zungenkörper, weißer Belag	drahtig
Aufwärts loderndes Leberfeuer	einseitige, rasende Kopfschmerzen; Reizbarkeit; schnelles Verärgertsein; streitsüchtig; unduldsam; bitterer Mundgeschmack; spärlicher und dunkler Urin; Verstopfung; rote Augen	roter Zungenkörper, gelber Belag	drahtig und schnell
Heftig aufsteigendes Leber-Yang	einseitige Kopfschmerzen, die zum Scheitel des Kopfes ziehen; Schwindelgefühle; Ohrenklingeln	roter Zungenkörper, dünner, trokkener Belag	drahtig oder drahtig und fein

Muster	Zeichen	Zunge	Puls
Mangelndes Milz-Qi	leichtes Kopfweh; glänzendweißes Gesicht; Müdigkeit; Motivationsmangel; spontane Schweißausbrüche; wenig Appetit	blasser Zungenkörper, weißer Belag	leer
Blutmangel	leichte Kopfschmerzen, die kommen und gehen; glanzloses Gesicht; Herzklopfen; verschwommenes Sehen; Schlaflosigkeit; Mangel an Selbstbewußtsein und Selbstwertgefühl	blasser Zungenkörper, weißer Belag	fein
Trüber Schleim	Kopfschmerzen mit Schweregefühl; Schwindelgefühle; Schwellungen im Brustbereich; Erbrechen von Speichel; der Patient fühlt sich belastet, kann unter vielen Möglichkeiten nicht wählen; übertriebene Fürsorge für andere	fetter, teigiger weißer Belag	schlüpfrig
Mangelndes Nieren-Yin	Kopfschmerzen, die von einem leeren Gefühl im Kopf begleitet werden; Schwindelgefühle; Ohrensausen; Erregtheit; Wankelmütigkeit; nervöse Unsicherheit; Furcht, die von dem Wunsch, sich zurückzuziehen, begleitet wird; Empfindlichkeit im unteren Rükken und in den Knien; Leukorrhöe	roter Zungenkörper, geschält, trockener Belag	fein und möglicherweise schnell
Mangelndes Nieren-Yang	gleiche Zeichen wie für Mangelndes Nieren-Yin; glänzendweißes Gesicht; Furcht, die von Bewegungsarmut begleitet wird; Unfähigkeit zur Selbstbehauptung; kalte Extremitäten; aufgedunsene Haut oder Ödeme	blasser, geschwollener, feuchter Zungenkörper, wenig Belag	kraftlos
Gestautes Blut	beständiges oder chronisches Kopfweh mit stechenden, schneidenden Schmerzen, die örtlich fixiert sind	dunkelvioletter Zungenkörper oder rote Flecken auf der Zunge	rauh

Schwindelgefühle Die äußerlichen Muster, die mit Schwindelgefühlen auftreten, sind die gleichen wie jene in der Kopfschmerztabelle und werden deshalb in der folgenden Tabelle nicht wiederholt. Innerliche Muster mit Schwindelgefühlen können solche von Übermaß oder Mangel sein. Innerliche Übermaßmuster bedeuten in diesem Fall immer Leberwind-Muster, die entweder Teil eines allgemeinen Leberhitze-Musters (Leberfeuer, Übermäßiges Leber-Yang, Mangelndes Leber-Yin) oder Teil eines Schleimmusters sind, in dem die Aufwärtsbewegung des «klaren Yang-Qi» gehemmt ist. Die innerlichen Mangelmuster mit Schwindelgefühlen beruhen normalerweise auf Mangelndem Blut oder Mangelndem Qi und der daraus folgenden Unfähigkeit dieser Grundsubstanzen, den Kopf zu «füllen», oder auf Insuffizienz der Nierenfunktionen, wodurch Mark und Gehirn nicht genährt werden können.

Tabelle 20: Schwindelgefühle

Muster	Zeichen	Zunge	Puls
Leberwind	Schwindelgefühle; Ohrensausen; schnelles Verärgertsein; der Zustand hängt oft von der emotionalen Lage ab; Kopfschmerzen; manchmal Erbrechen; bitterer Mundgeschmack; trockener Hals; taube Gliedmaßen	roter Zungenkörper, wenig Belag	drahtig
Trüber Schleim	Schwindelgefühle; Ohrensausen; der Kopf fühlt sich dumpf an, wie in einem Sack; der Kopf scheint sich zu drehen; Müdigkeit; Appetitlosigkeit; Erbrechen	fetter Belag	schlüpfrig
Mangelndes Qi	Schwindelgefühle; Ohrensausen (verstärkt bei Anstrengung); glänzendes, blasses Gesicht; Motivationsmangel; Kurzatmigkeit; Abneigung gegen Aktivität	blasser Zungenkörper, möglicherweise groß und feucht	leer

Muster	Zeichen	Zunge	Puls
Mangelndes Blut	Schwindelgefühle, Ohrensausen (verstärkt bei Anstrengung); fahles Gesicht; Tendenz zur Magerkeit; Mangel an Selbstbewußtsein und Selbstwertgefühl; Schlaflosigkeit; Herzklopfen, Ängstlichkeit	blasser Zungenkörper, möglicherweise klein und trocken	fein
Mangelndes Nieren-Yin	Schwindelgefühle; Ohrensausen; schlechtes Gedächtnis; Schmerzen und Schwächegefühl im unteren Rücken; warme Handflächen und Fußsohlen	rötlicher Zungenkörper	fein und möglicherweise schnell
Mangelndes Nieren-Yang	Schwindelgefühle; Ohrensausen, sehr langsames Shen; Schmerzen und Schwächegefühl im unteren Rücken; kalte Extremitäten; Impotenz; Sterilität	blasser, feuchter Zungenkörper	kraftlos

Durst Durst ist eine ungewöhnliche Hauptbeschwerde und wird hier zur Veranschaulichung der klinischen Flexibilität chinesischer Medizin vorgestellt. Das Zeichen Durst weist typischerweise auf Hitze oder Mangelndes Yin; beschreiben die Begleitzeichen aber ein untypisches Muster, hat das Zeichen Durst auch eine andere Bedeutung.

In einem chinesischen Text würde die Diskussion zu diesem Thema zwischen Durst als Symptom für sich selbst und Diabetes (der Krankheit des «Ausscheidens und Dürstens», siehe Anmerkung zu Tabelle 68, S. 374) unterscheiden; im letzteren Fall treten großer Appetit und häufiges Urinieren als Begleitzeichen auf.

Tabelle 21: Durst

Muster	Zeichen	Zunge	Puls
Übermäßige Trockenheit und Hitze in Lunge und Magen	trockener Mund; trockener Hals; Bedürfnis zu trinken; heißer Körper; Schwitzen; leichte oder keine Kälteaversion; Hitzeaversion; voller Bauch; Verstopfung	roter Zungenkörper	voll und schnell oder oberflächlich
Mangelndes Yin	Durst, aber wenig Bedürfnis zu trinken; warme Handflächen und Fußsohlen; Schlaflosigkeit; Nachmittagsfieber; Nachtschweiß	rötlicher Zungenkörper, kein Belag	fein und schnell
Mangelndes Milz-Qi und Sich ansammelnde Feuchtigkeit	Durst, aber kein Bedürfnis zu trinken, oder Verlangen nach heißen Flüssigkeiten; müde Gliedmaßen; Schweregefühl im Kopf und Körper; ungeformter Stuhl	blasser Zungenkörper, fetter weißer Belag	leer oder zerfließend
Nieren-Yang nicht ausreichend, um Wasser umzuwandeln	Durst, aber kein Bedürfnis zu trinken, oder Erbrechen nach dem Trinken; Kälteaversion; Müdigkeit; kalte Extremitäten	geschwollener, blasser Zungenkörper, wenig Belag	kraftlos
Feuchtigkeit und Schleim sammeln sich an	Durst, aber kein Bedürfnis zu trinken, oder Erbrechen nach dem Trinken; viel Speichelfluß; geschwollener Bauch; Schwierigkeiten beim Wasserlassen	fetter weißer Belag	schlüpfrig
Gestautes Blut	Durst, Reizbarkeit, Bedürfnis, Wasser zu gurgeln, aber nicht zu schlucken; andere Zeichen für Gestautes Blut	dunkelvioletter Zungenkörper	rauh

Erbrechen Erbrechen deutet normalerweise auf gegenläufiges Magen-Qi und beruht entweder auf einer Magendisharmonie oder einer anderen Disharmonie, die den Magen in Mitleidenschaft zieht.

Tabelle 22: Erbrechen

Muster	Zeichen	Zunge	Puls
Äußerer kalter Wind greift den Magen an	akutes Einsetzen des Erbrechens; Übelkeit, begleitet von Fieber und Kälteaversion, Kopf- und Leibschmerzen; Schwellungen in Brust und Bauch; Durchfall	weißer Belag	straff
Äußere Hitze oder Sommerhitze greift den Magen an	akutes Einsetzen des Erbrechens; Übelkeit begleitet von Fieber, Durst, Reizbarkeit, Durchfall	rötlicher Zungenkörper, gelber Belag	schnell und drahtig oder schnell und zerfließend
Schleim verstopft den Magen	Erbrechen; Unbehagen in der Brust; kein Bedürfnis zu trinken; Schwindelgefühle	fetter, weißer Belag	schlüpfrig
Leber greift den Magen an	Erbrechen; Nahrungssubstanzen erscheinen im Erbrochenen; saurer Mundgeschmack; Schwellungen in Brust und Seiten; der Zustand hängt oft von der emotionalen Lage ab	dünner weißer Belag	drahtig
Hitze erzeugt Leberwind, der den Magen angreift	stoßweises Erbrechen, hohes Fieber; Kopfschmerzen; steifer Nacken; Zucken der Gliedmaßen; Tetanie	roter oder scharlachroter Zungenkörper	drahtig und schnell
Mangelndes Magen-Yin	gelegentliches Erbrechen; trockener Mund; Hunger, aber kein Bedürfnis zu essen; andere Yin-Mangel-Zeichen	roter Zungenkörper, wenig Belag	fein und schnell
Mangelndes Milz- und Magen-Qi	Erbrechen, sogar nach geringfügigstem Überessen; unvorhersehbares chronisches Erbrechen; Müdigkeit; wäßriger Stuhl; blasses, weißes Gesicht	blasser Zungenkörper, wenig Belag	leer

Muster	Zeichen	Zunge	Puls
Stagnierende Nahrung sammelt sich an (Stagnierende Nahrung wird zum Muster)	Erbrechen von saurer, faulig riechender Nahrung; erleichtertes Gefühl nach dem Erbrechen; voller, empfindlicher und geschwollener Bauch nach dem Essen; Verstopfung oder Durchfall	fetter Belag	schlüpfrig und voll
Würmer stören den Magen	Erbrechen von Würmern; Erbrechen von klarer Flüssigkeit, Speichel oder gelbgrünlichem Wasser nach dem Essen; empfindlicher Bauch; nur gelegentliches Unbehagen		

Husten Husten ist ein allgemeines Zeichen, das oft in Zusammenhang mit Äußeren Bösartigen Einflüssen beobachtet wird, wenn diese die Lunge angreifen. Er kann aber auch Teil einer Inneren Lungendisharmonie oder einer Disharmonie anderer Organfunktionen sein, die die Lunge in Mitleidenschaft ziehen. Die folgende Tabelle übergeht die Muster Äußeren Einflusses, da diese in anderen Tabellen besprochen werden. Innere Disharmonien mit Husten beruhen vor allem auf Yin- oder Qi-Mangel. Die Lunge wird am häufigsten von der Milz (Mangel erzeugt Schleim, der die Lunge angreift), der Leber (Leberfeuer kann die Lunge angreifen) oder den Nieren (Unfähigkeit der Nieren, das Lungen-Qi zu ergreifen) beeinflußt.

Tabelle 23: Husten

Muster	Zeichen	Zunge	Puls
Mangelndes Lungen-Yin	trockener Husten, trockener Mund und Hals; rote Wangen; andere Zeichen von Yin-Mangel	roter Zungenkörper, wenig Belag	fein und schnell

Muster	Zeichen	Zunge	Puls
Mangelndes Lungen-Qi	schwacher Husten, der gewöhnlich mit Asthma verbunden ist; wiederholte Erkältungen, spontane Schweißausbrüche; Zeichen von Qi-Mangel	blasser, feuchter Zungenkörper	leer oder kraftlos
Feuchter Schleim behindert die Lunge	Husten mit reichlich weißem Auswurf; Schwellungen in Brust und Oberbauch; Appetitlosigkeit; Müdigkeit; die Symptome treten oft mit Zeichen von Mangel oder Feuchtigkeit in der Milz auf	fetter weißer Belag	zerfließend oder schlüpfrig
Heißer Schleim sammelt sich in der Lunge	Husten mit reichlich dickem, gelbem Auswurf, der manchmal einen fauligen Geruch hat; andere Hitzezeichen	fetter gelber Belag	schlüpfrig und schnell
Leberfeuer greift die Lunge an	hervorsprudelnder, sporadisch auftretender Husten; Husten verursacht Seitenschmerzen; trockener Hals; rotes Gesicht; andere Leberdisharmonie-Zeichen	dünner, trockener, gelber Belag	drahtig und schnell
Unfähigkeit des Nieren-Yang, das Lungen-Qi zu ergreifen	gewöhnlich findet man bei diesem Muster eine lange Krankheitsgeschichte; Ausatmen fällt leichter als Einatmen; Asthma; Symptome verschlimmern sich bei Anstrengung; Empfindlichkeit im unteren Rücken; Kälteaversion; welkes Gesicht	blasser, geschwollener, feuchter Zungenkörper	kraftlos

Brust- und Seitenschmerzen Die Brust beherbergt Lunge und Herz, die Seiten stehen in innigster Verbundenheit mit Leber- und Gallenblasenfunktion. Brustschmerzen treten am häufigsten auf, wenn ein Äußerer Bösartiger Einfluß die Zirkulation des Lungen-Qi hemmt, wenn eine Blockierung von Herzblut oder Herz-Qi (weil aufgrund eines Yang-Mangels keine Bewegung erzeugt werden kann) oder Schleimblockade vorliegt. Seitenschmerzen deuten meistens auf Leber- oder Gallenblasendisharmonien.

Tabelle 24: Brust- und Seitenschmerzen

Muster	Zeichen	Zunge	Puls
Äußere Hitze greift die Lunge an	Schmerzen und Empfindlichkeit in Brust und Seiten; Husten; Asthma; gelber oder rostfarbener Auswurf; Fieber; Frösteln	gelber Belag, rote Zungenspitze	oberflächlich und schnell
Äußere Trokkenheit versengt die Lunge	heißer Körper; schmerzende Brust; Husten, wenig Auswurf; Durst	roter Zungenkörper, trockener Belag	schnell
Schleim blokkiert die Brust	Schmerzen und Schwellungen in den Seiten; schäumender Husten (Auswurf und Speichel); Husten verschlimmert Schmerzen; manchmal Fieber; kein Durst	fetter weißer Belag	drahtig und schlüpfrig
Mangelndes Herz-Yang mit Gestautem Herzblut	sporadisch auftretende Brustschmerzen; manchmal schneidende Schmerzen; örtlich fixierte Schmerzen; Druckgefühl in der Brust	dunkler Zungenkörper oder rote Flecken	rauh und kraftlos
Mangelndes Herz-Yang mit Feuchter-Schleim-Blockade	Schwellungen, Empfindlichkeit und Schmerzen in der Brust; die Schmerzen ziehen zur Schulter; Husten mit Auswurf; Kurzatmigkeit oder Asthma	blasser Zungenkörper, fetter weißer Belag	schlüpfrig
Feuchte Hitze in Leber und Gallenblase	schmerzende Seiten; geschwollener Oberbauch; quälendes Gefühl in der Brust; Übelkeit; gelber Urin; Fieber; Gelbsucht	roter Zungenkörper, fetter gelber Belag	drahtig und schnell
Eingezwängtes Leber-Qi	Schwellungen und Schmerzen in den Seiten; Ungeduld oder schnelles Verärgertsein; emotionaler Streß verstärkt Schmerzen; Unbehagen in der Brust; geringes Trinkbedürfnis	dünner weißer und/oder gelber Belag	drahtig
Gestautes Leberblut	schneidende Seitenschmerzen, die örtlich fixiert sind; fühlbare Masse unter den Rippen	dunkelvioletter Zungenkörper	drahtig und rauh

Muster	Zeichen	Zunge	Puls
Mangelndes Leber-Yin und Mangelndes Nieren-Yin	leichte dumpfe Schmerzen oder Empfindlichkeit in den Seiten; trockener Mund; Reizbarkeit; Schwindelgefühle, Schmerzen im unteren Rücken	roter Zungenkörper, wenig Belag	drahtig und fein

Bauchschmerzen Bauchschmerzen können mit Leber-, Gallenblasen-, Milz-, Magen-, Nieren-, Dünndarm-, Dickdarm-, Blasen- und Gebärmutterdisharmonien erscheinen. Die folgende Tabelle faßt die typischsten Muster zusammen.

Tabelle 25: Bauchschmerzen

Muster	Zeichen	Zunge	Puls
Kälte blokkiert den Bauch	plötzliche, drängende, heftige Schmerzen; Linderung durch Wärme; Verschlimmerung durch Kälte; kein Durst; klarer Urin	blasser Zungenkörper, weißer Belag	tief und straff
Kälte blokkiert die Leber-Leitbahn	drängende kalte Schmerzen in der Leiste; die Schmerzen ziehen sich in die Hoden	weißer Belag	tief und drahtig
Hitze schnürt den Bauch ab	Schmerzen und Schwellungen im Bauch; warmer Bauch und Körper; Erbrechen; Verstopfung; gelber, spärlicher Urin; Reizbarkeit	gelber Belag	schnell und voll
Feuchte Hitze in Leber und Gallenblase	gewöhnlich ist der obere rechte Quadrant des Bauches empfindlich; Schmerzen; Übelkeit; Erbrechen; Nahrung wird als widerwärtig empfunden; manchmal Gelbsucht	fetter gelber Belag	drahtig und schnell
Feuchte Hitze in Magen und Darm	Bauchschmerzen, begleitet von eitrigem oder blutigem Durchfall; der Patient fühlt sich nach dem	fetter gelber Belag	schlüpfrig und schnell

Muster	Zeichen	Zunge	Puls
	Stuhlgang schwer und elend; brennender Anus, Fieber; spärlicher und dunkler Urin		
Darmabszeß	Empfindlichkeit und Schmerzen im Bauch, vor allem im unteren rechten Quadranten; Berührung verschlimmert Beschwerden; der rechte Fuß will sich zusammenkrampfen; manchmal begleitendes Fieber, Erbrechen	fetter gelber Belag	schnell
Feuchte Hitze in der Blase	drängende Schmerzen im Unterbauch, die sich manchmal zum unteren Rücken ziehen; brennendes, schmerzendes und rauhes Gefühl beim Wasserlassen; Urin kann Blut oder Körnchen enthalten	gelber Belag	schnell
Eingezwängtes Leber-Qi	Schwellungen im Oberbauch, Unterbauch und den Seiten; Druck verschlimmert Beschwerden; Blähungsabgang bringt Schmerzlinderung; der Zustand hängt zuweilen von der emotionalen Lage ab	dünner Belag	drahtig
Gestautes Blut im Bauch	heftige, schneidende Bauchschmerzen, die sich zu den Seiten ziehen und örtlich fixiert sind, oder fühlbare Masse im Bauch	dunkler Zungenkörper	rauh
Kältemangel-Schmerzen	leichte, dumpfe Bauchschmerzen; Verlangen nach Wärme und Berührung; ungeformter Stuhl; Lethargie	blasser Zungenkörper	kraftlos
Nahrungsstagnation-Schmerzen	geschwollener und empfindlicher Bauch; Druck verschlimmert Beschwerden; Nahrung wird als widerwärtig empfunden; Aufstoßen von saurem, fauligem Material; Nahrungseinnahme verschlimmert Schmerzen; Durchfall lindert Schmerzen	fetter Belag	schlüpfrig oder tief und voll

Muster	Zeichen	Zunge	Puls
Würmer sammeln sich an	zeitweilige Bauchschmerzen, manchmal heftige Schmerzen, oft um den Nabel oder an einer Seite konzentriert; manchmal Erbrechen von Würmern; Abmagerung des Körpers; seltsame Voreingenommenheit gegenüber bestimmten Nahrungsmitteln; kleine weiße Punkte auf der Innenseite von Lippen oder Wangen		

Schmerzen im unteren Rücken Schmerzen im unteren Rücken oder Empfindlichkeit im unteren Rücken sind generell ein Zeichen für Nierendisharmonie. Als Hauptbeschwerde muß sie der Arzt entweder einem Übermaß- oder Mangelmuster zuordnen.

Tabelle 26: Schmerzen im unteren Rücken

Muster	Zeichen	Zunge	Puls
Feuchte Kälte	der untere Rücken fühlt sich kalt an; Rumpfbeugen ist schwierig; Verlangen nach einem Heizkissen; kaltes oder feuchtes Wetter verschlimmert die Schmerzen	fetter weißer Belag	tief und schlüpfrig
Feuchte Hitze	der untere Rücken ist empfindlich und fühlt sich steif an; spärlicher dunkler Urin	fetter gelber Belag	schlüpfrig und drahtig
Feuchte Hitze strömt in die Blase	(A) schneidende Rückenschmerzen; wiederholtes, brennendes, schmerzvolles Wasserlassen; bitterer Mundgeschmack	gelber Belag	schnell und drahtig
	(B) zeitweilig heftige Rückenschmerzen, die zur Leiste ziehen; wiederholtes, schmerzvolles Wasserlassen; häufig Blut oder Steine im Urin; schwieriger Urinabgang	gelber Belag	schnell und drahtig

Muster	Zeichen	Zunge	Puls
Belastungs-hexenschuß	Empfindlichkeit im unteren Rükken nach Anstrengung; müde Gliedmaßen; Ruhe lindert Schmerzen; keine anderen ungewöhnlichen Zeichen	dünner weißer Belag	sanft
Gestautes Blut	schneidende Rückenschmerzen, die örtlich fixiert sind; merklich erhöhtes Unbehagen bei Druck; Bewegungsschwierigkeiten; Schmerz ist schlimmer in der Nacht	dunkler Zungenkörper	rauh
Mangelndes Nieren-Yang	dumpfer, schmerzender, schwacher Rücken; kraftloser Rücken und kraftlose Knie; Patient kann körperliche Arbeit nicht ertragen; leuchtendweißes Gesicht; kalte Extremitäten; nächtliches Urinieren	blasser Zungenkörper	kraftlos
Mangelndes Nieren-Yin	empfindlicher, schwacher, schmerzender Rücken; kraftlose Beine; Schwindelgefühle; Ohrensausen; Schlaflosigkeit	roter Zungenkörper	schnell und fein

Durchfall Durchfall tritt gewöhnlich mit Milz-, Magen- oder Darmdisharmonien auf. Die Disharmonie kann durch Äußere Bösartige Einflüsse, Stagnierende Nahrung, Organschwächen oder ungleichgewichtige Organbeziehungen erzeugt werden. Im allgemeinen hat Durchfall am häufigsten mit Feuchtigkeit oder Hemmung der umwandelnden Milzfunktion zu tun. Milzdisharmonien sind nicht selten auf konstitutionelle Veranlagungen einer Person zurückzuführen. Sie entstehen auch, wenn das Nierenfeuer die Milz nicht unterstützen kann oder die Leber ihre Regelfunktion verliert und die Milz in Mitleidenschaft zieht.

Tabelle 27: Durchfall

Muster	Zeichen	Zunge	Puls
Feuchte Hitze	akutes Einsetzen der Krankheit; gelber Stuhl, der in Flüssigkeit aufgelöst scheint; fauliger Geruch; heißer Anus; spärlicher, dunkler Urin; Bauchschmerzen; bitterer Mundgeschmack; trockener Mund; Fieber; Erbrechen	gelber oder gelber und fetter Belag	zerfließend und schnell
Feuchte Kälte	gewöhnlich akutes Einsetzen der Krankheit; wäßriger Stuhl; Unbehagen beim Stuhlgang; Bauchschmerzen; Darmkollern; Schmerzlinderung durch Wärme; bedrückendes Gefühl in Brust und Oberbauch; die Symptome werden manchmal von Äußeren Bösartigen Kälte/Windeinflüssen begleitet	fetter weißer Belag	zerfließend
Stagnierende Nahrung	klebriger, sauer und faulig riechender Stuhl; Schwellungen im Bauch; Druck verschlimmert Beschwerden; große Erleichterung nach dem Stuhlgang; saures Aufstoßen	fetter Belag	schlüpfrig
Mangelndes Milz-Qi	wäßriger Stuhl (normalerweise chronisch) mit unverdauter Nahrung; Blähungen; Appetitlosigkeit; Verlangen nach Wärme und Berührung; Kälteaversion; Lethargie	blasser Zungenkörper, weißer Belag	kraftlos und fein
Mangelndes Nieren-Yang	Drang zu Stuhlentleerung am frühen Morgen; spärlicher, wäßriger Stuhl; alle Gliedmaßen sind kalt; Verlangen nach Wärme; altersbedingte Symptome; andere Nierenzeichen	blasser Zungenkörper	tief und fein

Muster	Zeichen	Zunge	Puls
Eingezwängtes Leber-Qi	Symptome abhängig von der emotionalen Lage, plötzlicher Drang zur Stuhlentleerung, von Schmerzen begleitet; große Erleichterung nach der Stuhlentleerung; Schwellungen in Brust und Seiten; schnelles Verärgertsein; Reizbarkeit; Aufstoßen	dünner Belag	drahtig

Verstopfung Verstopfung ist an sich meistens ein Zeichen für Hitze und Übermaß und deutet auf eine Disharmonie in den Dickdarmfunktionen. Als Hauptbeschwerde kann Verstopfung aber auch in verschiedenen anderen Mustern auftauchen.

Tabelle 28: Verstopfung

Muster	Zeichen	Zunge	Puls
Trockene Hitze sammelt sich im Inneren	Verstopfung; trockener Stuhl; Mundgeruch; geschwollener Bauch, spärlicher, dunkler Urin	roter Zungenkörper, dünner gelber Belag	schlüpfrig und voll
Stagnierendes Qi	Verstopfung; Schwellungen in Brust und Seiten; Appetitlosigkeit; Aufstoßen; Drang zur Stuhlentleerung, die aber nicht erfolgt	dünner, fetter Belag	drahtig und tief
Mangelndes Blut	Verstopfung; Schwindelgefühle; Herzklopfen; glanzlose weiße Lippen, Gesicht und Nägel	blasser Zungenkörper	fein
Kälte hemmt das Qi	Verstopfung; leichtes Unbehagen im Bauch; Schmerzlinderung durch Druck und Wärme; klarer, reichlicher Urin; kalte Extremitäten	blasser Zungenkörper	tief und langsam
Mangelndes Qi	Verstopfung; Müdigkeit; spontane Schweißausbrüche; erhöhte Müdigkeit nach Stuhlentleerung; Stuhl ist nicht trocken	blasser, geschwollener Zungenkörper	leer

Blutungen Nasen- oder Zahnfleischbluten, blutiges Aufhusten oder Erbrechen, Blut im Urin oder Stuhl begleiten gewöhnlich Hitzemuster, sowohl die von Übermaß als auch die von Mangel. Hitze oder Feuer führen sehr schnell zu ungezügelter Bewegung des Blutes. Wenn die Begleitzeichen nicht auf Übermaß/Hitze deuten (vor allem in den unteren Körperregionen), können die Blutungen Teil eines Mangel- oder Kältemusters sein.

Tabelle 29: Nasenbluten

Muster	Zeichen	Zunge	Puls
Lungenhitze verletzt die Leitbahnen	Nasenbluten; Fieber; Husten; wenig Auswurf; trockener Mund	roter Zungenkörper, gelber Belag	oberflächlich und schnell
Aufwärtsloderndes Magenfeuer	Nasenbluten; trockener Mund; Mundgeruch; Reizbarkeit; Verstopfung	roter Zungenkörper, gelber Belag	schlüpfrig und schnell oder überflutend
Aufsteigendes Leberfeuer	Nasenbluten; Schwindelgefühle; Kopfschmerzen; rote Augen; bitterer Mundgeschmack; Reizbarkeit; schnelles Verärgertsein	roter Zungenkörper, gelber Belag	drahtig und schnell
Mangelndes Yin/Leeres Feuer am Höhepunkt	Nasenbluten; Schwindelgefühle; rote Augen; trockener Hals; Ohrensausen; Reizbarkeit; Schlaflosigkeit	roter Zungenkörper, dünner gelber Belag	fein, schnell und ohne Kraft

Tabelle 30: Blutiges Aufhusten

Muster	Zeichen	Zunge	Puls
Bösartige Wind/Hitze/Trockenheit-Einflüsse verletzen die Lunge	Fieber; trockener Mund; tockene Nase; Halsweh; Husten mit blutigem Auswurf; Schmerzen in der Brust	roter Zungenkörper, gelber Belag	oberflächlich und schnell

Muster	Zeichen	Zunge	Puls
Mangelndes Yin/Leeres Feuer verletzen die Lunge	trockener Husten; blutiger Auswurf; leichtes Fieber am Nachmittag; kraftloser Körper; Husten ist schlimmer in der Nacht	roter Zungenkörper, wenig Belag	fein und schnell
Leberfeuer greift die Lunge an	Schmerzen in Brust und Seiten; Husten mit blutigem Auswurf oder Husten reinen Blutes; Reizbarkeit; Verärgerung; Verstopfung; dunkler Urin	roter Zungenkörper, dünner gelber Belag	drahtig und schnell
Gestautes Blut blockiert die Brust	Husten; Aufhusten von blutigem Auswurf oder blutigem Schaum; bohrende Brustschmerzen; Herzklopfen	dunkler Zungenkörper oder rote Flecken auf der Zunge	intermittierend oder drahtig und langsam oder rauh

Tabelle 31: Blut im Urin

Muster	Zeichen	Zunge	Puls
Feuchte Hitze strömt abwärts in die Blase	blutiger Urin; häufiges und schmerzvolles Wasserlassen; Durst; Schmerzen im unteren Rücken	roter Zungenkörper, fetter gelber Belag	drahtig und schnell oder schlüpfrig und schnell
Dünndarmfeuer am Höhepunkt*	blutiger Urin; Urin fühlt sich beim Abgang heiß an; dunkler Urin; Schmerzen beim Wasserlassen; Reizbarkeit, trockener Mund; Zungengeschwüre	gelber Belag	schnell
Erschöpfte Milz- und Nierenfunktionen	häufiges Wasserlassen mit hellrotem Blut; wenig Appetit; kein Shen; Müdigkeit, fahlgelbes Gesicht; Empfindlichkeit im unteren Rücken; Schwindelgefühle; Ohrensausen	blasser Zungenkörper	leer oder kraftlos

* Dieses Muster, auch «Herzfeuer dringt in den Dünndarm ein» genannt, stellt einen der wenigen Fälle dar, in denen Herz und Dünndarm eine klinische Beziehung haben.

Tabelle 32: Blut im Stuhl

Muster	Zeichen	Zunge	Puls
Hitze dringt in den Dickdarm ein	frisches rotes Blut im Stuhl; Blut geht vor dem Stuhl ab; andere Hitzezeichen	gelber Belag	schnell
Mangelnde Kälte mit Blut im Stuhl	dunkles Blut im Stuhl; Blut geht nach dem Stuhl ab; kalte Extremitäten; fahles Gesicht; müdes Shen	blasser Zungenkörper, weißer Belag	tief und fein

Ödeme Ödeme können in einzelnen Körperteilen (z. B. Gesicht, Augenlider, Gliedmaßen) oder im ganzen Körper vorkommen. Sie haben meistens mit Disharmonien der drei wasserregulierenden Yin-Organe zu tun: Lunge, Milz und Nieren.

Tabelle 33: Ödeme

Muster	Zeichen	Zunge	Puls
Äußerer Einfluß und Nicht zirkulierendes Lungen-Qi	Fieber; Abneigung gegen Zug; Kopfschmerzen; Husten; Halsschmerzen; geschwollenes, aufgedunsenes Gesicht; im Verlauf der Krankheit schwillt der ganze Körper an; spärliches Wasserlassen	dünner weißer Belag	straff und oberflächlich
Milz verliert Umwandlungsfähigkeit	fahles Gesicht; geschwollener Oberbauch; Appetitlosigkeit; wäßriger Stuhl; spärliches Wasserlassen; Kälte in allen Gliedmaßen	blasser, feuchter Zungenkörper	tief, sanft oder leer
Erschöpftes Nieren-Yang	Ödeme im ganzen Körper, vor allem unterhalb der Taille; Empfindlichkeit und Steifheit im unteren Rücken; spärliches Wasserlassen; alle Gliedmaßen sind kalt; Kälteaversion; kein Shen; dunkles oder leuchtendweißes Gesicht	geschwollener, blasser Zungenkörper, weißer Belag	kraftlos

Zittern, Spasmen und Zuckungen Zittern, Spasmen und Zuckungen haben gewöhnlich mit Wind zu tun und können äußeren oder inneren Ursprungs sein.

Tabelle 34: Zittern, Spasmen und Zuckungen

Muster	Zeichen	Zunge	Puls
Äußerer Bösartiger Windeinfluß sammelt sich in den Leitbahnen	Kopfschmerzen; Zittern in Nacken und Rücken; manchmal Tetanie; Kälteaversion; Fieber; empfindliche Gliedmaßen und Rumpf; klares Shen	verschieden	oberflächlich und straff
Extreme Hitze erzeugt Wind	hohes Fieber; getrübtes Shen; manchmal Koma; Zittern und Spasmen in allen Gliedmaßen; fest zusammengepreßter Mund	roter Zungenkörper	drahtig und schnell
Mangelndes Blut erzeugt Wind	Schwindelgefühle; Müdigkeit; Spasmen; Zittern; Herzklopfen	blasser Zungenkörper	fein
Mangelndes Yin erzeugt Wind	lange Erkrankung verletzt Yin; zitternde Gliedmaßen; warme Handflächen und Fußsohlen; müdes Shen	roter Zungenkörper, wenig Belag	fein und schnell
Gestautes Blut hemmt das Innere und erzeugt Wind	magerer Körper; Spasmen; Kopfschmerzen; örtlich fixierte Schmerzen	dunkler Zungenkörper oder rote und violette Flecken auf der Zunge	rauh und fein

Gynäkologische Beschwerden Die folgenden drei Frauenkrankheiten veranschaulichen, wie die chinesische Medizin weibliche Beschwerden in allgemeine Muster hineinarbeitet.

Tabelle 35: Dismenorrhöe (Menstruationsschmerzen)

Muster	Zeichen	Zunge	Puls
Stagnierendes Qi/Gestautes Blut	Schwellungen und Schmerzen im Unterleib vor oder während der Menstruation; Druck verschlimmert Beschwerden; ungleichmäßiger Menstruationsfluß, dunkles und klumpiges Blut; Abgang der Klumpen vermindert Unbehagen; geschwollene Brüste	dunkler, violetter oder normaler Zungenkörper	drahtig oder rauh
Kalte Feuchtigkeit hemmt Menstruation	schmerzender und kalter Unterleib vor oder während der Menstruation; Schmerzlinderung durch Wärme; problematische Menstruation, dunkles, dünnes, wäßriges Blut mit Klumpen	blasser Zungenkörper, feuchter Belag	tief, straff oder langsam
Blut- und Qi-Mangel	hartnäckige, dumpfe Bauchschmerzen während oder nach der Menstruation; Schmerzlinderung durch Druck; blasses Gesicht; Müdigkeit; Wortkargheit; spärliches, blasses Menstruationsblut	blasser Zungenkörper, weißer Belag	leer oder fein

Tabelle 36: Amenorrhöe (Ausbleiben der Menstruation)

Muster	Zeichen	Zunge	Puls
Blut- und Qi-Mangel	Menstruationsblut nimmt nach und nach ab bis zum schließlichen Ausbleiben der Blutung; wäßriger Ausfluß, ätzender Geruch; fahles Gesicht; Müdigkeit; kein Shen; kraftlose Gliedmaßen; Schwindelgefühle; Herzklopfen	blasser Zungenkörper, dünner weißer Belag	tief und fein oder leer

Muster	Zeichen	Zunge	Puls
Stagnierendes Qi/Gestautes Blut	Amenorrhöe scheint in Zusammenhang mit emotionalem Streß zu stehen; die Blutung bleibt plötzlich aus; geschwollene Brüste und Seiten; fahles Gesicht; Kopfschmerzen	dunkler oder violetter Zungenkörper	drahtig oder rauh
Mangelndes Leber-Yin und Mangelndes Nieren-Yin	graduelles Nachlassen der Menstruationsblutung; Gewichtsabnahme; Hitzegefühle; Nachmittagsfieber; trockene Haut; dunkles Gesicht; schwacher Rücken und schwache Beine; Schwindelgefühle; Ohrensausen; trockener Mund; Verstopfung	roter oder scharlachroter Zungenkörper, wenig Belag	fein und ein wenig schnell
Feuchter Schleim blokkiert die Menstruation	leichtes Unbehagen im Unterleib; der Bauch fühlt sich voll, aber weich an; viel Ausfluß; Schwindelgefühle; Übelkeit; kein Geschmack im Mund; Appetitlosigkeit; geschwollene Brüste; der Zustand tritt vor allem bei übergewichtigen Frauen auf	fetter weißer Belag	schlüpfrig

Tabelle 37: Gebärmutterblutungen

Muster	Zeichen	Zunge	Puls
Hitze im Blut	schwere Blutungen; leuchtendrotes Blut; geschwollene Brüste und Seiten; rotes Gesicht; trockener Mund; Reizbarkeit	roter Zungenkörper, gelber Belag	schnell und groß
Mangelndes Milz-Qi, wodurch das Blut nicht geleitet werden kann	schwere Blutungen, blasses und dünnes Blut; aufgedunsenes, blasses, leuchtendes Gesicht; kein Shen; Appetitlosigkeit; wäßriger Stuhl	blasser Zungenkörper, dünner weißer Belag	leer

Muster	Zeichen	Zunge	Puls
Stagnierendes Qi/Gestautes Blut	Kontinuierliche leichte Blutungen oder plötzliche schwere Blutungen; Schwellungen in den Seiten, geschwollener Unterleib; violette oder dunkle Blutklumpen, Abgang der Klumpen lindert Schmerzen; dunkles Gesicht	dunkler Zungenkörper	tief und drahtig oder rauh
Mangelndes Leber-Yin und Mangelndes Nieren-Yin	vorzeitiges Eintreten der Menstruation, spärlicher Menstruationsfluß, blasses oder violettes Blut; Schwindelgefühle; Ohrensausen; Flecken im Sichtfeld; empfindlicher Rücken; Schlaflosigkeit; trockener Mund	roter oder scharlachroter Zungenkörper, geschrumpfter Zungenkörper	schnell, fein und vielleicht drahtig

Schlaflosigkeit Schlaflosigkeit wird im allgemeinen mit Störungen der Shen-Speicherfunktion des Herzens verbunden. Eine solche Herzdisharmonie hat aber oft auch eine Beziehung zu anderen Organen.

Tabelle 38: Schlaflosigkeit

Muster	Zeichen	Zunge	Puls
Mangelndes Blut und Mangelndes Milz-Qi	Schlaflosigkeit; Herzklopfen; Vergeßlichkeit; Lethargie; Nahrungsmittel scheinen keinen Geschmack zu haben; wenig Appetit; blasses Gesicht	blasser Zungenkörper	fein oder leer
Herz und Nieren nicht in der Lage zu kommunizieren	Schlaflosigkeit und Reizbarkeit; Herzklopfen; Vergeßlichkeit; Nachtschweiß; Ohrensausen; Schwindelgefühle; Hexenschuß	roter Zungenkörper	schnell und fein

Muster	Zeichen	Zunge	Puls
Mangelndes Herz-Qi und Mangelndes Gallenblasen-Qi	Schlaflosigkeit; häufiges angstvolles Erwachen; exzessives Träumen; Schüchternheit	blasser Zungenkörper	drahtig und fein
Disharmonischer Magen	Schlaflosigkeit; geschwollener Oberbauch; Aufstoßen; Unbehagen im Bauch; schwierige Stuhlentleerung; übermäßiges Essen	fetter Belag	schlüpfrig
Leberfeuer und Gallenblasenfeuer	Schlaflosigkeit; Kopfschmerzen; Schwindelgefühle; empfindliche Seiten; schnelles Verärgertsein; bitterer Mundgeschmack	roter Zungenkörper	drahtig und kräftig

Tröpfelndes Wasserlassen Tröpfelndes Urinieren kann in allen Disharmoniemustern der wasserregelnden Organe erscheinen.

Tabelle 39: Tröpfelndes Wasserlassen

Muster	Zeichen	Zunge	Puls
Hitze verletzt Lunge und hemmt Absteigen des Wassers	tröpfelndes Urinieren; akutes Einsetzen; trockener Hals; Reizbarkeit; Durst; Husten	dünner gelber Belag	schnell
Feuchte Hitze blockiert den Mittleren Erwärmer	tröpfelndes Urinieren; trüber Urin; Völlegefühl im Oberbauch; geschwollener Bauch; Durst, aber kein Bedürfnis zu trinken	fetter Belag	zerfließend und schlüpfrig
Qi-Mangel des Mittleren Erwärmers (Milz)	tröpfelndes Urinieren; klarer Urin; Lethargie; chronische Milzmangelzeichen	blasser Zungenkörper	zerfließend und schwach

Muster	Zeichen	Zunge	Puls
Schwaches Feuer der Lebenspforte	tröpfelndes Urinieren, keine Abgangskraft; leuchtend weißes Gesicht; müdes Shen, kalter unterer Rücken, kraftlose Knie	blasser Zungenkörper	kraftlos, vor allem in der dritten Position
Blasenhitze sammelt sich an	tröpfelndes, oft schmerzvolles Urinieren; schmerzender Unterbauch	roter Zungenkörper	schnell und schlüpfrig
Blockierte Blase	tröpfelndes oder fadengleiches Urinieren; Schmerzen im Unterbauch	dunkelvioletter Zungenkörper	rauh

Anmerkung

1 Tabellen 18 bis 39 basieren auf: Tianjinser Klinik: Traditionelle chinesische innere Medizin [55], S. 51–86; Anhuier Akademie: Klinisches Handbuch [68], S. 63–82, 128–135; Huzhouer Akademie: Traditionelle chinesische Gynäkologie [77], S. 25–56.

Anhang D
Ausführungen zur Pulsuntersuchung

Die Pulsuntersuchung stellt oft die wichtigste der Vier Untersuchungen dar und bildet auch häufig den kritischen Punkt zur Unterscheidung der Muster. Dieser Anhang erweitert die vorangegangene Pulsdiskussion und ist speziell für Praktiker oder Studenten der chinesischen Medizin gedacht, d. h. für Leser, die bereits ein grundsätzliches Verständnis der Pulstheorie besitzen. Die Bedeutungsveränderung der Yin-Yang-Entsprechungen, die von der Gesamtkonfiguration der Zeichen bestimmt wird, mag jedoch auch für den Laien von Interesse sein.

Der Puls wird auf der Speichenschlagader in drei Positionen gefühlt (siehe 6. Kapitel), die jeweils bestimmten Organen entsprechen. Diese Zuordnungen wurden in verschiedenen Zeitperioden und von verschiedenen Autoritäten unterschiedlich ausgelegt. Tabelle 40 faßt die wichtigsten davon zusammen.[1] In den medizinischen Schriften werden diese Entsprechungen zwar erwähnt, aber kaum vom klinischen Standpunkt aus diskutiert.

Man muß sich darüber klar sein, daß die verschiedenen Pulsarten äußerst selten einzeln und für sich zu fühlen sind, sondern der Arzt normalerweise eine Kombination von zwei oder auch mehreren Pulsarten vorfindet. Deshalb gibt es für jeden Pulstyp eine Liste der häufigsten Kombinationen.

Ein Puls kann in allen drei oder nur in einer Position auf der Speichenschlagader erscheinen. Einige Tabellen demonstrieren an den wichtigeren Pulsarten, wie diese Tatsache von der Theorie ausgelegt wird. Die «bilaterale Spalte» in diesen Tabellen beschreibt Symptome oder Muster bei Tastbarkeit des Pulses in nur einer Posi-

Tabelle 40: Entsprechungen der Pulspositionen. Zusammenfassung der Auffassung der wichtigsten maßgebenden Quellen

Position		*Nei Jing* 1. Jhdt. v. Chr.	*Nan Jing* ca. 200 n. Chr.	Wang Shu-he Pulsklassiker ca. 280 n. Chr	Li Shi-zhen Pulsstudien 1564 n. Chr.	Zhang Jie-bing Vollständiges Werk 1624 n. Chr.
linke Hand						
erste	tief	Herz	Arm Shao Yin	Herz	Herz	Herz
	oberflächlich	Brustbein	Arm Tai Yang	Dünndarm		Herzbeutel
zweite	tief	Leber	Bein Jue Yin	Leber	Leber	Leber
	oberflächlich	Zwerchfell	Bein Shao Yang	Gallenblase		Gallenblase
dritte	tief	Nieren	Bein Shao Yin	Nieren	Nieren (Lebenspforte)	Nieren
	oberflächlich	Bauch	Bein Tai Yang	Blase		Blase Dickdarm
rechte Hand						
erste	tief	Lunge	Arm Tai Yin	Lunge	Lunge	Lunge
	oberflächlich	Brust	Arm Yang Ming	Dickdarm		Brustbein
zweite	tief	Magen	Bein Tai Yin	Milz	Milz	Milz
	oberflächlich	Milz	Bein Yang Ming	Magen		Magen
dritte	tief	Nieren	(Text unklar)	Nieren (Lebenspforte)	Nieren (Lebenspforte)	Nieren
	oberflächlich	Bauch		Dreifacher Erwärmer		Dreifacher Erwärmer Lebenspforte Dünndarm

tion, aber an beiden Händen. Diese Auslegung gründet auf der Meinung von Li Shi-zhen (1518–1593 n. Chr.) in ‹Die Pulsstudien des Seeuferherren›. Die anderen beiden Spalten («linke Seite» und «rechte Seite») repräsentieren die vereinfachte Auslegung alter maßgebender Quellen über die Bedeutung des Pulses, der in nur einer Position an nur einer Hand tastbar ist. Die Aussagen zu diesen beiden Spalten stammen aus der ‹Kompilation des Shanghaier Archivs und Forschungskomitees für traditionelle chinesische Medizin› [17].[2]

Chinesisches Pulsfühlen erfordert, daß man für die endlosen Möglichkeiten, die angetroffen werden können, offen ist sowie dafür, daß der Puls möglicherweise eine andere Bedeutung hat als die traditionell festgelegte. Die folgende Besprechung der achtundzwanzig klassischen Pulsarten versucht, ein Gespür für diese Möglichkeiten zu wecken.

Oberflächlicher Puls

Ein oberflächlicher Puls wird gewöhnlich als Zeichen für ein Äußerliches Disharmoniemuster oder die Gegenwart eines Äußeren Bösartigen Einflusses interpretiert. Nichtsdestoweniger trifft man einen oberflächlichen Puls auch ohne andere Zeichen an, die auf ein Äußerliches Muster hinweisen (akutes Einsetzen von Fieber, Kopfschmerzen, Frösteln usw.). Ist der oberflächliche Puls im letzteren Fall auch schwach, bedeutet dies gewöhnlich Mangelndes Yin (oder Mangelndes Blut) mit einem relativen Yang-Übermaß, welches den Puls nach oben drückt. (Dies ist ein Beispiel für die Unfähigkeit des Yin, das Yang aufzunehmen.) Ein oberflächlicher und kräftiger Puls ist im allgemeinen ein Zeichen für Inneren Bösartigen Windeinfluß oder Yang-Übermaß.

Übliche Pulskombinationen

Puls	verbundene Symptome und/oder Muster
oberflächlich und schnell	Äußerer Bösartiger Hitzeeinfluß
oberflächlich und straff	Äußerer Bösartiger Kälteeinfluß
oberflächlich und schlüpfrig	Wind und Schleim inneren Ursprungs, oder Stagnierende Nahrung
oberflächlich und lang	Übermaß
oberflächlich und kurz	Mangel, vor allem von Qi
oberflächlich, überflutend, groß	Äußerer Bösartiger Sommerhitzeeinfluß

Tabelle 41: Die verschiedenen Positionen beim oberflächlichen Puls

	bilateral (Li Shi-zhen)	linke Seite	rechte Seite
erste Position	Wind mit Kopfweh, Wind und Schleim in der Brust	Aufsteigendes Herz-Yang, Schlaflosigkeit, Reizbarkeit	Äußerer Wind, gegenläufiges Qi in der Lunge, Husten, Asthma
zweite Position	Mangelndes Milz-Qi und Übermäßiges Leber-Qi	Eingezwängtes Leber-Qi, Schmerzen	Stagnierendes Milz-Qi, geschwollener Bauch, Erbrechen
dritte Position	Verstopfung oder Anurie (Urinverhaltung)	Mangelndes Nieren-Qi; Schwierigkeiten beim Wasserlassen; Hexenschuß; Schwindelgefühle; unregelmäßige Menstruation	

Tiefer Puls

Dieser Puls weist gewöhnlich auf ein Innerliches Muster. Ein schwacher tiefer Puls ist ein Zeichen für Mangelndes Yang, weil das Yang in diesem Fall den Puls nicht «heben» kann. Ein kräftiger tiefer Puls bedeutet, daß Kälte die Aufwärtsbewegung des Yang zurückhält. Gelegentlich findet man mit einem tiefen Puls auch Zeichen eines Äußeren Bösartigen Einflusses. Diese Zeichenkombination wird als unterschwellig vorhandener Yang- oder Qi-Mangel interpretiert, der den Patienten außerstande setzt, den Äußeren Bösartigen Einfluß erfolgreich abzuwehren. Der tiefe Puls wird allgemein mit Nierendisharmonien in Zusammenhang gebracht. Im Winter oder bei schweren Personen wird jedoch ein Tieferliegen von Qi und Blut – was einen tiefen Puls erzeugt – als normal angesehen.

Übliche Pulskombinationen

Puls	verbundene Symptome und/oder Muster
tief und langsam	Innere Kälte
tief und schnell	Innere Hitze
tief und schlüpfrig	Kalte Feuchtigkeit/Schleim oder Stagnierende Nahrung
tief und drahtig	Eingezwängtes Leber-Qi
tief und straff	kräftiger Bösartiger Einfluß und Mangelndes Qi; normalerweise von Schmerzen begleitet
tief und rauh	Mangelndes Qi/Gestautes Blut

Tabelle 42: Die verschiedenen Positionen beim tiefen Puls

	bilateral (Li Shi-zhen)	linke Seite	rechte Seite
erste Position	Schleim blockiert die Brust	Mangelndes Herz-Yang; Schlafbedürfnis	Mangelndes Lungen-Qi, Husten, Kurzatmigkeit, Asthma
zweite Position	Kälte im Mittleren Erwärmer, Schmerzen	Eingezwängtes Leber-Qi; Schmerzen	Mangelndes Milz-Qi, Durchfall
dritte Position	Mangelndes Nieren-Qi; Hexenschuß; Durchfall	Mangelndes Nieren-Qi; Hexenschuß; empfindliche Knie; Schwindelgefühle; Impotenz; Sterilität; Menstruationsschmerzen; Leukorrhöe	

Langsamer Puls

Ein langsamer Puls bedeutet Kälte. Bei einem schwachen langsamen Puls ist zu wenig Yang vorhanden, um Qi und Blut zu bewegen. Ein kräftiger langsamer Puls ist ein Zeichen für Übermäßige Kälte, die Qi und Blut dämpft. (Dieses Zeichen tritt oft zusammen mit Schmerzen auf.) Gelegentlich findet man einen langsamen Puls zusammen mit Zeichen, die ein Hitzemuster vermuten lassen[3], welches häufig auch Feuchtigkeitsaspekte besitzt. Letztere hindern die Bewegung von Qi und Blut und geben dem langsamen Puls eine «weiche» Qualität. Wenn der kräftige langsame Puls in einem Hitzemuster ohne Feuchtigkeitsaspekt auftaucht, weist dies auf die Gegenwart eines «festsitzenden» Bösartigen Hitzeeinflusses hin – obwohl sich Hitze selten so verhält. Dieses letzte Muster tritt gewöhnlich mit Schwellungen im Bauch oder Verstopfung auf.

Übliche Pulskombinationen

Puls	verbundene Symptome und/oder Muster
langsam und oberflächlich	Äußere Kälte
langsam und rauh	Mangelndes Blut
langsam und schlüpfrig	Schleim
langsam und fein	Mangelndes Yang
langsam und drahtig	Kälteschmerzen

Schneller Puls

Dieser Puls bedeutet Hitze, und Hitze bedeutet normalerweise Aktivitätserhöhung, d. h., die Bewegung von Qi und Blut nimmt zu. Ein kräftiger, schneller Puls ist ein Zeichen für Hitze/Übermaß, ein schwacher schneller Puls für Hitze/Mangel oder Leeres Feuer. Der schnelle Puls kann – wenn auch selten – ein Mangel/Kältemuster begleiten, in welchem Fall er dann ein trügerisches Hitzezeichen darstellt: extremer Yang-Mangel steigt an die Oberfläche (Außenseite) des Körpers.[4] Dies ist ein bedrohlicher Zustand für den Patienten, da Muster und Puls nicht übereinstimmen.

Übliche Pulskombinationen

Puls	verbundene Symptome und/oder Muster
schnell und fein	Mangelndes Yin (Leeres Feuer)
schnell und oberflächlich	läßt Karbunkel oder Hautgeschwüre vermuten
schnell und schlüpfrig	Schleimfeuer
schnell und hohl	extremer Blutverlust
schnell und drahtig	Leberfeuer

Feiner Puls

Ein feiner Puls kann eine Reduzierung des Blutvolumens bedeuten, d. h. Mangelndes Blut, oft im Verbund mit Mangelndem Qi. Manchmal weist ein kräftiger feiner Puls auf Feuchtigkeit, die Qi und Blut hemmt.

Der feine Puls muß vom verschwindenden Puls unterschieden werden, der weniger klar und ausgeprägt ist und normalerweise auch schwächer.

Übliche Pulskombinationen

Puls	verbundene Symptome und/oder Muster
fein und drahtig	Mangelndes Leberblut
fein und rauh	extremer Blutmangel
fein und tief	Feuchtigkeit hemmt Qi und Blut; normalerweise mit Schmerzen verbunden
fein und verschwindend	Mangelndes Yang

Tabelle 43: Die verschiedenen Positionen beim dünnen Puls

	bilateral (Li Shi-zhen)	linke Seite	rechte Seite
erste Position	Mangel mit Erbrechen	Herzklopfen, Schlaflosigkeit	Erschöpftes Qi aufgrund Erbrechen
zweite Position	Mangelndes Milz-Qi und Mangelndes Magen-Qi; geschwollener Bauch; Ausgezehrtsein	Erschöpftes Leber-Yin	Mangelndes Milz-Qi; Schwellungen im Bauch
dritte Position	kaltes «Zinnoberfeld» (Heim des Ursprungs-Qi), Zusammengebrochenes Yin	unwillkürlicher Samenabgang; Durchfall	Nieren-Yang kalt und erschöpft

Großer Puls

Der große Puls ist meistens nicht spezifisch genug, um eine klare Bestimmung zu haben. Li Shi-zhen ließ ihn deshalb in seiner Pulskodifikation aus; er bespricht nur siebenundzwanzig Pulsarten. Ein großer Puls ist entweder kräftig, was ihn dem vollen Puls ähneln läßt, oder schwach, was ihn zum leeren Puls macht. Liegt die Stärke des Pulses zwischen stark und schwach, d. h., ist er sanft, hat aber immer noch einen großen Durchmesser, tendiert die Auslegung zu Übermaß (und Hitze) in den Yang-Ming-Leitbahnen (den Leitbahnen des Leuchtenden Yang = Magen- und Dickdarmleitbahnen). Von diesen Leitbahnen heißt es, sie besäßen den größten Anteil an Qi und Blut[5] und offenbarten bzw. registrierten besonders schnell die Anwesenheit von Übermaß/Hitze. Gibt es keine begleitenden Übermaßzeichen, kann dieser Puls als Zeichen für eine kräftige Konstitution gelten.

Übliche Pulskombinationen

Puls	verbundene Symptome und/oder Muster
groß und oberflächlich	Mangel oder Äußere Hitze
groß und tief	Innere Hitze oder Nierendisharmonie
groß und drahtig	Shao-Yang-Disharmonie
groß und sanft	Feuchte Hitze
groß und überflutend	Magenübermaß

Tabelle 44: Die verschiedenen Positionen beim breiten Puls

	bilateral (Li Shi-zhen)	linke Seite	rechte Seite
erste Position	(ausgelassen)	Reizbarkeit; Epilepsie; Wind/Hitze	Gegenläufiges Qi; geschwollenes Gesicht; Husten; Asthma
zweite Position	(ausgelassen)	Wind mit Schwindelgefühlen; Eingeweidebruch	Stagnierendes Qi; Übermäßiges Magen-Qi; geschwollener Bauch
dritte Position	(ausgelassen)	Blockiertes Nieren-Qi	dunkler Urin; Verstopfung

Leerer Puls

Die verschiedenen Quellen sind sich einig, daß ein leerer Puls Mangel bedeutet, jedoch stimmen sie nicht darin überein, ob der leere Puls notwendigerweise einen oberflächlichen Aspekt aufweisen muß. Einige Quellen ordnen den leeren Puls Mangelndem Blut zu (*Nei Jing*[6], Li Shi-zhen[7]), andere Mangelndem Qi (*Mai Jing*[8]). Im allgemeinen nimmt man an, daß der leere Puls auf Mangelndes Blut hinweist, wenn er besonders oberflächlich ist, d. h., einen Aspekt von Mangelndem Yin besitzt. Im Vergleich zum feinen Puls deutet der leere Puls eher auf Mangelndes Qi, verglichen mit einem kraftlosen Puls eher auf Mangelndes Blut.

Die modernen Texte und die moderne klinische Praxis scheinen sich einig zu sein, daß der leere Puls öfter Mangelndem Qi als Mangelndem Blut entspricht. Diese Interpretation gründet auf der Betonung des großen und aufgeblähten Charakters des leeren Pulses, welcher typisch für Mangelndes Qi wäre. Die Größe des Pulses wird als Zeichen dafür gesehen, daß das Qi das Blut nicht leitet bzw. «einhüllt».

Das Organ, das am häufigsten mit einem leeren Puls in Verbindung gebracht wird, ist die Milz. Dieser Zusammenhang trägt ebenfalls zur Assoziierung des leeren Pulses mit Mangelndem Qi bei, weil die Milz an sich zu Mangelndem Qi oder einem gemischten Qi- und Blutmangel-Muster neigt, jedoch selten nur Mangelndes Blut hat.

Ein leerer Puls kann zudem mit dem Einsetzen eines Bösartigen Sommerhitzeeinflusses zu tun haben.

Übliche Pulskombinationen

Puls	verbundene Symptome und/oder Muster
leer und schnell	Mangelndes Yin
leer und langsam	Mangelndes Yang
leer und sehr weich	Mangelndes Abwehr-Qi, mit spontanen Schweißausbrüchen

Tabelle 45: Die verschiedenen Positionen beim leeren Puls

	bilateral (Li Shi-zhen)	linke Seite	rechte Seite
erste Position	Unfähigkeit des Blutes, das Herz zu nähren	Herzklopfen	spontane Schweißausbrüche

	bilateral (Li Shi-zhen)	linke Seite	rechte Seite
zweite Position	Mangelndes Qi mit geschwollenem Bauch	Unfähigkeit des Blutes, die Sehnen zu nähren	geschwollener Bauch
dritte Position	Mangelndes Blut und Mangelndes Jing; die Knochen fühlen sich heiß an	unterer Rücken und Knie sind empfindlich oder fühlen sich zermürbt an	Mangelndes Yang

Voller Puls

Der volle Puls ist das Gegenstück zum leeren Puls und wird am häufigsten beim Einsetzen einer Übermaß/Hitzedisharmonie vorgefunden, kann aber bei allen Übermaßmustern auftreten. Vor allem wenn er sanft ist, kann der volle Puls auch ein Zeichen für eine kräftige Konstitution sein. In der Praxis besteht zudem die Möglichkeit, daß ein voller Puls in einem Mangelmuster auftaucht; in diesem Fall weisen alle Zeichen der Konfiguration auf Mangel[9], und der volle Puls ist trügerisch, d. h., die Prognose des Krankheitsverlaufs ist ungünstig.

Übliche Pulskombinationen

Puls	verbundene Symptome und/oder Muster
voll mit Tendenz zur Tiefe und drahtig	Aufsteigende Kälte
voll und schnell	Lungenabszeß
voll und Tendenz zum Überfluten	Äußerer Bösartiger Wind/Kälte/Feuchtigkeitseinfluß
voll und tief	Innerliches Muster Stagnierender Nahrung oder Disharmonischer Emotionen
voll und drahtig	Leberfeuer

Tabelle 46: Die verschiedenen Positionen beim vollen Puls

	bilateral (Li Shi-zhen)	linke Seite	rechte Seite
erste Position	Heißer Wind befällt den Kopf; Halsweh; steife Zunge; bedrückendes Gefühl in der Brust	steife Zunge	Halsweh
zweite Position	Hitze im Mittleren Erwärmer; geschwollener Bauch	Leberfeuer; Seitenschmerzen	Schmerzen im Oberbauch
dritte Position	Hitze im Unteren Erwärmer; Hexenschuß; Verstopfung; Bauchschmerzen	Verstopfung; Bauchschmerzen	Gegenläufiges Feuer steigt auf

Schlüpfriger Puls

Dieser Puls ist gewöhnlich ein Zeichen für übermäßigen Schleim, Feuchtigkeit oder Stagnierende Nahrung und wird deshalb als Yang (Übermaß) im Yin (Feuchtigkeit) oder Yin (Feuchtigkeit) im Yang (Übermaß) eingestuft. Li Shi-zhen und andere Quellen (einschließlich verschiedener Abschnitte im *Nei Jing*) vertreten leicht unterschiedliche Meinungen, sind sich aber alle darin einig, daß der schlüpfrige Puls Hitzeaspekte besitzt und einen Yang-Puls darstellt. In der Praxis taucht der schlüpfrige Puls oft zusammen mit Husten, starkem Auswurf, Verdauungsschwierigkeiten aufgrund Stagnierender Nahrung, «Feuchter Hitze, die in die Blase strömt» oder «Feuchter Hitze in den Gedärmen» auf. Der schlüpfrige Puls kann ferner eine Schwangerschaft begleiten oder ein Zeichen für eine kräftige Konstitution sein.

Übliche Pulskombinationen

Puls	verbundene Symptome und/oder Muster
schlüpfrig und drahtig	Stagnierende Nahrung, oder Schleim mit Eingezwängtem Leber-Qi
schlüpfrig und straff	Blockade durch kalten Schleim

Tabelle 47: Die verschiedenen Positionen beim schlüpfrigen Puls

	bilateral (Li Shi-zhen)	linke Seite	rechte Seite
erste Position	Schleim in der Brust; Erbrechen; saures Aufstoßen; steife Zunge; Husten	Herzhitze; unregelmäßiger Schlaf	Schleim mit Erbrechen oder Übelkeit
zweite Position	Leber/Milzhitze; Stagnierende Nahrung	Leberfeuer; Schwindelgefühle	Milzhitze; Stagnierende Nahrung
dritte Position	«Ausscheiden und Dürsten»; Durchfall; Eingeweidebruch; urologische Probleme	dunkler Urin; Schwierigkeiten beim Wasserlassen	Durchfall; Aufsteigendes Feuer

Rauher Puls

Obwohl er ein Yin-Puls ist, kann der rauhe Puls Mangel- oder Übermaß-Aspekte aufweisen. Ist der rauhe Puls schwach oder fein, bedeutet dies, daß Mangelndes Blut oder Mangelndes Jing die Blutgefäße nicht füllen kann. Ist er jedoch kräftig, d. h., hält er dem Druck der Finger stand, weist er auf Gestautes Blut, welches die Bewegung hemmt. Gelegentlich kann ein rauher und kräftiger Puls auch ein Zeichen für Feuchtigkeit, welche die Bewegung hemmt, darstellen, in welchem Fall er die gleiche Bedeutung wie der ihm entgegengesetzte Pulstyp (z. B. schlüpfrig) hat. Einige Quellen ordnen einen unregelmäßigen Puls, der bei einem beliebigen Atemzug eine unterschiedliche Anzahl von Schlägen aufweist (die «Ungeregelten Drei und Fünf»), in die Kategorie des rauhen Pulses ein. Diese Tatsache sollte nicht übersehen werden, da es keine andere Pulskategorie gibt, die diese Unregelmäßigkeit im Rhythmus beschreibt. In der Praxis tritt der rauhe Puls oft mit Herz- und Brustschmerzen (das *Nei Jing* hebt dies hervor), großem Blut- oder Säfteverlust und mit Erschöpfung der Nieren (extremer Mangel – vor allem in bezug auf sexuelle Funktionen) auf.

Übliche Pulskombinationen

Puls	verbundene Symptome und/oder Muster
rauh und drahtig	Eingezwängtes Leber-Qi, Gestautes Blut
rauh und kraftlos	Erschöpftes Qi (extremer Mangel)
rauh und verschwindend	Mangelndes Blut und Mangelndes Yang
rauh und fein	Ausgetrocknete Säfte (Mangel)

Tabelle 48: Die verschiedenen Positionen beim rauhen Puls

	bilateral (Li Shi-zhen)	linke Seite	rechte Seite
erste Position	Mangelndes Herz-Qi; Brustschmerzen	Herzschmerzen; Herzklopfen	Mangelndes Lungen-Qi; Husten mit schaumigem Sputum
zweite Position	Mangelndes Milz-Qi und Mangelndes Magen-Qi; Schmerzen und Schwellungen in den Seiten	Mangelndes Leberblut	Schwache Milz; Unfähigkeit zur Nahrungsaufnahme
dritte Position	Beeinträchtigung von Jing und Blut; Verstopfung oder tröpfelndes Urinieren oder Bluten aus dem Anus	Schwäche und Empfindlichkeit im unteren Rücken	Schwaches Feuer der Lebenspforte; Beeinträchtigtes Jing

Drahtiger Puls

Ein drahtiger Puls besagt, daß irgend etwas die Bewegung von Qi und Blut hemmt. Generell wird dies mit einer Beeinträchtigung der Verteilerfunktion der Leber verbunden. Der drahtige Puls kann aber auch ein Kältemuster oder jedes schmerzbezogene Muster begleiten. In der Praxis wird er auch bei einem Schleimmuster beobachtet, welches zusammen mit einer «Disharmonischen Leber, die die Milz angreift» auftaucht. Außerdem kann der drahtige Puls auf ein vielschichtiges Muster hinweisen, z. B. auf die gleichzeitige Anwesenheit von Hitze und Kälte oder auf ein halb Innerliches, halb Äußerliches Muster.

Übliche Pulskombinationen

Puls	verbundene Symptome und/oder Muster
drahtig und langsam	Leberkälte
drahtig und schnell	Leberfeuer
drahtig, schnell und fein	Mangelndes Leber-Yin
drahtig, schnell und groß	Loderndes Leberfeuer
drahtig und tief	Innerliche Stagnation mit Schmerzen

Tabelle 49: Die verschiedenen Positionen beim drahtigen Puls

	bilateral (Li Shi-zhen)	linke Seite	rechte Seite
erste Position	Schleim blockiert Zwerchfell; Kopfschmerzen	·Herzschmerzen	Kopfschmerzen; Brust- und Seitenschmerzen
zweite Position*	(ausgelassen)	Malaria; fühlbare Schwellungen im Bauch; Spasmen	Mangelndes Milz-Qi; Kalte Stagnierende Nahrung

	bilateral (Li Shi-zhen)	linke Seite	rechte Seite
dritte Position	Eingeweidebruch; Beinkrämpfe	Schmerzen im unteren Rücken und Beinschmerzen; Krämpfe; Schmerzen im Unterbauch; Eingeweidebruch	Bauchschmerzen; Durchfall

* Qin Bo-wei, der berühmte Arzt des 20. Jahrhunderts, bemerkte, daß eine drahtige Qualität der rechten zweiten Pulsposition ein Zeichen für «Holz-(Leber-)Übermaß erobert die Erde (Milz)» darstellt und häufig mit Bauchschmerzen oder Durchfall auftritt (Medizinische Kollegaufzeichnungen [64], S. 90).

Straffer Puls

Ein straffer Puls impliziert Bewegungshemmung aufgrund von Kälte. Wenn ein Bösartiger Kälteeinfluß die Bewegung von Qi und Blut zu hindern versucht, löst der Konflikt zwischen Normalem Qi und Kälte einen Kampf aus und der Puls fühlt sich an, als vibriere er hin und her, als hielte man das Ende eines schwingenden straffgezogenen Seils. Der straffe Puls wird am häufigsten bei einem Äußeren Kälte/Windmuster (mit Leibschmerzen), bei Mangelnder Kälte des Mittleren Erwärmers (mit Schmerzen) oder bei Kalter Stagnierender Nahrung (mit Schmerzen) beobachtet.

Übliche Pulskombinationen

Puls	verbundene Symptome und/oder Muster
straff und schnell	gleichzeitige Anwesenheit von Hitze und Kälte
straff und drahtig	Kälteblockade
straff und voll	Schwellungen und Schmerzen
straff und rauh	Kälteblockade

Tabelle 50: Die verschiedenen Positionen beim straffen Puls

	bilateral (Li Shi-zhen)	linke Seite	rechte Seite
erste Position	(ausgelassen)	fiebriger Kopf; steifer Nacken; Herzschmerzen	Äußere Kälte; Asthma; Husten; verkrampftes Zwerchfell
zweite Position	Kalte Feuchtigkeit blockiert Mittleren Erwärmer; Schmerzen	Schwellungen und Schmerzen im Bauch; Seitenschmerzen; Krämpfe	Schwellungen in Ober- und Unterbauch
dritte Position	kalte äußere Genitalien; «Laufendes-Schweinchen-Krankheit»;* Eingeweidebruch	Schmerzen unter dem Nabel; empfindliche Beine; Verstopfung	«Laufendes-Schweinchen-Krankheit»; Eingeweidebruch

* Die «Laufendes-Schweinchen-Krankheit» (*ben-tun*) wird im *Ling Shu* (1. Abschn., 4. Kap., S. 45) erwähnt und in anderen alten Texten ausführlich besprochen. Symptomatisch äußert sie sich mit unangenehmen Schmerzempfindungen, die kommen und gehen und vom Nabel zur Kehle laufen. Das Muster, das am häufigsten mit diesen Symptomen auftritt, ist Mangelndes Nieren-Yang mit Kälteübermaß, obwohl auch Leberfeuer in diesem Zusammenhang genannt wird.

Knotiger Puls

Ein knotiger Puls bedeutet aufsteigendes Yin. Ist der knotige Puls schwach, weist der holprige Rhythmus auf extremen und chronischen Nierenfeuer-Mangel oder darauf, daß zu wenig Qi und Blut vorhanden sind, als daß sie in den Blutgefäßen transportiert werden bzw. die Blutgefäße füllen könnten. Ein kräftiger knotiger Puls hat höchstwahrscheinlich mit extremer Kälte, Schleim oder Stagnierendem Qi/Gestautem Blut zu tun.

Übliche Pulskombinationen

Puls	verbundene Symptome und/oder Muster
knotig und oberflächlich	Kälte blockiert die Leitbahnen
knotig, tief und kräftig	Stagnierendes Qi mit Schwellungen
knotig, tief und kraftlos	Erschöpftes Feuer der Lebenspforte
knotig und schlüpfrig	chronischer Schleim
knotig und rauh	Gestautes Blut mit Schwellungen

Jagender Puls

Der jagende Puls bedeutet Übermäßige Hitze, die meistens von hemmenden Faktoren begleitet wird: Stagnierendes Qi, Gestautes Blut oder Schleim oder Nahrung, die Bewegung hemmen. Vor allem der schwache jagende Puls kann auf «Widernatürliche Verletzung des Organ-Qi» hinweisen; er impliziert extremen Mangel und Kälte und gleicht in diesem Fall dem schnellen Puls in einem Kältemuster. In der Praxis wird der jagende Puls oft bei Mustern von Yang-Übermaß beobachtet, die z. B. mit roten Hautausschlägen, großem Ärger, heftiger Atmung oder gewalttätigem Irresein auftreten. Außerdem begegnet man dem jagenden Puls bei heißen asthmatischen Zuständen mit Schleimblockade oder auch bei gleichzeitigem Auftreten von Erschöpftem Herz-Qi und Erschöpftem Herz-Yang.

Übliche Pulskombinationen

Puls	verbundene Symptome und/oder Muster
jagend, überflutend und voll	Bösartiger Einfluß blockiert die Leitbahnen
jagend und schwach	Defizit nähert sich der Trennung von Yin und Yang
jagend und oberflächlich	Yang-Ming-Hitze

Intermittierender Puls

Dieser Puls besagt gewöhnlich, daß alle Yin-Organe erschöpft sind. Manchmal begleitet speziell der intermittierende Puls ein Muster von Mangelndem Herz-Qi, das mit Herzklopfen und Schmerzen auftritt, oder Mangelnde Kälte des Mittleren Erwärmers mit Erbrechen. Wenn dieser Puls jedoch plötzlich auftaucht und auch kräftig ist, kann er an einer momentanen Qi-Blockade teilhaben, die entweder mit Windmustern, Schmerzzuständen, großem emotionalem Streß oder Verletzungen zu tun hat.

Übliche Pulskombinationen

Puls	verbundene Symptome und/oder Muster
intermittierend, fein und tief	Mangel mit Durchfall
intermittierend, verschwindend und fein	Ausgetrocknete Säfte
intermittierend und sanft	Erschöpftes Milz-Qi

Kurzer Puls

Dieser Puls beschreibt gewöhnlich einen Puls, der nicht in der ersten oder dritten oder der ersten und dritten Position getastet werden kann. Manchmal wird ein Puls auch dann kurz genannt, wenn er zwar in allen drei Positionen tastbar ist, die Schläge, die gegen die Finger pochen, sich aber zu kurz in ihrer Länge anfühlen. Vor allem wenn er schwach ist, bedeutet der kurze Puls Qi-Mangel und wird am häufigsten bei Lungen-, Herz- oder Nierenmangel beobachtet. Der kurze Puls kann außerdem Schleim, Stagnierende Nahrung oder alkoholische Intoxikation (die Feuchte Hitze erzeugt) begleiten, in welchen Fällen er kräftig, schlüpfrig und schnell ist.

Übliche Pulskombinationen

Puls	verbundene Symptome und/oder Muster
kurz und oberflächlich	Mangelndes Lungen-Qi oder Gestautes Blut
kurz und tief	Mangelndes Nieren-Qi
kurz und schnell	Herzschmerzen und Reizbarkeit
kurz und langsam	Mangelnde Kälte
kurz, schlüpfrig und schnell	Alkohol verletzt Shen

Langer Puls

Ein sanfter langer Puls kann ein Zeichen für eine kräftige Konstitution sein. Hat er eine harte, drängende, straffe oder drahtige Qualität, weist er auf Übermaß. In der Praxis wird der lange Puls zusammen mit einem drahtigen Puls oft bei Eingezwängtem Leber-Qi sowie Seitenschmerzen, Kopfschmerzen, roten Augen und Ohrensausen beobachtet. Ein langer überflutender Puls taucht bei Yang-Ming-(Magen- und Dickdarm-)Hitzedisharmonien auf, vor allem wenn er von Schleim und Epilepsie oder Yang-Irresein begleitet wird. Kälte/Übermaß mit Schmerzen und Asthma kann sich mit einem langen und drahtigen Puls zeigen, Lungenhitze mit blutigem Husten kann einen langen und schnellen Puls erzeugen. Im allgemeinen begegnet man dem langen Puls bei Hitzemustern, die sich durch Reizbarkeit, Durst und Verstopfung auszeichnen.

Übliche Pulskombinationen

Puls	verbundene Symptome und/oder Muster
lang und oberflächlich	Äußerer Bösartiger Einfluß oder Mangelndes Yin
lang und überflutend	Yang-Irresein oder Epilepsie
lang, tief und fein	Knoten oder Tumore
lang und schlüpfrig	Schleimfeuer
lang und zerfließend	Alkoholintoxikation oder Kälte
lang und drahtig	Leberdisharmonie

Sanfter Puls

Der sanfte Puls ist das Stereotyp des normalen Pulses. In der Praxis trifft man ihn jedoch selten an, da die meisten Leute konstitutionelle Tendenzen zu bestimmten Disharmoniemustern besitzen und diese, auch bei gesunder Verfassung, im Puls zu spüren sind. Begleitet ein reiner sanfter Puls ein Disharmoniemuster, wird er von einigen Quellen als Feuchtigkeitszeichen ausgelegt. Die meisten Quellen scheinen sich jedoch darin einig, daß der sanfte Puls innerhalb einer Disharmonie die Schattierung von anderen Pulstypen annimmt und seine Interpretation so von der Gesamtkonfiguration abhängig ist.

Übliche Pulskombinationen

Puls	verbundene Symptome und/oder Muster
sanft und oberflächlich	Äußere Feuchtigkeit oder Äußerer Wind
sanft und tief	Feuchtigkeitsblockade
sanft und rauh	Mangelndes Blut
sanft, langsam und fein	Mangelndes Yang

Überflutender Puls

Ein überflutender Puls ist ein Zeichen für Übermaß/Hitze mit Yin-Mangelaspekten. Die Behandlung erfordert deshalb Kühlen der Hitze und Nähren des Yin. Dieser Puls wird normalerweise bei fiebrigen Krankheiten mit Durst, Reizbarkeit und blutigem Erbrechen oder bei Erkrankungen mit roten, geschwollenen Hautgeschwüren beobachtet. Gelegentlich trifft man auf einen überflutenden Puls, dessen wogende Vorwärtsbewegung groß, aber kraftlos ist und wie ein regulärer überflutender Puls ausläuft. Tritt dieser Puls mit Durchfall auf, wird die Größe als Mangel ausgelegt (wie bei einem leeren Puls). Außerdem wird dieser Puls mit Herzdisharmonien in Zusammenhang gebracht. Eine weitere mögliche Interpretation des überflutenden Pulses beschreibt eine Situation, in der Hitze in der Tiefe von Kälte an der Oberfläche zurückgehalten bzw. «zugestöpselt» wird.

Übliche Pulskombinationen

Puls	verbundene Symptome und/oder Muster
überflutend und groß	Aufsteigende Hitze
überflutend und oberflächlich	Äußere Hitze oder Mangelndes Yin
überflutend und tief	Innere Hitze oder Kälte, die die Hitze zustöpselt
überflutend und straff	Schwellungen in der Brust oder Verstopfung mit Blutungen
überflutend und schlüpfrig	Hitze/Schleim

Verschwindender Puls

Der verschwindende Puls bedeutet einen Yang-Mangel und begleitet meistens extreme Schwäche, die sich u. a. an Zeichen wie ungeformtem Stuhl, hellem Gesicht, wenig Shen, Kälteaversion, Kältedurchfall oder Kälte-Gebärmutterblutungen erkennen läßt. Man begegnet diesem Puls immer wieder in den lebensbedrohlichen Situationen «Besiegtes Yang» (*wang-yang*) und «Besiegtes Yin» (*wang-yin*). Besiegtes Yang tritt auf, wenn das Yang so schwach ist (ölige Ausschwitzungen, kalter Körper, kein Durst, sehr schwache Atmung, kalte Gliedmaßen, Koma), daß es das Yin nicht nähren kann. Dies führt zu einer Trennung von Yin und Yang und möglicherweise zum Zusammenbruch (Ohnmacht oder Schock) oder sogar Tod. Besiegtes Yin bedeutet, daß das Yin zu schwach ist, um das Yang zu nähren. Diese Situation kann aufgrund von großem Säfteverlust eintreten (extremes Schwitzen, Erbrechen, Durchfall und Blutungen, begleitet von Schwäche, Abneigung gegen Hitze, warmer Haut, Durst, heftiger Atmung, warmen Gliedmaßen, roter und trockener Zunge, überflutendem, aber schwachem Puls) und gleich der des Besiegten Yang enden: Trennung von Yin und Yang, Zusammenbruch oder Tod. Besiegtes Yin kann sich in Besiegtes Yang verkehren, Besiegtes Yang kann sich in Besiegtes Yin verkehren – d. h., daß Besiegtes Yin auch, schließlich und endlich, einen erschöpften Puls entwickeln kann.

Übliche Pulskombinationen

Puls	verbundene Symptome und/oder Muster
erschöpft und zerfließend	Spasmen
erschöpft und weich	spontane Schweißausbrüche
erschöpft und rauh	großer Blutverlust

Tabelle 51: Die verschiedenen Positionen beim erschöpften Puls

	bilateral (Li Shi-zhen)	linke Seite	rechte Seite
erste Position	Asthma; Herzklopfen	gleichzeitiger Qi- und Blutmangel	Schleimblockade; Asthma
zweite Position	Mangelndes Milz-Qi; geschwollener Bauch	Druckgefühl in der Brust; Spasmen in allen Gliedmaßen	Magenkälte; nicht umgewandelte Nahrung
dritte Position	Mangelndes Jing; Kälteaversion; Diabetes	beschädigtes Sperma; Gebärmutterblutungen	Nierenmangel-Durchfall;* Schmerzen in der Nabelgegend; extremer Yang-Mangel

* Siehe Anhang C, Durchfall.

Kraftloser Puls

Dieser Puls besagt, daß das Yang den Puls nicht «heben» kann, und bedeutet deshalb Mangelndes Yang und/oder Mangelndes Jing. Er wird hauptsächlich bei Nierenmangel-Mustern mit empfindlichen Knochen, Schwächegefühl in Rücken und Beinen, Asthma, Ohrensausen oder Schwindelgefühlen beobachtet. Manchmal weist der kraftlose Puls auch auf Muster Mangelnder Milzkälte hin. Li Shi-zhen erwähnt, daß das Auftreten dieses Pulses bei älteren Personen verständlich und sogar normal ist, bei jüngeren aber auf ein Problem hinweist.

Übliche Pulskombinationen

Puls	verbundene Symptome und/oder Muster
kraftlos und rauh	Mangelndes Blut
kraftlos und schnell	großer Spermaverlust oder Gebärmutterblutungen
kraftlos, drahtig und fein	Mangelndes Blut und schlaffe Sehnen
kraftlos und weich	spontane Schweißausbrüche

Tabelle 52: Die verschiedenen Positionen beim kraftlosen Puls

	bilateral (Li Shi-zhen)	linke Seite	rechte Seite
erste Position	Mangelndes Yang	Herzklopfen; Vergeßlichkeit	Kurzatmigkeit; spontane Schweißausbrüche
zweite Position	Mangelndes Milz-Qi und Mangelndes Magen-Qi	Spasmen	Durchfall
dritte Position	Zusammengebrochenes Yang, Mangelndes Yin	Mangelndes Yin	Zusammengebrochenes Yang

Zerfließender Puls

Dieser Puls ist entweder ein Zeichen für Mangelndes Yin oder Mangelndes Yin und Mangelndes Yang. Er taucht am häufigsten nach Blutverlust oder bei verschiedenen ernsthaften Mangelmustern auf, die etwas mehr auf der Yin-Seite als auf der Yang-Seite liegen. Li Shi-zhen stellt fest, daß das Auftauchen dieses Pulses nach einer schweren Krankheit oder einer Entbindung normal ist und eine gut ablaufende Wiedergesundung verspricht. (Die Medizintheorie unterscheidet Mangel, der einfach aufzufüllen ist, von solchem, der nicht einfach aufzufüllen ist. Letztere Situation beschreibt einen Mangel, der einfach aufzufüllen ist.) Tritt ein zerfließender Puls ohne begleitende Mangelzeichen auf, sagt man, daß er «keine Wurzeln» hat, die Person aber behandelt werden sollte, um einer Erkrankung vorzubeugen.

Der zerfließende Puls kann auch bei Feuchtigkeitsmustern beobachtet werden, weil sich die Feuchtigkeit «überallhin ausbreitet» und die Bewegung von Qi und Blut hemmt. In diesem Fall weist der zerfließende Puls wahrscheinlich eine straffe Qualität auf. Manchmal erscheint ein zerfließender schwacher Puls auch mit Bedrückender Feuchtigkeit und gleichzeitigem Milzmangel.

Übliche Pulskombinationen

Puls	verbundene Symptome und/oder Muster
zerfließend und drahtig	Schwindelgefühle oder taube Finger
zerfließend und rauh	Blutverlust
zerfließend und schnell	Feuchte Hitze

Trommelpuls

Der Trommelpuls ist ein Zeichen für Jing-, Yin- oder Blutmangel. Er weist auf eine ernstere Situation hin als der gewöhnliche leere Puls, da das Yang-Qi in diesem Fall einer geringeren Kontrolle des Yin unterliegt, was ein leeres Gefühl in der Mitte und ein hartes und drahtiges Gefühl an der Oberfläche des Pulses erzeugt. Der Trommelpuls erscheint am häufigsten bei Fehlgeburten, Gebärmutterblutungen oder unwillkürlichem Samenabgang.

Übliche Pulskombinationen

Puls	verbundene Symptome und/oder Muster
Trommelqualität, schlüpfrig und breit	extremes Schwitzen oder Durchfall
Trommelqualität und sanft, kein Shen	«totes» Yin, nicht behandelbar

Verborgener Puls

Dieser Puls bedeutet gewöhnlich eine ernsthafte Blockade. Ist der verborgene Puls kräftig, weist er auf Übermaß/Kälte oder Stagnierende Nahrung und wird häufig von heftigen Schmerzen begleitet. Erscheint ein verborgener schneller Puls bei einer extremen Hitzedisharmonie, liegt eine Situation vor, in der Muster und Puls nicht zusammenpassen, d. h., die Disharmonie ist gravierend und schwierig zu behandeln.

Ein verborgener Puls ohne Kraft besagt normalerweise, daß das Yang-Qi den Puls nicht «heben» kann. Dieser Puls taucht oft bei chronischen Erkrankungen auf, die von Erbrechen, Durchfall, kalten Gliedmaßen oder Ohnmacht begleitet werden. Gelegentlich wird eine Person mit einem chronischen Muster von «Heftig aufsteigendem Leber-Yang» und gleichzeitig Mangelndem Nieren-Yin plötzlich zusammenbrechen (Apoplexie) oder «dem Wind erliegen», eine Halbseitenlähmung und einen verborgenen Puls entwikkeln. Einige Quellen behaupten, daß ein verborgener Puls während einer Schwangerschaft normal sein kann.

Übliche Pulskombinationen

Puls	verbundene Symptome und/oder Muster
verborgen und langsam	extreme Kälte: Aufsteigendes Extremes Yin
verborgen und schnell	extreme Hitze: Aufsteigendes Extremes Yang

Fixierter oder «Gefängnispuls»

Dieser Puls beschreibt im Prinzip einen verborgenen und kräftigen Puls. Der fixierte Puls ist ebenfalls ein Zeichen für Kälteblockade mit Schmerzen und das Auftreten von Knoten, Tumoren oder Eingeweidebrüchen. Li Shi-zhen weist darauf hin, daß dieser Puls bei einem Mangelmuster eine gefährliche Situation beschreibt. Andere

Quellen erwähnen seine Erscheinung mit der «Laufendes-Schweinchen-Krankheit».

Beweglicher Puls oder Kreiselnde-Bohne-Puls

Dieser Puls stellt das Ergebnis chaotischer Bewegung von Yin und Yang dar. Wenn heftige Schmerzen den Blutfluß unterbrechen oder Angst das Qi veranlaßt, sich «davonzustehlen», geben Qi und Blut ihre gemeinsamen Nährfunktionen auf und erzeugen diesen disharmonischen Pulstyp. Obwohl der bewegliche Puls normalerweise auch schnell ist, impliziert er nicht notwendigerweise einen Hitzezustand, sondern nur großes Ungleichgewicht.

Übliche Pulskombinationen

Puls	verbundene Symptome und/oder Muster
beweglich und kraftlos	Herzklopfen
beweglich und voll	Schmerzen, Blockade
beweglich und hohl	Jing-Verlust
beweglich und oberflächlich	Äußerer Bösartiger Einfluß

Hohler Puls

Dieser Puls tritt allgemein nach großem Blutverlust, jedoch nicht bei chronischen Blutmangel-Mustern auf. Der hohle Puls kann außerdem nach Säfteverlust erscheinen, der auf Erbrechen, Durchfall, starkes Schwitzen oder Spermaverlust zurückzuführen ist.

Übliche Pulskombinationen

Puls	verbundene Symptome und/oder Muster
hohl und schnell	Mangelndes Yin
hohl, leer und weich	Mangelndes Jing, Blutverlust
hohl und knotig	Gestautes Blut

Auflösender Puls

Ein auflösender Puls ist ein Zeichen für extremen Mangel, vor allem für Yang-Mangel oder Mangel an Ursprungs-Qi. Tritt der auflösende Puls bei einer chronischen Mangelerkrankung mit Mangelzeichen auf, ist er jedoch nicht mit der oben erwähnten Situation des zerfließenden Pulses zu vergleichen, wo Puls und Muster zusammenpassen und eine relativ einfache Behandlung der Krankheit versprechen. Da der auflösende Puls oberflächlich ist, zeigt er ein «Hinwegschweben» von Normalem Qi oder Yang an – eine extreme Schwäche, deren Muster schwierig zu reharmonisieren ist. Einige Quellen bemerken, daß dieser Puls auch die ungleichmäßige Qualität eines rauhen Pulses haben kann. Der auflösende Puls taucht im allgemeinen mit chronischen Mustern oder Erschöpfung auf.

Die Bedeutung des auflösenden Pulses bleibt normalerweise die gleiche, unabhängig von seiner Kombination mit anderen Pulstypen. Aus diesem Grund werden die üblichen Kombinationen für diese Pulsart nicht erwähnt.

Anmerkungen

1 *Su Wen*, 5. Abschn., 17. Kap., S. 106–107, gibt die Auslegung des *Nei Jing* wieder. Die Auslegung des *Nan Jing*, die man in «Schwierigkeit 18», S. 45–46, findet, bezieht sich auf die Leitbahnen, macht keinen Unterschied zwischen linker und rechter Hand und ist äußerst unklar. Die Information in Tabelle 40 vermittelt nur eine der vielen *Nan-Jing*-Interpretationen. Den Zuordnungen folgt die Bemerkung, daß die erste, zweite und dritte Pulsposition dem Oberen, Mittleren und Unteren Erwärmer entsprechen. Wang Shuhes Auslegung steht im Pulsklassiker [22], S. 6. Er bemerkt ebenfalls, daß die drei Pulspositionen den Abschnitten des Dreifachen Erwärmers zuzuordnen sind. Auch Li Shi-zhen betont diese Beziehung zum Dreifachen Erwärmer. Seine Auslegung findet man in den ‹Pulsstudien des Seeuferherren› [16], S. 4. Zhang Jie-bings Auslegung stammt aus dem ‹Vollständigen Werk des Jingyue› (1624 n. Chr., Taipei [Guofeng] 1980, 5. Abschn., S. 86).
Alternativen zu diesen Pulsentsprechungen auf der Speichenschlagader findet man auch schon in alten Texten. Das *Nan Jing* ordnet die horizontalen Schichten des Pulses den verschiedenen Organen zu: «Mit dem Druck von drei Bohnen erreicht man die Haut und damit die Lungenposition. Der Druck

von sechs Bohnen dringt zu den Blutgefäßen und damit zur Herzposition vor. Der Druck von neun Bohnen trifft auf Fleisch und Muskeln und repräsentiert die Milzposition. Der Druck von zwölf Bohnen gelangt an die Sehnen und damit an die Leberposition. Drücken wir bis zum Knochen ... stoßen wir zu den Nieren vor» (*Nan Jing*, «Schwierigkeit 5», S. 12). Eine weitere Methode, die im *Nei Jing* erwähnt wird und mit der vorher genannten verwandt ist, bezieht die Pulsqualitäten in das Zuordnungsschema mit ein: «Die Leber ist drahtig, der Herzpuls ist ‹gekrümmt› [als ‹überflutend› interpretiert], die Milz läßt sich verdrängen [als ‹weich› interpretiert], die Lunge schwebt wie eine Feder [als ‹oberflächlich› interpretiert], und die Nieren sind wie ein Stein [als ‹tief› interpretiert]» (*Su Wen*, 7. Abschn., 23. Kap., S. 154.

Ein anderes umfassendes Entsprechungssystem vergleicht die relativen Größen des ganzen Pulses an der Speichenschlagader und am Reizpunkt *ren-ying* (Magen 9) an der Halsschlagader. Ist der Speichenpuls beispielsweise zweimal so groß wie der Karotispuls, befindet sich die Krankheit in der Gallenblasen-Leitbahn. Dieser Vergleich wird auch auf die anderen Leitbahnen angewandt (*Ling Shu*, 2. Abschn., 9. Kap., S. 89–92, *Su Wen*, 3. Abschn., 10. Kap., S. 69).

2 Li Shi-zhens Auffassung stammt aus den ‹Pulsstudien› [16]. Die fehlenden bilateralen Positionen bedeuten, daß Li Shi-zhen diese Fälle nicht erwähnte. Die Interpretationen der einzelnen Positionen an jeder Hand wurden den ‹Wichtigen Pulsuntersuchungen› [17] entnommen. Diese letztere umfangreiche Studie faßt die Pulsbesprechungen aus vielen alten Texten zusammen und stellt sie in geschichtlicher Ordnung und den achtundzwanzig Pulstypen folgend dar.

3 Siehe Zhang Zhong-jing: Über kälteinduzierte Krankheiten [27], 208., 225. und 234. Abschn., für Beispiele zu dieser Situation. Liu Guan-jin (Pulsuntersuchungen [61], S. 82) erwähnt, daß mit der westlichen Krankheitskategorie Meningitis (Gehirnhautentzündung) ein langsamer Puls beobachtet werden kann, wenn erstere von erhöhtem Gehirndruck und hohem Fieber begleitet wird. Beide medizinischen Systeme betrachten diese Konfiguration als gefährliches Zeichen.

4 Ein Beispiel hierfür wird im ‹Lehrbuch zur traditionellen chinesischen Medizin› [48] von der Liaoninger Akademie, S. 34, besprochen.

5 Yang Ji-zhou: Das große Handbuch der Akupunktur und Moxibustion [26], 1601 n. Chr., 5. Abschn., S. 164; ursprünglich im *Su Wen*, 7. Abschn., 24. Kap., S. 54, erwähnt.

6 *Su Wen*, 40. Abschn., 53. Kap., S. 280.

7 Pulsstudien [16], S. 58.

8 Wang Shu-he: Pulsklassiker [22], S. 30.

9 Viele klassische Ärzte (z. B. Zhang Zhong-jing und Zhang Jie-bing) besprechen diese Möglichkeit.

Anhang E
Chinesische Disharmoniemuster und westliche Krankheitskategorien

Im achten Kapitel haben wir besprochen, wie dieselbe westliche Krankheitskategorie zwar verschiedenen, aber doch nur ganz bestimmten chinesischen Disharmoniemustern zugeordnet werden kann, weil beide Systeme folgerichtige Interpretationen des menschlichen Körpers darstellen und sich die Wahrnehmung von Funktionen oder die Lokalisierung der Organe teilweise überschneiden. Obwohl keine Eins-zu-eins-Entsprechung von westlicher Krankheitskategorie und chinesischem Disharmoniemuster besteht, unterliegen die statistischen Korrelationen bei einer großen Zahl von Patienten wiederum nicht nur dem Zufall.

Weder die chinesischen Zungen- und Pulszeichen noch die anderen allgemeinen Zeichen, die in den Vier Untersuchungen hervorgehoben werden, befähigten einen westlichen Arzt dazu, eine Diagnose zu erstellen. Gleichermaßen besitzt eine westliche Krankheitskategorie kein genaues Gegenstück in der östlichen Medizintheorie. Die Tabellen in diesem Anhang sollen nicht als Abkürzungswege von einer Medizin zur anderen dienen, sondern als Anregung zu weiterführenden Studien und zur Vertiefung des gegenseitigen Verständnisses.

In China gibt es eine ganze Reihe von wissenschaftlichen Artikeln, klinischen Studien und Lehrbüchern, die sich mit jeder westlichen Krankheitskategorie und ihrer Beziehung zu chinesischen Disharmoniemustern und Behandlungsmethoden befassen. Die folgenden Tabellen (53 bis 72) listen einige übliche westliche Krankheitskategorien auf und beschreiben die Muster, die am häufigsten bei einer großen Patientengruppe mit der jeweiligen Krankheit diagnostiziert wurden.[1] Sie machen deutlich, wie der gleiche Patient vom westlichen und vom östlichen Standpunkt angesehen wird. Abgesehen davon lassen diese Vergleiche erkennen, daß sich die synthetische Methode der Chinesen auf die allgemeinen Reaktionen, die der Körper bei einer bestimmten westlichen Krankheitskategorie äußert, konzentriert. Die Tabellen erwähnen nur die üblichsten chinesischen Disharmoniemuster, die der jeweiligen westlichen Krankheitskategorie zugeordnet werden können, d. h., es darf nicht übersehen werden, daß mit jedem Beispiel auch noch andere Muster korrelieren können.

Tabelle 53: Erkrankung der Herzkranzgefäße

Muster	Zeichen	Zunge	Puls
Trüber Schleim verstopft das Herz	Schmerzen oder Druckgefühl in der Brust; manchmal strahlen die Schmerzen auf der Herz-Leitbahn abwärts; empfindliche oder taube linke Schulter; Aufhusten von Schleim; Appetitlosigkeit; der Zustand wird oft bei übergewichtigen Leuten beobachtet	blasser Zungenkörper, fetter Belag	schlüpfrig und drahtig oder zerfließend und sanft
Gestautes Herzblut	intermittierende schneidende Schmerzen in Herz oder Brust; Herzklopfen; Kurzatmigkeit; beklommenes Gefühl in der Brust	dunkelroter oder dunkelvioletter Zungenkörper	tief, rauh oder drahtig
Mangelndes Herz-Yang	der Patient hat keine Schmerzen oder hat sich gerade von akuten Schmerzen erholt; Kälteaversion; Müdigkeit; spontane Schweißausbrüche; aufgedunsenes grau-weißes Gesicht; Herzklopfen oder leeres Gefühl in der Brust; reichlicher und klarer Urin	blasser Zungenkörper, weißer Belag	kraftlos, langsam oder leer

Muster	Zeichen	Zunge	Puls
Mangelndes Herz-Yin	der Patient hat keine Schmerzen oder hat sich gerade von akuten Schmerzen erholt; rotes Gesicht (vor allem rote Wangen); Herzklopfen; Schlaflosigkeit; Nachtschweiß; Durst, aber kein Bedürfnis zu trinken	roter Zungenkörper oder rote Zungenspitze, wenig Belag	fein und schnell
Mangelndes Leber-Yin und Mangelndes Nieren-Yin	Schwindelgefühle; Ohrensausen; Kopfschmerzen; taube Gliedmaßen; Schwäche im unteren Rücken und den Knien; trockener Mund; Nachtschweiß; heiße Handflächen und Fußsohlen; Verstopfung	roter Zungenkörper, wenig Belag	fein, drahtig oder schnell

Tabelle 54: Herzinsuffizienz

Muster	Zeichen	Zunge	Puls
Mangelndes Herz-Qi und Mangelndes Milz-Qi	Herzklopfen und Kurzatmigkeit nach Anstrengungen; Müdigkeit, aschfahles, blasses Gesicht; spontane Schweißausbrüche; wenig Appetit; wäßriger Stuhl	blasser Zungenkörper, dünner weißer Belag	fein oder schwächlich und knotig
Mangelndes Herz-Yang und Mangelndes Nieren-Yang	Herzklopfen; Asthma; Ödeme in Gesicht, Augenlidern und allen Gliedmaßen; aschfahles, weißes Gesicht; Schweiß auf der Stirn; spärlicher Urin; kalte Extremitäten	geschwollener, blasser Zungenkörper, weißer Belag	fein und kraftlos oder knotig oder intermittierend
Mangelndes Herz-Yang und Gestautes Herzblut	Herzklopfen; gehetzte Atmung; dunkles Gesicht, violette Lippen; Schmerzen in den Seiten; leicht geschwollene Unterlippe; Husten mit Blut; spärlicher Urin	dunkelvioletter Zungenkörper oder violetter Zungenkörper mit roten Flecken	fein und rauh oder knotig oder intermittierend

Muster	Zeichen	Zunge	Puls
Mangelndes Nieren-Yang mit Wasser, das zu den Lungen strömt	Asthma; beschleunigte Atmung; Speichel und Schleim oder sogar eine große Menge schäumender Schleim aus der Nase; grauweißes Gesicht; sehr kalte Extremitäten; reichliches, kaltes Schwitzen; Angst; Reizbarkeit	blasser Zungenkörper, fetter weißer Belag	intermittierend

Tabelle 55: Bluthochdruck

Muster	Zeichen	Zunge	Puls
Loderndes Leberfeuer	Schwindelgefühle; Kopfschmerzen; schmerzende rote Augen; rotes Gesicht; schnelles Verärgertsein, Reizbarkeit; bitterer Mundgeschmack; trockener Mund; Verstopfung; dunkler, spärlicher Urin	roter oder scharlachroter Zungenkörper, gelber Belag	drahtig und voll oder drahtig und schnell
Trüber Schleim blokkiert den Mittleren Erwärmer (Milz)	Schwindelgefühle; der Kopf fühlt sich schwer an, wie in einem Sack; wenig Appetit; Übelkeit; Druckgefühl in Brust und Oberbauch; taube Extremitäten	dicker, fetter Belag	zerfließend oder schlüpfrig
Heftig aufsteigendes Leber-Yang	Schwindelgefühle; Ohrensausen; verschwommenes Sehen; Herzklopfen; Schlaflosigkeit; bitterer Mundgeschmack	rötlicher Zungenkörper, gelber Belag	drahtig
Mangelndes Leber-Yin und Mangelndes Nieren-Yin	Schwindelgefühle; Kopfschmerzen; Flecken vor den Augen; Ohrensausen; Herzklopfen; Nachtschweiß; Reizbarkeit; Nachmittagsfieber; trockener Hals; Empfindlichkeit im unteren Rücken und den Knien	roter Zungenkörper, wenig Belag	tief, drahtig, fein und schnell

Muster	Zeichen	Zunge	Puls
Mangelndes Nieren-Yang	Schwindelgefühle; Ohrensausen; Gehörverlust; leuchtendweißes Gesicht; wenig Shen; Empfindlichkeit und Schwäche im unteren Rücken und den Knien; Kälteaversion; wäßriger Stuhl; Impotenz	geschwollener, blasser Zungenkörper	kraftlos

Tabelle 56: Schilddrüsenüberfunktion

Muster	Zeichen	Zunge	Puls
Eingezwängtes Leber-Qi	Schmerzen in Brust und Seiten; Angstzustände; Reizbarkeit, schnelles Verärgertsein; menstruale Unregelmäßigkeiten; möglicherweise Schwellung im Nacken	dünner weißer Belag	drahtig
Loderndes Leberfeuer und Aufsteigendes Herzfeuer	hervorstehende Augen; Lichtempfindlichkeit; rotes Gesicht; schnelles Verärgertsein; zitternde Zunge und Hände; Reizbarkeit; großer Appetit, trockener Mund; Herzklopfen	roter Zungenkörper	drahtig und schnell mit Kraft
Mangelndes Herz-Yin	Schlaflosigkeit; Reizbarkeit; Herzklopfen; Nachtschweiß; trokkener Mund	rötlicher Zungenkörper, dünner Belag	fein und schnell
Feuchter Schleim blockiert	weicher, anschwellender Nacken; Druckgefühl in der Brust; Übelkeit; Erbrechen; wäßriger Stuhl (dieses Muster verschmilzt häufig mit einem der drei oberen)	dünner, fetter Belag	zerfließend oder schlüpfrig

Tabelle 57: Akute Pankreatitis (Bauchspeicheldrüsenentzündung)

Muster	Zeichen	Zunge	Puls
Eingezwängtes Leber-Qi	Schmerzen im Oberbauch strahlen zu Brust und Seiten aus; trockener Mund, bitterer Mundgeschmack; Erbrechen; manchmal abwechselnd Hitzewellen und Kälteschauder; Frustration	dünner weißer und gelber Belag	drahtig
Feuchte Hitze in Milz, Magen und Leber	Schmerzen und Völlegefühl im oberen linken Bauchviertel; Appetitlosigkeit, Durst, aber kein Bedürfnis zu trinken; Gelbsucht, Fieber; Schmerzen, die manchmal zum Rücken und den Schultern strahlen; dunkler Urin; Verstopfung; Druck erhöht Beschwerden	roter Zungenkörper, fetter und gelber Belag	drahtig, schlüpfrig und schnell
Übermäßiges Feuer in Leber und Gallenblase	schmerzender Oberbauch; Schmerzzunahme durch Druck oder schneidende Schmerzen, die sich zum Rücken ziehen; Übelkeit; Erbrechen; bitterer Mundgeschmack; Fieber; Reizbarkeit; Durst; Verstopfung; spärlicher, dunkler Urin	roter Zungenkörper, gelber Belag	oberflächlich, schnell, drahtig und voll

Tabelle 58: Infektiöse Hepatitis

Muster	Zeichen	Zunge	Puls
Feuchte Hitze in Milz und Gallenblase	empfindliche und schmerzende Seiten; Gelbsucht; Appetitlosigkeit; Müdigkeit; geschwollener Bauch; Abneigung gegen fette Nahrung; spärlicher, dunkler Urin; wäßriger Stuhl; möglicherweise Fieber	roter Zungenkörper, fetter gelber Belag	schlüpfrig und schnell

Muster	Zeichen	Zunge	Puls
Hitzegift bricht in den Jing- und Blut-Bereich ein (Vier-Stadien-Sequenz)	akutes, schnelles Einsetzen der Krankheit; Gelbsucht; hohes Fieber; Reizbarkeit; Delirium; Blutungen; Hautausschläge	scharlachroter Zungenkörper, dicker, fetter gelber oder schwarzer Belag	drahtig und schnell
Eingezwängtes Leber-Qi	geschwollene, schmerzende Seiten; Druckgefühl in der Brust; Appetitlosigkeit; Übelkeit; Aufstoßen	dünner Belag	drahtig
Eingezwängtes Leber-Qi und Gestautes Blut	bohrende, örtlich fixierte Schmerzen in den Seiten; fühlbare Anschwellung unter den Rippen; dunkles Gesicht; Schwellungen im Ober- und Unterbauch	dunkler Zungenkörper oder Zungenkörper mit roten oder violetten Flecken	drahtig und rauh
Leber greift Milz an	Druckgefühl und Schwellungen in der Brust; Aufstoßen; Blähungsabgang; wenig Appetit; Übelkeit; Durchfall; leichtes Unbehagen in den Seiten	dicker Belag	drahtig und zerfließend
Mangelndes Leber-Yin	leichte Seitenschmerzen; Schwindelgefühle; Reizbarkeit; Müdigkeit; warme Handflächen und Fußsohlen; leichtes Fieber	roter Zungenkörper, wenig Belag	drahtig und fein
Mangelndes Milz-Qi	Müdigkeit; leuchtendweißes Gesicht; Appetitlosigkeit; geschwollener Bauch; leichte Seitenschmerzen; wäßriger Stuhl	blasser Zungenkörper, weißer Belag	leer

Tabelle 59: Leberkrebs

Muster	Zeichen	Zunge	Puls
Hitzegift in Leber und Gallenblase	unregelmäßiges Fieber; Gelbsucht; dunkler Urin; Blutungen (z. B. aus Nase oder Anus)	roter Zungenkörper, fetter gelber Belag	drahtig und schnell
Gestautes Leberblut	sich kurzfristig vergrößernde und schmerzende Leber; örtlich fixierte Schmerzen; dunkles Gesicht	dunkler Zungenkörper	rauh
Leber greift Milz an	geschwollene und schmerzende rechte Seite; voller Oberbauch; geschwollener Unterbauch; Bauchwassersucht; Appetitlosigkeit	fetter weißer Belag	drahtig
Mangelndes Milz-Yang und Mangelndes Nieren-Yang	fortschreitende Abmagerung; wenig Shen; welkes Gesicht; Tag- und Nachtschweiß; Appetitlosigkeit; wäßriger Stuhl	blasser Zungenkörper	kraftlos

Tabelle 60: Chronische Gastritis

Muster	Zeichen	Zunge	Puls
Leber greift Milz und Magen an	geschwollener Ober- und Unterbauch; Appetitlosigkeit; Aufstoßen; Empfindlichkeit; unbehagliches Gefühl beim Stuhlgang	dünner Belag	drahtig
Mangelnde Kälte in Milz und Magen	Unbehagen im Magen, durch Kälte und Druck vermindert; Blähungen; Appetitlosigkeit; Erbrechen klarer Flüssigkeit	blasser Zungenkörper, dünner weißer Belag	langsam und leer
Feuchtigkeit bedrückt Milz	Übelkeit; Erbrechen; kein Durst; anhaltende Blähungen; spärlicher Urin	fetter, weißer Belag	zerfließend oder sanft

Tabelle 61: Cholezystitis (Gallenblasenentzündung)

Muster	Zeichen	Zunge	Puls
Eingezwängtes Leber-Qi	Seitenschmerzen oder Drehungsschmerz; trockener Mund, bitterer Mundgeschmack; Appetitlosigkeit; Übelkeit; geschwollener Ober- und Unterbauch; Verstopfung oder Durchfall	normal	drahtig
Leberfeuer und Gallenblasenfeuer	heftige Schmerzen in Seiten und Oberbauch, die sich zur Schulter ziehen; abwechselnd Fieber und Frösteln; trockener Mund und Hals; Blähungen; Übelkeit; Verstopfung	rissiger Zungenkörper, gelber Belag	drahtig und schnell
Feuchte Hitze in Leber und Milz	Seitenschmerzen; geschwollener Ober- und Unterbauch; Blähungen; Schweregefühl; Müdigkeit; Fieber; Übelkeit; Appetitlosigkeit; Durst, aber kein Bedürfnis zu trinken; Gelbsucht; Verstopfung oder Durchfall	roter Zungenkörper, fetter gelber Belag	schlüpfrig, schnell und drahtig

Tabelle 62: Akute Glomerulonephritis (Nierenentzündung)

Muster	Zeichen	Zunge	Puls
Wind und Wasser im Widerstreit (Bösartiger Einfluß greift Lunge an)	akutes Einsetzen der Krankheit; anfänglich geschwollene Augenlider und Gesicht; Kopfschmerzen; Fieber; Abneigung gegen Zug oder roter, geschwollener, schmerzender Hals oder Husten; vermindertes Wasserlassen; dunkelroter Urin; Ödeme können sich im ganzen Körper ausbreiten	dünner weißer Belag	oberflächlich, schnell

Muster	Zeichen	Zunge	Puls
Feuchte Hitze sammelt sich an	Schwellungen im ganzen Körper; glänzende Haut; spärlicher Urin; manchmal Blut im Urin; häufiges und drängendes Wasserlassen; Kopfschmerzen; Schwindelgefühle; bitterer Mundgeschmack; Verstopfung	fetter gelber Belag	drahtig, schlüpfrig und voll
Mangelndes Milz-Yang und Mangelndes Nieren-Yang	geschwollener Körper; leuchtendweißes Gesicht; Appetitlosigkeit; müdes Shen; spärlicher Urin, manchmal überhaupt kein Wasserlassen; schnelle Atmung; Schwindelgefühle; Übelkeit; Erbrechen	blasser Zungenkörper, weißer Belag	zerfließend oder kraftlos
Feuchtigkeit bedrückt Milz	gelbes Gesicht; Müdigkeit; Appetitlosigkeit; Erbrechen; Schwellungen im ganzen Körper	fetter weißer Belag	tief, schlüpfrig

Tabelle 63: Chronische Glomerulonephritis

Muster	Zeichen	Zunge	Puls
Mangelndes Milz-Yang	geschwollene untere Gliedmaßen; chronische intermittierende Ödeme; fahles Gesicht; Müdigkeit; Schwellungen in Brust und Bauch; Appetitlosigkeit; wäßriger Stuhl	blasser Zungenkörper, weißer Belag	zerfließend oder leer oder langsam
Mangelndes Milz-Yang und Mangelndes Nieren-Yang	chronischer Zustand; vermindertes Wasserlassen; geschwollener Bauch; Ödeme im unteren Körperbereich; leuchtendweißes Gesicht; Kälteaversion; kalte Gliedmaßen; kein Geschmack im Mund; empfindlicher unterer Rücken; wäßriger Stuhl	blasser, geschwollener, feuchter Zungenkörper	kraftlos

Muster	Zeichen	Zunge	Puls
Mangelndes Leber-Yin und Mangelndes Nieren-Yin	Kopfschmerzen; Schwindelgefühle; Nachmittagsfieber; rote Wangen; Nachtschweiß; Ohrensausen; trockener Hals; Schlaflosigkeit; Hexenschuß; Reizbarkeit; dunkler, spärlicher Urin; leichte oder keine Gewebswassersucht	rötlicher Zungenkörper	fein und schnell

Tabelle 64: Entzündungen der Harnorgane

Muster	Zeichen	Zunge	Puls
Feuchte Hitze strömt in die Blase (Feuchte Hitze im Unteren Erwärmer)	häufiges, drängendes und schmerzvolles Wasserlassen; trockener Mund oder Durst oder Fieber; Rückenschmerzen oder Blut im Urin	roter Zungenkörper, fetter Belag	schlüpfrig und schnell
Mangelndes Nieren-Yin mit feuchtem Hitzerückstand	häufiges, drängendes und schmerzvolles Wasserlassen, spärlicher Urin; warme Handflächen und Fußsohlen; Schwindelgefühle; trockener Mund; leichtes Fieber (manchmal intermittierend)	roter Zungenkörper, fetter Belag auf der Zungenwurzel	fein und schnell
Mangelndes Qi und Mangelndes Yin mit Rückstand feuchter Hitze	Müdigkeit; Schwindelgefühle; weißes Gesicht; Appetitlosigkeit; häufiges, drängendes Wasserlassen, spärlicher Urin; leichte Schmerzen; wenig Schwellungen; empfindlicher unterer Rücken	normal	leer
Milzmangel und Nierenmangel	Müdigkeit; Appetitlosigkeit; angeschwollene Gliedmaßen; kalter Rücken; häufiges Wasserlassen; leichtes Unbehagen beim Wasserlassen	dünner weißer Belag	kraftlos

Tabelle 65: Arthritis

Muster	Zeichen	Zunge	Puls
Wind blokkiert die Leitbahnen	empfindliche, schmerzende Gelenke; wandernde Schmerzen; Frösteln; manchmal Fieber	weißer Belag	oberflächlich
Kälte blokkiert die Leitbahnen	schmerzende Gelenke; örtlich fixierte Schmerzen; Bewegung verschlimmert Schmerzen; Hitze lindert Schmerzen; kaltes Wetter verschlimmert Schmerzen	weißer Belag	straff
Feuchtigkeit blockiert die Leitbahnen	Empfindlichkeit und Schweregefühl in den Gelenken; Unbehagen; örtlich fixierte Schmerzen; taube Gliedmaßen; feuchtes Wetter verschlimmert Schmerzen	fetter Belag	zerfließend und sanft
Wind, Kälte und Feuchtigkeit blokkieren die Leitbahnen	verschiedene Kombinationen der oben angeführten Symptome		
Heißer Wind blockiert die Leitbahnen	empfindliche Gelenke; Schwierigkeiten beim Bewegen; Fieber; Durst	roter Zungenkörper, gelber Belag	oberflächlich und schnell
Feuchte Hitze blockiert Leitbahnen	Fieber; Durst; angeschwollene und schmerzende Gelenke oder rote Hautausschläge	roter Zungenkörper, fetter gelber Belag	schnell und schlüpfrig

Tabelle 66: Vaskulärer zerebraler Insult (Schlaganfall)

Muster	Zeichen	Zunge	Puls
Kalte Schleimblockade	plötzlicher Zusammenbruch; Zittern; undeutliche Aussprache; Kopfschmerzen; Schwindelgefühle; Übelkeit; Halbseitenlähmung; blasses Gesicht; violette Lippen	blasser, aufgedunsener, dunkler Zungenkörper	tief und drahtig

Muster	Zeichen	Zunge	Puls
Wind/ Schleim blokkiert die Leitbahnen, Aufsteigendes Leber-Yang	langsames Einsetzen der Krankheit; schiefer Mund und schiefe Augen; undeutliche Aussprache; taube oder zitternde Gliedmaßen; manchmal Halbseitenlähmung; Schwindelgefühle; schwerer und schmerzender Kopf; reichlicher Speichelfluß oder plötzliche Bewußtlosigkeit oder Kollaps	fetter weißer Belag	drahtig und schlüpfrig
Plötzlich einbrechendes Schleimfeuer, Loderndes Leberfeuer	plötzlicher Zusammenbruch; Bewußtlosigkeit; zusammengebissene Zähne; geballte Fäuste; Zittern; heißer Körper, rotes Gesicht; Schnarchen; schleimig klingende Kehle; Kopfschmerzen; Erbrechen; spärlicher, dunkler Urin; Verstopfung	roter Zungenkörper, fetter gelber Belag	drahtig, schlüpfrig und voll
Yin und Yang brechen zusammen	offene Augen und offener Mund; Bewußtlosigkeit; blasses Gesicht; leicht rote Wangen; Frieren; Schwitzen; offene Hände	verschieden	tief, schnell und fein oder verborgen
Mangelndes Qi, Gestautes Blut	Halbseitenlähmung; undeutliche Aussprache; taube Gliedmaßen; empfindlicher, kraftloser Körper; Müdigkeit; fahles oder blasses Gesicht	blasser Zungenkörper mit dunkler Färbung, weißer Belag	tief, dünn und rauh
Mangelndes Leber-Yin und Mangelndes Nieren-Yin	Halbseitenlähmung; Ausgemergeltsein; empfindlicher oder tauber Körper; Schwindelgefühle; Schlaflosigkeit; rote Wangen; trockener Mund; Nachtschweiß; schnelles Verärgertsein; spärlicher, dunkler Urin; Verstopfung	roter Zungenkörper	drahtig

Tabelle 67: Anämie (Blutarmut)

Muster	Zeichen	Zunge	Puls
Qi- und Blutmangel in Herz und Milz	blasses oder fahles Gesicht; blasse Lippen und Fingernägel; Schwindelgefühle; Müdigkeit; Herzklopfen; Ohrensausen; Appetitlosigkeit; wäßriger Stuhl; verspätete Menstruationsblutung mit blassem Blut	blasser Zungenkörper, weißer Belag	leer oder kraftlos oder fein
Feuchtigkeit bedrückt Milz	fahles, gelbes Gesicht; aufgedunsener Körper; Schwindelgefühle; Appetitlosigkeit; kein Geschmack im Mund; Übelkeit; geblähter Bauch; schwere und müde Gliedmaßen; wäßriger Stuhl	blasser Zungenkörper, fetter weißer Belag	zerfließend oder schlüpfrig oder fein
Mangelndes Leber-Yin und Mangelndes Nieren-Yin	glanzloses Gesicht; rote Wangen (vor allem am Nachmittag); leichtes Fieber; trockener Mund; Schwindelgefühle; Ohrensausen; Zahnfleischbluten	roter oder scharlachroter Zungenkörper	tief, fein und schnell
Mangelndes Milz-Yang und Mangelndes Nieren-Yang	blasses Gesicht, blasse Lippen und Fingernägel; Schwindelgefühle; Flecken vor den Augen; müdes Shen; Ohrensausen; schwache, geschwollene untere Gliedmaßen; Appetitlosigkeit; kein Geschmack im Mund; wäßriger Stuhl; manchmal Ausbleiben der Menstruation	blasser, geschwollener Zungenkörper	kraftlos

Tabelle 68: Diabetes (Zuckerkrankheit)

Muster	Zeichen	Zunge	Puls
Lungenfeuer, Oberer Diabetes	großer Durst; Trinken großer Wassermengen, trockener Mund	roter Zungenkörper, gelber Belag	oberflächlich und schnell
Magenfeuer, Mittlerer Diabetes	großer Appetit und übermäßiges Essen; magerer Körper; Verstopfung	roter Zungenkörper, gelber Belag	schnell
Nierenfeuer, Unterer Diabetes	häufiges und reichliches Urinieren, trüber Urin (als ob er ölig wäre); fortschreitender Gewichtsverlust; Benommenheit; verschwommenes Sehen; empfindlicher Rükken; manchmal Geschwüre oder Hautjucken; vaginales Jucken	roter Zungenkörper	tief, fein und schnell

Anmerkung: In der chinesischen Sprache existieren zwei verschiedene Wörter für Diabetes: die traditionelle medizinische Bezeichnung, *xiao-ke*, die «Ausscheiden und Dürsten» bedeutet, und der moderne Begriff *tang-niao-bing*, der mit «Zuckerharnkrankheit» übersetzt werden kann. Alle alten Texte, einschließlich des *Nei Jing*, befassen sich mit *xiao-ke*. Traditionellerweise werden drei Typen unterschieden (Oberer, Mittlerer und Unterer Diabetes), die der jeweiligen Betonung der drei Hauptsymptome (Durst, Hunger und verstärkter Harnfluß) entsprechen. Mangelndes Yin ist normalerweise mit allen drei Typen verbunden. Die traditionelle Diagnose «Ausscheiden und Dürsten» kann auch andere Krankheiten, nicht nur den modernen Diabetes, mit einschließen. Das Gegenteil ist ebenso wahr – jemand mit *tang-niao-bing* muß nicht notwendigerweise an *xiao-ke* leiden. (Siehe Fußnote auf S. 231 f.)

Tabelle 69: Entzündungen im kleinen Becken

Muster	Zeichen	Zunge	Puls
Feuriges Hitzegift sammelt sich im Unteren Erwärmer	akutes Einsetzen der Krankheit; Fieber; Schmerzen im Unterbauch; Schmerzzunahme durch Druck; gelber, dicker und faulig riechender Vaginalausfluß; Schmerzen im unteren Rücken; häufiges oder schwieriges Urinieren; Appetitlosigkeit; Übelkeit; trockener Mund; Verstopfung	roter Zungenkörper, gelber Belag	drahtig und schnell
Stagnierendes Qi und Gestautes Blut im Unteren Erwärmer	schmerzender Unterbauch; Gefühl des Fallens oder schneidende Schmerzen im Bauch; Schmerzen im unteren Rücken; Leukorrhöe; manchmal tastbare Schwellungen im Unterbauch	blasser, dunkler Zungenkörper, weißer Belag oder rote Flecken	drahtig und rauh
Mangelndes Milz-Qi und Mangelndes Nieren-Qi	klarer Vaginalausfluß; empfindlicher unterer Rücken; geschwollener Unterbauch (schlimmer nach Anstrengung oder Geschlechtsverkehr); Müdigkeit; angeschwollene untere Gliedmaßen; Schwindelgefühle; Kälteaversion; Appetitlosigkeit; häufiges Urinieren; wäßriger Stuhl	blasser Zungenkörper, weißer Belag	kraftlos und zerfließend

Tabelle 70: Pneumonie (Lungenentzündung)

Muster	Zeichen	Zunge	Puls
Heißer Wind greift Lunge an	plötzliches Frösteln und Fieber; Kopfschmerzen; Halsweh; Husten; Brustschmerzen; wenig dikker Auswurf; trockener Mund	dünner weißer Belag oder dünner gelber Belag	oberflächlich und schnell
Hitze hemmt Lungen-Qi	hohes Fieber; rotes Gesicht; Schwitzen ohne Nachlassen des Fiebers oder geringes Schwitzen; Durst und Trinkbedürfnis; Aufhusten von dickem gelbem Schleim, manchmal auch mit Blut; heftige Atmung; Asthma; Brustschmerzen	roter Zungenkörper, gelber Belag	schnell und schlüpfrig
Mangelndes Lungen-Qi und Mangelndes Lungen-Yin	dieses Muster tritt gewöhnlich während der Wiedergenesung nach einem hohen Fieber auf; trockener Husten, wenig Auswurf; Nachmittagsfieber; müdes Shen, Wortkargheit; Reizbarkeit, schnelles Verärgertsein; spärlicher Urin; Verstopfung	roter oder scharlachroter Zungenkörper, gelber Belag oder geschälte Zunge	tief, fein und schnell
Hitze bricht in den Jing-Bereich (Vier-Stadien-Sequenz) und Herzbeutel ein	hohes Fieber; Husten; Brustschmerzen; Aufhusten von blutigem oder fauligem Schleim; trokkener Hals und Mund, aber kein Bedürfnis zu trinken; unklares Shen; manchmal verwirrte Rede; Zuckungen; rotes Gesicht; Reizbarkeit; gelegentlich Koma	scharlachroter, trockener Zungenkörper, gräulicher Belag	tief, drahtig, fein und schnell
Zusammengebrochenes Qi	flache Atmung; Zyanose; grauweißes Gesicht; kein Fieber oder plötzlich sinkendes Fieber; kalte Extremitäten; kalter Schweiß; verwirrtes Shen	blasser Zungenkörper	kraftlos

Tabelle 71: Scharlach

Muster	Zeichen	Zunge	Puls
Bösartiger Einfluß im Wei-Bereich (Vier-Stadien-Sequenz)	Kopfschmerzen; Fieber; Frösteln; roter, geschwollener, schmerzender Hals; Schluckbeschwerden; rote Augen; Übelkeit; spärlicher, dunkler Urin	roter Ausschlag auf der Zungenspitze, fetter weißer Belag	oberflächlich und schnell
Bösartiger Hitzeeinfluß im Qi- und Blut-Bereich	hohes Fieber; Schwitzen, roter, eitriger, schmerzender Hals; hochroter, punktförmiger Hautausschlag am ganzen Körper; Durst; trockene Lippen; Verstopfung	roter oder scharlachroter Zungenkörper, gelber Belag	oberflächlich und schnell
«Verbranntes» Qi und «Verbranntes» Blut	dicht stehender Hautausschlag; hohes Fieber; Husten; jagende Atmung; Atmungsschwierigkeiten; graues oder blaugrünes Gesicht; Schwitzen; Durst	tief scharlachroter, rissiger Zungenkörper mit roten Punkten	fein und schnell
Extreme Hitze erzeugt Wind	hohes Fieber; Reizbarkeit; Delirium; unklares Shen; Zuckungen in allen Gliedmaßen; Augen drehen sich nach oben; zusammengebissene Zähne; blaugrünes Gesicht; Hautausschlag; heftige Atmung; Zyanose	roter, trockener Zungenkörper	tief, fein und schnell
Mangelndes Lungen-Yin und Mangelndes Magen-Yin	trockene, schuppige, sich schälende Haut; müdes Shen; Appetitlosigkeit; trockene Lippen; Halsweh (dieses Muster ist der Zustand der Wiedergenesung)	roter, trockener Zungenkörper	tief und fein

Tabelle 72: Erkältung

Muster	Zeichen	Zunge	Puls
Bösartiger kalter Windeinfluß	leichtes Fieber; heftiges Frösteln, kein Schwitzen; empfindliche Gliedmaßen; verstopfte oder laufende Nase; kribbelnder Hals; Husten mit klarem oder weißem Auswurf	dünner weißer Belag	oberflächlich und straff
Bösartiger heißer Windeinfluß	hohes Fieber, leichtes Frösteln; Kopfschmerzen; Schwitzen; trockener oder schmerzender Hals; Durst; Husten mit dickem, gelbem Auswurf; dunkler Urin	dünner gelber Belag	oberflächlich und schnell
Kalter Wind mit Bösartigem Feuchtigkeitseinfluß	Zeichen von Kaltem Wind; der Kopf fühlt sich dumpf an, wie in einem Sack; schwere müde Gliedmaßen; empfindliche, steife Gelenke	fetter weißer Belag	zerfließend
Bösartiger Sommerhitze/Feuchtigkeitseinfluß	Zeichen von Heißem Wind; Übelkeit; Durchfall; großer Durst; Reizbarkeit; viel Schwitzen; tritt im Sommer auf	fetter gelber Belag	zerfließend und schnell
Bösartiger Trockenheitseinfluß	Zeichen von Heißem Wind; trockene Nase; gesprungene Lippen; trockener Husten ohne Auswurf	roter Zungenkörper, trockener gelber Belag	oberflächlich, fein und schnell

Anmerkung

1 Die Daten für Tabellen 53 bis 72 stammen aus verschiedenen Artikeln in den chinesischen Zeitschriften für Medizin (siehe Bibliographie) und den folgenden Texten: Chengduer Akademie: Innere Medizin und Pädiatrie [40]; Guangdonger Akademie: Traditionelle chinesische Innere Medizin [44]; Guangzhouer Gesundheitsministerium: Einführung in die traditionelle chinesische Medizin [75]; Jiangsuer Akademie: Klinisches Handbuch [47]; Luoyanger revolutionäre Gesundheitskommission: Innere Medizin, Band I und II [79]; Shanghaier Erste Medizinische Klinik: Praktische Innere Medizin [83]; Shanghaier Zweite Medizinische Klinik: Handbuch der Inneren Medizin [88]; Zhejianger Provinzkomitee: Praktische Studien in traditioneller chinesischer Medizin [90].

Anhang F
Die außergewöhnlichen Organe

Das *Nei Jing* erwähnt sechs «vermischte» oder «außergewöhnliche» Organe und bezieht sich gelegentlich auf das eine oder andere. Von diesen außergewöhnlichen Organen (Gehirn, Mark, Knochen, Gebärmutter, Blutgefäße und Gallenblase) wird behauptet, sie glichen in der Form den Yang-Organen, in ihrer Funktion aber den Yin-Organen. Sie «speichern das Yin und ähneln darin der Erde; folglich speichern sie und zerstreuen nicht»,[1] während die Yang-Organe «verteilen und nicht speichern».[2] Die außergewöhnlichen Organe besitzen weder für die Theorie noch für die Praxis große Wichtigkeit. Jede einzelne ihrer Eigenfunktionen ist den Funktionen der Hauptorgane unter- und beigeordnet. Die Behandlung zielt deshalb fast immer auf eines der Hauptorgane.

Die Gallenblase wurde bereits im Zusammenhang mit den Yang-Organen besprochen (siehe 3. Kapitel).

Gehirn, Mark und Knochen werden im *Nei Jing* oft nicht voneinander unterschieden und sind in der Theorie und in ihrer Funktion von den Nieren untrennbar. Sie sind wie die Nieren der Kombination von vorgeburtlichem und nachgeburtlichem Jing abhängig: «Bei der Erzeugung eines Individuums wird zuerst das Jing geformt; Gehirn und Knochen entstehen aus dem Jing.»[3] «Das Jing der Fünf Getreidearten (Nachgeburtliches Jing) formt einen Saft, der in alle leeren Knochenräume sickert, um Gehirn und Mark zu nähren.»[4]

Die Hauptfunktion des Marks ist das Nähren der Knochen. An dieser Stelle sollte bemerkt werden, daß das chinesische Wort, das hier als «Mark» übersetzt wird, sich nicht nur auf das Knochenmark, sondern auch auf das Rückenmark bezieht. Ist genügend Mark vorhanden, sind die Knochen stark.[5] Wenn zu wenig Mark vorhanden ist, werden die Knochen schwach sein. Bei Kindern führt dies zu einer Beeinträchtigung des Knochenwachstums.

Das Gehirn stellt das «Meer des Marks» dar.[6] Es ist für die Flüssigkeit der Bewegung im Körper und die Empfindlichkeit von Augen und Ohren verantwortlich. Das Gehirn wird, wie die Knochen, vom Mark genährt. Wenn das Gehirn nicht genährt wird, weil «zu wenig Mark vorhanden ist, mangelt es ihm an Koordination, und Ohrenklingeln, Zittern, Schwindelgefühle, verminderte Sehkraft

Die spätere Medizintheorie entwickelte ein genaueres Verständnis der außergewöhnlichen Organe. Li Shi-zhen glaubte beispielsweise, daß das Gehirn das «Meer des Bewußtseins» darstellt.[8] Aber wie die außergewöhnlichen Organe auch immer verstanden wurden, Erkrankungen des Gehirns, Marks oder der Knochen wurden immer über die Niere oder die Nieren-Leitbahn behandelt.[9]

Die Gebärmutter ist für zwei Prozesse bedeutsam: Menstruation und Schwangerschaft. Trotzdem glauben die Chinesen, daß beide Prozesse zumindest funktionell – wenn nicht anatomisch – von anderen Organen und den Leitbahnen bestimmt werden.

Die Menstruation kann ohne «kommunizierendes» Diener-Gefäß und ein «volles» «Gefäß des kräftigen Aufsteigens» (*chong-mai*) nicht stattfinden.[10] Das *chong-mai* ist eine der zusätzlichen Leitbahnen und wird auch das «Meer der zwölf Leitbahnen» genannt.[11] Von beiden oben genannten Leitbahnen heißt es, daß sie «in der Gebärmutter entstehen»[12]. Weiterhin hängt die Menstruation vom Nieren-Jing und den Blutfunktionen von Milz und Leber ab. Deshalb richtet sich die Behandlung von Menstruationsproblemen im allgemeinen auf Milz, Leber oder Nieren und die verwandten Leitbahnen, auch wenn die Gebärmutter am richtigen Funktionieren der Menstruation teilhat.

Das chinesische Wort für Gebärmutter heißt wörtlich übersetzt «Palast des Kindes», was nicht schwer nachzuempfinden ist, da der Fötus während der Schwangerschaft in der Gebärmutter residiert. Die meisten Funktionen während der Schwangerschaft werden jedoch dem Diener-Gefäß (auch «Gefäß der Empfängnis») und dem *chong-mai* sowie der Milz, der Leber und den Nieren zugeordnet.

Diese Tatsache ist wiederum ein Beispiel für die Betonung der Funktion in der chinesischen Medizin, während der Struktur wenig Beachtung geschenkt wird.

Die Blutgefäße stellen die «Yang-Organe des Blutes» dar und das Mittel, durch welches das Blut im Körper transportiert wird. Das *Ling Shu* stellt fest, daß das Qi mit dem Blut in den Gefäßen verbunden ist[14] und daß sich sowohl Qi als auch Blut in den Leitbahnen finden – der Unterschied zwischen Blutgefäßen und Leitbahnen wird jedoch nicht klar definiert. Die Schlußfolgerung lautet, daß die Blutgefäße mit relativ mehr Blut und die Leitbahnen mit relativ mehr Qi gefüllt sind. Erkrankungen der Blutgefäße werden über die Hauptorgane behandelt: z. B. regiert das Herz den regelmäßigen Fluß, die Leber die gleichmäßge Verteilung, und die Milz besitzt die Fähigkeit, das Blut in seinen Bahnen zu halten.[15]

Anmerkungen

1 *Su Wen*, 3. Abschn., 11. Kap., S. 77.
2 Ebenda.
3 *Ling Shu*, 3. Abschn., 10. Kap., S. 104.
4 *Ling Shu*, 6. Abschn., 36. Kap., S. 289.
5 *Su Wen*, 24. Abschn., 81. Kap., S. 573.
6 *Ling Shu*, 6. Abschn., 33. Kap., S. 275.
7 Ebenda, S. 277.
8 Shanghaier Akademie: Grundlagen [53], S. 97.
9 Eine Ausnahme hiervon findet man im *Nan Jing*. Dieses erwähnt einen jeweils eigenen «Treffpunkt» für Knochen und Mark, der ihre Behandlung als eigenständige Einheiten erlaubt: Der Knochenpunkt ist Blase 11 (*da-zhu*), der Markpunkt Gallenblase 39 (*jue-gu*, auch *xuan-zhong* genannt). Siehe *Nan Jing*, «Schwierigkeit 45», S. 104.
10 *Su Wen*, 1. Abschn., 1. Kap., S. 4.
11 *Ling-Shu*, 6. Abschn., 33. Kap., S. 275.
12 *Ling Shu*, 10. Abschn., 65. Kap., S. 447.
13 *Su Wen*, 5. Abschn., 17. Kap., S. 98.
14 6. Abschn., 30. Kap., S. 267.
15 Eine Ausnahme, bei der die Blutgefäße als unabhängig von anderen Organen behandelt werden, ist die oben erwähnte Diskussion der «Treffpunkte» im *Nan Jing*. Vom «Treffpunkt» der Blutgefäße, Lunge 9 (*tai-yuan*), wird behauptet, er wirke direkt auf die Blutgefäße ein. Siehe *Nan Jing*, «Schwierigkeit 45», S. 104.

Anhang G
Eine Vertiefung zur Untersuchung durch Beobachten

Dieser Anhang gibt eine kurze Zusammenfassung einiger grundlegender traditioneller Vorstellungen über die Untersuchung durch Beobachten.

Kopf, Hals und Gesicht

Die Entwicklung eines Kinderkopfes weist auf den Zustand des Jing hin, da das Jing die Reifung kontrolliert. Wenn der Kopf eines Kindes zu klein oder zu groß ist und eine geistige Unterentwicklung vorliegt, ist dies ein Zeichen für Mangelndes Jing. Eine nach innen gewölbte Fontanelle deutet im allgemeinen einen Mangelzustand an, eine erhobene Fontanelle einen Übermaßzustand.

Das Kopfhaar wird als die «Pracht der Nieren» und die «Herrlichkeit des Blutes» bezeichnet. Es wird außerdem der «Überschuß des Blutes» genannt. Dünnes Haar (solange es nicht typisch für die ethnische Zugehörigkeit oder jeweilige Familie ist), Haarausfall, trockenes, stumpfes oder mattes Haar können Zeichen für Mangelndes Jing oder Mangelndes Blut sein. Plötzlicher, büschelweiser Haarausfall bedeutet gewöhnlich, daß «Mangelndes Blut vom Wind angegriffen» wird.

In China blühte die Physiognomie wie in allen traditionellen Kulturen. Sie wird bereits in alten Texten erwähnt; der Großteil der Mediziner empfand sie jedoch als ein eher «esoterisches» Gebiet und schenkte ihr wenig Beachtung. In der chinesischen Physiognomie entspricht jeder Gesichtsteil einem bestimmten Organ, und folglich wird eine Disharmonie im jeweiligen Organ auf Farbe, Beschaffenheit und Feuchtigkeit des entsprechenden Gesichtsbereichs einwirken. Zwei dieser Zuordnungssysteme sind in den Abbildungen 46 und 47 wiedergegeben. Abbildung 46 stammt aus dem *Su Wen*,[1] Abbildung 47 aus dem *Ling Shu*.[2] Diese Illustrationen wurden nur als zusätzliche Information in dieses Buch aufgenommen; sie sind für die medizinische Praxis nur von geringer Bedeutung.[3] Abgesehen davon sind sie typisch für die Widersprüche, die sich im *Nei Jing* finden.

Augen

Auch wenn es die Leber ist, die sich in die Augen öffnet, spiegeln die Augen doch den Zustand aller Organe wider, weil sich das Jing-Qi aller Organe «durch die Augen ergießt».[4] Die allgemeine Ausstrahlung der Augen ist vor allem für die Beurteilung des Shen

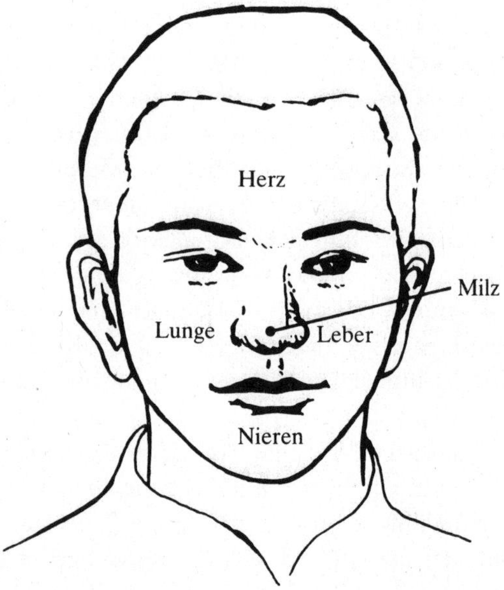

Abb. 46: Chinesische Physiognomie im Su Wen

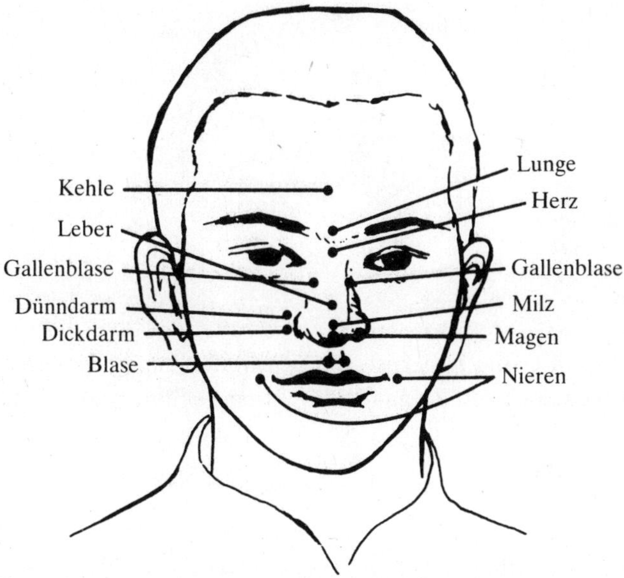

Abb. 47: Chinesische Physiognomie im Ling Shu

wichtig. Lebendige Augen zeigen an, daß das Jing unverletzt ist. Steife, «hölzerne», unflexible Augen sind entweder ein Zeichen für Wind oder Mangel. Bei einem Hitzezustand, erzeugt durch Äußere Bösartige Einflüsse oder Übermäßige Hitze eines Organs, färbt sich das Weiße der Augen rot. Wenn das Weiße der Augen unklar oder trübe erscheint, kann man Feuchtigkeit vermuten. Eine violette Farbe weist auf Leberwind. Unnormaler Tränenfluß stellt im allgemeinen ein Zeichen für Leberfeuer dar. «Sand» in ungeröteten Augen bedeutet Feuchtigkeit oder eine schwache Milz. Sind die Pupillen weit, ist das ein Zeichen für Mangelndes Nieren-Yin oder Vergiftung und oft für einen besorgniserregenden Zustand. Eine Abneigung gegen helles Licht tritt normalerweise mit Übermaß auf. Graue Ringe und Säcke unter den Augen bedeuten meistens Mangelndes Nieren-Qi. Hervortretende Augen weisen meistens auf Hitze mit Schleim hin.

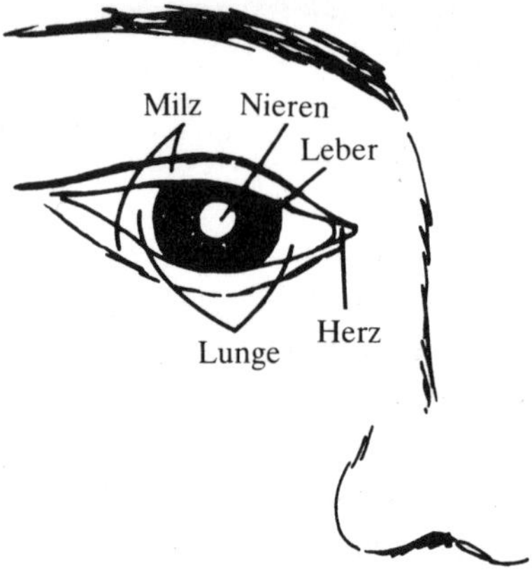

Abb. 48: Augensektoren und zugeordnete Organe

Die verschiedenen Augensektoren werden den Yin-Organen zugeordnet (siehe Abb. 48[5]). Verfärbungen, Ausschläge, Flecken etc. spiegeln den Zustand des entsprechenden Organs wider. Diese Entsprechungen erweisen sich gelegentlich als nützlich, sind aber wie alle mechanischen Zuordnungen (siehe Anhang H) auch ungenau.

Ohren und Nase

Die Nieren öffnen sich in die Ohren; die Dreifacher-Erwärmer- und die Gallenblasen-Leitbahn (Hand- und Fuß-Shao-Yang) führen durch die Ohren und kontrollieren sie. Das *Nei Jing* stellt zudem fest, daß alle Leitbahnen mit den Ohren verbunden sind[6] und die Ohren deshalb Veränderungen in vielen Organen widerspiegeln.

Trockene Ohren oder geschrumpfte und grauschwarze Ohren, vor allem in Zusammenhang mit einer chronischen Erkrankung, weisen auf eine Erschöpfung des Nieren-Jing. Rote Ohren bedeuten Hitze, Wind oder beides. Violette Ohren sind ein Zeichen für Kälte und Mangel, schwarze Ohren zeigen einen Tiefstand des Wassers an, aus den Ohren austretender Eiter hat gewöhnlich mit Feuchter Hitze in der Gallenblasen-Leitbahn zu tun.

Die Lunge öffnet sich in die Nase, Magen- und Dickdarm-Leitbahn (Hand- und Fuß-Yang-Ming) führen durch die Nase und kontrollieren sie.

Bewegen sich die Nasenflügel rhythmisch, ist das ein Zeichen für Hitze in der Lunge. Trockene Nasenlöcher bedeuten Hitze oder Trockenheit, schwarzgefärbte («verbrannte») Nasenlöcher extreme Hitze. Eine rote Nase zeigt ebenfalls Hitze an. Eine rote, geschwollene Alkoholikernase weist auf Magen- und Milzfeuchtigkeit und Hitze oder Gestautes Blut hin. Eine weiße Nase drückt Mangelndes Qi aus, eine weiße, glänzende Nase bedeutet meistens Stagnierende Nahrung in den Gedärmen.

Lippen, Mund, Zähne und Kehle

Die Lippen stellen die Öffnung der Milz dar, können aber auch den Zustand anderer Organe widerspiegeln. Blasse, weiße Lippen sind ein Zeichen für Mangel und Kälte, dunkelrote Lippen für Hitze. Trockene, ausgedörrte Lippen besagen, daß Hitze die Säfte austrocknet. Blaugrün (*qing*) weist auf Kälte oder Schmerzen hin, violettes Blaugrün bedeutet, daß Kälte das Blut blockiert. Sprünge und Risse zeigen Magen- und Milzhitze an, zitternde Lippen oder eine schwache Milz, die die Lippen nicht auf ihrem Platz halten kann. Übermäßiger Speichelfluß ist meistens ein Zeichen für Feuchtigkeit, die die Milz bedrückt, oder Hitze, die im Magen verweilt. Ein schiefer Mund (wie bei einer halbseitigen Lähmung) weist auf die Gegenwart von Wind. Die Unfähigkeit, den Mund zu schließen, ist ein Zeichen für großen Mangel.

Die Zähne stellen die «Fortsetzung der Knochen» dar, und da die Knochen von den Nieren beherrscht werden, sind auch die Zähne eng mit den Nieren verwandt. Die Magen-Leitbahn (Fuß-Yang-Ming) führt durch das Zahnfleisch, trockene Zähne oder trockenes Zahnfleisch weisen deshalb auf Magenhitze. Rotes, geschwollenes oder brennendes Zahnfleisch ist gewöhnlich ein Zeichen für Magenfeuer, kann aber auch auf Mangelndem Nieren-Yin mit Aufsteigendem Leerem Feuer beruhen. Sehen die Zähne wie trockene Knochen aus, zeigt dies normalerweise Mangelndes Nieren-Yin an. Zähneknirschen in der Nacht wird als Hitzezeichen, vor allem für Leeres Feuer, interpretiert.

Die Kehle ist die «Tür zur Lunge», aber auch alle anderen Organe sind mit ihr verbunden. Sind Kehle oder Mandeln rot, geschwollen oder schmerzen, weist dies auf Hitze hin, besonders auf Lungen- oder Magenhitze (die Magen-Leitbahn führt durch diesen Bereich); treten zudem noch Geschwüre auf, ist dies ein Zeichen für extreme Hitze.

Chronisches Halsweh mit wenig oder gar keiner Rötung besagt, daß Hitze entweder durch ein Muster von Mangelndem Nieren-Yin mit Aufsteigendem Leeren Feuer oder durch einen extremen Mangel an Nieren-Yang mit Aufsteigendem Trügerischem Yang erzeugt wird. Das Gefühl, einen Kloß im Hals zu haben, wird häufig auf Stagnierendes Leber-Qi zurückgeführt.

Haut und Hautausschläge

Welke Haut stellt ein Zeichen für ausgetrocknete Säfte dar, geschwollene Haut, in der Druckstellen zurückbleiben, für Gewebewassersucht und Säfteübermaß.

Rötungen, die mit der Hand gefühlt werden können, werden als weniger gravierend eingeschätzt als solche, die nicht mit der Hand gefühlt werden können. Roter und feuchter Ausschlag, der zusätzlich dunkel erscheint, ist ein Zeichen für eine schwere Krankheit. Ausschläge, die ihre Farbe auf Druck nicht verlieren, und solche mit klar abgezeichneten Rändern werden als schwerwiegender angesehen als jene mit weniger klaren Rändern und jene, deren Röte auf Druck verschwindet.

Die Gegenwart roter Ausschläge im Zusammenhang mit einem Äußeren Bösartigen Hitzemuster bedeutet, daß die Hitze in das Blut eingedrungen ist. Das Auftreten solcher Ausschläge bedeutet dann gewöhnlich, daß das Normale Qi in der Lage sein wird, den Bösartigen Einfluß abzuwehren. Dies ist jedoch nicht der Fall, wenn der Ausschlag sehr heftig ist oder in einem engen Bereich zusammengeballt ist. Eine Situation, in der die Ausschläge nicht erscheinen, obwohl sie für die Situation typisch wären, wird als gefährlich betrachtet, da in diesem Fall der Bösartige Einfluß im Blut aufgehalten wird.

Rote Hautausschläge ohne die Anwesenheit eines Bösartigen Einflusses zeigen gewöhnlich Innere Hitze im Blut an. Treten sie jedoch ohne andere Hitzezeichen immer wieder auf, bedeutet dies häufig, daß das Qi zu schwach ist, um das Blut in seinen Bahnen zu halten.

Flüssigkeitsgefüllte Ausschläge weisen auf Feuchtigkeit.

Geschwollene, rote, brennende und schmerzende Beulen stellen ein Zeichen für «Feuergift» dar. Geschwüre, die nicht erhaben sind und die Hautfarbe nicht verändern, zeigen Mangel an und werden Yin-Geschwüre genannt.

Anmerkungen

1 *Su Wen*, 9. Abschn., 32. Kap., S. 189.
2 *Ling Shu*, 8. Abschn., 49. Kap., S. 364–365.
3 Zeichnungen nach ‹Lehrbuch zur traditionellen chinesischen Diagnostik› [43], S. 30–31.
4 *Ling Shu*, 12. Abschn., 80. Kap., S. 571.
5 Abb. 48 gründet auf Sun Si-miaos Abbildung auf Seite 2 in ‹Die Feinheiten des silbernen Meeres› [18]. Dieses Buch erschien ursprünglich 682 n. Chr. und stellt den ersten Text zur Augenheilkunde in China dar. Sun Si-miaos Zuordnungen basieren auf seiner Interpretation der Darstellung dieses Themas im *Ling Shu*, 12. Abschn., 80. Kap., S. 576.
6 *Ling Shu*, 1. Abschn., 4. Kap., S. 39.

Anhang H
Die Fünf Wandlungsphasen (*wu-xing*)*

Die Fünf-Phasen-Theorie ist ein Versuch, alle Phänomene unter fünf grundsätzliche Prozesse zu subsumieren, die durch die Symbole Holz, Feuer, Erde, Metall und Wasser repräsentiert werden. Seit das Abendland vor über dreihundert Jahren zum ersten Mal mit der chinesischen Naturphilosophie in Berührung kam, wurde der Stellenwert der Fünf-Phasen-Theorie innerhalb der chinesischen Medizin oder in anderen Bereichen im Westen falsch eingeschätzt. In diesem Jahrhundert wurden im akademischen Bereich einige Versuche unternommen, ein gründlicheres Wissen über die Fünf-Phasen-Theorie zu erarbeiten.[1] Ein wirkliches Verständnis ist aber unter den Praktikern chinesischer Medizin im Westen immer noch selten. Unser Ziel in diesem Anhang ist, die Fünf-Phasen-Theorie im Kontext chinesischer Medizin zu erklären und ihren klinischen Wert zu erläutern.

Die Fünf Phasen sind keineswegs Grundbausteine der Materie. Der Grundstein zu diesem Mißverständnis wurde durch die übliche Übersetzung von *wu-xing* mit «Fünf Elemente» gelegt; dies zeigt, welche Probleme auftreten, wenn man chinesische Konzepte durch eine westliche Brille betrachtet. Wir übersetzen *wu-xing* mit «Fünf Phasen»: *wu* bedeutet die Zahl Fünf, und *xing* heißt «gehen» oder

* Diese Beschreibung der Fünf Phasen spiegelt die zeitgenössische chinesische Interpretation der Theorie wider. Der Wert der Fünf-Phasen-Theorie als theoretisches und klinisches Modell wurde von anderen Autoritäten zu anderen Zeitpunkten in Chinas Medizingeschichte unterschiedlich eingeschätzt. Dieser Anhang wurde in Zusammenarbeit mit Dan Bensky und mit der Assistenz von Kiiko Matsumoto geschrieben.

«(sich) bewegen»; auf alle Fälle impliziert *xing* einen Prozeß. Deshalb sind *wu xing* fünf Arten von Prozessen – folglich die Fünf Phasen und nicht die «Fünf Elemente». Die Phasentheorie repräsentiert ein System von Entsprechungen und Mustern, vor allem in bezug auf die Dynamik der Dinge bzw. der Ereignisse.

Jede Phase steht als Symbol für eine Kategorie verwandter Funktionen und Qualitäten. Holz symbolisiert Aktivität, die im Wachstum begriffen ist. Feuer bezeichnet einen maximalen Aktivitätszustand am Wendepunkt, d. h., die Aktivität ist im Begriff abzunehmen oder von einer Ruheperiode abgelöst zu werden. Metall steht für Aktivitäten, die sich vermindern. Wasser repräsentiert Aktivitäten, die den maximalen Ruhezustand erreicht haben und im Begriff sind, die Richtung ihrer Aktivität zu ändern (Wendepunkt). Erde hingegen beschreibt Balance oder Neutralität. In gewissem Sinn bildet die Erde eine Pufferzone zwischen den anderen Phasen. Indem die Phasen beobachtbare Phänomene des menschlichen Lebens mit Bildern aus dem Makrokosmos verbinden, dienen sie dem gleichen Zweck wie die Elemente in anderen medizinischen Systemen. Konkreter ausgedrückt: Man kann die Fünf Phasen zur Beschreibung des jährlichen Zyklus von biologischem Wachstum und Entwicklung benutzen: Holz entspricht dem Frühling, Feuer dem Sommer, Metall dem Herbst, Wasser dem Winter. Erde repräsentiert den Übergang von einer Jahreszeit zur anderen und wird außerdem mit dem Spätsommer verbunden. Diese Entsprechungen sind als der «Kreislauf der gegenseitigen Erzeugung» der Fünf Phasen bekannt (siehe Abb. 49), d. h., sie beschreiben die Art und Weise, wie die Fünf Phasen im typischen jährlichen Zyklus interagieren und eine aus der anderen entsteht. Es bestehen sechsunddreißig mathematische Möglichkeiten, die Fünf Phasen zu arrangieren, von denen aber nur wenige in der Medizin oder anderen Disziplinen eine praktische Bedeutung haben.

Die Verbindung der Fünf Phasen mit dem jahreszeitlichen Wachstum ist nur ein Beispiel der Benutzung dieses Systems. Im Laufe der Zeit wurden die fünf Kategorien dazu benutzt, auch andere Wahrnehmungen zu klassifizieren, angefangen von Farben, Lauten, Gerüchen und Geschmack, über Emotionen, Tiere, Dynastien und Planeten, bis letztendlich alles im Universum Existierende mit

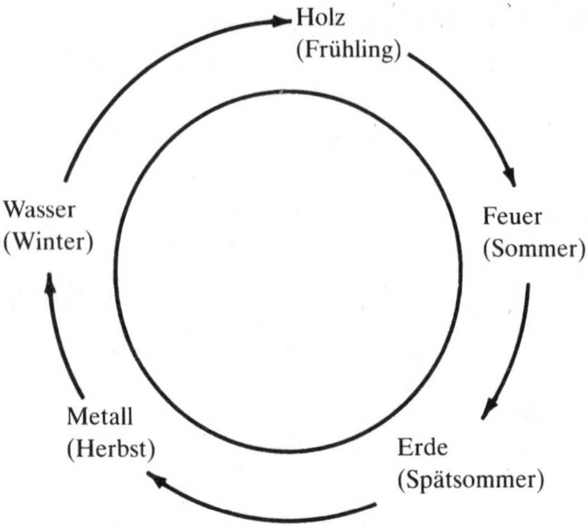

Abb. 49: Der Kreislauf der gegenseitigen Erzeugung der Fünf Phasen

eingeschlossen war (siehe Tabelle 73). In diesem Prozeß wurden auch die Entsprechungen zwischen den Phasen und verschiedenen Organen bzw. anatomischen Regionen aufgestellt und so die Verbindung zwischen den Phasen und der Medizin geschaffen.[2]

Bevor wir uns mit der Fünf-Phasen-Theorie innerhalb der Medizin befassen, werfen wir zuerst einen Blick auf ihre Geschichte und ihre Beziehung zu Yin und Yang. Während die Yin-Yang-Theorie ins graue Altertum Chinas zurückreicht, finden wir die ersten Erwähnungen der Fünf-Phasen-Theorie erst im vierten Jahrhundert vor Christus.[3] Dennoch kann man annehmen, daß damals zumindest die Grundsteine für ein derart komplexes System bereits gelegt waren. Andeutungen finden sich in vielen Schriften zwischen 500 und 200 v. Chr. – einer Zeit großen intellektuellen, politischen und sozialen Aufruhrs in China[4]. Zou Yen (ca. 350–270 v. Chr.) und seine Schüler systematisierten als erste die Fünf-Phasen-Theorie,[5] die ursprünglich vor allem auf politische wie auf wissenschaftliche Phänomene angewandt wurde. Die korrekte Wahl des Zeitpunkts für Riten und die rechte Abfolge der Dynastien wurden hauptsächlich

Tabelle 73: Entsprechungen in der Fünf-Phasen-Theorie

	Holz	Feuer	Erde	Metall	Wasser
Richtung	Osten	Süden	Mitte	Westen	Norden
Farbe	Blau Grün	Rot	Gelb	Weiß	Schwarz
Klima	windig	heiß	feucht	trocken	kalt
menschliche Laute	rufen	lachen	singen	weinen	stöhnen
Emotion	Ärger	Freude	Schwermut	Kummer	Angst
Geschmack	sauer	bitter	süß	scharf	salzig
Yin-Organ	Leber	Herz	Milz	Lunge	Niere
Yang-Organ	Gallenblase	Dünndarm	Magen	Dickdarm	Blase
Öffnung (Sinnesorgan)	Augen	Zunge	Mund	Nase	Ohren
Gewebe	Sehnen	Blutbahnen	Fleisch	Haut	Knochen
Geruch	beißend (Ziegengeruch)	verbrannt	wohlriechend (aromatisch)	ranzig	faulig

durch die Dynamik der Phasen bestimmt, die in jener Zeit die «Fünf Tugenden» oder die «Fünf Kräfte» genannt wurden. Joseph Needham erklärt, «es gab eifrige Debatten darüber, welche Farben, Musiknoten und Instrumente, Opfergaben usw. einer bestimmten Dynastie oder einem bestimmten Fürsten entsprechend den Fünf Phasen angemessen waren».[6]

In der Numerologie dieser Periode war die Zahl Fünf besonders wichtig, die vor allem mit irdischen Dingen verbunden wurde. Andere Zahlen wie Sechs, Vier und Drei tauchen in frühen Klassifikationsschemata für himmlische Dinge auf.[7] Ob die Wichtigkeit der Zahl Fünf zur Aufstellung der Fünf-Phasen-Theorie führte oder die Popularität der Fünf-Phasen-Theorie dazu, daß die Dinge in Fünfergruppen arrangiert wurden, bleibt schwierig zu beurteilen.

Während des vierten und dritten Jahrhunderts vor Christus existierten Fünf-Phasen- und Yin-Yang-Theorie nebeneinander und unabhängig voneinander.[8] Lao-tzu und Chuang-tzu beziehen sich beispielsweise immer wieder auf Yin und Yang, erwähnen die Fünf Phasen aber überhaupt nicht. Die Chinesen besaßen also zwei Ordnungssysteme, eine Tatsache, die das chinesische von anderen naturphilosophischen Systemen unterscheidet (siehe die vier Elemente der Griechen, die drei Doshas der Hindus). Erst während der Han-Dynastie (206 v. Chr.–220 n. Chr.), einer Periode umfangreicher Reformierungen, begannen sich die Fünf-Phasen- und Yin-Yang-Theorie in der chinesischen Medizin zu vereinigen. «Die Fünf Elemente (Phasen), die ursprünglich kein Bestandteil der ältesten medizinischen Spekulationen der Chinesen waren», wurden in die Überlieferung aufgenommen, die schließlich im *Nei Jing* niedergelegt wurde.[9] Bestimmte Teile des *Nei Jing* beziehen sich auf die Fünf Phasen, andere wiederum nicht. In Zhangs Besprechung der kälteinduzierten Krankheiten und der Biographie von Bian Que im Shi Ji (Historische Aufzeichnungen)[10] werden die Fünf Phasen nicht erwähnt.[11] Die Fünf-Phasen-Theorie unterlag auch nach ihrem Eingang in die chinesische Medizin fortwährenden Veränderungen, und erst ab der Song-Dynastie (960–1279 n. Chr.) wurden die Beziehungen zwischen den Phasen dazu benutzt, Krankheitsätiologie und -prozesse zu erklären.[12]

Es gab eine Menge von Versuchen, die Fünf Phasen in die Yin-Yang-Struktur einzubauen. Beispielsweise bezeichnete man Holz und Feuer aufgrund ihres aktiven Charakters als Yang-Phasen, Metall und Wasser, deren Aktivität eher gering ist, als Yin-Phasen. Erde stellte den ausgeglichenen Zustand zwischen Yin und Yang dar. Trotz dieser scheinbar erfolgreichen Verbindung von Fünf-Phasen- und Yin-Yang-Theorie führten die beiden Bezugssysteme doch immer wieder zu unterschiedlichen Interpretationen von Gesundheit und Krankheit.[13]

Die Fünf-Phasen-Theorie würde z. B. folgende Aussagen des *Nei Jing* betonen: Die Leber öffnet sich in die Augen; die Nieren öffnen sich in die Ohren; das Herz öffnet sich in die Zunge. Die Erkrankung eines bestimmten Sinnesorgans wäre demnach notwendigerweise mit dem entsprechenden Organ gekoppelt.

Die Yin-Yang-Theorie hingegen würde ganz andere Aussagen des *Nei Jing* herausgreifen: Das Reine Qi aller Organe spiegelt sich in den Augen wider; alle Leitbahnen treffen sich in den Ohren; die Zunge ist mit den meisten Leitbahnen verbunden. Die Yin-Yang-Theorie würde nicht notwendigerweise die Verbindung zwischen diesem Teil und jenem Teil sehen, sondern jegliche Disharmonie der Augen, Ohren oder der Zunge in bezug auf die Muster interpretieren. Eine Krankheit der Augen könnte also genauso Teil einer Leber- wie einer Lungen-, Nieren- oder Milzdisharmonie sein, eben abhängig von der Konfiguration der Zeichen.

Diese Abweichungen in der Interpretation beruhen auf der Tatsache, daß die Fünf-Phasen-Theorie Eins-zu-eins-Entsprechungen betont, die Yin-Yang-Theorie aber die Notwendigkeit des Verständnisses der Gesamtkonfiguration unterstreicht, von der jedes einzelne Teil abhängig ist. Obwohl die Fünf-Phasen-Theorie dynamischer ist als das griechische oder indische System und auch das Potential kreativer Anwendung in der medizinischen Praxis in sich trägt, erwies sie sich doch als ein relativ starres System. Die Betonung des Wandels bzw. der ständigen Veränderung in der Yin-Yang-Theorie und die Wichtigkeit, die die taoistische Perspektive dem Ganzen zuweist, ließen dagegen ein großes Maß an Flexibilität zu und deshalb auch eine bessere Anpassung an die Notwendigkeiten der klinischen Praxis.

Die Angleichung der Fünf-Phasen-Theorie an die praktische medizinische Erfahrung mußte auf recht freizügige Weise geschehen. Die Physiologie, die die Fünf-Phasen-Theorie hervorbrachte, unterscheidet sich von der traditionellen chinesischen Physiologie. Letztere gründet sich auf empirische Beobachtung, ist eng mit der Yin-Yang-Theorie verbunden und konzentriert sich auf die Funktionen der Organe, indem sie aus deren Funktionen auf ihre Beziehungen untereinander schließt. Die Organe stellen also den Schlüssel zum System dar. Die Fünf-Phasen-Theorie stimmt mit diesem Ansatz nicht immer überein.[14] Sie koppelt z. B. Herz mit Feuer, während in der traditionellen Medizin die Nieren (Feuer der Lebenspforte) als physiologische Grundlage des Feuers (Yang) anderer Organe bezeichnet werden. In solch einem Fall werden die formalen Entsprechungen der Fünf-Phasen-Theorie schlicht und einfach ignoriert.

Die Verwendung der Fünf Phasen in der Medizin

Die unzähligen Entsprechungen, die die Fünf-Phasen-Theorie anbietet, sind manchmal brauchbar und manchmal weniger brauchbar. Eine Unterscheidung kann Schwierigkeiten bereiten, und die Praktiker haben hier oft ihre persönliche Meinung entwickelt. Einige benutzen gern die Pflanzen- und Getreidezuordnungen, andere wiederum nicht. Gerüche werden aus vielen Listen ausgeklammert,[15] obwohl nicht wenige Praktiker ihre klinische Nützlichkeit bestätigen.[16] Tabelle 73 führt die in der Medizin allgemein gebräuchlichen Entsprechungen auf. Die medizinisch hilfreichen Entsprechungen können in zwei Gruppen aufgeteilt werden: einerseits diejenigen, die in der chinesischen Denkungsart einen metaphysischen Sinn haben bzw. die in Hinsicht auf Phänomene außerhalb des Körpers konstruiert wurden (häufig erzwungene Assoziationen); andererseits solche, die keine metaphysischen Grundlagen haben, sondern sich von den Funktionen der Organe oder empirischen Beobachtungen ableiten. Das beste Beispiel für die erste Gruppe ist die Farbe: Grün für Holz (Bäume), Rot für Feuer, Gelb für Erde (die Erde in Nordchina, wo diese Entsprechungen entstanden, ist gelb), Weiß für Metall (silbriger Schein) und Schwarz für Wasser (die dunkle Tiefe des Meeres). Ähnliche Erklärungen, wie unnatürlich sie auch sein mögen, bestehen für die Jahreszeiten, klimatische Bedingungen, Richtungen, Geschmack und Gerüche. Als Beispiel für die zweite Gruppe möge die Koppelung von Metall und Nase dienen. Die Nase hat keine wirkliche Beziehung zu Metall, und eine solche Beziehung wurde von den alten Chinesen auch nie unterstellt. Die Nase bildet jedoch das Sinnesorgan, das am häufigsten bei Lungenerkrankungen in Mitleidenschaft gezogen wird; außerdem betrachtet die chinesische Physiologie den Nasenbereich als eine Fortführung der Lunge. Da nun die Lunge mit Metall assoziiert ist, wird auch die Nase damit verbunden. Die Koppelung von Ärger und Leber beruht vermutlich auf der genauen Beobachtung von Menschen und nicht auf der Idee der «Hölzernheit» des Ärgers. Die verschiedenen Arten von Entsprechungen veranschaulichen die Dynamik hinter ihrer diagnostischen Verwendung in der Fünf-Phasen-Theorie und geben dem ganzen System auch eine Perspektive.

Im besten Fall stellen die Zuordnungen eine brauchbare Art und Weise der Organisation wichtiger klinischer Situationen dar. Nehmen wir die Gesichtsfarbe als Beispiel (siehe Tabelle 73): Ein gelber Teint erscheint häufig mit einer Milzdisharmonie (Gelb und Milz werden mit Erde assoziiert), und ein dunkler Teint erscheint häufig mit einer Nierendisharmonie (Schwarz und Niere werden mit Wasser assoziiert). Ein roter Teint kann jedoch genausogut mit einer Herzdisharmonie wie mit dem Hitzemuster eines jeden Organs zu tun haben. Ein weißes Gesicht mag mit einer Lungendisharmonie auftreten, kann aber durchaus mit dem Kältemuster eines jeden anderen Organs zusammenhängen. Ein blaugrüner Teint, der oft bei einer Leberdisharmonie erscheint, kann ebenso ein Zeichen für Gestautes Herzblut sein.

Mit klimatischen Entsprechungen ist es ähnlich. Die Milz reagiert zwar besonders empfindlich auf Feuchtigkeit, die Niere auf Kälte, die Lunge auf Trockenheit und die Leber auf Wind – trotzdem impliziert Trockenheit nicht notwendigerweise eine Lungendisharmonie, denn Magen, Darm oder Herz können ebenso von der Trokkenheit angegriffen werden; Kälte kann außer auf die Nieren auch auf Milz, Lunge oder Herz einwirken und so weiter. Die Fünf-Phasen-Zuordnungen sind sicherlich eine Hilfe zur Erkennung klinischer Tendenzen, die Verifikation muß in der chinesischen Medizin jedoch über das Disharmoniemuster geschehen. Die grundlegende Idee der Yin-Yang-Theorie, daß das Ganze die einzelnen Beziehungen, Entsprechungen und Muster determiniert, stellt in der klinischen Praxis ein brauchbares Konzept dar, dessen Flexibilität auf dem Beharren darauf beruht, daß alle Entsprechungen letztendlich von der Zusammensetzung der einzigartigen Konfiguration abhängen.

Die Fünf Phasen werden hauptsächlich dazu gebraucht, klinische Prozesse und Beziehungen zu beschreiben und den begrifflichen Rahmen für die angemessene Behandlung zu liefern. Als erklärende Theorie stellt sie keine bindende Lehrmeinung dar. Wie in Abb. 49 dargestellt, können die Fünf Phasen dazu benutzt werden, den normalen Ablauf des jährlichen Zyklus zu veranschaulichen. Dieser Kreislauf der gegenseitigen Erzeugung von Holz, Feuer, Erde, Metall und Wasser beschreibt normale Zeugungsfunktionen. Innerhalb dieser Ordnung wird der Erzeuger Mutter genannt und das Produkt Kind – ein Beispiel für die Tendenz zum Konkreten im traditionellen chinesischen Denken. Einige Disharmoniemuster, vor allem Mangelmuster, können mit diesem Kreislauf erklärt werden. Das Kind einer Mangelmutter wird auch Mangel leiden, da es keine angemessene Nahrung erhält. Umgekehrt wird ein Mangelkind wahrscheinlich das Qi der Mutter «stehlen» und sie dadurch in einen Mangelzustand versetzen. Wenn sich also ein Organ im Mangelzustand befindet, kann die Behandlung über die Kräftigung des Mutterorgans erfolgen. Besteht Übermaß in einem Organ, kann das Kind zur Ader gelassen werden. Dieses Konzept spielt vor allem in der Akupunkturbehandlung eine Rolle, wird in der Kräuterheilkunde aber selten gebraucht.[17]

Eine weitere Anordnung, die der «Kreislauf der gegenseitigen Kontrolle» genannt wird, postuliert die Kontrolle der nachfolgenden Phase durch die vorhergehende (siehe Abb. 50). Diese Kontrollordnung beschreibt ebenfalls natürlich vorkommende Phäno-

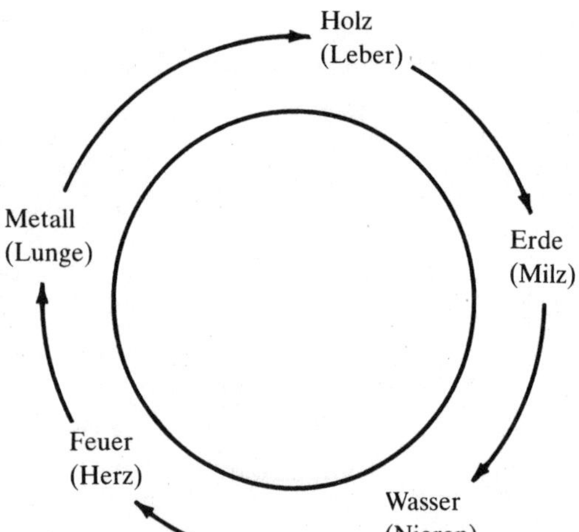

Abb. 50: Der Kreislauf der gegenseitigen Kontrolle der Fünf Phasen

mene und stellt sicher, daß der Kreislauf der gegenseitigen Erzeugung nicht durch Übererzeugung aus dem Gleichgewicht gerät. Eine Disharmonie innerhalb der Kontrollordnung bedeutet entweder eine zu starke Kontrolle des vorhergehenden Organs über das nachfolgende, das es reguliert («Schmähung») – dies würde einen Mangel im regulierten Organ erzeugen –, oder eine Umkehrung der Rollen, d. h. das Organ, das reguliert werden soll, wird zum Regulator («Demütigung»). Dies sind die beiden wahrscheinlichsten Disharmonien im Kreislauf der gegenseitigen Kontrolle, obwohl auch andere Situationen auftreten können.

Die Tabellen 74 und 75 fassen einige übliche Disharmonien der Fünf-Phasen-Muster zusammen.[18] (Einige Beispiele mögen dem Material an anderen Stellen dieses Buches oder sogar der Fünf-Phasen-Theorie selbst zu widersprechen scheinen, was dem zugrundeliegenden Schema der Fünf-Phasen-Theorie zuzuschreiben ist, das sich oft für die korrekte Umsetzung physiologischer Funktionen als zu starr erweist. Mit anderen Worten, ein Praktiker, der die Fünf-Phasen-Theorie immer und auf alle Fälle benutzen möchte, muß sie ein wenig zurechtpfuschen.)

Tabelle 74: Disharmonien des Kreislaufs der gegenseitigen Erzeugung

Disharmonie	Beschreibung	Symptome und Zeichen	physiologische Korrelationen
Holz produziert kein Feuer	Leber-(Holz)-blut nährt das Herz nicht	Schwäche; Schüchternheit; Herzklopfen; schlechtes Gedächtnis; Schlaflosigkeit; dünner oder rauher Puls	allgemeine Blutmangel-Muster
Feuer produziert keine Erde	Herz (Feuer) nicht in der Lage, die Milz (Erde) zu wärmen	Kälteaversion; kalte Extremitäten; geschwollener Bauch; Durchfall; Ödeme	Nieren-Yang nicht in der Lage, Milz-Yang zu wärmen

Disharmonie	Beschreibung	Symptome und Zeichen	physiologische Korrelationen
Erde produziert kein Metall	Milz (Erde) nicht in der Lage, die Lunge (Metall) zu nähren	Schleim; Husten; Müdigkeit; leerer Puls	Milzmangel produziert übermäßigen Schleim in der Lunge (in der Tat stellt dies die Umkehrung der klassischen Fünf-Phasen-Beziehung dar)
Metall produziert kein Wasser	Lunge (Metall) sendet kein Wasser zu den Nieren (Wasser)	Kurzatmigkeit; Durst; spärlicher, dunkler Urin; schwache Knie; empfindlicher unterer Rücken; andere Yin-Mangelzeichen	Mangelndes Nieren-Yin
Wasser produziert kein Holz	Nieren (Wasser) nicht in der Lage, die Leber (Holz) zu nähren	Ohrensausen; Schmerzen im unteren Rücken; schwache Knie; Schwindelgefühle; Zittern; Abmagerung	Nieren-Yin kann Leber-Yin nicht nähren

Tabelle 75: Disharmonien des Kreislaufs der gegenseitigen Kontrolle

Disharmonie	Beschreibung	Zeichen und Symptome	physiologische Korrelationen
Holz schmäht Erde	übermäßige Kontrolle der Milz (Erde) durch das Leber-(Holz)Qi	schmerzende Seiten; Kopfschmerzen; Blähungen; entzündete Augen; Blähungsabgang (Leberübermaß) mit Appetitmangel; Durchfall; Abgespanntheit (Milzmangel)	Leber greift Milz an

Disharmonie	Beschreibung	Symptome und Zeichen	physiologische Korrelationen
Metall demütigt Feuer	Herz-(Feuer)-Yang nicht in der Lage, die Lungen-(Metall)säfte zu kontrollieren	häufiges Wasserlassen; Herzklopfen; Schlaflosigkeit; Kurzatmigkeit	Mangelndes Herz-Yang und Mangelndes Lungen-Qi
Kontrolle von Wasser durch Erde nicht geregelt	Milz (Erde) schmäht Nieren (Wasser)	trockener Mund; trokkene Lippen; dünner und schneller Puls; Verstopfung	Bösartiger Hitzeeinfluß verletzt Yin (vor allem Magen-Yin)
	Nieren (Wasser) demütigen Milz (Erde)	Ödeme und andere Nierenmangel-Zeichen	Mangelndes Milz-Yang und Mangelndes Nieren-Yang
Holz demütigt Metall	Lunge (Metall) nicht in der Lage, Leber (Holz) zu kontrollieren	schmerzende Seiten; bitterer Mundgeschmack; Husten; Reizbarkeit; drahtiger Puls	Leber greift Lunge an
Feuer demütigt Wasser	Nieren (Wasser) nicht in der Lage, Herz (Feuer) zu kontrollieren	Samenfluß; Lumbago; Reizbarkeit; Schlaflosigkeit; rotes Zungenmaterial; dünner und schneller Puls	Mangelndes Nieren-Yin und Mangelndes Herz-Yin (auch «Herz und Nieren nicht in der Lage zu kommunizieren» genannt)

Kritik der Fünf-Phasen-Theorie

Seit sie ins Leben gerufen wurde, war die Fünf-Phasen-Theorie Gegenstand der Kritik. Die Infragestellung ihrer Glaubwürdigkeit und ihres praktischen Wertes geht bis auf die mohistischen* Zeitgenos-

* Mohisten = Anhänger des Philosophen Mo Ti (468–376 v. Chr.). (Anm. d. Übers.)

sen Zou Yens (viertes Jahrhundert vor Christus) zurück. Z. B. stellt ein Kommentar zum Kreislauf der gegenseitigen Kontrolle fest: «Abgesehen von irgendeinem Kreislauf, wird Metall natürlicherweise vom Feuer geschmolzen, falls genügend Feuer vorhanden ist. Wenn Metall in ausreichendem Maße existiert, kann es ein brennendes Feuer zu Asche pulverisieren. Metall speichert Wasser (produziert es aber nicht). Feuer verbindet sich mit Holz (wird aber nicht von ihm produziert).»[19]

Einige hundert Jahre später mokierte sich Wang Cong, der große Wissenschaftler und Skeptiker der Han-Dynastie, über das Ergebnis wörtlicher Auslegung der Fünf-Phasen-Theorie. Im folgenden zwei kurze Auszüge aus seinem Werk:

> Der Körper eines Menschen beherbergt das Qi der Fünf Phasen und deshalb – so wird zumindest behauptet – übt er die Fünf Tugenden, die das Tao [den *Weg*] der Phasen darstellen. Solange er die fünf inneren Organe in seinem Körper behält, ist das Qi der Fünf Phasen geordnet. Gleichwohl behauptet die Theorie, daß Tiere sich gegenseitig jagen und zerstören, weil sie die verschiedenen Qi-Arten der Fünf Phasen in sich tragen. Folglich muß der Körper eines Menschen mit intakten fünf inneren Organen der Schauplatz mörderischen Strebens und das Herz eines rechtschaffenen Menschen voll Zwietracht sein. Hier stellt sich die Frage nach dem Beweis, ob die Phasen tatsächlich gegeneinander kämpfen und sich gegenseitig Leid zufügen bzw. ein Tier das andere im Einklang mit den Phasen überwältigt?
> Das Pferd ist mit dem Zeichen *wu* [Feuer] verbunden, die Ratte mit dem Zeichen *zi* [Wasser]. Wenn Wasser tatsächlich Feuer kontrolliert, wäre es nicht überzeugender, wenn Ratten normalerweise Pferde angriffen und sie in Schach hielten?[20]

Trotz all dieser Kritik konnte sich die Fünf-Phasen-Theorie in der chinesischen Medizin breitmachen. Ein Grund dafür mag die chinesische Tendenz sein, die Ableitung des Allgemeinen vom Besonderen nur bis zu einem gewissen Punkt zu betreiben und dann vom Allgemeinen auf das Besondere zu schließen.[21] Konsequenterweise diente die Fünf-Phasen-Theorie als orthodoxer Bezug für zahlreiche spekulative Schlußfolgerungen. Die meisten modernen chinesischen Kritiker bezeichnen die Fünf-Phasen-Theorie als einen starren metaphysischen Überbau über den praktischen und flexiblen Beobachtungen der chinesischen Medizin.

Die Hauptschwierigkeit der Anwendung der Fünf-Phasen-Theorie in der Medizin liegt in ihrem Mangel an Folgerichtigkeit. Um die Theorie der Realität anzupassen, wurden die Bezugspunkte der Phasen und ihre Beziehungen untereinander fortwährend verändert und entstellt. Das Ergebnis solcher Verfälschungen kann in den Tabellen 74 und 75 am klinischen Gebrauch der Fünf Phasen abgelesen werden.

Dieses Problem tritt in allen traditionellen Systemen auf, die auf Korrelationen von Elementen gründen.[22] Empedokles von Akragas (ca. 504–433 v. Chr.) formulierte das klassische griechische System der vier Grundelemente Feuer, Erde, Wasser und Luft, die als die Grundbausteine der Materie galten und mit verschiedenen anderen Viererkategorien – wie den vier Grundqualitäten oder den vier *humores* (Körpersäften) – verknüpft wurden. Die Mannigfaltigkeit aller Erscheinungen ergab sich aus verschiedenen Mischungen der vier Elemente (siehe Abb. 51[23]).

Als die griechischen Naturphilosophen und Ärzte jedoch versuchten, diese Theorie auf empirische Beobachtungen anzuwenden, sahen auch sie sich gezwungen, ein Element hinzuzufügen, ein anderes zu verändern oder die ganze Theorie zu ignorieren. Da die Abhängigkeit von der Tradition den Chinesen nicht erlaubte, die Fünf-Phasen-Theorie ganz und gar aufzugeben, machten sie von beiden Theorien Gebrauch: Die Fünf-Phasen-Theorie wurde zur «offiziellen» Theorie, für deren Anwendung die Tatsachen manchmal zurechtgeschneidert werden mußten, während die ältere Yin-Yang-Theorie ihren Platz als Führerin in der klinischen Praxis immer behalten konnte, da ihre Flexibilität Veränderungen und einzigartige Situationen zuließ.

Die Fünf-Phasen-Theorie bereitete westlichen Praktikern der chinesischen Medizin schon immer besondere Probleme. Die Hauptschwierigkeit besteht darin, daß sich fast die ganze erhältliche Literatur nur mit der Fünf-Phasen-Theorie beschäftigt, d. h., Diagnose und Behandlung werden ausschließlich im Rahmen der Fünf-

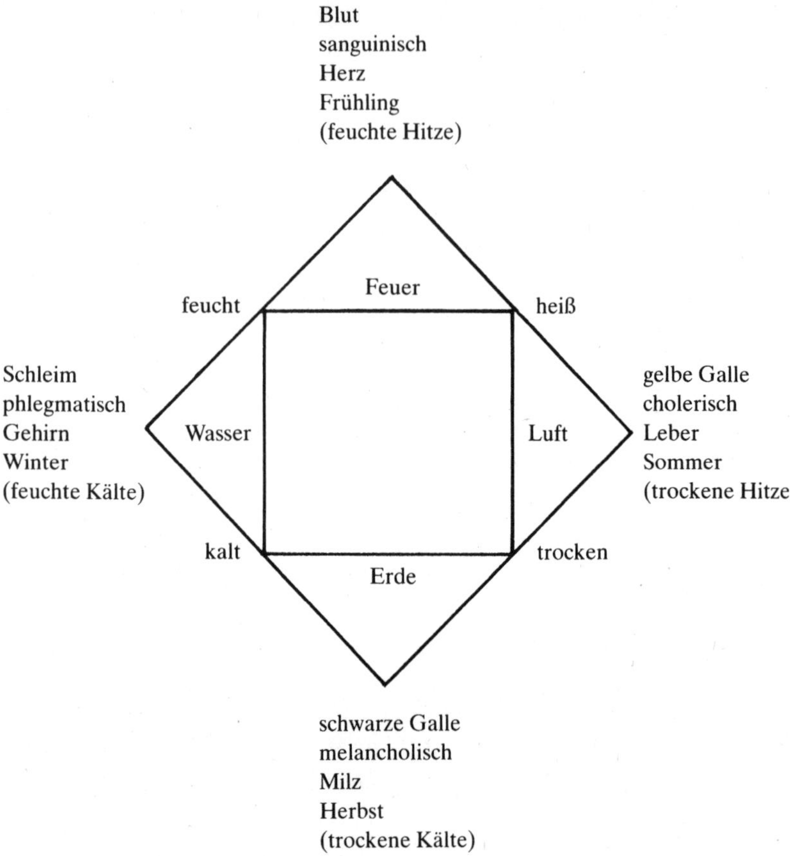

Abb. 51: Das griechische System der vier Elemente

Phasen-Theorie besprochen. Häufig bezeichnen diese Texte letztere als das «Gesetz der Fünf Elemente»[24] und setzen so ein Mißverständnis hinsichtlich der chinesischen Wissenschaft in die Welt, denn unsere Vorstellung von «Naturgesetzen» – von Aristoteles und Newton begründet – hat in das Gedankengut Chinas nie Eingang gefunden.[25] Abgesehen davon legen diese Texte eine unangemessene Betonung auf die Wichtigkeit der Fünf Phasen innerhalb der chinesischen Medizintheorie. Selbst die angesehensten Verfechter der Fünf-Phasen-Theorie geben ohne Umschweife zu, daß sie manchmal nützlich ist und manchmal eben nicht.[26] Unglücklicherweise wird in der westlichen Literatur die Fünf-Phasen-Theorie oft als unwissenschaftliches Kauderwelsch abgetan und kein Versuch zum wirklichen Verstehen unternommen.[27] Tatsächlich stellt die Fünf-Phasen-Theorie ein wichtiges Hilfssystem von Symbolen dar, das zur Einschätzung und Diskussion klinischer Realität gebraucht wird.

Anmerkungen

1 Die Bücher von Joseph Needham (*Science and Civilization*, Vol. 2, S. 243–268) und Manfred Porkert (*Theoretische Grundlagen*, S. 43–54) enthalten ausgezeichnete Abhandlungen zur Fünf-Phasen-Theorie, obwohl sie das Thema zu akademisch angehen, um zu einem Verständnis der Relation zwischen Fünf-Phasen-Theorie und praktischer Medizin führen zu können.

2 In der frühen chinesischen Geschichte gab es mehrere Zuordnungen der Fünf Phasen, die sich alle von der, die im *Nei Jing* gebraucht und in Tabelle 73 aufgeführt wird, unterscheiden. Der Japaner Masao Maruyama beschreibt einige dieser alternativen Schemata in einem faszinierenden Artikel. Es gab z. B. eine Aufzeichnung der philosophischen Theorien, die für den Prinzen von Huai-nan (bekannt als der *Huai-nan-tzu*) im zweiten Jahrhundert vor Christus zusammengestellt wurde. Hierin erschienen die Zuordnungen Holz – Milz, Feuer – Lunge, Erde – Herz, Metall – Leber, Wasser – Nieren. Das Vorhandensein verschiedener Schemata mit verschiedenen Zuordnungen bestätigt den Eindruck, daß die Fünf-Phasen-Theorie zu einem gewissen Grad ein willkürliches und mechanisches Netzwerk von Entsprechungen darstellt (siehe Masao Maruyama: Eine Studie der klassischen Akupunktur [*Shinkyu igaku no koten to kenkyu*], Osaka [Sogen-Verlag] 1952, S. 15–25).

Alternative und sich widersprechende Zuordnungen können sogar in den alten medizinischen Texten gefunden werden. Vielleicht sind sie Überbleibsel vorhergehender Darstellungen, vielleicht drücken sie aber auch tatsächlich wahrgenommene klinische Realitäten aus. In bestimmten Teilen des *Nei Jing* wird beispielsweise eine Korrelation zwischen Angst und Leber-Qi-Mangel (anstelle von Nieren-Qi-Mangel) hergestellt und Kummer mit Herz-Qi-Mangel anstelle von Lungen-Qi-Mangel verbunden (*Su-Wen*, 2. Abschn., 8. Kap., S. 86). Ein weiteres Beispiel sind drei verschiedene Einteilungen der fünf Geschmacksrichtungen im *Su Wen* (22. und 23. Kap.) und im *Ling Shu* (63. Kap.).

Solche Unstimmigkeiten in den Spekulationen tauchen in der Aufbauphase eines medizinischen Systems immer wieder auf. In der hippokratischen Schule gab es einige Versionen der *humores* (Körpersäfte). Die spätere orthodoxe Version, in *Über die Natur des Menschen*, zählt Schleim, Blut, gelbe Galle und schwarze Galle auf, in *Krankheiten IV* wird von Schleim, Blut, Galle und Wasser gesprochen, und in *Antike Medizin* wird eine unendliche Anzahl von Säften vorausgesetzt.

3 Needham: *Science and Civilization*, Vol. 2, S. 242.

4 Jia De-dao: Kurze Geschichte der chinesischen Medizin [95], S. 29.

5 Needham: *Science and Civilization*, Vol. 2, S. 232.

6 Needham: *The Grand Titration*, S. 231.

7 Jia De-dao: Kurze Geschichte der chinesischen Medizin [95], S. 29–30. Z. B. erwähnt Lü in den Frühling- und Herbst-Annalen (246–237 v. Chr.) vier Phasen (Holz, Feuer, Metall, Wasser).

8 Fung Yu-lan: *History of Chinese Philosophy*, Vol. I, S. 8; Chan: *Chinese Philosophy*, S. 224; Hans Agren: «Patterns of Tradition and Modernization in Contemporary Chinese Medicine», in *Medicine in Chinese Cultures: Comparative Studies of Health Care in Chinese and other Societies*, hrsg. von Arthur Kleinman u. a., Washington, D.C.: John E. Fogarty International Center, U.S. Dept. of HEW, NIH, 1975, S. 38.

9 Lu Gwei-djen und Joseph Needham: «Records of Diseases in Ancient China», in *American Journal of Chinese Medicine*, Vol. 4, No. 1, 1976, S. 12.

10 Dan Bensky: «The Biography of Bian Que in the *Shi Ji*», nicht veröffentlichtes Manuskript, University of Michigan, 1978, S. 2.

11 Jüngste archäologische Funde von Texten, die in die Zeit vor dem *Nei Jing* fallen, bestätigen den Eindruck, daß die Yin-Yang-Theorie ursprünglich ein viel wichtigerer Bestandteil der chinesischen Medizin war als die Fünf-Phasen-Theorie. Siehe «A Simple Introduction to Four Ancient Lost Medical Texts Found at the Tomb of Ma-wang», Medical History Text Research Group of the Academy of Traditional Medicine, *Wen Wu*, No. 6, 1975, S. 16–19. In diesen Texten werden die Fünf Phasen nicht erwähnt. Siehe auch 4. Kap., Anm. 3.

12 Jia De-dao: Kurze Geschichte der chinesischen Medizin, S. 165–166.

13 Porkert: *Theoretische Grundlagen*. Das traditionelle chinesische Denken weist eine generelle Tendenz zum willkürlichen Synkretismus auf; unterschiedliche oder sogar sich gegenseitig ausschließende Ideen werden versöhnt und in Einklang gebracht. Sich widersprechende Lehrmeinungen (z. B. Taoismus und Konfuzianismus) werden als gegenseitige Ergänzung empfunden. Hajime Nakamura stellt bezüglich dieser chinesischen Eigenart fest: «Diese Art der Argumentation zeichnet sich durch einen gewissen Utilitarismus aus, eine Übereinkunft aus lang vergangener Zeit, kalte logische Betrachtungsweisen ganz und gar aufzugeben» (*Ways of Thinking of Eastern Peoples*, Honolulu [East-West Center Press] 1969, S. 291).

14 Qin Bo-wei: Medizinische Kollegaufzeichnungen von Qian Zhai [64], S. 15–22.

15 Nanjinger Akademie: Einführung in die traditionelle chinesische Medizin [50], S. 19; Shanghaier Akademie: Grundlagen [53], S. 28.

16 Patienten nehmen oft einen gewissen Geruch wahr oder strömen einen gewissen Geruch aus, wenn das entsprechende Organ betroffen ist.

17 Reizpunkte werden in erster Linie aufgrund ihrer Wirkung auf Symptome und Muster ausgewählt. Die Fünf-Phasen-Theorie spielt lediglich in bezug auf die fünf transportierenden Punkte (*wu-shu*) an den Extremitäten eine entscheidende Rolle. Ursprünglich und über die ganze Geschichte hinweg wurden diese ausschlaggebenden Punkte (*jing, rong, shu, jing, he* = Quelle, Ergießung, Beförderung, Durchgang, Verbindung) durch ihren Effekt auf Symptome und Muster definiert (siehe z. B. *Ling Shu*, 1. Abschn., 1. Kap., S. 8; *Nan Jing*, «Schwierigkeit 68», S. 148). Das *Nei Jing* führte eine Verbindung der Fünf Phasen mit den transportierenden Punkten ein: Der Quellpunkt der Yang-Leitbahnen entspricht Metall, der Quellpunkt der Yin-Leitbahnen entspricht Holz (*Ling Shu*, 1. Abschn., 2. Kap., S. 14–28). Abgesehen davon erwähnt das *Nei Jing* keine weitere Punkt-Phasen-Verbindung. Im *Nan Jing* wird die Verbindung der Fünf Phasen mit jedem einzelnen transportierenden Punkt vervollständigt («Schwierigkeit 64», S. 139), aber keine klare Verbindung zwischen der Auswahl der Punkte und einer angemessenen Behandlung hergestellt. (Aus «Schwierigkeiten 79 und 72» kann man einige vage Beziehungen herauslesen.) Erst Gao Wus Textsammlung von berühmten Akupunkteuren (Shanghai [Shanghaier Verlag für Wissenschaft und Technik] 1978, 2. Abschn., 9. Kap., S. 154–159) aus dem Jahre 1529 n. Chr. stellte präzise Verbindungen zwischen Phasen, transportierenden Punkten und therapeutischen Maßnahmen (Auffüllen und Ableiten) her. Diese spezielle Methode Gao Wus war nur eine von vielen, die er zur Auswahl der Punkte als geeignet erachtete, die aber zur Grundlage der starren japanischen *Nan-Jing*-Akupunkturschule des späten 19. Jahrhunderts wurde und im folgenden der europäischen Betonung der Fünf-Phasen-Theorie.

Das *Nei Jing* schreibt nur einem transportierenden Punkt (*fu-liu*, Niere 7) eine auffüllende Wirkung zu, die jedoch nicht in Zusammenhang mit der Fünf-Phasen-Theorie steht (*Su Wen*, 7. Abschn., 62. Kap., S. 338).

Eine zweite Quelle dieser Art und Weise des Gebrauchs der Fünf Phasen in der Akupunktur stellt das berühmte «Lied von den zwölf Leitbahnen und Mutter-Kind-Punkten, vom Auffüllen und Ableiten» dar. Dieses Gedicht erschien nach Gao Wus Text und wurde in den Ausgewählten Kommentaren zu Akupunkturliedern und -oden (*Zhen-jiu Ge-fu Xuan-jie*) von Chen Biliu u. a. nachgedruckt (Hongkong [China Medical Publishers] 1966 [Nachdruck der Festland-Ausgabe aus dem Jahre 1959], S. 213–226).

18 Die Tabellen 74 und 75 gründen auf Qin Bo-weis Darstsellung in den ‹Medi-

zinischen Kollegaufzeichnungen› [64], S. 15–22. Die Beispiele des Gebrauchs der Fünf Phasen unterscheiden sich zum Teil von jenen im Buchtext. Dies ist eine Konsequenz des traditionellen Versuchs, beobachtbare Organdisharmonien dem Fünf-Phasen-Kreislauf anzupassen, d. h., die Theorie der Praxis anzugleichen. Zudem mögen Reste anderer Zuordnungen der Fünf Phasen vorhanden sein (siehe Anm. 2). Diese Unterschiede in den Versionen werden in frühen medizinischen Schriften deutlich gemacht: Die Diskussion der Fünf Phasen in «Schwierigkeit 75» des *Nan Jing* weist z. B. darauf hin, daß zur Stärkung der Lunge eine Kräftigung der Nieren (und nicht der Milz) erforderlich ist. Diese Aussage spiegelt eine Version der Zuordnung der Fünf Phasen wider, die sich von der üblichen unterscheidet.

19 Zitiert in Needham: *Science and Civilization*, Vol. 2, S. 259–260.

20 Ebenda, S. 265–266 (Übersetzung vom Autor angeglichen).

21 Nakamura: *Ways of Thinking of Eastern Peoples*, S. 190.

22 Es lohnt sich, den Übergang vom aristotelischen System der vier Elemente zu den drei Elementen des Paracelsus (*Tria prima*: Salz, Schwefel und Quecksilber) im Europa des 16. Jahrhunderts zu untersuchen, um eine Vorstellung davon zu bekommen, welche kulturellen, psychologischen, wissenschaftlichen, ideologischen, religiösen und intellektuellen Faktoren ein Korrelationssystem bestimmen. Eine interessante Besprechung hierzu erschien in Allen G. Dobus: «The Medico-Chemical World of the Paracelsians», in *Changing Perspectives in the History of Science*, hrsg. von Mikuluas Teich und Robert Young, Dordrecht/Holland und Boston [D. Reidel Pub. Co.] 1973, S. 88–92.

23 Abb. 51 stammt aus dem Buch *History of Biology* von Elson J. Garner, Minneapolis [Burgess Pub. Co.] 1960/1972, S. 31.

24 Ein Beispiel dafür ist Denis und Joyce Lawson-Woods Buch *The Five Elements of Chinese Acupuncture and Massage*, Rustington/England [Health Science Press] 1965. Die chinesische Tradition ist nicht die Grundlage der westlichen Überbetonung der Fünf Phasen; vielmehr hat der Einfluß der «traditionellen *Nan-Jing*-Akupunkturbewegung» und einiger der Kei-Raku-Ki-Ryo-Schulen (Leitbahnenbehandlung), die sich alle um die Wende des 20. Jahrhunderts in Japan entwickelten, die europäischen Akupunkteure in diese Richtung gelenkt. Die Übernahme dieser Methode durch die Europäer kann einerseits auf das Bedürfnis nach einer «exotischen» Darstellungsweise zurückgeführt werden, andererseits auf den Mangel an angemessener Information.

25 Siehe Needhams Diskussion über chinesisches Denken und «Gesetz» in seinem Buch *The Grand Titration*, S. 299–330.

26 Qin Bo-wei: Medizinische Kollegaufzeichnungen [64], S. 22.

27 Ein Beispiel hierfür stellt Frank Z. Warrens *Handbook of Medical Acupuncture* (New York [Van Nostrand Reinhold] 1976) dar.

Anhang I
Historische Bibliographie
Glieder in der Übertragungskette – die wichtigsten klassischen Texte der chinesischen Medizin

Eine vollständige Liste der chinesischen medizinischen Schriften ist im ‹Katalog der medizinischen Bücher Chinas, Band I und II› (*Zhong-guo Yi-xue Shu-mu*), hrsg. von Gang und Hei, Taipei (Wenhai) 1971, zu finden. Eine kürzere Version erschien in ‹Erläuterungen wichtiger traditioneller chinesischer Medizinbegriffe› [33], S. 480–498. Die vorliegende, kommentierte Bibliographie stellt eine weitere Verkürzung dar. Zuerst werden drei Versionen des *Nei Jing* aufgeführt, danach sind die Titel in chronologischer Folge, nach Dynastien geordnet. Jeder Eintrag beginnt mit der deutschen Übersetzung des chinesischen Titels. (Wir danken Dan Bensky für seine Mitwirkung an der Übersetzung vom Chinesischen ins Englische).

Das Nei Jing

Der Innere Klassiker des Gelben Kaisers (*Huang-di Nei-jing* 黄帝内经) enthält die «Elementaren Fragen» (*Su Wen* 素问) und die «Geistige Achse» (*Ling Shu* 灵枢). Soweit bekannt ist, ist es das älteste Werk der chinesischen Medizintheorie; es wurde vermutlich um 100 v. Chr. zusammengestellt. Die heutzutage benutzte Version enthält jedoch Material wesentlich neueren Datums (siehe unten). Viele Quellen geben einen früheren Zeitraum für die Zusammenstellung des *Nei Jing* an; solche Datierungen sind aber eher auf chinesische Mythen als auf geschichtliche Forschung zurückzuführen. Das *Su Wen* oder «Elementare Fragen» befaßt sich hauptsächlich mit theoretischen Konzepten und medizinischer Kosmologie, das *Ling Shu* oder «Geistige Achse» mit Akupunktur und Moxibustion.

Der Innere Klassiker des Gelben Kaisers: Imponierende Einfachheit (*Huang-di Nei-jing Tai-su* 黄帝内经太素), 605–617 n. Chr., hrsg. von Yang Shang-shan. Diese Ausgabe ist die älteste verfügbare. Sie enthält dreiundzwanzig der ursprünglich dreißig Kapitel und gleicht dem *Su Wen* ohne dessen Hinzufügungen.

Überarbeitete und kommentierte Ausgabe des Inneren Klassikers des Gelben Kaisers: Elementare Fragen (*Chong-guang Bu-zhu Huang-di Nei-jing Su-wen* 重广补注黄帝内经素问), 762 n. Chr., hrsg. von Wang Bing-ci. Diese und eine weitere verbesserte Ausgabe von Ling Yi (einem Arzt aus der Song-Dynastie) sind die Standardausgaben des Werkes. Wang Bing-ci organisierte das gesamte Werk von neuem und fügte mindestens sieben eigene Kapitel hinzu.

Han-Dynastie (206 v. Chr. – 220 n. Chr.)

Vor dem 2. Jh. n. Chr.: Klassisches Arzneibuch des Göttlichen Ehemanns (*Shen-nong Ben-cao Jing* 神农本草经). Das Original ist längst verloren gegangen; die jetzige Version wurde wesentlich später zusammengestellt. Das Werk beschreibt 365 Arzneien und teilt diese in obere, mittlere und untere Klassen ein: die oberste Klasse fördert Langlebigkeit, die unterste dient der Behandlung von Krankheiten.

2. Jh. n. Chr.: Klassiker der Schwierigkeiten (*Nan Jing* 难经). Das Werk behandelt in 81 Fragen und Antworten schwierige Abschnitte des *Nei-jing*.

Ca. 220 n. Chr.: Über kälteinduzierte Krankheiten (*Shang-han Lun* 伤寒论), von Zhang Zhong-jing. Wang Shu-he stellte dieses Werk um 300 n. Chr. neu zusammen. Es enthält zehn Kapitel und befaßt sich vorrangig mit den sechs Krankheitsstadien und diagnostischen Methoden zur Behandlung von Fieberkrankheiten. Dieses Buch bildet eines der klinischen und praktischen Grundwerke in der traditionellen pharmazeutischen Medizin.

Ca. 220 n. Chr.: Wichtige Verordnungen aus dem Goldenen Schrein (*Jin-gui Yao-lue Fang Lun* 金匮要略方论), von Zhang Zhong-jing. Die jetzige Standardausgabe wurde von Lin Yi in der frühen Song-Dynastie zusammengestellt. U. a. werden folgende Themen behandelt: verschiedene innere Krankheiten, gynäkologische Beschwerden, Notfälle, Diätvorschriften. Ursprünglich waren ‹Wichtige Verordnungen› und ‹Kälteinduzierte Krankheiten› ein Buch.

Jin-Dynastie (265–420 n. Chr.)

280 n. Chr.: Pulsklassiker (*Mai Jing* 脉经), von Wang Shu-he. Beschreibung von 24 Pulsarten und ihren Bedeutungen hinsichtlich Organen, Leitbahnen, Krankheiten, Behandlung und Prognose.

282 n. Chr.: Systematischer Klassiker der Akupunktur (*Zhen-jiu Jia-yi Jing* 针灸甲乙经), von Huang-fu Mi. Dieses Werk wird manchmal als ABC der Akupunktur zitiert. Es diskutiert Physiologie, Pathologie, Diagnose, Leitbahnen, Reizpunkte und Akupunkturbehandlung und stellt eine systematische Wiedergabe des *Ling-Shu*-Materials und anderer alter, heute verlorener Schriften dar.

Ca. 341 n. Chr.: Verordnungen für Notfälle, die man im Ärmel aufbewahren sollte (*Zhou-hou Bei-ji Fang* 肘后备急方), von Ge Hong. Einfache Rezepte mit leicht erhältlichen Arzneimitteln für Notfälle. In späteren Dynastien wurde dieses Werk erheblich überarbeitet.

Südliche und nördliche Dynastien (420–581 n. Chr.)

Ca. 495 n. Chr.: Verordnungen, die der Geist des Liu Juan-zi hinterließ (*Liu Juan-zi Gui-yi Fang* 刘涓子鬼遗方), Südliche Qi-Dynastie, von Gon Qing-xuan. Das älteste noch existierende Buch zum Thema «äußere Krankheiten»; befaßt sich vorrangig mit Traumen, Abszessen, Hautausschlägen und Karbunkeln; ferner beinhaltet das Werk eine Besprechung antiseptischer Techniken für kleine Operationen.

Ca. 536 n. Chr.: Zusammenstellung der Kommentare zum klassischen Arzneibuch (*Ben-cao-jing Ji-zhu* 本草经集注), Liang-Dynastie, von Tao Hong-jing. Das jetzt gebräuchliche Werk wurde später zusammengestellt. Die Arzneimittel sind nach ihrem ursprünglichen Typ geordnet (Mineralien, Pflanzen usw.).

Sui-Dynastie (581–618 n. Chr.)

610 n. Chr.: Über den Ursprung von Krankheitssymptomen (*Zhu-bing Yuan-hou Lun* 诸病源候论), von Chao Yuan-fang. Detaillierte Beschreibung von 1720 Krankheiten unter 67 Überschriften.

Tang-Dynastie (618–907 n. Chr.)

652 n. Chr.: Tausend-Dukaten-Rezepte (*Qian-jin Yao-fang* 千金要方), von Sun Si-miao. Eine Zusammenstellung alter Tang- und Vor-Tang-Schriften. Beinhaltet wichtige Informationen zu verschiedenen Spezialbereichen, Akupunktur, Moxibustion und Diät.

659 n. Chr.: Neues überarbeitetes Arzneibuch (*Xin-xiu Ben-cao* 新修本草), von Li Ji. Alles, was von diesem Buch übrig ist, sind Fragmente in Tang Shen-weis Arzneibuch aus der Song-Dynastie (siehe unter Song-Dynastie). Ursprünglich war dieses Werk das Nationale Arzneibuch mit 844 Einträgen und detaillierten Angaben zu Typ, Geschmack, Herkunft und Gebrauch der Arzneimittel. Illustriert.

682 n. Chr.: Ergänzungen zu den Tausend-Dukaten-Rezepten (*Qian-jin Yi Fang* 千金翼方), von Sun Si-miao. Wichtige Hinzufügungen zur früheren Ausgabe. Beinhaltet pharmakologische Bezüge, Akupunktur, kälteinduzierte Krankheiten, Gynäkologie und Pädiatrie.

682 n. Chr.: Die Feinheiten des Silbernen Meeres (*Yin-hai Jing-wei* 银海精微), von Sun Si-miao. Gründliche Erforschung verschiedener Augenerkrankungen und deren Behandlung.

847 n. Chr.: Der Schatz, den das Versiegen der Menstruation erzeugt (*Jiang-xiao Chan-bao* 经效产宝), von Zan Yin. Ältestes erhaltenes Buch zum Thema Geburtshilfe; drei Teile: Schwangerschaft, Wehen und Entbindung. Nachwort.

Fünf Dynastien (907–960 n. Chr.)

752 n. Chr. Bedürfnisse eines Frontsoldaten (*Wai-tai Bi-yao* 外台秘要), von Wang Tao. Eine wichtige Zusammenstellung des medizinischen Wissens dieser Zeitperiode. Beinhaltet über 6000 Rezepte.

946 n. Chr.: Geheime Methoden zum Verständnis von Traumen und der Behandlung von Brüchen (*Li-shang Xu-duan Mi-fang* 理伤续断秘方), von Lin Dao-ren. Ältestes erhaltenes Werk zum Wiedereinrichten von Knochen, das sich dem Thema detailliert, aus der Perspektive von Diagnose und Behandlung nähert.

Song-Dynastie (960–1279 n. Chr.)

992 n. Chr.: Weise Verordnungen aus der Taiping-Ära (*Taiping Sheng-hui Fang* 太平圣惠方), von Wang Huai-yin. Eine Zusammenstellung von 16 834 Rezepten, vor allem Hausmitteln und mündlich überlieferten Mitteln seiner Zeit.

1026 n. Chr.: Das illustrierte Werk der Reizpunkte, die auf dem bronzenen Modell gefunden wurden (*Tong-ren Shu-xue Zhen-jiu Tu Jing* 铜人输穴针灸图经), von Wang Wei-yi. Eine Beschreibung der Punkte in anatomischer Ordnung auf den Leitbahnen.

1100 n. Chr.: Besprechung der kälteinduzierten und generellen Krankheiten (*Shang-han Zong-bing Lun* 伤寒总病论), von Pang An-shi. Eine Erweiterung der Diskussion der kälteinduzierten Krankheiten, die u. a. die Themen Sommerkrankheiten, Epidemien, Hautausschläge, kälteinduzierte Krankheiten im Bereich der Pädiatrie und Geburtshilfe mit einschließt.

1107 n. Chr.: Das Buch, das kälteinduzierte oder ähnliche Krankheiten wieder zur Sprache bringt (*Shang-han Lei-zheng Huo-ren Shu* 伤寒类证活人书), von Zhu Hong. 101 Fragen und Antworten. Es erläutert die kälteinduzierten Krankheiten und die Bedeutung jedes einzelnen Rezeptes mit Hinweisen und Verordnungen aus anderen wichtigen Texten.

1108 n. Chr.: Geschichtlicher und detaillierter Index der Arzneimittel nach Disharmoniemuster-Gruppen (*Jing-shi Zheng-lei Bei-ji Ben-cao* 经史证类备急本草), von Tang Shen-wei. Beschreibung von 1558 Arzneimitteln, einschließlich Gebrauchsanweisung, Zubereitung und welche Leitbahn sie betreten. Ferner schließt das Werk 3000 Rezepte ein; es diente vielen folgenden Texten als Grundlage.

1114 n. Chr.: Disharmoniemuster und Arzneimittel in der Kinderheilkunde (*Xiao-er Yao-sheng Zhi-jue* 小儿药证直决), von Qian Yi. Diskussion und Muster, Fallstudien und Rezpete.

1117 n. Chr.: Allgemeines Verzeichnis zum vorteilhaften Nutzen (*Sheng-ji zong-lü* 圣济总录), zusammengestellt von der Kaiserlichen Medizinischen Akademie. Ein relativ umfassendes Verzeichnis des zeitgenössischen medizinischen Wissens.

1132 n. Chr.: Verordnungen zum allgemeinen Nutzen aus meiner eigenen Praxis (*Pu-ji Ben-shi Fang* 普济本事方), von Xu Shuwei. Eine Beschreibung von Rezepten und Diagnostik, einschließlich der vom Autor entwickelten.

1150 n. Chr.: Das neue Buch für Kleinkinder (*You-you Xin-shu* 幼々新书), von Liu Fang-ming. Befaßt sich mit Kinderkrankheiten und deren Ätiologie.

1151 n. Chr.: Professionelle und volkstümliche Rezepte aus der Taiping-Ära (*Taiping Hui-min He-ji Ju-fang* 太平惠民和剂局方), von Chen Shi-wen. Ein zeitgenössisches Rezeptbuch; Rezepte fast alle in Pulver- oder Pillenform.

1174 n. Chr.: Diskussion der Krankheiten, Disharmoniemuster und Verordnungen, die mit der Vereinigung der Drei Ätiologien zusammenhängen (*San-yin Ji-yi Bing Zheng Fang Lun* 三因极一病证方论) von Chen Yen. Eine Vervollkommnung der Ätiologie, die in «Wichtige Verordnungen aus dem Goldenen Schrein» dargestellt ist. Befaßt sich mit 180 Krankheiten.

1189 n. Chr.: Buch der Pulse (*Mai Jue* 脉诀), von Cui Jia-yan. Beschreibung der Pulse nach dem Klassifikationsschema des *Nan Jing*. Die Versform dient als Gedächtnisstütze.

1220 n. Chr.: Die Erhaltung des Lebens mit Akupunktur und Moxibustion (*Zhen-jiu Zi-sheng Jing* 针灸资生经), von Wang Shuchuan. Behandelt u. a. Örtlichkeit und Gebrauch der Punkte sowie Akupunkturbehandlung verschiedener Krankheiten. Basiert auf früheren Werken und der praktischen Erfahrung des Autors.

1237 n. Chr.: Das komplette Buch guter Verordnungen für Frauen (*Fu-ren Da-quan Liang-fang* 妇人大全良方), von Chen Ziming. Bespricht weibliche Gesundheitsprobleme; 260 Abschnitte; Anhänge mit Verordnungen und Fallstudien.

1241 n. Chr.: Kompaß zur Krankheitsforschung (*Cha-bing Zhi-nan* 察病指南), von Shi Fa. Das Buch beginnt mit einer Diskussion von 24 Pulsqualitäten und ihrer Bedeutung. Beinhaltet ferner die Pulsbeschreibung von 21 Krankheiten und eine Liste häufig vorkommender Pulsarten im obstetrischen, gynäkologischen und pädiatrischen Bereich.

1253 n. Chr.: Verordnungen, die dem Leben zugute kommen (*Jisheng Fang* 济生方), von Yan Yong-huo. Praktische Erklärung von 400 Rezepten.

Jin-Tatar-Dynastie (1115–1234 n. Chr.)

1186 n. Chr.: Zusammenstellung der Schriften aus dem *Su Wen*, die sich mit Krankheitsmechanismen, Angemessenheit des Qi und Lebensrettung befassen (*Su-wen Bing-ji Qi-yi Bao-ming Ji* 素问病机气宜保命集), von Liu Wan-su. Eine Ausführung vieler theoretischer und praktischer Angelegenheiten in der Medizin.

1188 n. Chr.: Die Normen der mysteriösen inneren Zusammenhänge vom Ursprung der Krankheiten, wie sie im *Su Wen* diskutiert werden (*Su-wen Xuan-ji Yuan-bing Shi* 素问玄机原病式), von Liu Wan-su. Diskussion der Krankheitsentwickung nach der Phasenenergetik des *Su Wen*. Der Gebrauch von kalten Behandlungen für Hitzemuster wird betont.

1228 n. Chr.: Die Pflichten eines Konfuzianers gegenüber seinen Eltern (*Ru-men Shi-qin* 儒门事亲), von Zhang Cong-zheng. Hebt vor allem abführende Behandlungsmethoden hervor.

1231 n. Chr.: Diskussion zur Entwirrung äußerer und innerer Krankheiten (*Nei Wai Shang Bian-huo Lun* 内外伤辨惑论), von Li Dong-yuan. Eine Diskussion der Unterschiede zwischen äußerlich und innerlich herbeigeführten Erkrankungen.

1249 n. Chr.: Über Milz und Magen (*Pi-wei Lun* 脾胃论), von Li Dong-yuan. Dieses Buch gründet auf Lis praktischen Erfahrungen und verteidigt die Idee, daß Milz und Magen die wichtigsten Organe sind, wenn wir von Gesundheit und Krankheit sprechen. In diesem Buch sind viele praktische Hinweise und Rezepte zu finden.

Yuan-Dynastie (1271–1368 n. Chr.)

1335 n. Chr.: Grundlegende Bedeutung äußerer Krankheiten (chirurgischer Bereich) (*Wai-ke Jing-yi* 外科精义), von Qi De-zhi. Zusammenfassung und Kommentar zu den Ideen früherer Ärzte hinsichtlich Diagnose und Behandlung von Schwellungen und Karbunkeln; beinhaltet den Gebrauch innerlich einzunehmender Arzneimittel im Sinne einer systematischen Vorgehensweise.

1341 n. Chr.: Aos goldene Widerspiegelungen der kälteinduzierten Krankheiten (*Ao-shi Shang-han Jin-jing Lu* 敖氏伤寒金镜

录), von Dr. Ao. Das erste Buch, das sich ganz und gar der Zunge widmete. Eine erschöpfende Beschreibung von 36 Zungentypen und ihrer klinischen Bedeutung. Illustriert.

1341 n. Chr.: Ausarbeitung der vierzehn Leitbahnen (*Shi-si Jing Fa-hui* 十四经发挥), von Hua Shou. Beinhaltet u. a. eine Diskussion der Hauptleitbahnen, Sonderleitbahnen und spezieller Reizpunkte.

1347 n. Chr.: Exzeß: Eine ausgiebige Studie (*Ge-zhi Yu Lun* 格致余论), von Zhu Zhen-xiang. Eine Ausführung der Idee, daß Yang häufig im Übermaß vorkommt und Yin sich normalerweise im Mangelzustand befindet.

1347 n. Chr.: Die Geheimnisse des Herrn der Zinnoberbucht (*Dan-xi Xin-fa* 丹溪心法), von Zhu Zhen-xiang. Die hundert Themen dieses Buches befassen sich u.a. mit inneren und äußeren Krankheiten, Pädiatrie und Geburtshilfe.

1361 n. Chr.: Die Bedeutung des *Nan Jing* (*Nan-jing Ben-yi* 难经本义), von Hua Shou. Zusammenstellung von elf *Nan-Jing*-Kommentaren, mit Korrekturen.

Ming-Dynastie (1368–1644 n. Chr.)

1406 n. Chr.: Verordnungen zum allgemeinen Nutzen (*Pu-ji Fang* 普济方), von Zhu Xiao u. a. Das Buch mit der größten Anzahl von Verordnungen (61739). 239 Illustrationen.

1505 n. Chr.: Gesammelte *Nan-Jing*-Kommentare (*Nan-jing Ji-zhu* 难经集注). Die Kommentare stammen von Wang Jiu-si, Yang Xuan-cao, Ding De-yong, Wu Shu und Yang Kang-hou und befassen sich vor allem mit Pulsdiagnose, Organtheorie und Akupunktur.

1528 n. Chr.: Grundlegendes über Mund und Zähne (*Kou-chi Lei-yao* 口齿类要), von Bi Ji. Zum einen eine Besprechung von Mund und Zähnen, Kehle und Zunge, zum anderen eine Diskussion zur Behandlung von Bakterien, Erstickungsanfällen und anderen verschiedenartigen Themen.

1529 n. Chr.: Textsammlung von berühmten Akupunkteuren (*Zhen-jiu Ju-ying* 针灸聚英), von Gao Wu. Akupunkturtheorie und -praxis, mit «Daumenregeln» für Anfänger; ein allgemeines Werk zur Akupunktur und Moxibustion.

1529 n. Chr.: Grundlegendes zur Regulierung des Körpers (*Zheng-ti Lei-yao* 正体类要), von Bi Ji. Eine detaillierte Beschreibung von Symptomen, Therapien, Methoden, Verordnungen und Instrumenten, die bei der Behandlung von Traumen eine Rolle spielen.

Ca. 1540 n. Chr.: Tiefgründige Weisheiten des roten Wassers (*Chi-shui Xuan-zhu* 赤水玄珠), von Sun Dong-su. Vorrangig eine Diskussion über innere Medizin.

1549 n. Chr.: Methodisch geordnete Fallstudien berühmter Mediziner (*Ming-yi Lei An* 名医类案), von Jiang Quan. Eine Zusammenstellung von Fallstudien aus der Ming- und Vor-Ming-Zeit.

1549 n. Chr.: Ausführungen zur Pädiatrie (*You-ke Fa-hui* 幼科发挥), von Wan Quan. Diskussion von Fötus-, Neugeborenen- und Kinderkrankheiten.

1549 n. Chr.: Geheime Methoden zur Behandlung von Pocken und Hautausschlägen (*Dou-zhen Xin-fa* 痘疹心法), von Wan Quan. Detaillierte Beschreibung von Pocken und Hautausschlägen sowie der Merkmale zur Unterscheidung der Disharmoniemuster.

1564 n. Chr.: Die Pulsstudien des Seeuferherren – auch als Li Shi-zhens Pulsstudien übersetzt (*Bin-hu Mai-xue* 濒湖脉学), von Li Shi-zhen. Eine Beschreibung von 27 Pulsarten in Versform.

1565 n. Chr.: Ein Überblick zur Medizin (*Yi-xue Gang-mu* 医学纲目), von Lou Ying. Eine Zusammenstellung des medizinischen Wissens aus der Jin-Tatar- und Yuan-Zeit.

1578 n. Chr.: Das große Arzneibuch (*Ben-cao Gang-mu* 本草纲目), von Li Shi-zhen. Li Shi-zhen arbeitete dreißig Jahre an diesem Buch. Es beschreibt Gattung, Aussehen, Geruch, Geschmack, Herkunftsgebiet, Anbau und/oder Ernte, Zubereitung, Gebrauch und Zusammensetzung von 1892 Arzneimitteln. Über 1000 Seiten Illustrationen und 1000 Rezepte.

1601 n. Chr.: Das große Handbuch der Akupunktur und Moxibustion (*Zhen-jiu Da-cheng* 针灸大成), von Yang Ji-zhou. Eine Synthese des Wissens im Bereich der Akupunktur und Moxibustion aus der Ming- und Vor-Ming-Zeit.

1617 n. Chr.: Die genaue Herkunft äußerer Krankheiten (chirurgischer Bereich) (*Wai-ke Zhen-zong* 外科正宗), von Chen Shigong. Eine Beschreibung von Pathologie, Symptomen, Diagnose, Handhabung und Fallstudien (mit erfolgreichem und nicht-erfolgreichem Ausgang) von über 100 Disharmoniemustern. Das Buch betont orale Behandlung in Verbindung mit altertümlicher Chirurgie.

1624 n. Chr.: Das klassische Werk der Kategorien (*Lei Jing* 类经), von Zhang Jie-bing (Jing-yue). Ein Verzeichnis des *Nei-jing*-Materials nach Kategorien; mit Kommentaren.

1624 n. Chr.: Das vollständige Werk des Jing-yue (*Jing-yue Quanshu* 景岳全书), von Zhang Jie-bing. Eine wichtige systematische Darstellung von Theorie, Diagnose und Behandlungsmethoden; Diskussion verschiedener Spezialbereiche.

1637 n. Chr.: Elementare Medizin (*Yi-zong Bi-du* 医宗必读), von Li Zhong-zi. Erklärung der Pulstypen, Arzneimittel, Disharmoniemuster und allgemeine Medizintheorie mit Fallstudien.

1642 n. Chr.: Über hitzige Epidemien (*Wen-yi Lun* 温疫论), von Wu You-xing. Eine einleitende Besprechung der warmen Krankheiten, Art und Weise des Eindringens in den Körper, Fortschreiten der Infektion, Abgrenzung zu kälteinduzierten Krankheiten.

1642 n. Chr.: Wichtiges Wissen aus dem *Nei-jing* (*Nei-jing Zhi-yao* 内经知要), von Li Zhong-zi. Einteilung des *Nei-jing*-Materials in acht Kategorien (Lebensstil, Yin und Yang, verschiedene Arten der Diagnostik, Methodik der Behandlung, Leitbahnen usw.); mit einfachen Erklärungen.

Qing-Dynastie (1644–1911 n. Chr.)

1658 n. Chr.: Methoden und Regeln in der Medizin (*Yi-men Fa-lu* 医门法律), von Yu Chang. Bespricht verschiedene Disharmoniemuster der Sechs Bösartigen Einflüsse aus theoretischer und praktischer Perspektive.

1668 n. Chr.: Zungenspiegel für kälteinduzierte Krankheiten (*Shang-han She Jian* 伤寒舌鉴), von Zhang Deng. Diskussion der Zungenqualität bei kälteinduzierten Krankheiten, Schwangerschaft usw.; 120 Illustrationen.

1687 n. Chr.: Medizinische Zusammenhänge (*Yi Guan* 医贯), von Zhao Xian-ke. Erläutert die Theorie der vorrangigen Wichtigkeit von Nieren-Yin und Nieren-Yang.

1689 n. Chr.: Über weibliche Krankheiten (*Nu-ke Jing Lun* 女科经论), von Xiao Xun. Eine detaillierte Beschreibung von Frauenkrankheiten und deren Behandlung.

1694 n. Chr.: Das kleine Arzneibuch (*Ben-cao Bei-yao* 本草备要), von Wang Ang. Beschreibung von 460 häufig benutzten Arzneimitteln.

1723 n. Chr.: Die Vier Untersuchungen – auf ihren Kern reduziert (*Si-zhen Jue-wei* 四诊抉微), von Lin Zhi-han. Eine kommentierte Zusammenstellung früherer Werke über Untersuchungstechniken.

1729 n. Chr.: Sammlung von Weisheiten über kälteinduzierte Krankheiten (*Shang-han Guan-zhu Ji* 伤寒贯珠集), von You

Yi. Eine Neuordnung des Werks ‹Über kälteinduzierte Krankheiten› nach Behandlungsmethoden.

1742 n. Chr.: Goldener Spiegel der Medizin (*Yi-zong Jin-jian* 医宗金鉴), hrsg. von Wu Qian. Eine komplette Zusammenstellung aller Aspekte der chinesischen Medizin, einschließlich der grundlegenden klassischen Werke. Das Buch zeichnet sich durch seine einfache und verständliche Form aus.

1746 n. Chr.: Fallstudien, die als klinischer Kompaß fungieren (*Ling-zheng Zhi-nan Yi-an* 临证指南医案), von Ye Tian-shi. Kommentierte Zusammenstellung von Ye Tian-shis Fallstudien.

Ca. 1746 n. Chr.: Besprechung der Warmen Krankheiten (*Wen-re Lun* 温热论), von Ye Tian-shi. Erläuterungen der Vier-Phasen-Sequenz akuter Fieberkrankheiten (*wei, qi, ying, xue*) vom Begründer der Theorie.

1798 n. Chr.: Verfeinerte Diagnostik der Warmen Krankheiten (*Wen-bing Tiao-bian* 温病条辨), von Wu Ju-tong. Eine Erweiterung von Ye Tian-shis Werk. Die Warmen Krankheiten werden dem oberen, mittleren und unteren Erwärmer zugeteilt; Beschreibung von Disharmoniemustern, z. B. Windfieber, Feuergift, Sommerfieber, Feuchtes Fieber.

1801 n. Chr.: Epidemische kratzende Halsrötung (*Yi-sha-cao* 疫疹草), von Chen Geng-dao. Das Buch befaßt sich ausschließlich mit Scharlacherkrankung.

1839 n. Chr.: Das Ordnen von Mustern und die Wahl der Behandlung (*Lei-zheng Zhi-cai* 类证治裁), von Lin Pei-qin. Sammlung und systematische Analyse früherer Vorstellungen von Mustererkennung und Behandlungsmethoden.

1846 n. Chr.: Neue Zusammenstellung geprüfter Verordnungen (*Yan-fang Xin-bian* 验方新编), von Bao Yun-shao. Eine Auswahl einfacher Rezepte; nach Zugehörigkeit geordnet.

1885 n. Chr.: Diskussion der Blutmuster (*Xue-zheng Lun* 血证论), von Tang Zong-hai. Beschreibt die Beziehung zwischen Qi und Blut sowie Mechanismen und Behandlung von Blutdisharmonien.

1897 n. Chr.: Verfeinerte Diagnose der weißen Kehle (*Bai-hou Tiao-bian* 白喉条辨), von Chen Bao-shan. Bespricht Ätiologie, Diagnose durch Leitbahnen- und Pulszeichen, Prognose, Behandlung und Verbote für «weiße Kehle» (Diphtherie).

Literaturverzeichnis

Chinesische Primärquellen

Wie in den Vorbemerkungen erwähnt, sind die chinesischen Primärquellen nach Thema bzw. Art der Publikation in acht Gruppen, fast alle Werke innerhalb der einzelnen Gruppen alphabetisch geordnet. Im allgemeinen beginnen die Eintragungen mit dem Autor, Herausgeber (Hrsg.) oder Kompilator (Komp.); an nächster Stelle folgen jeweils die deutsche Übersetzung des Titels, dann die Transkription (Pinyin) und schließlich die chinesischen Schriftzeichen. Die Numerierung der Werke entspricht den Zahlen in eckigen Klammern innerhalb der Anmerkungen bzw. des Buchtextes.

Nei Jing, Nan Jing und Kommentare

1. Der Innere Klassiker des Gelben Kaisers: Elementare Fragen (*Huang-di Nei-jing Su-wen* 黄帝内经素问), Beijing (Peking) (Volks-Verlag)1963. Als *Nei Jing* oder *Su Wen* zitiert. Diese Ausgabe entspricht der überarbeiteten und kommentierten, die in Anhang I aufgeführt ist.

2. Das klassische Werk der geistigen Achse, mit volkstümlichen Erklärungen (*Ling-shu-jing Bai-hua-jie* 灵枢经白话解), Chen Bi-liu und Cheng Zhou-ren (Hrsg.), Beijing (Verlag für Volkshygiene) 1963. Als *Nei Jing* oder *Ling Shu* zitiert (zweiter Teil des *Nei Jing*).

3. Kommentierter Klassiker der Schwierigkeiten (*Nan-jing Jiao-shi* 难经校释), Nanjinger Akademie für traditionelle chinesische Medizin (Hrsg.), Beijing (Volks-Verlag) 1979. Die erste Ausgabe dieses Buches erschien ca. 200 n. Chr. Als *Nan Jing* zitiert.

4. Beijinger Akademie für traditionelle chinesische Medizin (Haupthrsg.): Erläuterungen zum *Nei Jing* (*Nei-jing Shi-yi* 内经释义). Shanghai (Verlag für Wissenschaft und Technik).

5. Chen Bi-liu (Hrsg.): Klassiker der Schwierigkeiten, mit Erläuterungen in volkstümlicher Sprache (*Nan-jing Bai-hua-jie* 难经白话解). Beijing (Verlag für Volksgesundheit) 1963. Erste Ausgabe ca. 200 n. Chr.

6. Gao Shi-zong: Die wahre Auslegung des Gelben Fürsten: Elementare Fragen (*Huang-di Su-wen Zhen-jie* 黄帝素问真解). Beijing (Verlag für Wissenschaft und Technik) 1980. Erste Ausgabe 1887 n. Chr.

7. Liu Wan-su: Die Normen der mysteriösen inneren Zusammenhänge vom Ursprung der Krankheiten, wie sie im *Su Wen* diskutiert werden (*Su-wen Xuan-ji Yuan-bing Shi* 素问玄机原病式). Beijing (Volks-Verlag) 1963. Originalausgabe 1188 n. Chr.

8. Wang Jiu-si u. a.: Gesammelte *Nan-Jing*-Kommentare (*Nan-jing Ji-zhu* 难经集注). Shanghai (Shanghai Commercial Press)1955. Erste Ausgabe 1505 n. Chr.

9. Yan Hong-chen und Gao Guang-zhen: *Nei Jing* und *Nan Jing*: Auszüge mit Erläuterungen (*Nei-nan-jing Xuan-shi* 内难经选释). Jilin (Volks-Verlag) 1979.

10. Zhang Jie-bing: Das klassische Werk der Kategorien (*Lei Jing* 类经), Beijing (Verlag für Volksgesundheit) 1957. Originalausgabe 1624 n. Chr.

Andere klassische Quellen

11. Beijinger Akademie für traditionelle chinesische Medizin (Hrsg.): Auszüge aus den Originalquellen der traditionellen chinesischen Medizin (*Zhong-yi Yuan-zhu Xuan-du* 中医原著选读), Beijing (Volks-Verlag) 1978.

12. Beijinger, Nanjinger, Shanghaier, Guangzhouer (Kantoner) und Chengduer Akademie für traditionelle chinesische Medizin (Hrsg.): Lehrbuch: Ausgewählte Ideen und Fallstudien berühmter Mediziner der Song-, Yuan-, Ming- und Qing-Dynastien (*Zhong-yi Ming-jia Xue-shuo Ji Yi-an Xuan Jiang-yi: Song, Yuan, Ming, Qing* 中医名家学说及医案选讲义：宋、元、明、清。), Beijing (Volks-Verlag) 1961.

13. Chao Yuan-fang: Über den Ursprung von Krankheitssymptomen (*Zhu-bing Yuan-hou Lun* 诸病源候论), Beijing (Verlag für Volksgesundheit) 1955. Originalausgabe 610 n. Chr.

14. Hua Shou: Ausarbeitung der vierzehn Leitbahnen (*Shi-si Jing Fa-hui* 十四经发挥), Taipei (Whirlwind Press) 1980. Originalausgabe 1341 n. Chr..

15. Huang-fu Mi: Systematischer Klassiker der Akupunktur, kommentierte Ausgabe (*Zhen-jiu Jia-yi Jing Jiao-shi* 针灸甲乙经校释), kommentiert von der Shangdonger Akademie für traditionelle chinesische Medizin, Beijing (Volks-Verlag) 1979. Erste Ausgabe ca. 282 n. Chr.

16. Li Shi-zhen: Die Pulsstudien des Seeuferherren, mit volkstümlichen Erklärungen (*Bin-hu Mai-xue Bai-hua-jie* 濒湖脉学白话解), herausgegeben und kommentiert von der Beijinger Akademie für traditionelle chinesische Medizin, Forschungsabteilung für grundlegende Theorie und Ausbildung, Beijing (Volks-Verlag) 1972. Erste Ausgabe 1564 n. Chr.. Als ‹Pulsstudien› zitiert.

17. Shanghaier Archiv und Forschungskomitee für traditionelle chinesische Medizin: Wichtige Pulsuntersuchungen (*Mai-zhen Xuan-yao* 脉诊选要), Hong Kong (Commercial Press) 1970.

18. Sun Si-miao: Die Feinheiten des silbernen Meeres (*Yin-hai Jing-wei* 银海精微), Beijing (Verlag für Volksgesundheit) 1956. Originalausgabe 682 n. Chr.

19. Sun Si-miao: Tausend-Dukaten-Rezepte (*Qian-jin Yao-fang* 千金要方). Taipei (Nationales Büro für traditionelle chinesische Medizinforschung) 1965. Originalausgabe 652 n. Chr..

20. Tang Zong-hai: Diskussion der Blutmuster (*Xue-zheng Lun* 血证论), Shanghai (Volks-Verlag) 1977. Erste Ausgabe 1885 n. Chr.

21. Wang Shu-chuan: Die Erhaltung des Lebens mit Akupunktur und Moxibustion (*Zhen-jiu Zi-sheng Jing* 针灸资生经), Taipei (Whirlwind Press) 1980. Originalausgabe 1220 n. Chr.

22. Wang Shu-he: Pulsklassiker (*Mai Jing* 脉经), Hong Kong (Taiping Book Publishers) 1961. Originalausgabe ca. 280 n. Chr.

23. Wu Ju-tong: Verfeinerte Diagnostik der warmen Krankheiten, mit volkstümlichen Erklärungen (*Wen-bing Tiao-bian Bai-hua-jie* 温病條辨白话解), kommentiert von der Zhejianger Akademie für traditionelle chinesische Medizin, Beijing (Verlag für Volksgesundheit) 1963. Erste Ausgabe 1798 n. Chr.

24. Wu Qian (Haupthrsg.): Goldener Spiegel der Medizin (*Yi-zong Jin-jian* 医宗金鉴) 3 Bände, Beijing (Verlag für Volksgesundheit) 1972. Erste Ausgabe 1742 n. Chr.

25. Wu You-xing: Über hitzige Epidemien, mit Anmerkungen und Kommentaren (*Wen-yi Lun Ping-zhu* 温疫论评注), kommentiert vom Zhejianger Provinzbüro für traditionelle medizinische Forschung, Beijing (Volks-Verlag) 1977. Originalausgabe 1642 n. Chr.

26. Yang Ji-zhou: Das große Handbuch der Akupunktur und Moxibustion (*Zhen-jiu Da-cheng* 针灸大成), Beijing (Volks-Verlag) 1973. Originalausgabe 1601 n. Chr.

27. Zhang Zhong-jing. Über kälteinduzierte Krankheiten (*Shang-han Lun Yu-yi* 伤寒论语译), herausgegeben vom Forschungsinstitut für traditionelle chinesische Medizin, Beijing (Verlag für Volksgesundheit) 1959, 1974. Originalausgabe ca. 220 n. Chr.

28. Zhang Zhong-jing (Kommentierte Neuausgabe): Über kälteinduzierte Krankheiten (*Shang-han Lun Xin-zhu* 伤寒论新注), kommentiert von Cheng Tan-an, Hong Kong (Gesellschaft für kulturelle Einrichtungen, Shaohua) 1955. Originalausgabe ca. 220 n. Chr.

29. Zhang Zhong-jing: Wichtige Verordnungen aus dem Goldenen Schrein, mit einfachen Kommentaren (*Jin-gui Yao-lue Qian-zhu* 金匮要略浅注), Hong Kong (Taiping Book Publishers) 1970. Erste Ausgabe des Kommentars von Chen Xiu-yuan erschien ca. 1800 n. Chr., erste Ausgabe des Textes ca. 220 n. Chr.

30. Zhang Jie-bing: Illustrierte Ergänzungen zum *Lei Jing* (*Lei-jing Tu-yi* 类经图翼), Beijing (Verlag für Volksgesundheit) 1965. Originalausgabe 1624 n. Chr.

Nachschlagewerke

31. Gansuer Schule für Hygiene: Erklärung der gebräuchlichsten Begriffe in der traditionellen chinesischen Medizin (*Zhong-yi-xue Chang-yong Ming-ci Jie-shi* 中医学常用名词解释), Gansu (Volks-Verlag) 1975.

32. Jiangsuer Akademie für neue Medizin: Enzyklopädisches Arzneibuch der traditionellen chinesischen Medizin (*Zhong-yao Da-ci-dian* 中药大辞典), Shanghai (Volks-Verlag) 1977.

33. Forschungsinstitut für traditionelle chinesische Medizin und Guangdonger Akademie für traditionelle chinesische Medizin (Hrsg.): Erläuterung wichtiger traditioneller chinesischer Medizinbegriffe (*Zhong-yi Ming-ci Shu-yu Xuan-shi* 中医名词术语选释). Beijing (Volks-Verlag) 1973. Zitiert als ‹Erläuterung wichtiger Begriffe›.

34. Forschungsinstitut für traditionelle chinesische Medizin und Guangzhouer Akademie für traditionelle chinesische Medizin (Haupthrsg.), Shanghaier, Liaoninger, Chengduer, Anhuier, Hebeier, Nanjinger, Hunaner und Shanxier Akademie für traditionelle chinesische Medizin (mitwirkende Hrsg.): Komprimiertes Wörterbuch der traditionellen chinesischen Medizin (*Jian-ming Zhong-yi Ci-dian* 简明中医辞典), Hong Kong (Joint Publishing Company) 1979.

35. Wu Ke-qian. Wörterbuch der Krankheitsquellen (*Bing-yuan Ci-dian* 病源辞典), Hong Kong (Shiyong Verlag) 1965.

36. Xie Li-hang (Hrsg.): Enzyklopädie der traditionellen chinesischen Medizin (*Zhong-guo Yi-xue Da-ci-dian* 中国医学大辞典) 4 Bände, Hong Kong (Commercial Press) 1974. Originalausgabe 1921.

Moderne Lehrbücher, die zur Ausbildung traditioneller Mediziner benutzt werden

37. Beijinger Akademie für traditionelle chinesische Medizin: Die Grundlagen klinischer Muster in der traditionellen chinesischen Medizin (*Zhong-yi Lin-zheng Ji-chu* 中医临证基础), Beijing (Volks-Verlag) 1975.

38. Beijinger Akademie für traditionelle chinesische Medizin (Hrsg.): Die Grundlagen der traditionellen chinesischen Medizin (*Zhong-yi-xue Ji-chu* 中医学基础), Shanghai (Verlag für Wissenschaft und Technik) 1978. Zitiert als ‹Grundlagen›.

39. Beijinger Klinik für traditionelle chinesische Medizin, Revolutionäres Komitee: Grundlegendes zum Musterunterscheiden und zur Wahl der Behandlung (*Bian-zheng Shi-zhi Gang-yao* 辨证施治纲要), Beijing (Volks-Verlag) 1974.

40. Chengduer Akademie für traditionelle chinesische Medizin: Innere Medizin und Pädiatrie (*Nei-er-ke-xue* 内儿科学), Sichuan (Szetschuan) (Volks-Verlag) 1975.

41. Chengduer Akademie für traditionelle chinesische Medizin: Praktische traditionelle chinesische Medizin (*Shi-yong Zhong-yi-xue* 实用中医学), Sichuan (Volks-Verlag) 1977.

42. Guangdonger Akademie für traditionelle chinesische Medizin: Klinische traditionelle chinesische Medizin: Neue Ausgabe (*Zhong-yi Lin-chuang Xin-bian* 中医临床新编), Guangdong (Volks-Verlag) 1972.

43. Guangdonger Akademie für traditionelle chinesische Medizin: Lehrbuch zur traditionellen chinesischen Diagnostik (*Zhong-yi Zhen-duan-xue Jiang-yi* 中医诊断学讲义), Shanghai (Verlag für Wissenschaft und Technik) 1964.

44. Guangdonger Akademie für traditionelle chinesische Medizin: Traditionelle chinesische innere Medizin (*Zhong-yi Nei-ke* 中医内科), Beijing (Volks-Verlag) 1976.

45. Hubeier Akademie für traditionelle chinesische Medizin (Haupthrsg.): Einführung in die traditionelle chinesische Medizin (*Zhong-yi-xue Gai-lun* 中医学概论), Shanghai (Verlag für Wissenschaft und Technik) 1978.

46. Jiangsuer Akademie für neue Medizin: Traditionelle chinesische Medizin (*Zhong-yi-xue* 中医学), Jiangsu (Volks-Verlag) 1972.

47. Jiangsuer Akademie für neue Medizin: Klinisches Handbuch üblicher Krankheiten in der traditionellen chinesischen Medizin (*Chang-jian Bing Zhong-yi Lin-chuang Shou-ce* 常見病中医临床手册), Beijing (Volks-Verlag) 1972.

48. Liaoninger Akademie für traditionelle chinesische Medizin: Lehrbuch zur traditionellen chinesischen Medizin (*Zhong-yi-xue Jiang-yi* 中医学讲义), Liaoning (Volks-Verlag) 1972.

49. Nanjinger Akademie für traditionelle chinesische Medizin: Abriß der traditionellen chinesischen inneren Medizin (*Jian-ming*

Zhong-yi Nei-ke-xue 简明中医内科学), Shanghai (Verlag für Wissenschaft und Technik) 1959.

50. Nanjinger Akademie für traditionelle chinesische Medizin: Einführung in die traditionelle chinesische Medizin (*Zhong-yi-xue Gai-lun* 中医学概论), Beijing (Verlag für Volksgesundheit)) 1959.

51. Nanjinger Akademie für traditionelle chinesische Medizin: Krankenpflege in der traditionellen chinesischen Medizin (*Zhong-yi Hu-bing-xue* 中医护病学), Hong Kong (Gesellschaft für kulturelle Einrichtungen, Shaohua) 1959.

52. Shanghaier Akademie für traditionelle chinesische Medizin: Unterscheiden von Mustern und Wahl der Behandlung (*Bian-zheng Shi-zhi* 辨证施治), Shanghai (Volks-Verlag) 1972.

53. Shanghaier Akademie für traditionelle chinesische Medizin: Grundlagen der traditionellen chinesischen Medizin (*Zhong-yi-xue Ji-chu* 中医学基础), Hong Kong (Commercial Press) 1975. Zitiert als ‹Grundlagen›.

54. Shanghaier Akademie für traditionelle chinesische Medizin: Lehrbuch zur traditionellen chinesischen inneren Medizin (*Zhong-yi Nei-ke-xue Jiang-yi* 中医内科学讲义), Shanghai (Verlag für Wissenschaft und Technik) 1964.

55. Tianjins Klinik für traditionelle chinesische Medizin: Traditionelle chinesische innere Medizin (*Zhong-yi Nei-ke* 中医内科), Tianjin (Volks-Verlag) 1974.

56. Tianjiner Akademie für traditionelle chinesische Medizin: Praktisches klinisches Handbuch der traditionellen chinesischen Medizin (*Zhong-yi Shi-yong Lin-chuang Shou-ce* 中医实用临床手册), Hong Kong (Commercial Press) 1970.

57. Wuhaner militärisches Gesundheitskomitee zur Volksbefreiung: Abriß der traditionellen chinesischen Medizin (*Jian-ming Zhong-yi-xue* 简明中医学), Hubei (Volks-Verlag) 1972.

Zeitgenössische Literatur

58. Chen Yu-ming: Elementare Pathologie, Diagnostik und Behandlung (*Bing-li Yu Zhen-duan Zhi-liao Gang-yao* 病理与诊断治疗纲要), Ningxia (Volks-Verlag) 1973.

59. Fang Yao-zhong: Sieben Vorlesungen über das Unterscheiden von Mustern und deren Behandungen (*Bian-zheng Lun-zhi Yan-jiu Qi-jiang* 辨证论治研究七讲), Beijing (Volks-Verlag) 1979.

60. Li Tiao-hua: Disharmoniemuster und Behandlung von Nieren und Nierenkrankheiten (*Shen Yu Shen-bing De Zheng-zhi* 肾与肾病的证治), Hubei (Volks-Verlag) 1979.

61. Liu Guan-jun: Pulsuntersuchungen (*Mai-zhen* 脉诊), Shanghai (Verlag für Wissenschaft und Technik) 1979.

62. Ma Ruo-shui: Theoretische Grundlagen der traditionellen chinesischen Medizin (*Zhong-yi Ji-chu Li-lun Zhi-shi* 中医基础理论知识), Guiyang (Guizhouer Volks-Verlag) 1977.

63. Qin Bo-wei: Elementare traditionelle chinesische Medizin (*Zhong-yi Ru-men* 中医入门), Hong Kong (Taiping Book Publishers) 1971.

64. Qin Bo-wei: Medizinische Kollegaufzeichnung von Qian Zhai (*Qian Zhai Yi-xue Jiang-gao* 谦斋医学讲稿), Shanghai (Verlag für Wissenschaft und Technik) 1964.

65. Qin Bo-wei u. a.: Traditionelle chinesisch-medizinische Richtlinien für klinische Muster (*Zhong-yi Lin-chuang Bei-yao* 中医临床备要), Beijing (Volks-Verlag) 1973.

66. Ren Ying-qiu: Zehn Vorlesungen über das Studium der Pulse in der traditionellen chinesischen Medizin (*Zhong-yi Mai-xue Shi-jiang* 中医脉学十讲), Hong Kong (Taiping Book Publishers) 1971.

67. Zhai Ming-yi: Klinische Grundlagen der traditionellen chinesischen Medizin (*Zhong-yi Lin-chuang Ji-chu* 中医临床基础), Anyang (Henaner Volks-Verlag) 1978.

Verschiedenartige Quellen

68. Anhuier Akademie für traditionelle chinesische Medizin: Klinisches Handbuch der traditionellen chinesischen Medizin (*Zhong-yi Lin-chuang Shou-ce* 中医临床手册), Anhui (Volks-Verlag) 1965.

69. Beijinger Akademie für traditionelle chinesische Medizin, Forschungsabteilung für Diagnose und Ausbildung: Traditionelle chinesische Zungenuntersuchung (*Zhong-yi She-zhen* 中医舌诊), Hong Kong (Commercial Press) 1970, 1973. Dieser Text und der folgende scheinen modifizierte Ausgaben zu sein.

70. Beijinger Akademie für traditionelle chinesische Medizin, Forschungsabteilung für grundlegende Theorie und Ausbildung: Traditionelle chinesische Zungenuntersuchung (*Zhong-yi She-zhen* 中医舌诊), Beijing (Volks-Verlag) 1960, 1980.

71. Chen Xin-qian (Haupthrsg.): Pharmakologie: Neue Ausgabe (*Xin-bian Yao-wu-xue* 新编药物学), Beijing (Volks-Verlag) 1951, 1974.

72. Elftes Volkskrankenhaus der Shanghaier Akademie für traditionelle chinesische Medizin, Forschungskomitee für Bluthochdruck: Theorie und Behandlung von Bluthochdruck mit traditioneller chinesischer Medizin (*Gao-xue-ya-bing De Zhong-yi-li-lun He Zhi-liao* 高血压病的中医理论和治疗), Hong Kong (Shi-yong Verlag) 1971.

73. Guanganmener Klinik der Forschungsinstitute für traditionelle chinesische Medizin: Zhu Ren-kangs gesammelte klinische Erfahrungen: Dermatologie (*Zhu Ren-kang Lin-chuang Jing-yan-ji Pi-fu Wai-ke* 朱仁康临床经验集皮肤外科), Beijing (Volks-Verlag) 1979.

74. Guangdonger Provinzkrankenhaus für traditionelle chinesische Medizin, Abteilung für Augenheilkunde: Traditionelle chinesische Augenheilkunde (*Zhong-yi Yan-ke* 中医眼科), Beijing (Volks-Verlag) 1975.

75. Guangzhouer Gesundheitsministerium, logistisches Hauptquartier, Guangdonger Gesundheitsamt, Gesundheitsamt der Provinz Hunan, Guangxi Zhuang unabhängiges regionales Gesundheitsamt: Einführung in die traditionelle chinesische Medizin: Neue Ausgabe (*Xin-bian Zhong-yi-xue Gai-yao* 新编中医学概要), Beijing (Volks-Verlag) 1974. Lehrmaterial zur traditionellen chinesischen Medizin für westliche Ärzte.

76. Hao Jin-kai (Hrsg.): Erläuternde Diagramme der Reizpunkte auf den Sonderleitbahnen (*Zhen-jiu Jing-wai-qi-xue Tu-pu* 针灸经外奇穴图谱) 2 Bände, Shanxi (Volks-Verlag) 1974.

77. Huzhouer Akademie für traditionelle chinesische Medizin: Traditionelle chinesische Gynäkologie (*Zhong-yi Fu-ke* 中医妇科), Beijing (Volks-Verlag) 1978.

78. Jinaner Gesundheitsamt, Revolutionäres Komitee (Komp. und Kommentator): Wu Shao-huais klinische Studien (*Wu Shao-huai Yi-an* 吴少怀医案), Shangdong (Volks-Verlag) 1978.

79. Luoyanger regionale revolutionäre Gesundheitskommission (Haupthrsg.): Interne Medizin: Neue Ausgabe (*Xin-bian Nei-ke* 新编内科), Band 1 und 2, Henan (Volks-Verlag) 1978.

80. Nanjinger Akademie für traditionelle chinesische Medizin: Lehrbuch zu den Warmen Krankheiten (*Wen-bing-xue Jiang-yi* 温病学讲义), Shanghai (Verlag für Wissenschaft und Technik) 1964.

81. Nanjinger Akademie für traditionelle chinesische Medizin: Warme Krankheiten: Eine wissenschaftliche Untersuchung (*Wen-bing-xue* 温病学), Shanghai (Verlag für Wissenschaft und Technik) 1978.

82. Shanghaier erste medizinische Klinik: Klinisches Handbuch antimikrobieller Arzneimittel (*Lin-chuang Kang-jun Yao-wu Shou-ce* 临床抗菌药物手册), Shanghai (Volks-Verlag) 1977.

83. Shanghaier erste medizinische Klinik: Praktische innere Medizin (*Shi-yong Nei-ke-xue* 实用内科学), Beijing (Volks-Verlag) 1974.

84. Shanghaier erste medizinische Klinik, Komitee für Organforschung: Nierenstudien (*Shen De Yan-jiu* 肾的研究), Hong Kong (Zhonghua Verlag) 1970.

85. Shanghaier Akademie für traditionelle chinesische Medizin: Akupunktur (*Zhen-jiu Xue* 针灸学), Beijing (Verlag für Volksgesundheit) 1974.

86. Shanghaier Akademie für traditionelle chinesische Medizin: Wissenschaftliche Untersuchung der Reizpunkte (*Zhen-jiu Shu-xue Xue* 针灸输穴学), Hong Kong (Gesellschaft für kulturelle Einrichtungen, Shaohua) 1964.

87. Shanghaier Akademie für traditionelle chinesische Medizin: Chinesische Rezeptur (*Fang-ji-xue* 方剂学), Hong Kong (Commercial Press) 1975.

88. Shanghaier zweite medizinische Klinik: Handbuch der inneren Medizin (*Nei-ke Shou-ce* 内科手册), Beijing (Volks-Verlag) 1974.

89. Zhang Yao-qing und Chen Dao-long: Aufzeichnungen klinischer Muster der inneren Medizin (*Nei-ke Lin-zheng Lü* 内科临证录), Shanghai (Verlag für Wissenschaft und Technik) 1978.

90. Zhejianger Provinzkomitee für Unterrichtsmaterial für westlich ausgebildete Ärzte, die in traditioneller chinesischer Medizin geschult werden: Praktische Studien in traditioneller chinesischer Medizin (*Zhong-yi Lin-chuang-xue* 中医临床学), Zhejiang (Volks-Verlag) 1978. Zitiert als ‹Klinische Studien›.

91. Zhejianger Provinzkomitee für Unterrichtsmaterial für westlich ausgebildete Ärzte, die in traditioneller chinesischer Medizin geschult werden: Die Grundlagen der traditionellen chinesischen Medizin (*Zhong-yi Ji-chu-xue* 中医基础学), Zhejiang (Volks-Verlag) 1972. Zitiert als ‹Grundlagen›.

92. Zhongshaner Akademie für Medizin: Die klinische Verwendung chinesischer Arzneimittel (*Zhong-yao Lin-chuang Ying-yong* 中药临床应用), Guangdong (Volks-Verlag) 1975.

Literatur zur Geschichte der chinesischen Medizin

93. Beijinger Akademie für traditionelle chinesische Medizin: Lehrbuch zur Geschichte der chinesischen Medizin (*Zhong-guo Yi-xue Shi Jiang-yi* 中国医学史讲义), Shanghai (Verlag für Wissenschaft und Technik) 1964.

94. Chen Bang-xian: Die Medizingeschichte Chinas *(Zhong-guo Yi-xue Shi* 中国医学史), Shanghai (Commercial Press), 1957, 1937.

95. Jia De-dao: Kurze Geschichte der chinesischen Medizin (*Zhong-guo Yi-xue Shi-lüe* 中国医学史略), Taiyuan (Shanxi Volks-Verlag) 1979.

Zeitschriften

Beijinger Zeitschrift für traditionelle chinesische Medizin (*Beijing Zhong-yi* 北京中医).

Chinesische Zeitschrift für innere Medizin (*Zhong-hua Nei-ke Zazhi* 中华内科杂志). Zitiert als CZIM.

Fujianer Zeitschrift für traditionelle chinesische Medizin (*Fujian Zhong-yi-yao* 福建中医药).

Guangdonger Zeitschrift für traditionelle chinesische Medizin (*Guangdong Zhong-yi* 广东中医).

Heilongjianger Zeitschrift für traditionelle chinesische Medizin (*Heilongjiang Zhong-yi-yao* 黑龙江中医药).

Harbiner Zeitschrift für traditionelle chinesische Medizin (*Ha-erbin Zhong-yi* 哈尔滨中医).

Jiangsuer Zeitschrift für traditionelle chinesische Medizin (*Jiangsu Zhong-yi* 江苏中医).

Neue traditionelle chinesische Medizin (*Xin Zhong-yi* 新中医).

Shanghaier Zeitschrift für traditionelle chinesische Medizin (*Shanghai Zhong-yi-yao Za-zhi* 上海中医药杂志). Zitiert als SZTCM.

Wen Wu (Kulturelles) (文物，北京). Beijing.

Zeitschrift für traditionelle chinesische Medizin (*Zhong-yi Za-zhi* *). Zitiert als ZTCM. * 中医杂志

Zhejianger Zeitschrift für traditionelle chinesische Medizin (*Zhejiang Zhong-yi Za-zhi* 浙江中医杂志).

Englisch- und deutschsprachige Literaturquellen

Chan, Wing-tsit (Übers. und Komp.): *A Source Book in Chinese Philosophy*, Princeton, N. J., (Princeton University Press) 1963. Zitiert als *Chinese Philosophy*.

Coulter, Harris L.: *Divided Legacy: A History of the Schism in Medical Thought*, 3 Bände, Washington, D. C. (Wehawken Book Co.) 1975.

Croizier, Ralph C.: *Traditional Medicine in Modern China*, Cambridge, MA, (Harvard University Press) 1968.

Dash, Vd. Bhagwan: *Ayurvedic Treatment for Common Diseases*, Delhi (Delhi Diary) 1979.

Department of Philosophy of Medicine and Science (Komp.): *Theories and Philosophies of Medicine*, New Delhi (Institute of History of Medicine and Medical Research) 1973.

Dwarkanath, C.: *Introduction to Kayachikitsa*, Bombay (Popular Book Depot) 1959.

Fung, Yu-lan: *A History of Chinese Philosophy*, 2 Bände, übersetzt von Derk Bodde, Princeton, N.J., (Princeton University Press) 1953, 1973.

Gruner, O. Cameron (Hrsg. und Übers.): *The Canon of Medicine of Avicenna*, London (Luzac) 1930.

Huard, Pierre, und Wong, Ming: *Chinese Medicine*, New York, Toronto (World University Library, McGraw-Hill) 1968.

Jones, W. H. S. (Hrsg. und Übers.): *Hippocrates with an English Translation*, Band 1–4, Cambridge (Harvard University Press) 1931, 1952. Band 4 beinhaltet Übersetzungen von *Heraklits* Schriften. Zitiert als ‹Hippokrates›.

Kleinman, Arthur, u.a. (Hrsg.): *Medicine in Chinese Cultures: Comparative Studies of Health Care in Chinese and Other Societies*, Washington, D.C., John E. Fogarty International Center, U.S. Dept. of HEW, NIH, 1975.

Leibowitz, J. O., und Shlomo Marcus (Hrsg.): *Moses Maimonides on the Causes of Symptoms*, Berkeley, CA, (University of California Press) 1974.

Leslie, Charles (Hrsg.): *Asian Medical Systems*, Berkeley (University of California Press) 1976.

May, Margaret Tallmadge (Übers.): *Galen on Usefulness of the Parts of the Body*, Ithaca, N.Y., (Cornell University Press) 1968.

McKeon, Richard (Hrsg.): *The Basic Works of Aristotle*, New York (Random House) 1941.

Nakamura, Hajime: *Ways of Thinking of Eastern Peoples*, herausgegeben von Philip P. Wiener, Honolulu (University Press of Hawaii) 1964, 1978.

Needham, Joseph: *The Grand Titration: Science and Society in East and West*, London (George Allen and Unwin) 1969.

Needham, Joseph: *Science and Civilization in China*, Band 2, Cambridge (Cambridge University Press) 1956.

Porkert, Manfred: *Die chinesische Medizin*, Düsseldorf und Wien (Econ) 1986.

Porkert, Manfred: *Die theoretischen Grundlagen der chinesischen Medizin*, Stuttgart (Hirzel) ²1982.

Quinn, Joseph R. (Hrsg.): *Medicine and Public Health in the People's Republic of China*, Washington, D. C., John E. Fogarty International Center, U. S. Dept. of HEW, NIH, 1973.

Rosner, F., und Muntner, S. (Hrsg. und Übers.): *The Medical Aphorisms of Moses Maimonides*, 2 Bände, New York (Bloch Publishing) 1971.

Siegerist, Henry F.: *A History of Medicine*, 2 Bände, New York (Oxford University Press) 1951, 1961.

Temkin, Owsei, und Temkin, C. Lilian (Hrsg.): *Ancient Medicine: Selected Papers of Ludwig Edelstein*, übersetzt von C. Lilian Temkin, Baltimore, MD, (John Hopkins Press) 1967.

Temkin, Owsei: *Galenism: Rise and Decline of a Medical Philosophy*, Ithaca, N. Y., (Cornell University Press) 1973.

Weiterführende Literatur in deutscher Sprache*

Bernau, Lutz: *Chinesische Atem- und Heilgymnastik*, München (Langenscheidt) 1986.

Chang, Edward (Hrsg.): *Gesundheit und Fitness aus dem Reich der Mitte*, Das offizielle Übungsbuch aus der VR China, Bern u. a. (Scherz/O. W. Barth) 1987.

Leung, Albert Y.: *Chinesische Heilkräuter*, Köln (Diederichs) 1985.

Pálos, Stephan: *Chinesische Heilkunst*, Bern u. a. (O. W. Barth) 1984.

Pálos, Stephan: *Atem und Meditation – Chinesische Atemtherapie*, Weilheim (O. W. Barth) 1968.

Paulus, Ernst, und Ding, Yu-he: *Handbuch der traditionellen chinesischen Heilpflanzen*, Heidelberg (Haug) 1987.

Porkert, Manfred: *Die chinesische Medizin*, Düsseldorf (Econ) 1986.

Porkert, Manfred: *Klassische chinesische Rezeptur*, Acta medicinae Sinensis, 1984.

Porkert, Manfred: *Klinisches chinesische Pharmakologie*, Acta Medicinae Sinensis, 1978.

Porkert, Manfred: *Lehrbuch der chinesischen Diagnostik*, Acta Medicinae Sinensis, 1983.

Schnorrenberger, Claus C.: *Lehrbuch der chinesischen Medizin für westliche Ärzte*, Stuttgart (Hippokrates) 1985.

* Für die deutsche Ausgabe zusammengestellt vom Herausgeber.

Stiefvater, Erich W.: *Chinesische Atemlehre und Gymnastik*, Heidelberg (Haug) [3]1985.

Unschuld, Paul Ulrich: *Medizin in China*, München (Beck) 1980.

Unschuld, Paul U.: *Die Praxis des traditionellen chinesischen Heilsystems*, Wiesbaden (Steiner) 1973.

Zöller, Josephine: *Das Tao der Selbstheilung*, Bern u. a. (Scherz/O. W. Barth) 1984.

Personen- und Sachregister

(Der Buchstabe a verweist auf Anmerkungen; 89 a 66 heißt also: Seite 89, Anmerkung 66.)

Ulli Olvedi

Das stille Qi Gong nach Meister Zhi-Chang Li

Innere Übungen zur Stärkung der Lebensenergie

Im «Stillen Qi Gong» arbeitet man vor allem mit dem Atem. Durch die Atemübungen und die lenkende Kraft des nach innen gerichteten Geistes wird die Lebensenergie Qi durch die subtilen Bahnen des Körpers gelenkt. Diese Übungen sind Tausende von Jahren alt und bilden die meditative Urform der chinesischen Energiearbeit.

Was bewirkt «Stilles Qi Gong»?
Auflösung von Blockaden und Spannungen
Harmonisierung aller Körperfunktionen
Stärkung des Immunsystems und der Selbstheilungskräfte
Linderung chronischer Leiden
Wachheit und geistige Fitness
Innere Ruhe und Kraft aus der Mitte

KNAUR

Luisa Xiaoyan Zhang

Meridiane des Lebens

Wie Akupunktur heilt

Akupunktur hält in den letzten Jahren immer mehr Einzug in die Arztpraxen – selbst die Kosten werden von den Kassen bereits häufig übernommen. Mit dieser uralten chinesischen Heilkunst lassen sich vielfältige Beschwerden und Erkrankungen erfolgreich behandeln. Jeder, der sich über Akupunktur informieren möchte, findet hier eine leicht verständliche und fundierte Einführung in die Methode und erfährt, wo sie hilft und wie sie wirkt.

O.W. BARTH

Michael Reed Gach

Heilende Punkte

Akupressur zur Selbstbehandlung von Krankheiten

Akupressur ist eine uralte Heilkunst, die die Finger gebraucht, um bestimmte Reflexpunkte auf der Haut zu stimulieren, wodurch die Selbstheilungskräfte im Körper aktiviert werden. In «Heilende Punkte» beschreibt M. R. Gach, wie man mit einfachen Techniken dank der alternativen Medizin Kopfschmerzen, Arthritis, Erkältungen, grippale Infekte, Schlaflosigkeit, Rückenschmerzen, Gliederschmerzen, Hitzewallungen, Depressionen und vieles mehr selbst behandeln kann.

Leicht verständlich geschrieben, unterstützt durch über 400 Fotos und Abbildungen, beinhaltet der Gesundheits-Ratgeber «Heilende Punkte» u. a. Beschreibungen zum einfachen Auffinden der Akupressurpunkte sowie die effiziente und gefahrlose Applizierung von Druck.

Mit Schritt-für-Schritt-Übungen in jedem Kapitel lernt man, wie man mit den eigenen Händen sich selbst und andere heilen kann.

KNAUR.LEBEN